Wolfgang Kohlbach
Anatomie der Zähne und des kraniofazialen Systems
mit integriertem Tester

Wolfgang Kohlbach

Anatomie
der Zähne und des kraniofazialen Systems

mit integriertem Tester

Zeichnungen von
    Frank Bastian

Unter Mitarbeit von
    Jochen Fanghänel
    Thomas Koppe
    Anette Herbst
    Arne König

Quintessenz Verlags-GmbH
Berlin, Chicago, London, Kopenhagen, Paris, Mailand,
Barcelona, Istanbul, São Paulo, Tokio, Neu-Delhi,
Moskau, Prag und Warschau

Prof. Dr. med. habil. Jochen Fanghänel, geschäftsführender Direktor des Instituts für Anatomie der Ernst-Moritz-Arndt-Universität Greifswald

Dr. med. habil. Thomas Koppe, Institut für Anatomie der Ernst-Moritz-Arndt-Universität Greifswald

Anette Herbst, Frankfurt a. Main

Frank Bastian, Frankfurt a. Main

ZA Arne König, Wiesbaden

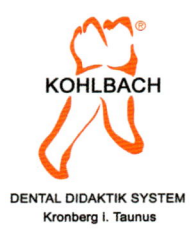

Zuschriften und Kritik bitte an:

ZTM Wolfgang Kohlbach
Frankfurter Straße 15
61476 Kronberg im Taunus
www.kohlbach-dental.de
info@kohlbach-dental.de

Die Deutsche Bibliothek – CIP-Einheitsaufnahme

Kohlbach, Wolfgang:
Anatomie der Zähne und des kraniofazialen Systems : mit integriertem Tester / Wolfgang Kohlbach. - Berlin ; Chicago ; London ; Kopenhagen ; Paris ; Mailand ; Barcelona ; Istanbul ; São Paulo ; Tokio ; Neu-Delhi ; Moskau ; Prag ; Warschau : Quintessenz-Verl., 2003
 (Quintessenz-Bibliothek)

ISBN 978-3-938947-62-3
Printed in Germany

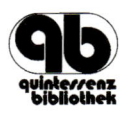

Copyright © 2003 by Quintessenz Verlags-GmbH, Berlin

Dieses Werk ist urheberrechtlich geschützt. Jede Verwertung außerhalb der engen Grenzen des Urheberrechtsgesetzes ist ohne Zustimmung des Verlages unzulässig und strafbar. Das gilt insbesondere für Vervielfältigungen, Übersetzungen, Mikroverfilmungen und die Einspeicherung und Verarbeitung in elektronischen Geräten.

Umschlagdesign:	Christoph Just, VR-Fabrik, Halle
Titelbildmontage:	Anette Herbst
Titelbild bestehend aus:	Os frontale; Zeichnung: Frank Bastian Zahndarstellung: 3D-Library Wolfgang Kohlbach, Kronberg 3D-CAD-Engineering by FREEFORM GmbH, Alzenau Engineering by micromeasure GmbH, Wetzlar
Satz:	Karin Gran, Altfraunhofen
Druck:	Bosch-Druck GmbH, Landshut-Ergolding
Bindung:	Oldenbourg Graph. Betriebe Binderei GmbH, Kirchheim

ISBN 3-87652-343-5

Printed in Germany

Gewidmet

Meiner lieben Frau Susanne, die mir durch ihre Geduld und Beständigkeit die Kraft und Ruhe gab, dieses Projekt zu erarbeiten und im Rahmen des Zeitplans fertig zu stellen. Mir fehlen die richtigen Worte, um mich bei ihr in angemessener Weise für ihre große Hilfe zu bedanken.

Zahnarzt Dr. Jürgen Schmidt, Kronberg im Taunus, der den Weg durch mein Berufsleben entscheidend geprägt hat. Ihm danke ich für die Toleranz und das Verständnis und für sein fachliches Urteil, mit dem er meine Projekte stets begleitet hat.

Abkürzungsverzeichnis

Allgemeine anatomische Abkürzungen

Singular:		Plural:	
A.	Arteria	Aa.	Arteriae
ant.	anterior, -ius		
Art.	Articulatio		
B.	Bursa		
dext.	dexter, dextra		
dors.	dorsalis		
ext.	externus, -a, -um		
Ggl.	Ganglion	Ggll.	Ganglia
Gl.	Glandula	Gll.	Glandulae
inf.	inferior, -ius		
int.	internus, -a, -um		
Lam.	Lamina		
lat.	lateralis		
Lig.	Ligamentum	Ligg.	Ligamenta
M.	Musculus	Mm.	Musculi
med.	medialis, -e / medius, -a, -um		
N.	Nervus	Nn.	Nervi
post.	posterior, -ius		
Proc.	Processus	Procc.	Processi
prof.	profundus, -a, -um		
prom.	prominere		
prox.	proximalis		
R.	Ramus	Rr.	Rami
sin.	sinister, sinistra		
sup.	superior, -ius		
superf.	superficialis, -e		
Tr.	Truncus		
transv.	transversus, -a, -um / transversalis		
Tub.	Tuberculum	Tub.	Tuberculi
V.	Vena	Vv.	Venae
ventr.	ventralis		

Abkürzungen der Richtungsbezeichnungen bei Zähnen

im Oberkiefer		im Unterkiefer	
bu	bukkal	bu	bukkal
bu-pa	bukkopalatinal	bu-li	bukkolingual
di	distal	di	distal
di-bu	distobukkal	di-bu	distobukkal
di-pa	distopalatinal	di-li	distolingual
me	mesial	li	lingual
me-bu	mesiobukkal	li-bu	lingobukkal
me-pa	mesiopalatinal	me	mesial
pa	palatinal	me-bu	mesiobukkal
pa-bu	palatobukkal	me-li	mesiolingual
ze	zentral	ze	zentral
		ze-li	zentrolingual

Inhaltsverzeichnis

Vorwort	8
Danksagung	9
Geleitwort I	10
Geleitwort II	11
Einführung	13
Allgemeine Anatomie	16

Teil 1
Anatomie der Zähne

Allgemeine Anatomie der Zähne

Richtungsbezeichnungen der Zahnflächen	18
Bleibende Zähne, Dentes permanentes; Zahnschemata	22
Aufbau des Zahnes	24
Wurzelkanäle	26
Dünnschliffdarstellungen	28
Transparente Darstellung der Oberkieferzähne	30
Transparente Darstellung der Unterkieferzähne	32

Spezielle Morphologie der Zähne

Seitenansichten der Oberkieferzähne	34
Seitenansichten der Unterkieferzähne	44
Inzisal- und Okklusalansicht der Oberkieferzähne	54
Inzisal- und Okklusalansicht der Unterkieferzähne	66
Labial- und Palatinalansicht der bleibenden Zähne	78
Distal- und Mesialansicht der bleibenden Zähne	80

Das Gebiss

Der Zahnbogen	82
Zahnimpressionen	84
Kephalometrische Messpunkte; Bezugsebenen; Bissarten	88
Gebissentwicklung; Zahnwechsel (Dentition)	90
Milchzähne, Dentes decidui	94

Teil 2
Anatomie des kraniofazialen Systems

Knöcherner Schädel, Cranium

Der Schädel im pränatalen Stadium	96
Der Schädel eines Neugeborenen	102
Der Schädel eines Kleinkindes	104
Schädelentwicklung	105
Der Erwachsenenschädel	
Frontal-, Lateralansicht	106
Laterofrontalansicht	112
Innenansicht	115
Dorsal-, Kranialansicht	118
Äußere Schädelbasis, Basis cranii externa	124
Innere Schädelbasis, Basis cranii interna	127
Fernröntgenaufnahmen des Schädels	130
Schädelnähte	132

Zusammensetzung des knöchernen Schädels

Zersprengter Schädel	133
Schädelknochen, Ossa cranii	
Stirnbein, Os frontale	134
Siebbein, Os ethmoidale	136
Scheitelbein, Os parietale	138
Hinterhauptsbein, Os occipitale	140
Keilbein, Os sphenoidale	144
Schläfenbein, Os temporale	148
Augenhöhle, Orbita; Gesichtsschädel, Viscerocranium	152
Sagittalschnitt durch den Schädel	156
Jochbein, Os zygomaticum	158
Nasenbein, Os nasale; Pflugscharbein, Vomer; untere Nasenmuschel, Concha nasalis inferior	160
Gaumenbein, Os palatinum	162
Oberkiefer, Maxilla	164
Unterkiefer, Mandibula	168
Gelenkfortsatz, Processus condylaris	174
Atrophierter Ober- und Unterkiefer; Knochenstrukturen	176

Kiefergelenk und Mundhöhle

Kiefergelenk, Articulatio temporomandibularis	178
Discus-Condylus-Komplex: anatomische Frei- und Schnittpräparate	182
Mundhöhle, Cavitas oris	186
Zunge, Lingua	188

Muskeln, Gefäße, Nerven und Drüsen des Kopfes

Mundboden-, Gesichts-, Kau- und Halsmuskeln, M. suprahyoidei, faciei, masticatorii et colli	190
Kopf- und Halsarterien, Arteriae capitis et colli	214
Kopf- und Halsvenen, Venae capitis et colli	216
Kopf- und Halsnerven, Nervi capitis et colli	218
Drüsen des Mundes, Glandulae oris	229
Sagittalschnitt der Kopf- und Halsregion,	
eines Erwachsenen	236
eines Neugeborenen	238

Anhang

Bildnachweis	240
Weiterführende Literatur	241
Glossar	242
Register	248

Vorwort

Ein neuer Anatomieatlas ist entstanden. Ich freue mich sehr, dass auch meine Idee eines neuen didaktischen Konzepts verwirklicht werden konnte.

Der Anatomieatlas ist ein Lernmedium für Zahnmediziner und Zahntechniker. Er ist klar aufgebaut, in Wort und Bild detailgenau, und alle Beschriftungen sind in Lateinisch und Deutsch ausgeführt. Dadurch wird die Zuordnung der Bilddetails erheblich erleichtert und morphologische Zusammenhänge lassen sich leichter erkennen, verstehen und einprägen.

Durch einen glücklichen Umstand fand ich zur rechten Zeit die Zahnmodelle einer damals 14-jährigen Patientin, die eine so einzigartige Morphologie aufwiesen, dass sie es lohnten, mit großem Aufwand für meine didaktischen Absichten aufbereitet zu werden.

Zudem sollten ästhetisch hochwertige Zeichnungen und Graphiken die Voraussetzung schaffen, Anatomie mit mehr Lust und Freude zu studieren, aber auch zu lehren. In dem integrierten Tester wurde lehren, lernen und sich testen zu einer Lerneinheit vereinigt. So wird der Atlas unterschiedlichen Lernsituationen und Lerntypen gerecht werden. Mit dem Tester kann man jederzeit Lernkontrollen durchführen, um seinen Wissensstand zu überprüfen. Auch der Lehrer kann Gelerntes gezielt prüfen, wie gut sich Gelerntes eingeprägt hat.

In einer Zeit des selbstbestimmten Lernens bietet dieser Atlas eine nützliche und individuelle Unterstützung, Lerninhalte zu vertiefen.

Die lückenlosen und kompetenten Darstellungen auf der Basis mehrerer wissenschaftlicher Sammlungen, zum Beispiel aus dem

> Anatomischen Institut für Anatomie der Universität Greifswald, der Charité Berlin, von Prof. Dr. Frans P.G.M. van der Linden, H. Landstichting, Niederlande, sowie von Prof. Dr. Axel Bumann, Berlin,

ergänzen den Atlas um einige wichtige Kapitel.

Ich wünsche diesem Bildwerk eine große Akzeptanz und hoffe, den Lernenden sowie den Lehrenden ein optimales Arbeitsmittel zu geben, um sich das erforderliche Wissen mit Freude rationell, gut einprägbar und wissenschaftlich fundiert anzueignen.

Kronberg, im Oktober 2002

Wolfgang Kohlbach

Danke

Herrn Prof. Dr. Jochen Fanghänel und Dr. habil. Thomas Koppe, die sich mit unendlicher Geduld und Freundlichkeit der mühevollen Aufgabe der wissenschaftlichen Bearbeitung und Korrektur unterzogen. Ich empfing großzügige Hilfe und viele gute Vorschläge und Ideen.

Dem Institut für Anatomie des Klinikums der Ernst-Moritz-Arndt-Universität Greifswald für die Nutzung des Archivs.

Meiner Mitarbeiterin Frau Anette Herbst. Sie hat das Layout vorbereitet, die Listen und Graphiken erstellt sowie die Bildbearbeitung und die Korrekturarbeiten ausgeführt. Ohne Frau Herbst und ihrem Streben nach Perfektion, ohne ihren Ideenreichtum und ihre Ausdauer wäre dieser Anatomieatlas nicht in dieser Qualität verwirklicht worden.

Herrn Frank Bastian, der durch sein unermüdliches Streben nach absoluter Detailgenauigkeit die brillanten Bilddarstellungen entstehen ließ. Der Atlas lebt durch seine hervorragenden Zeichnungen, die allesamt aus Frank Bastians „Meisterhand" stammen. Vielen Dank für die gute Zusammenarbeit.

Zahnarzt Arne König, der mir bei der wissenschaftlichen Bearbeitung ebenfalls große Hilfe gewährte.

Herrn Prof. Dr. Frans P.G.M. van der Linden, der mir großzügig seine Zeit und das Bildarchiv der Zahnentwicklung sowie die Sammlung der pränatalen Kinderschädel zur Verfügung stellte.

Herrn Prof. Dr. Axel Bumann, der aus seiner persönlichen Sammlung spontan die Fotografien des Kiefergelenkes bereitstellte.

Herrn Prof. Dr. Michael A. Baumann für die Unterstützung bei der Bearbeitung des Themenkomplexes „Wurzelkanal".

Herrn Prof. Dr. Roulet für das Interesse und die Nutzungsmöglichkeit seiner Zahnsammlung. Auch Herr Dr. Zimmer gewährte mir viel Unterstützung, für die ich sehr dankbar bin.

Herrn Stephan Raab, Herrn Klaus Lorenz sowie Herrn Marcus Schepp für das 3D-CAD-Engineering der Zahndatei.

Herrn Thure Vick und Herrn Michael Prüfert für ihre fotografische Unterstützung.

Herrn Günter Krämer, der mir unermüdlich und mit hohem Zeitaufwand beratend zur Seite stand. Er gab mir einen Einblick in die Reproduktionstechnik.

Frau Karin Gran für die überaus konstruktive Zusammenarbeit.

Frau Ursula Illig für die umsichtige Erstellung des Glossars.

Im Rahmen dieses Projektes sind mir viele Menschen begegnet, die hier nicht alle erwähnt werden können, die dennoch einen Einfluss auf dieses Werk hatten. Auch all ihnen vielen Dank.

Ganz besonders möchte ich auch dem Quintessenz Verlag und seinem Verleger, Herrn Horst Wolfgang Haase danken, der mir großzügig einen angemessenen Freiraum gewährte.

Geleitwort

Ich erinnere mich noch sehr gut an den ersten Besuch von Herrn ZTM Wolfgang Kohlbach bei mir in Marburg.

Voller Enthusiasmus sprach er damals über seine Vision eines Anatomieatlas, der sich – ausgestattet mit hochwertigem Bildmaterial – an Zahnmediziner und Zahntechniker gleichermaßen wenden sollte. Erste Grafiken belegten bereits die Ernsthaftigkeit, mit der er gerade begonnen hatte, dieses Projekt nachhaltig zu betreiben.

Heute liegt das Endergebnis gleichsam als Realisierung seiner Vision vor uns und es lässt – um es vorwegzunehmen – nahezu keine Wünsche offen.

Auf über 250 großformatigen Seiten werden Sie konzentrierte Information zur makroskopischen Anatomie des Kopfes und der Zähne finden. Dabei steht das exzellente Bildmaterial, das sich im Wesentlichen aus den wirklich vortrefflichen Grafiken und Zeichnungen von Herrn Frank Bastian zusammensetzt, im Mittelpunkt. Allein das Betrachten der Abbildungen ist ein ästhetischer Genuss und es macht einfach Freude, den Detailreichtum der Abbildungen für sich zu entdecken.

Zudem macht der so genannte „integrierte Tester", der unterschiedlichen Lerntypen gerecht wird und die Eigenkontrolle des Gelernten erleichtert, aus diesem „Lehrbuch" im eigentlichen Sinn auch ein „Lernbuch".

So gilt Herrn Wolfgang Kohlbach, dem es neben der Leitung seines Dentallabors und unter vielen persönlichen Entbehrungen gelungen ist, einen vorzüglichen Anatomieatlas für Zahnmediziner und Zahntechniker zu schaffen, auch meine Bewunderung.

Ich wünsche diesem Werk die verdiente Verbreitung und Anerkennung.

Marburg, im September 2002

Prof. Dr. Ulrich Lotzmann, Philipps-Universität Marburg

Geleitwort

Es überrascht und erfreut mich immer wieder, wie viele hervorragende Talente dieser kleine Berufsstand der Zahntechniker hervorbringt. Was allerdings Zahntechnikermeister Wolfgang Kohlbach mit seiner „Anatomie der Zähne und des karniofazialen Systems" vorgelegt hat, ist eine ganz herausragende Spitzenleistung an in Wort und Bild umgesetzten Kenntnissen, an Fleiß, Präzision, Perfektion und Beharrlichkeit. Diese Eigenschaften bringen gute Zahntechnikerinnen und Zahntechniker im Rahmen ihrer Berufsausübung zwar mit, Herr Wolfgang Kohlbach aber hat sie auf eine Ebene transformiert, die im Ergebnis meines Erachtens weit über das allgemein Gültige hinausragt.

Da ich den Autor schon viele Jahre als guten Zahntechniker kenne, zumal er vor zirka 30 Jahren einige Zeit als talentierter Keramiker in meinem Betrieb gearbeitet hat, erfreut mich die hohe Qualität dieses „Anatomie-Atlas" ganz besonders. Irgendwie spürte man damals schon, dass dieser junge Mann die bequemen Wege der täglichen, wenn auch anspruchsvollen Routine, verlassen wollte. So investierte er zum Beispiel in ein recht teures Kamera-System ohne konkrete Ziele im Auge zu haben außer, zu dokumentieren und zu sammeln. In den letzten zehn Jahren, wir hatten uns durch meinen Wohnortwechsel aus den Augen verloren, kam Wolfgang Kohlbach immer wieder zu mir. Und jedes Mal stellte er ein Projekt zur Weiterbildung, meist mit Hilfe neuer Medien vor, zeigte innovative Ideen, perfektionierte sie, hatte Zeit und Geld investiert, ohne zu wissen, ob ein Ertrag zurückfließen würde.

Ich muss es so sagen: Was er mir zeigte, war phantastisch. „Dental Explorer" nannte er sein erstes, marktreifes Projekt, welches schon ahnen ließ, was danach folgen könnte. Der „Anatomie-Atlas" verlangte allerdings noch einmal einen unerhörten persönlichen, finanziellen und entbehrungsvollen Einsatz, um das gesteckte Ziel zu erreichen.

Ich habe dieses Werk mit Bewunderung, mit Freude, mit Neugier ob der Vielfalt, Klarheit und Detailgenauigkeit betrachtet und studiert. Sie haben meine uneingeschränkte Hochachtung, lieber Herr Kohlbach. Als Autor und Kollege darf ich das aus eigener Erfahrung sicher so sagen. Ich wünsche Ihnen, dass dieses Werk eine weite Verbreitung in unserem Kollegenkreis, aber auch bei Zahnmedizinern findet, denn es hätte es wahrlich verdient.

Murr, im September 2002

Hans H. Caesar
Zahntechnikermeister

Einführung

von Jochen Fanghänel
und
Thomas Koppe

Einführung

Unter allen anatomischen Bildungen sind Schädel und Kopf die kompliziertesten und bezeichnungsreichsten. Sie sind ein Ergebnis der stammesgeschichtlichen und embryologischen Entwicklung gleichermaßen. Ihre Formbildung und Entwicklung ist von vielen Faktoren abhängig (Abb. 1).

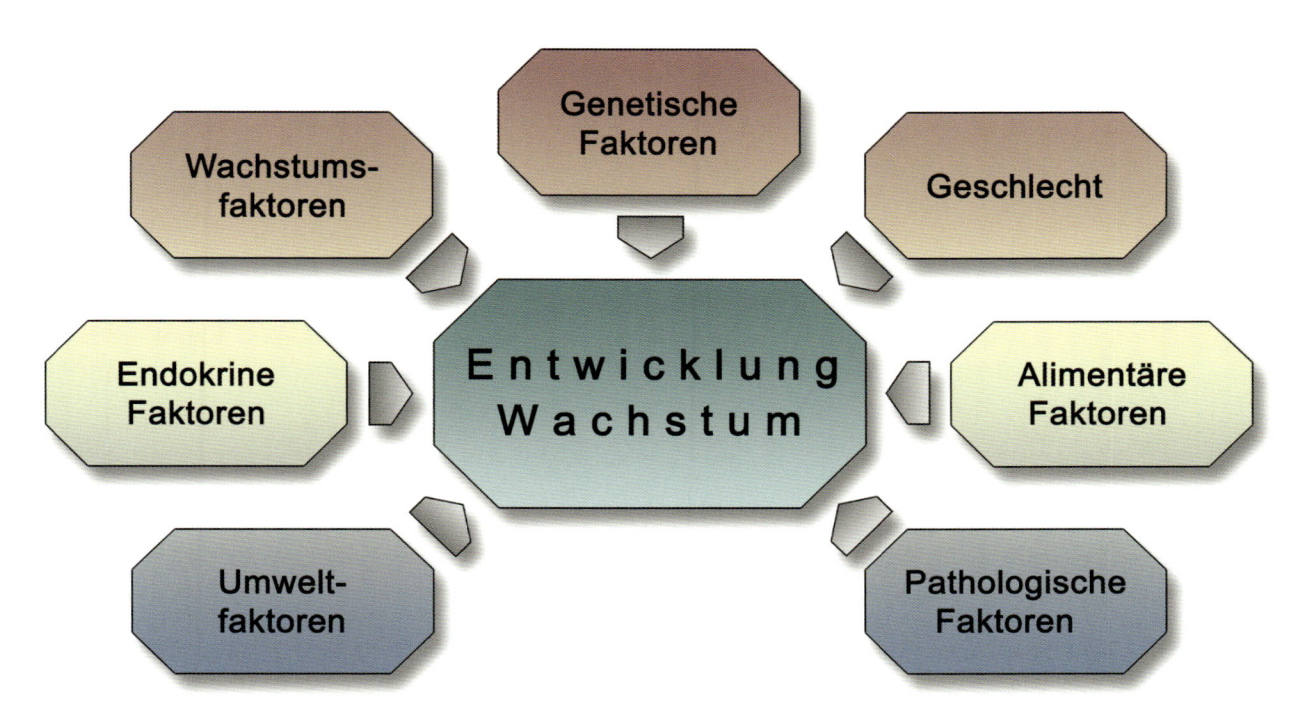

Abb. 1 Der Einfluss der verschiedenen Faktoren auf das kraniofaziale Wachstum.

Dabei spielt das orofaziale System eine spezifische Rolle, da es den Kauapparat beherbergt.

Das orofaziale System als Regelkreis

Das menschliche Gebiss ist eingebettet in das orofaziale System. Dieses stellt mit allen seinen Bestandteilen einen biologischen/biokybernetischen Funktionskreis dar, der aus den Strukturen Kieferskelett, Kiefergelenke, Zähne, Zahnhalteapparat und Muskulatur zusammengesetzt ist und vom Zentralnervensystem gesteuert wird (Abb. 2). Jeder Bestandteil des orofazialen Systems hat beim Kauakt seine spezifischen Funktionen. Dieser Funktions- oder Regelkreis ist in der Lage, die Aufgaben des orofazialen Systems

- mastikatorische Funktionen
- sensorische und sensitive Funktionen
- phonetische Funktionen
- respiratorische Funktionen
- ästhetisch-physiognomische Funktionen

zu koordinieren.

Die Koordination der Funktionsweise der einzelnen Komponenten des orofazialen Systems bezieht sich nicht nur auf die Erhaltung eines funktionellen Gleichgewichts, sondern auch auf die Anpassung an bestimmte Gegebenheiten. Insofern ist es zu erklären, dass das orofaziale System auf Störungen, wie Zahnabrasion oder unzureichenden Zahnersatz, stets durch Kompensation als Ganzes reagiert. Deshalb bildet die gründliche Kenntnis der funktionellen Morphologie des orofazialen Systems nicht nur eine wesentliche Voraussetzung für die zahnärztliche Tätigkeit am Patienten, sondern auch für die fachgerechte Wiederherstellung der Funktionsweise des orofazialen Systems durch optimalen Zahnersatz. Der vorliegende Atlas beinhaltet daher die Darstellung der Anatomie der Komponenten des orofazialen Systems sowie derjenigen Strukturen, die in die Steuerung des Kauapparates eingeschaltet sind. Daher umfasst dieses Atlaswerk nicht nur Abbildungen von Zähnen, Kiefern oder Kaumuskeln, sondern auch Strukturen wie Mund- und Nasenhöhle, Rachen, Speicheldrüsen u. a.

Steuerung des Kaumechanismus

Die Unterkieferbewegungen erfordern eine optimale Koordination verschiedener muskulärer Komponenten. Der geregelte Ablauf dieser Bewegungen ist durch einen komplizierten Reflexmechanismus und durch Regelkreise gesteuert. Die Vielzahl dieser neuronalen Regelkreise bewirkt die Abgestimmtheit, Zielsicherheit und Zweckmäßigkeit des Bewegungsablaufs (Abb. 3).

Die Einstellung der Muskulatur und damit der Kaukraft erfolgt aufgrund entsprechender Reize (mechanische, chemische, thermische Reize u. a.). Die Rezeptoren dafür befinden sich in der Gesichtshaut, Mundschleimhaut, Muskulatur, Kiefergelenkkapsel, in den Zähnen (Dentinkanälchen) und im

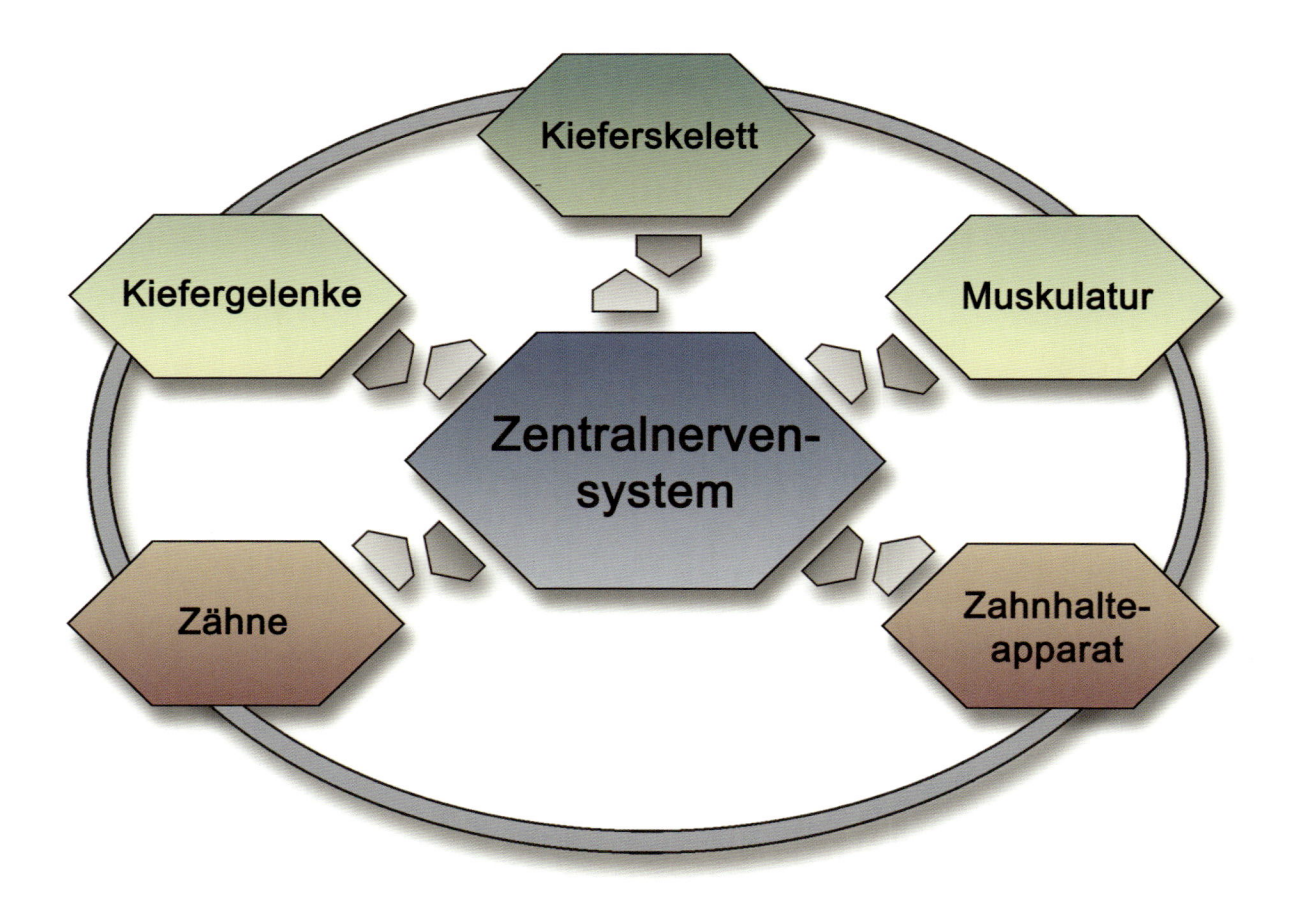

Abb. 2 Die Bestandteile des orofazialen Systems als biokybernetischer Funktions-/Regelkreis.

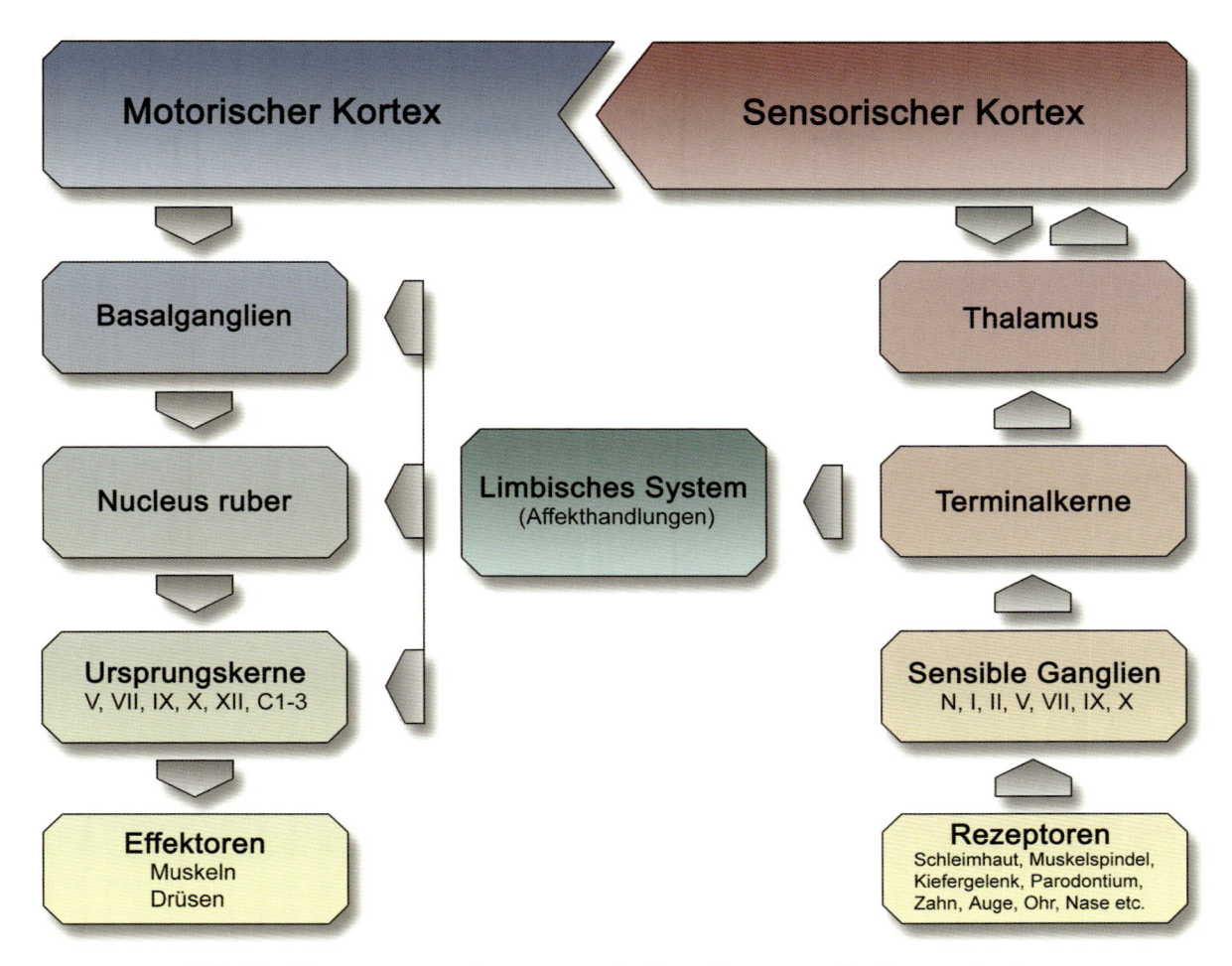

Abb. 3 Komponenten der neuromuskulären Steuerung des Kaumechanismus.

Parodontium (Zahnhalteapparat). Aber auch aus den Sinnesorganen kommen Erregungen. Alle diese Erregungen werden über sensible Ganglien (Nervenknoten) zu den Terminal(End)kernen der Hirnnerven geleitet. Von hier gelangen sie zum Thalamus (Sehhügel). Im Thalamus erfolgt dann die Umschaltung zum sog. primären sensorischen Kortex (Rindenfeld) im Gyrus postcentralis (hintere Zentralwindung). Hier wird die Eigenschaft der Nahrung registriert (z. B. Konsistenz, Temperatur, Geschmack u. a.). Entsprechende Erregungen werden zum sog. primären motorischen Kortex im Gyrus praecentralis (vordere Zentralwindung) geleitet. Hier beginnt die Pyramidenbahn, welche zu den Ursprungskernen von Hirnnerven und Zervikal(Hals)nerven führt und die willkürliche Innervation der Muskeln (Kau-, Schlund- und Zungenmuskeln sowie der mimischen und Zungenbeinmuskulatur) veranlasst.

Die Basalganglien (Stamm-Nervenknoten) gehören zum extrapyramidal-motorischen System. Von ihnen werden die Erregungen über den Nucleus ruber (roter Kern) zu den Ursprungskernen o. g. Nerven geleitet, welche den unwillkürlichen Kau- und Schluckmechanismus steuern.

Innerhalb der Muskeln erfolgt die Feineinstellung der Kaukraft durch spezifische Innervation entsprechend langsamer, schneller oder kraftvoller Fasern.
Da auch das sog. Limbische System (Zentrum für Emotion und Affekt im Gehirn) eingeschaltet ist, werden auch Affekthandlungen und emotionale Erregungen mitgesteuert. Vermutlich gibt es auch ein koordinatives (Kau)Zentrum im Hirnstamm.

Jochen Fanghänel
Thomas Koppe

Allgemeine Richtungs- und Lagebezeichnungen

Lateinisch	Deutsch	Bedeutung
anterior, -ius		vorne (gelegen)
apicalis, -e	apikal	zur Spitze gewandt, an der Spitze gelegen
approximalis, -e	approximal	benachbart
buccalis, -e	bukkal	wangenwärts gelegen
caudalis, -e	kaudal	nach unten
cervicalis, -e	zervikal	im Bereich des (Zahn-)Halses gelegen
coronalis, -e	koronal	zur (Zahn-)Krone gewandt
cranialis, -e	kranial	kopfwärts gelegen
dexter, -tra, -trum		rechts
distalis, -e	distal	weiter entfernt liegend
dorsalis, -e	dorsal	rückenwärts gelegen
externus, -a, -um	extern	außen liegend
incisalis, -e	inzisal	zur Schneidekante gewandt
inferior, -ius		unten
intermedius, -a, -um		dazwischen liegend
internus, -a, -um	intern	innen liegend
labialis, -e	labial	lippenwärts gelegen
lateralis, -e	lateral	seitlich gelegen
medialis, -e	medial	zur Mitte gelegen
medianus, -a, -um	median	an der Mittellinie gelegen
medius, -a, -um		in der Mitte gelegen, dazwischen liegend
mesialis, -e	mesial	zur Mittellinie gewandt
occlusalis, -e	okklusal	kauflächenwärts gelegen
palatinalis, -e	palatinal	gaumenwärts gelegen
posterior, -ius		hinten
profundus, -a, -um		tief liegend
proximalis, -e	proximal	zum Rumpf hin
radialis, -e	radial	zum Radius hin
sinister, -tra, -trum		links
superficialis, -e		oberflächlich gelegen
superior, -ius		oben
transversalis, -e	transversal	in einer Transversalebene liegend
transversus, -a, -um		quer verlaufend
ventralis, -e	ventral	bauchwärts gelegen
vestibularis, -e	vestibulär	zum Mundvorhof gewandt

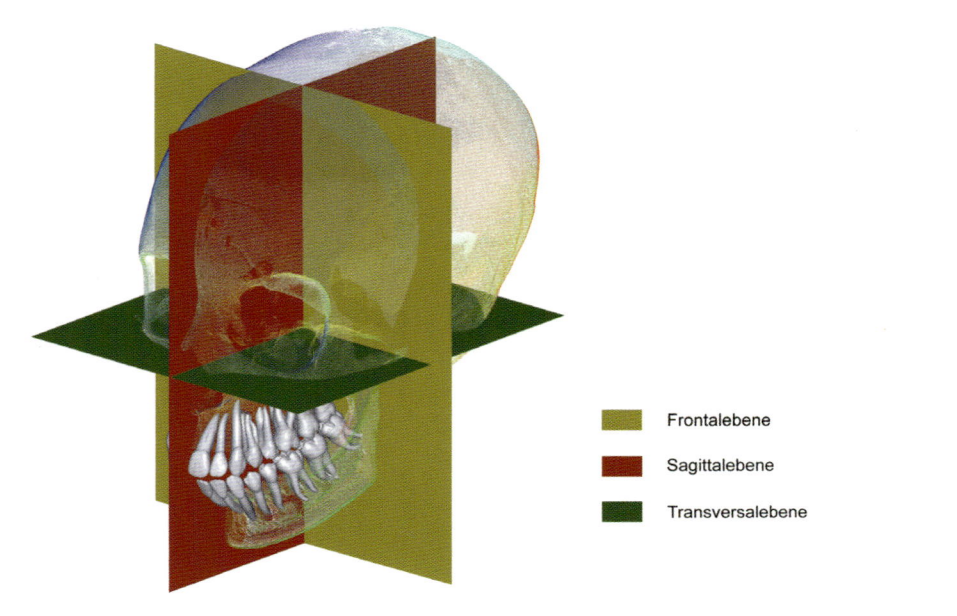

- Frontalebene
- Sagittalebene
- Transversalebene

Abb. 4 Ebenen des menschlichen Schädels

Schädeleinteilung

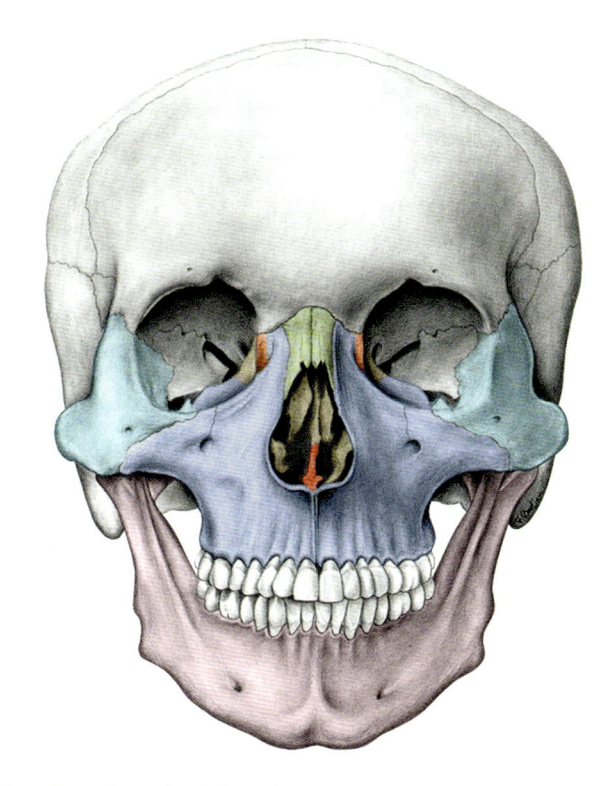

Gesichtsschädel, Viscerocranium

- Nasenbein, Os nasale
- Tränenbein, Os lacrimale
- Jochbein, Os zygomaticum
- Gaumenbein, Os palatinum
- Oberkiefer, Maxilla
- Unterkiefer, Mandibula
- Pflugscharbein, Vomer
- Untere Nasenmuschel, Concha nasalis inferior
- [Siebbein, Os ethmoidale]

Abb. 5a Schädel, Cranium, Schädelknochen des Gesichtsschädels coloriert; von vorne

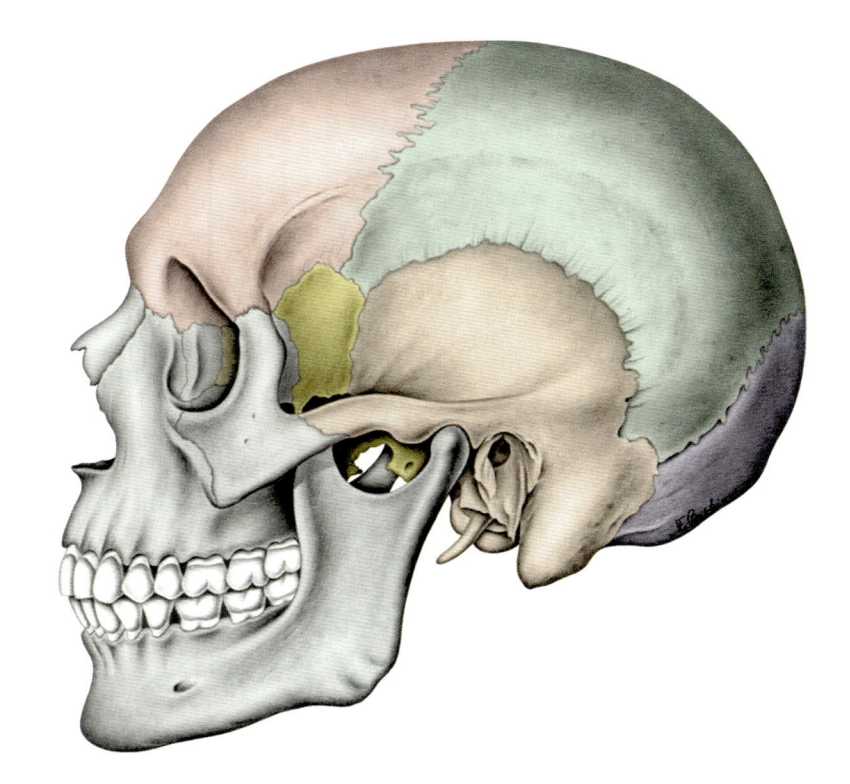

Hirnschädel, Neurocranium

- Stirnbein, Os frontale
- Scheitelbein, Os parietale
- Schläfenbein, Os temporale
- Hinterhauptsbein, Os occipitale
- Keilbein, Os sphenoidale
- [Siebbein, Os ethmoidale]

Abb. 5b Schädel, Cranium, Schädelknochen des Hirnschädels coloriert; linke Seite von lateral

Allgemeine Anatomie der Zähne

vestibulär 1
zum Mundvorhof hin

2 mesial
zur Mitte hin

3 labial
zur Lippe hin

palatinal (oral) 4
zum Gaumen hin

5 bukkal
zur Wange hin

6 distal
zum Zahnbogenende hin

bukkal 7
zur Wange hin

lingual (oral) 8
zur Zunge hin

9 vestibulär
zum Mundvorhof hin

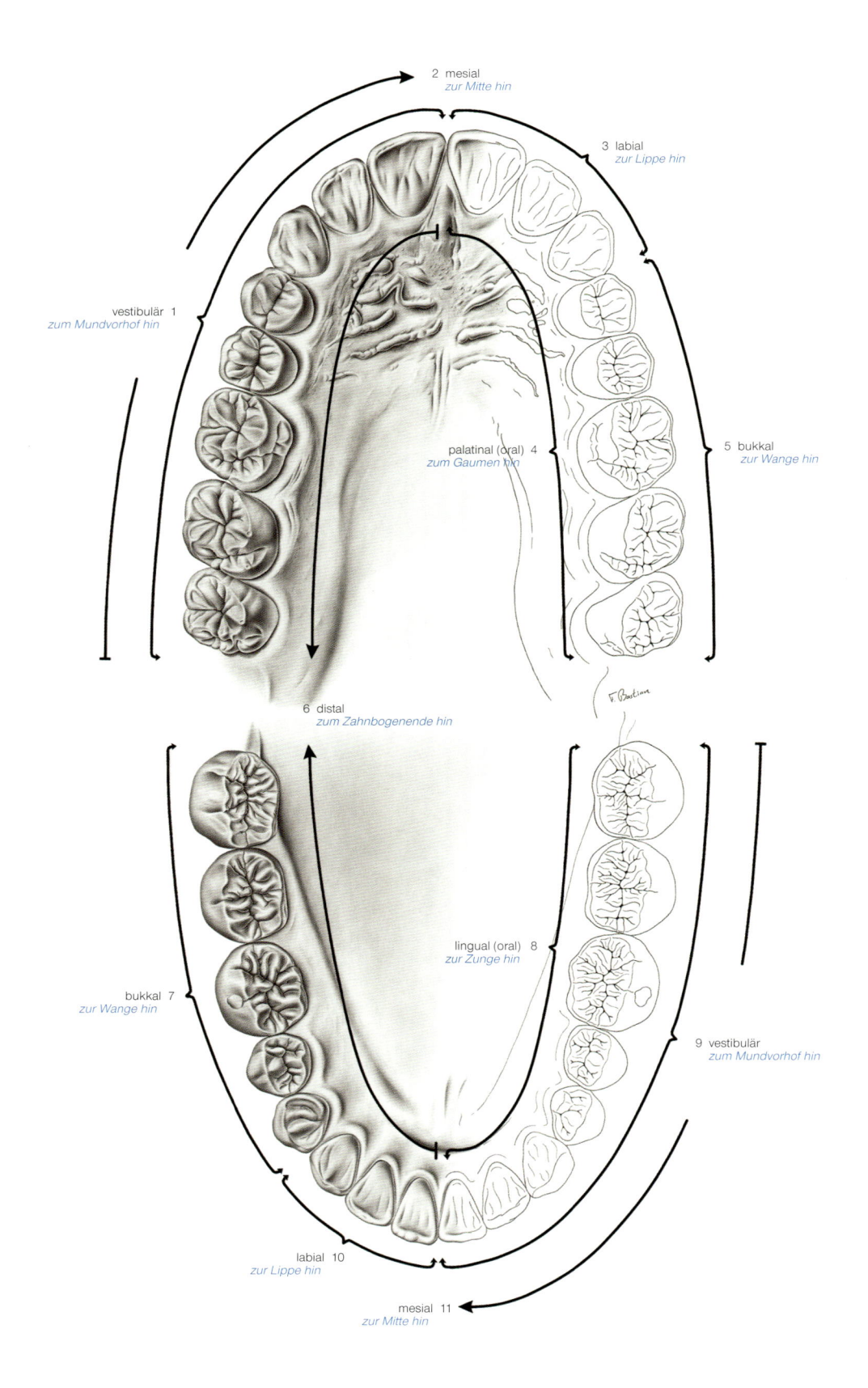

labial 10
zur Lippe hin

mesial 11
zur Mitte hin

Abb. 6 Richtungsbezeichnungen der Zahnflächen im Ober- und Unterkiefer; Oberkiefer (oben) von unten, Unterkiefer (unten) von oben

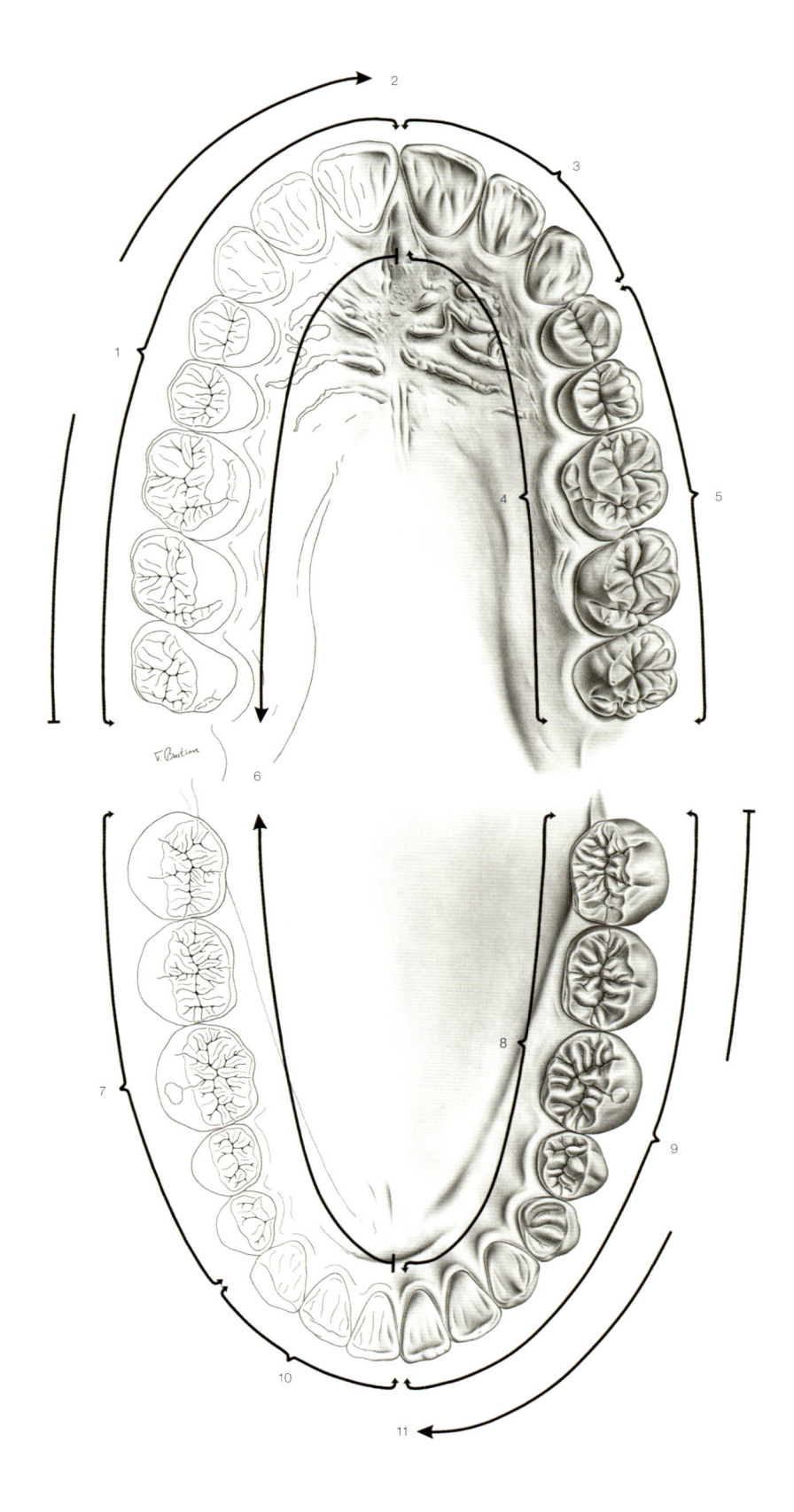

Richtungsbezeichnungen der Zahnflächen 19

Abb. 6

1 vestibulär
2 mesial
3 labial
4 palatinal (oral)
5 bukkal
6 distal
7 bukkal
8 lingual (oral)
9 vestibulär
10 labial
11 mesial

20 Allgemeine Anatomie der Zähne

1 apikal
zur Wurzelspitze hin

mesial 2
zur Mitte hin

3 distal
zum Zahnbogenende hin

zervikal 4
zum Zahnhals hin

4 zervikal
zum Zahnhals hin

mesial 2
zur Mitte hin

3 distal
zum Zahnbogenende hin

5 inzisal
zur Schneidekante hin

okklusal 6
zur Kaufläche hin

lingual (oral) 7
zur Zunge hin

8 bukkal
zur Wange hin

zervikal 9
zum Zahnhals hin

9 zervikal
zum Zahnhals hin

lingual (oral) 7
zur Zunge hin

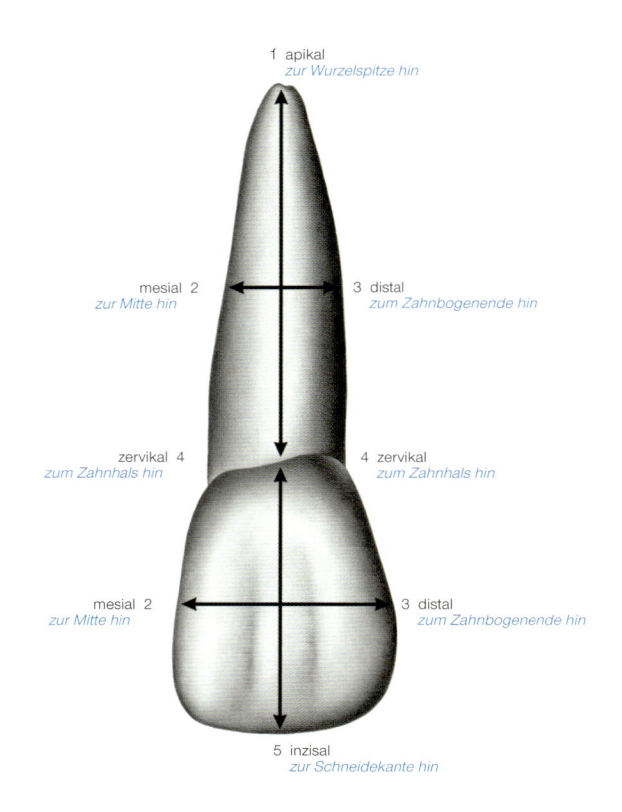

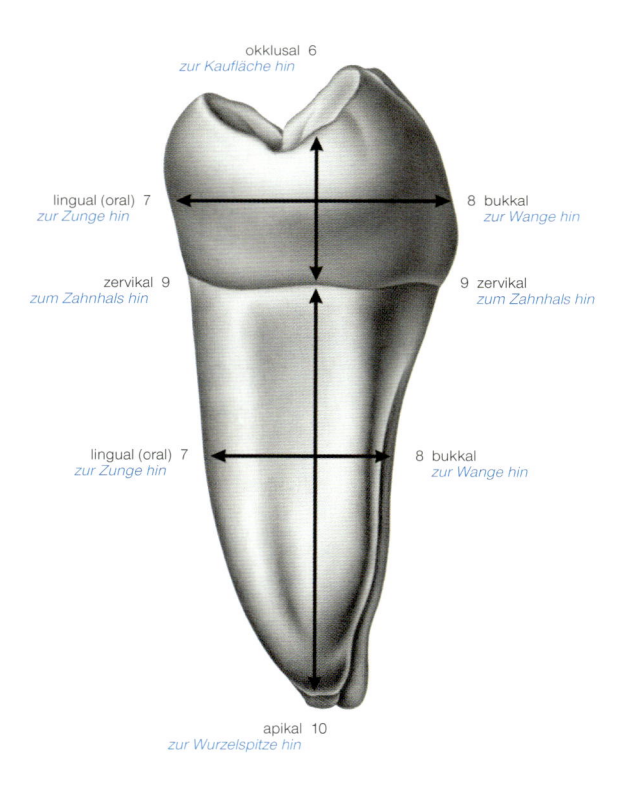

8 bukkal
zur Wange hin

apikal 10
zur Wurzelspitze hin

Abb. 7 Richtungsbezeichnungen der Zahnflächen von Zahnkrone und -wurzel:
oben: oberer erster Schneidezahn (links) von labial;
unten: unterer zweiter Molar (links) von mesial

Richtungsbezeichnungen der Zahnflächen

Abb. 7

1 apikal
2 mesial
3 distal
4 zervikal
5 inzisal
6 okklusal
7 lingual (oral)
8 bukkal
9 zervikal
10 apikal

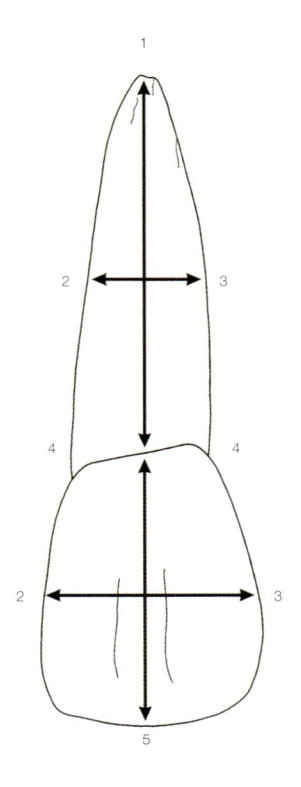

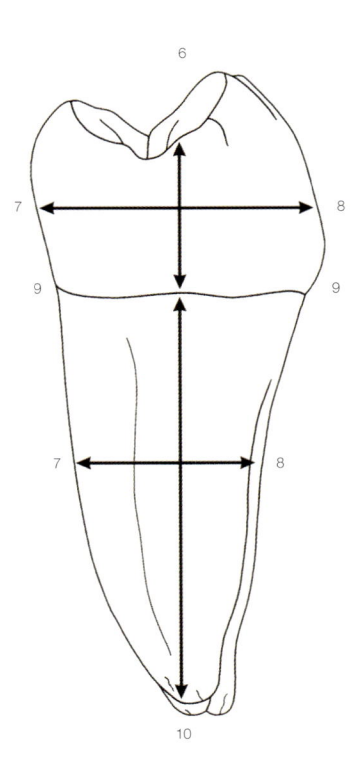

22 Allgemeine Anatomie der Zähne

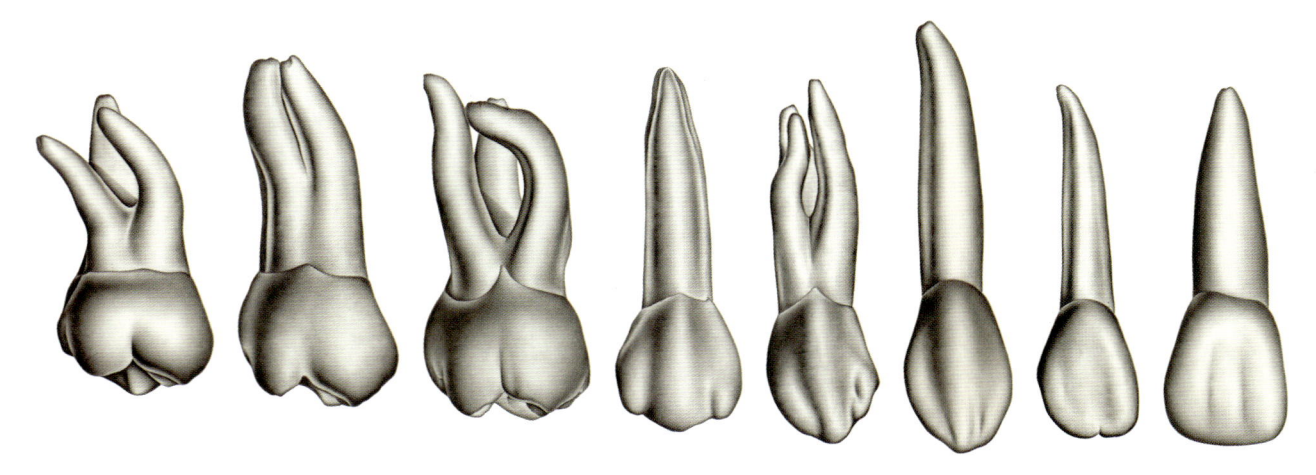

Abb. 8 Obere bleibende Zähne des rechten Zahnbogens; von vestibulär

18 17 16 15 14 13 12 11	21 22 23 24 25 26 27 28	
48 47 46 45 44 43 42 41	31 32 33 34 35 36 37 38	
R		L
55 54 53 52 51	61 62 63 64 65	
85 84 83 82 81	71 72 73 74 75	

Abb. 9 Internationales Zahnschema der Fédération Dentaire Internationale (FDI-System)

8⌐ 7⌐ 6⌐ 5⌐ 4⌐ 3⌐ 2⌐ 1⌐	⌐1 ⌐2 ⌐3 ⌐4 ⌐5 ⌐6 ⌐7 ⌐8	
8⌐ 7⌐ 6⌐ 5⌐ 4⌐ 3⌐ 2⌐ 1⌐	⌐1 ⌐2 ⌐3 ⌐4 ⌐5 ⌐6 ⌐7 ⌐8	
R		L
VI IV III II I	I II III IV V	
VI IV III II I	I II III IV V	

Abb. 10 Zahnschema nach Zsigmody

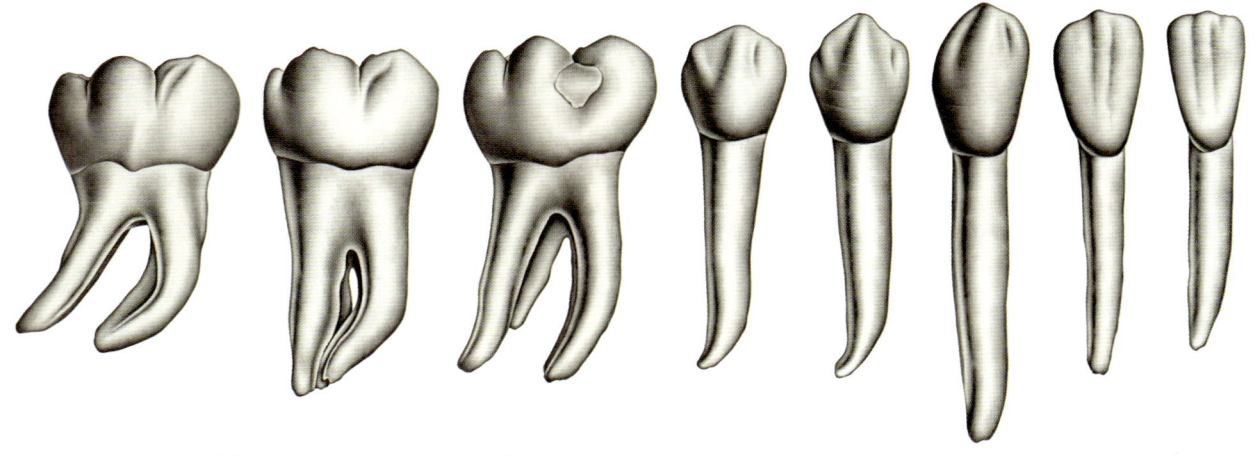

Abb. 11 Untere bleibende Zähne des rechten Zahnbogens; von vestibulär

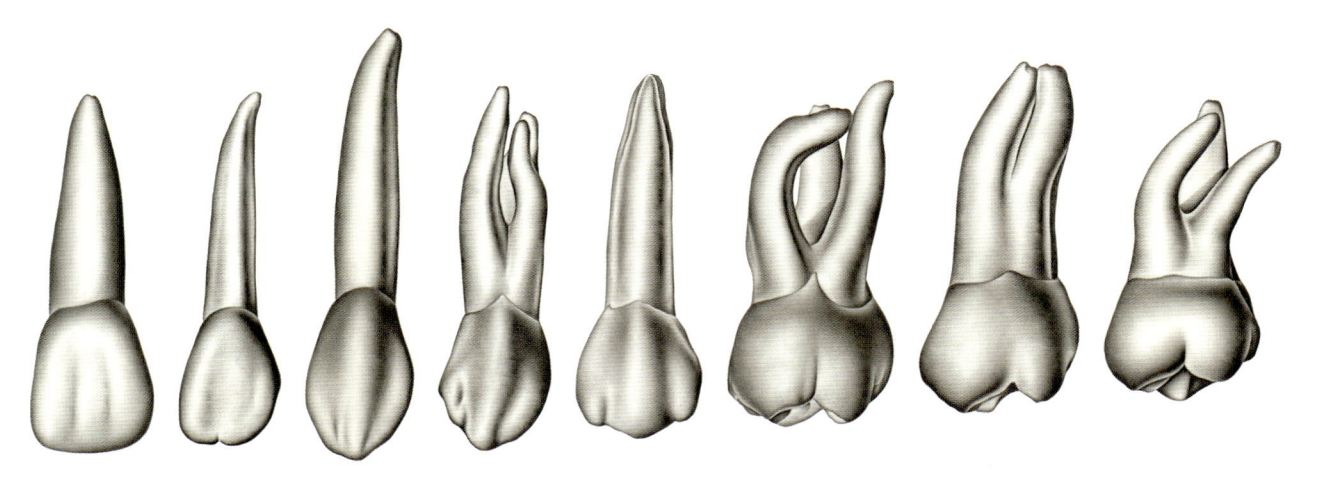

Bleibende Zähne, Dentes permanentes; Zahnschemata

Abb. 12 Obere bleibende Zähne des linken Zahnbogens; von vestibulär

8+ 7+ 6+ 5+ 4+ 3+ 2+ 1+	+1 +2 +3 +4 +5 +6 +7 +8
8− 7− 6− 5− 4− 3− 2− 1−	−1 −2 −3 −4 −5 −6 −7 −8

R   L

05+ 04+ 03+ 02+ 01+	+01 +02 +03 +04 +05
05− 04− 03− 02− 01−	−01 −02 −03 −04 −05

Abb. 13 Zahnschema nach Haderup

1 2 3 4 5 6 7 8	9 10 11 12 13 14 15 16
32 31 30 29 28 27 26 25	24 23 22 21 20 19 18 17

R   L

A B C D E	F G H I J
T S R Q P	O N M L K

Abb. 14 Amerikanisches Zahnschema

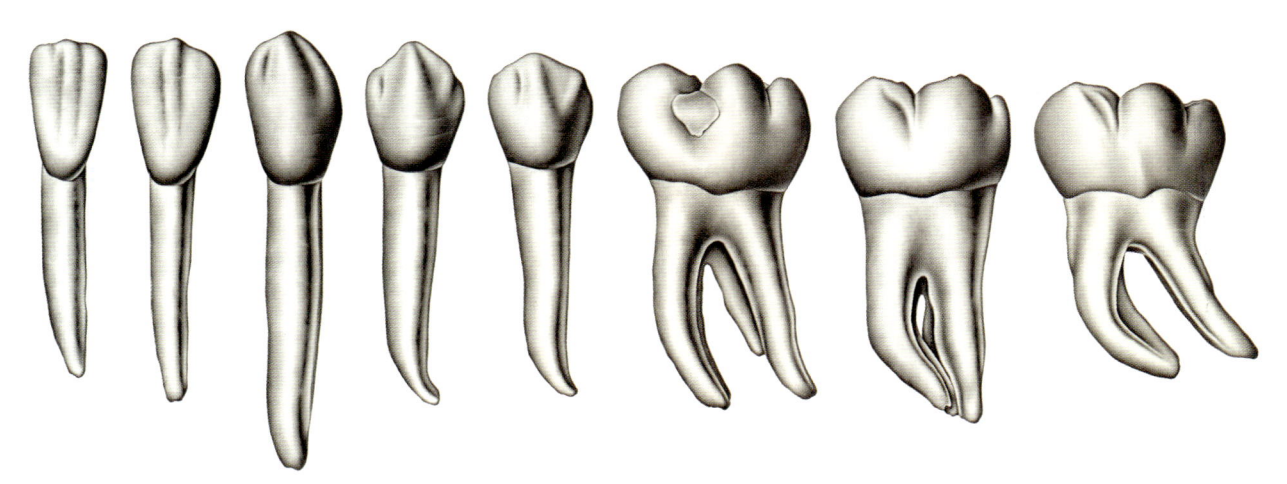

Abb. 15 Untere bleibende Zähne des linken Zahnbogens; von vestibulär

24 Allgemeine Anatomie der Zähne

- Cuspis buccalis (vestibularis) 10
  Bukkaler Höcker
- 11 Cuspis palatinalis
  Palatinaler Höcker
- 9 Retzius(Wachstums)-Linien
  (rhythmische Kalkablagerungen)
- 12 Fissura longitudinalis (centralis)
  Zentralfissur
- Enamelum (Substantia adamantina) 8
  Zahnschmelz
- 13 Schreger-Hunter-Streifung
  (Hell-Dunkel-Streifung; Interferenz)
- 7 Dentin-Schmelz-Grenze
- 14 Interglobularräume (geringer mineralisierte Bezirke im Globulardentin)
- Collum dentis 6
  Zahnhals (Schmelz-Zementgrenze)
- 15 Dentinum
- Cavitas dentis 5
  Pulpahöhle
- 16 Tomes-Fasern (Odontoblastenfortsätze in die Dentinkanälchen)
- Dentinum (Substantia eburnea) 4
  Dentin (Zahnbein)
- Canalis radicis dentis 3
  Wurzelkanal
- 17 Tomes-Körnerschicht (Interglobularräume)
- Cementum (Substantia ossea) 2
  Zement
- 18 Radix dentis palatinalis
  Palatinale Wurzel
- Radix dentis buccalis (vestibularis) 1
  Bukkale Wurzel
- 19 Foramen apicis dentis
  Ausgang des Wurzelkanals

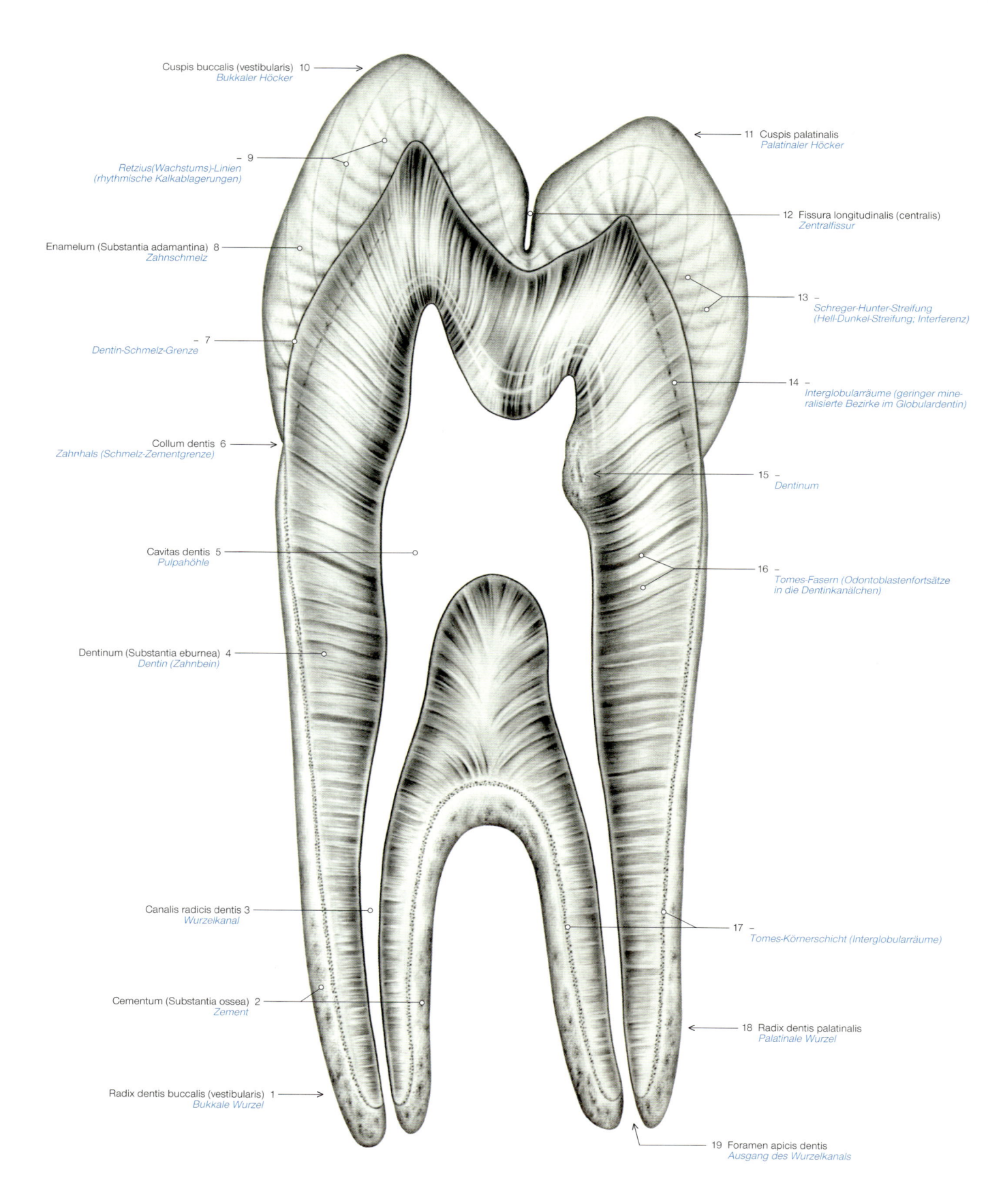

Abb. 16 Zahnschliff eines oberen ersten Prämolaren; Vertikalschnitt in bukko-palatinaler Richtung

Aufbau des Zahnes

Abb. 16

1 Radix dentis buccalis (vestibularis)
2 Cementum (Substantia ossea)
3 Canalis radicis dentis
4 Dentinum (Substantia eburnea)
5 Cavitas dentis
6 Collum dentis
7 *Dentin-Schmeiz-Grenze*
8 *Enamelum (Substantia adamantina)*
9 *Retzius(Wachstums)-Linien*
10 Cuspis buccalis (vestibularis)
11 Cuspis palatinalis
12 Fissura longitudinalis (centralis)
13 *Schreger-Hunter-Streifung*
14 *Interglobularräume*
15 *Dentinum*
16 *Tomes-Fasern*
17 *Tomes-Körnerschicht*
18 Radix dentis palatinalis
19 Foramen apicis dentis

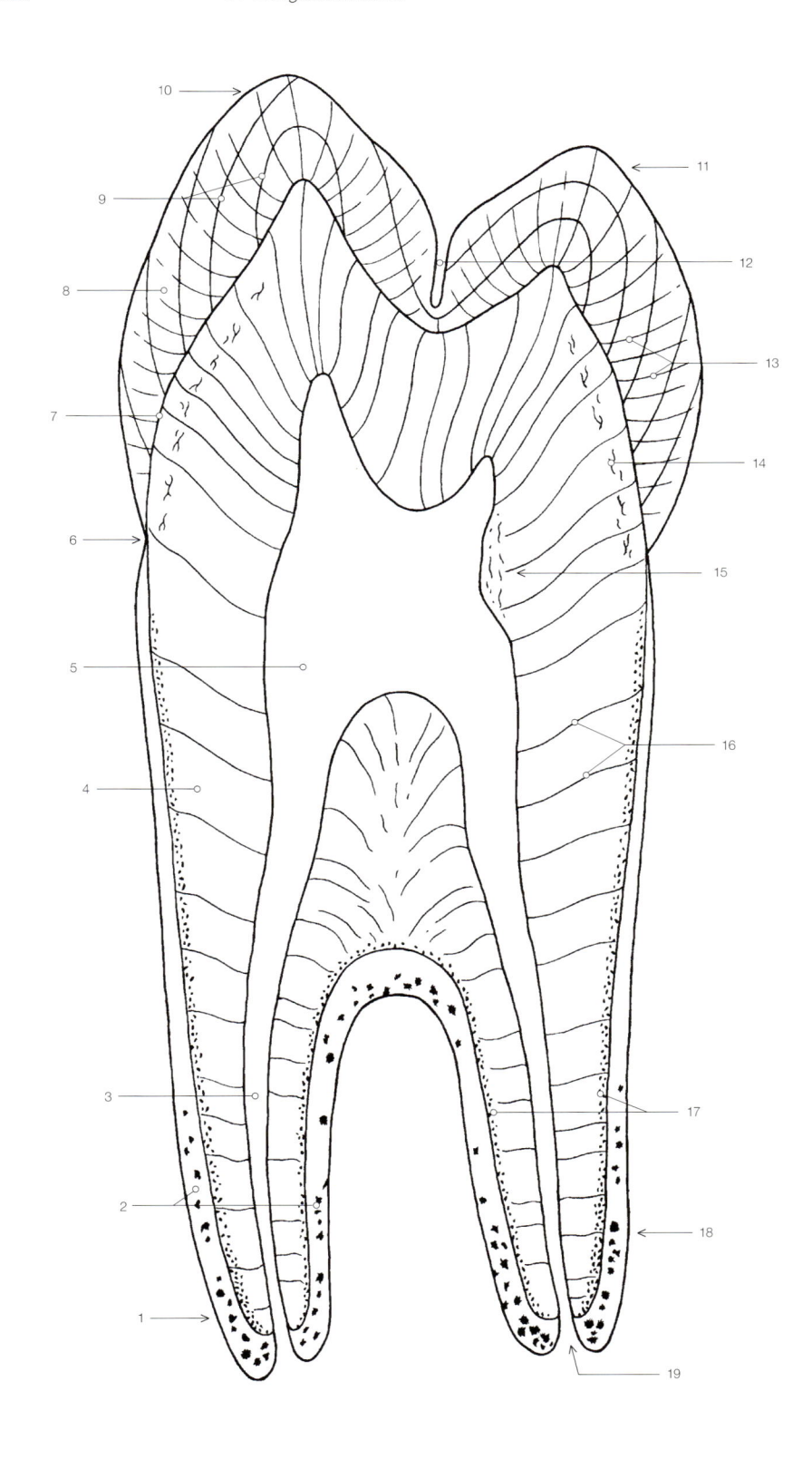

Allgemeine Anatomie der Zähne

Abb. 17 Wurzelkanalkonfigurationen (nach GULDENER)

Typ I   ein Kanal mit einem Foramen
Typ II zwei Kanäle, die im apikalen Wurzeldrittel konfluieren
Typ III zwei Kanäle mit separaten Foramen
Typ IV ein Kanal, der sich im mittleren oder apikalen Wurzeldrittel verzweigt

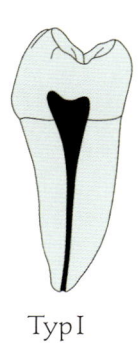

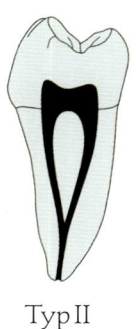

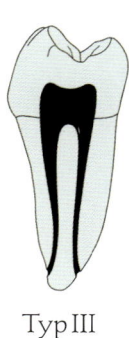

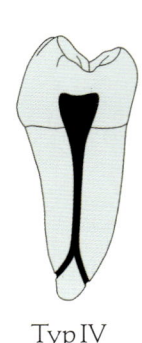

Typ I   Typ II   Typ III   Typ IV

Zahnlänge; Anzahl der Wurzeln und Wurzelkanalkonfigurationen (nach GULDENER)

Zahn	Durchschnittliche Zahnlänge	Extremwerte	Wurzelanzahl	4 Kategorien der Kanalkonfiguration
Schneide- und Eckzähne				
OK mittlerer Schneidezahn	23 mm	21–28 mm	1	I
OK seitlicher Schneidezahn	23 mm	19–27 mm	1 2 sehr selten	I
UK Schneidezähne	21 mm	19–25 mm	1	I am häufigsten II weniger häufig III selten
OK Eckzahn	26 mm	22–32 mm	1	I
UK Eckzahn	23 mm	21–28 mm	1 sehr häufig 2 selten	I am häufigsten II weniger häufig III selten
Prämolaren				
OK 1. Prämolar	21 mm	18–26 mm	2 sehr häufig 1 weniger häufig 3 selten	III am häufigsten II weniger häufig I selten
OK 2. Prämolar	21 mm	17–26 mm	1 sehr häufig 2 selten	I am häufigsten II weniger häufig III selten
UK 1. Prämolar	21 mm	19–25 mm	1 sehr häufig 2 selten	I am häufigsten II weniger häufig III und IV selten
UK 2. Prämolar	22 mm	19–25 mm	1 meistens 2 selten	I am häufigsten II und III selten IV sehr selten
Molaren				

OK 1. Molar	21 mm	18–26 mm	3	dibu: I am häufigsten
				pa: I am häufigsten
				mebu: I am häufigsten
				       II weniger häufig
				       III selten

OK 2. Molar	21 mm	18–25 mm	3 häufig 2 weniger häufig 1 selten 4 sehr selten	dibu: I am häufigsten pa: I am häufigsten mebu: I am häufigsten II und III selten

UK 1. Molar	21 mm	17–26 mm	2 sehr häufig
			3 selten
			(me: 1; di: 2)
				me: III am häufigsten
				     II weniger häufig
				     I sehr selten
				di: I am häufigsten
				     II weniger häufig
				     III weniger häufig

UK 2. Molar	22 mm	18–26 mm	2 sehr häufig
			1 selten
			3 sehr selten
			(me: 2; di: 1)
				me: III am häufigsten
				     II weniger häufig
				     I selten
				di: I am häufigsten
				     II und III selten

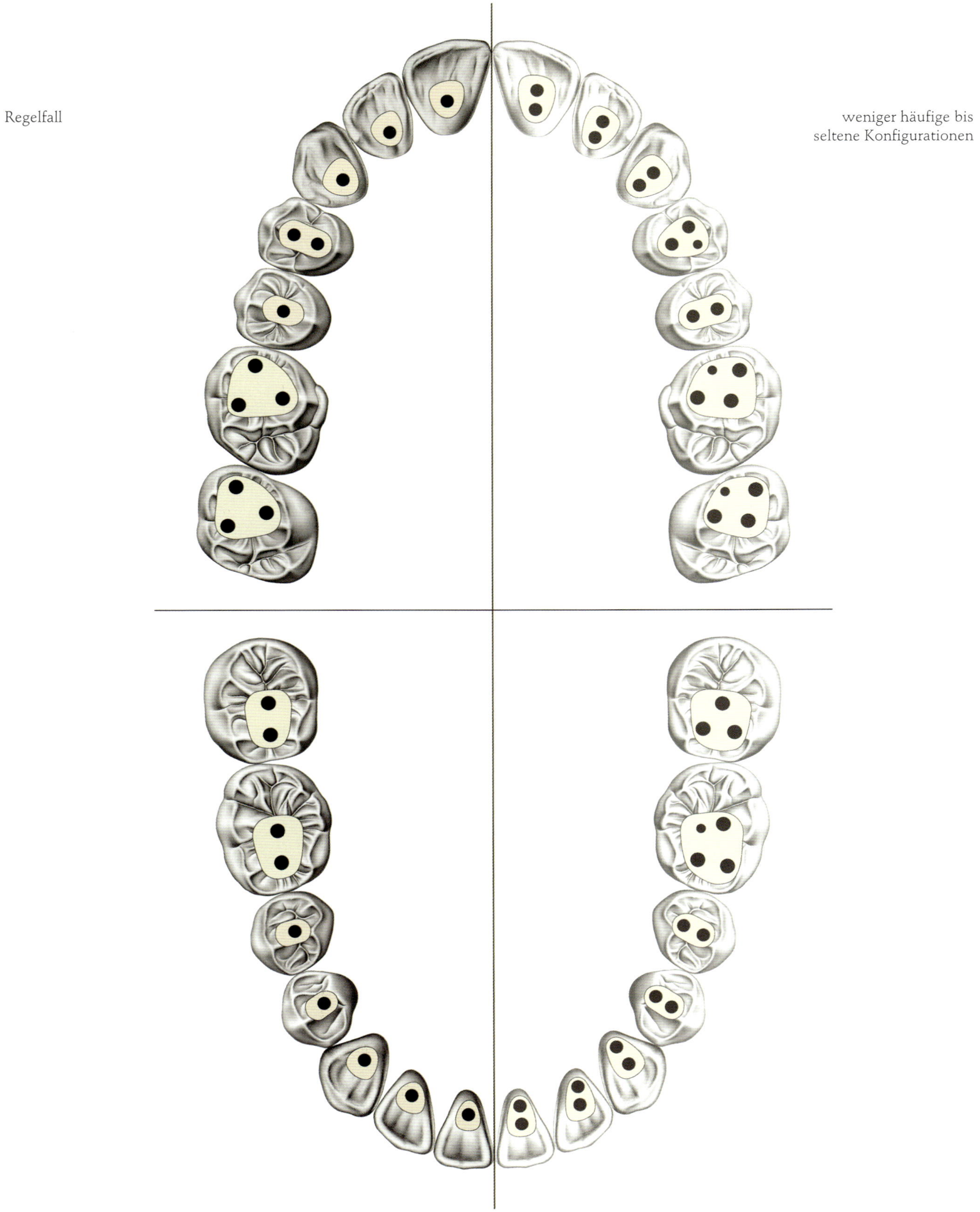

Wurzelkanäle 27

Regelfall   weniger häufige bis
                                                                                                            seltene Konfigurationen

Abb. 18 Synoptische Darstellung möglicher Kanaleingänge im Oberkiefer (oben)
und Unterkiefer (unten): Anzahl und Position der Wurzelkanäle
<u>linke Seite:</u>   <u>rechte Seite:</u>
Regelfall   weniger häufige bis seltene Konfigurationen

Allgemeine Anatomie der Zähne

Abb. 19
Oberer Eckzahn

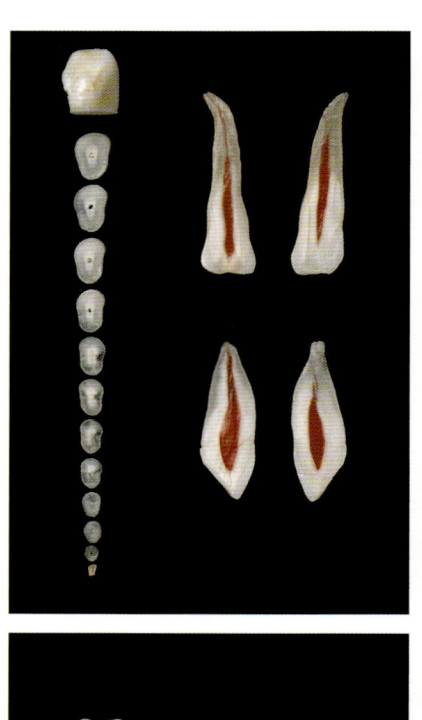

Abb. 20
Oberer erster Prämolar

Abb. 21
Oberer zweiter Prämolar

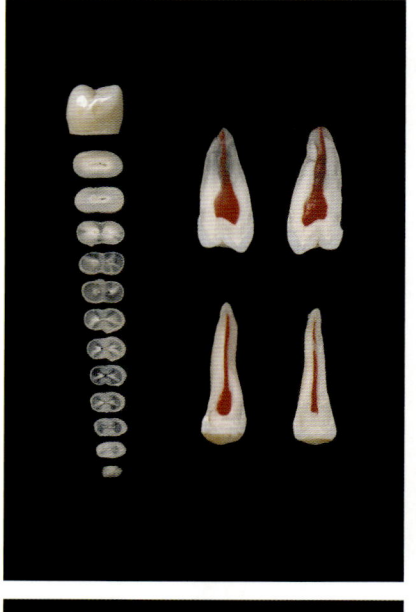

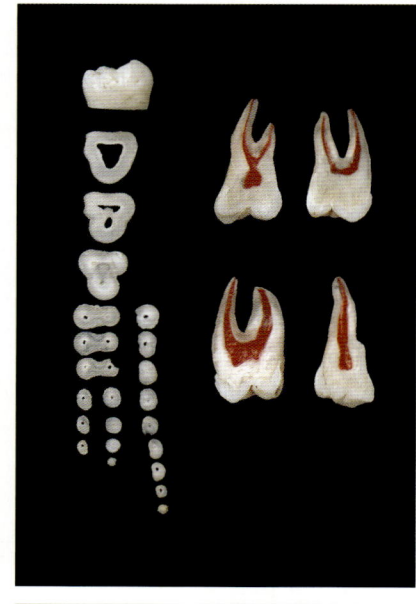

Abb. 22
Oberer dritter Molar

Abb. 23
Unterer Eckzahn

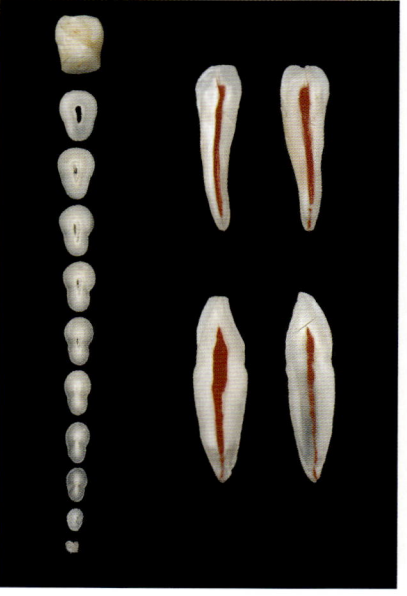

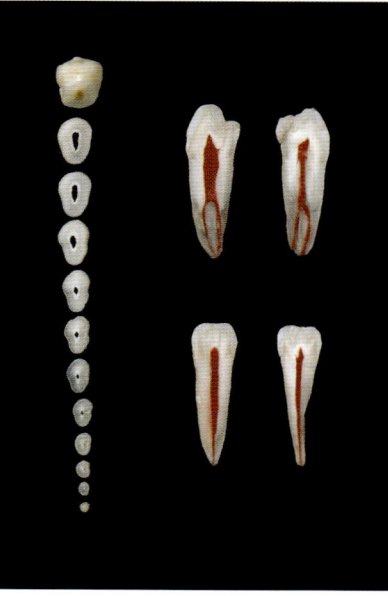

Abb. 24
Unterer erster Prämolar

Dünnschliffdarstellungen

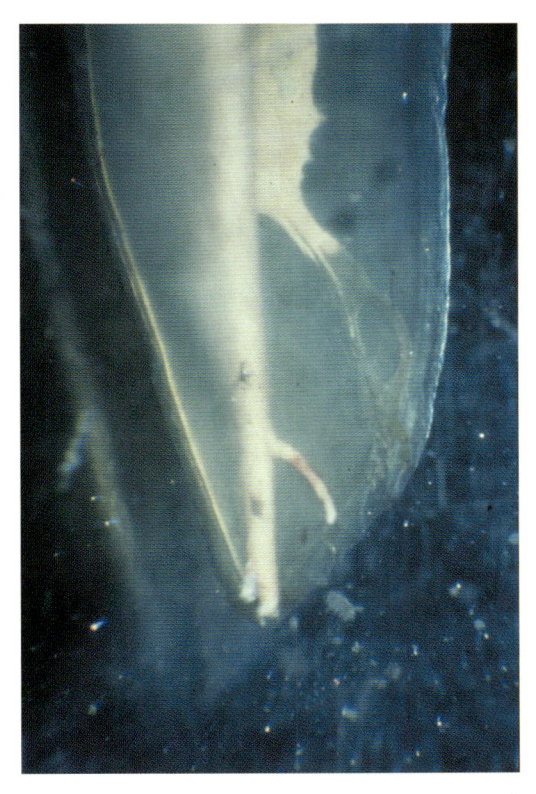

Abb. 25 Darstellung des unteren Wurzelbereiches eines oberen Prämolaren; Aufhellungspräparat, Wurzelkanal mit thermoplastischer Füllung

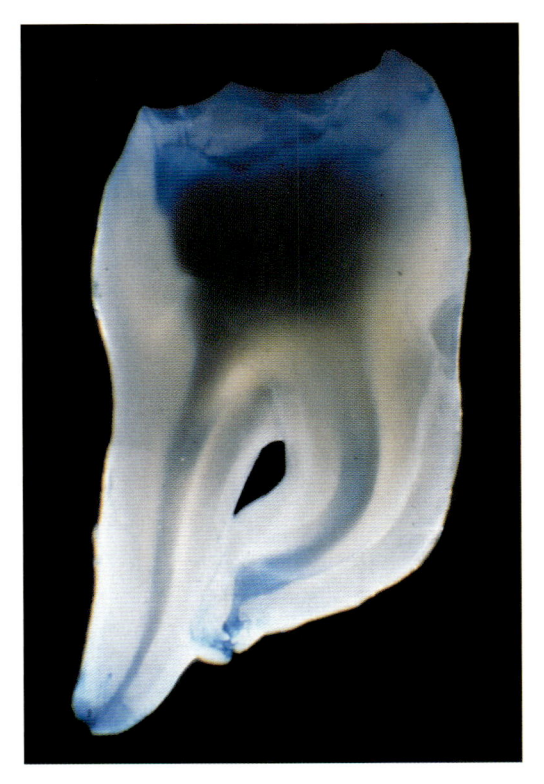

Abb. 26 Darstellung eines oberen Molaren; Aufhellungspräparat, Pulparaum und Wurzelkanal eingefärbt *(Berliner Blau)*

Allgemeine Anatomie der Zähne

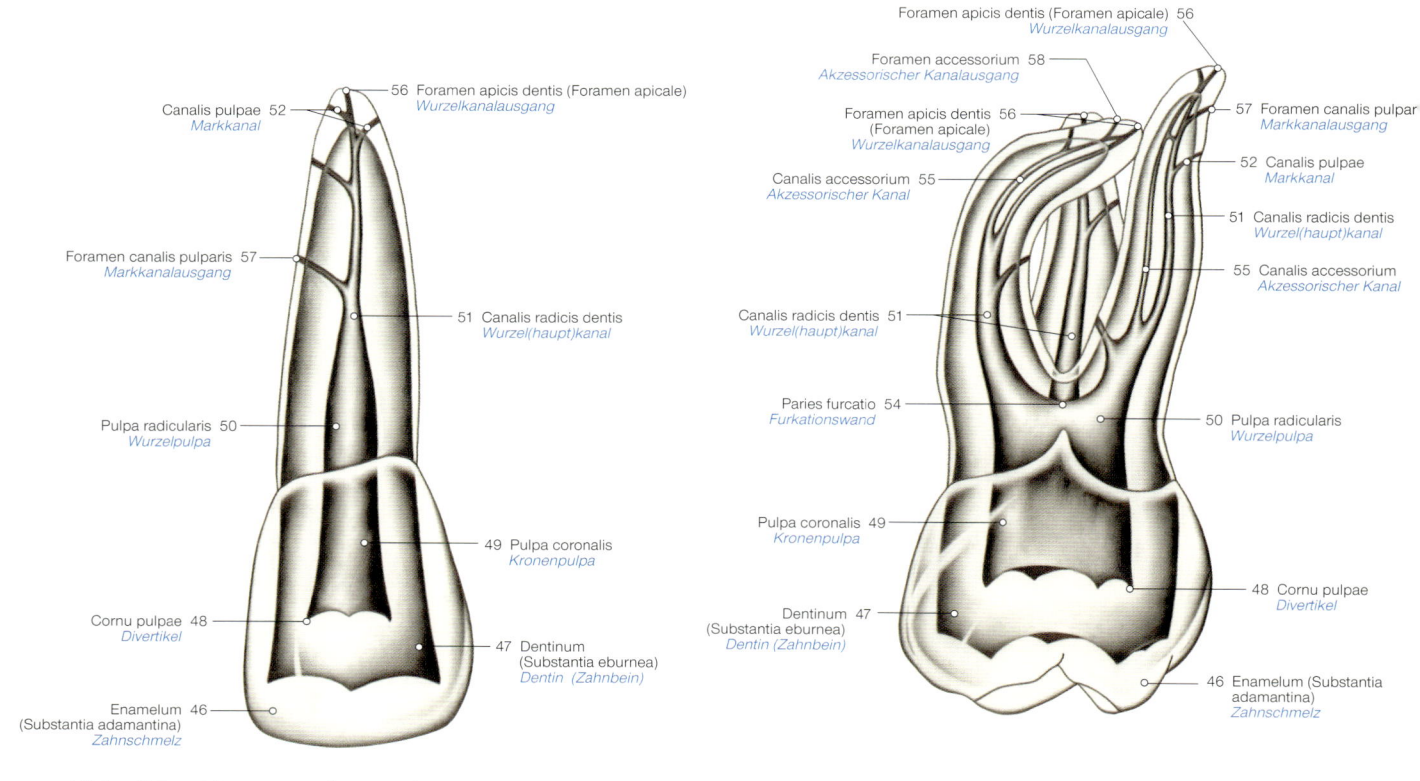

Abb. 27 Oberer mittlerer Schneidezahn; (links) von labial

Labels:
- 52 Canalis pulpae / *Markkanal*
- 56 Foramen apicis dentis (Foramen apicale) / *Wurzelkanalausgang*
- 57 Foramen canalis pulparis / *Markkanalausgang*
- 51 Canalis radicis dentis / *Wurzel(haupt)kanal*
- 50 Pulpa radicularis / *Wurzelpulpa*
- 49 Pulpa coronalis / *Kronenpulpa*
- 48 Cornu pulpae / *Divertikel*
- 47 Dentinum (Substantia eburnea) / *Dentin (Zahnbein)*
- 46 Enamelum (Substantia adamantina) / *Zahnschmelz*

Abb. 28 Oberer erster Molar; (links) von bukkal

Labels:
- 56 Foramen apicis dentis (Foramen apicale) / *Wurzelkanalausgang*
- 58 Foramen accessorium / *Akzessorischer Kanalausgang*
- 57 Foramen canalis pulpar / *Markkanalausgang*
- 52 Canalis pulpae / *Markkanal*
- 51 Canalis radicis dentis / *Wurzel(haupt)kanal*
- 55 Canalis accessorium / *Akzessorischer Kanal*
- 54 Paries furcatio / *Furkationswand*
- 50 Pulpa radicularis / *Wurzelpulpa*
- 49 Pulpa coronalis / *Kronenpulpa*
- 48 Cornu pulpae / *Divertikel*
- 47 Dentinum (Substantia eburnea) / *Dentin (Zahnbein)*
- 46 Enamelum (Substantia adamantina) / *Zahnschmelz*

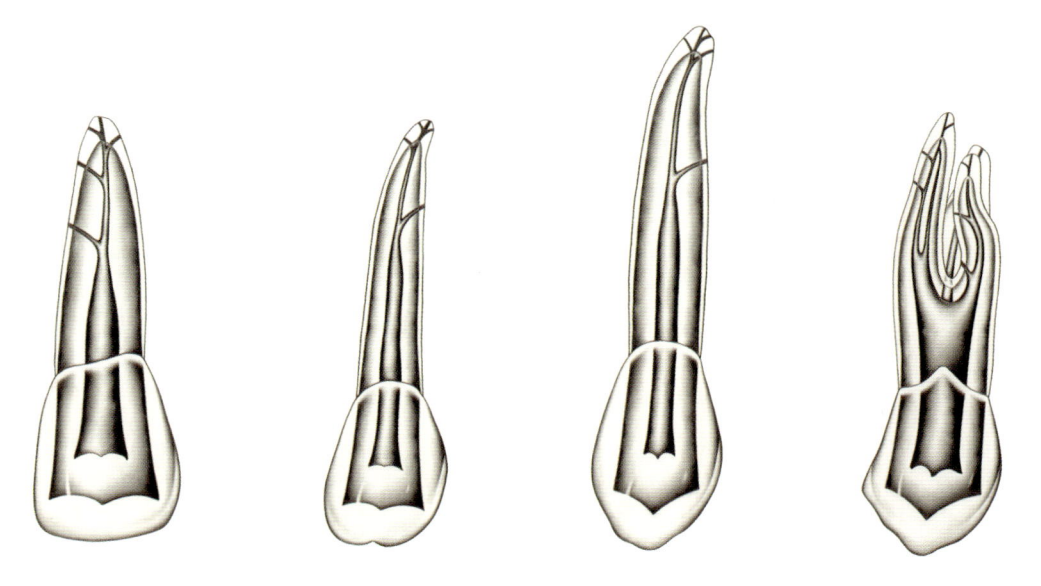

Abb. 29a–d Obere Schneidezähne (**a, b**), oberer Eckzahn (**c**) und oberer erster Prämolar (**d**); jeweils (links) von labial bzw. bukkal

Transparente Darstellung der Oberkieferzähne

Abb. 27

- 46 Enamelum (Substantia adamantina)
- 47 Dentinum (Substantia eburnea)
- 48 Cornu pulpae
- 49 Pulpa coronalis
- 50 Pulpa radicularis
- 51 Canalis radicis dentis
- 52 Canalis pulpae
- 56 Foramen apicis dentis (Foramen apicale)
- 57 Foramen canalis pulparis

Abb. 28

- 46 Enamelum (Substantia adamantina)
- 47 Dentinum (Substantia eburnea)
- 48 Cornu pulpae
- 49 Pulpa coronalis
- 50 Pulpa radicularis
- 51 Canalis radicis dentis
- 52 Canalis pulpae
- 54 Paries furcatio
- 55 Canalis accessorium
- 56 Foramen apicis dentis (Foramen apicale)
- 57 Foramen canalis pulparis
- 58 Foramen accessorium

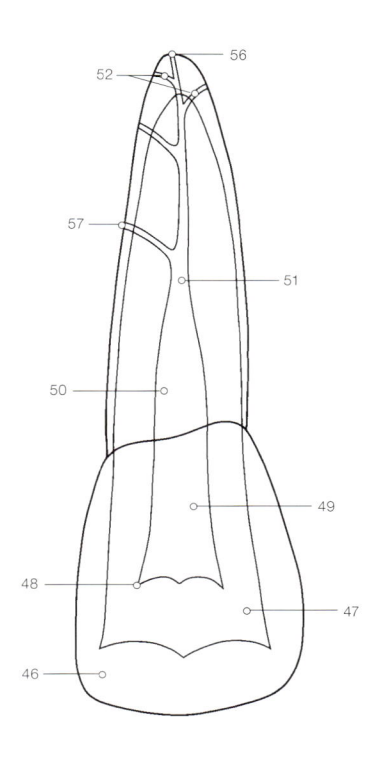

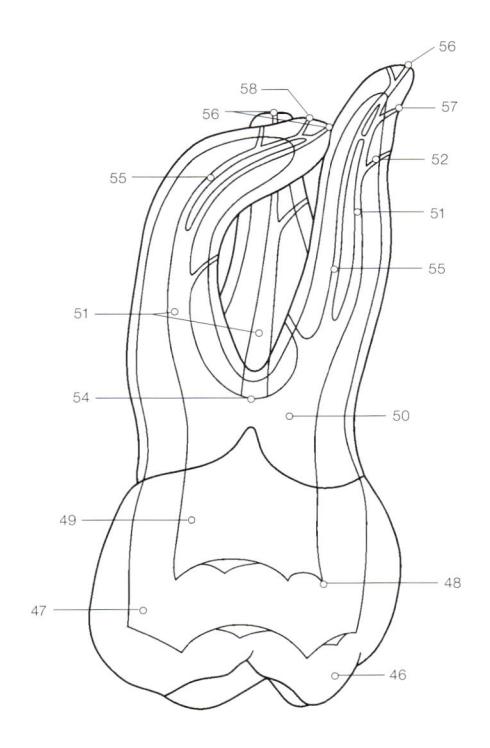

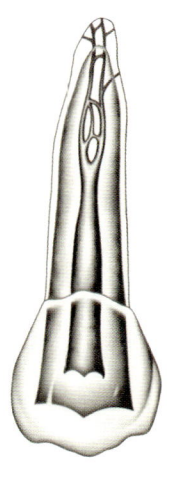

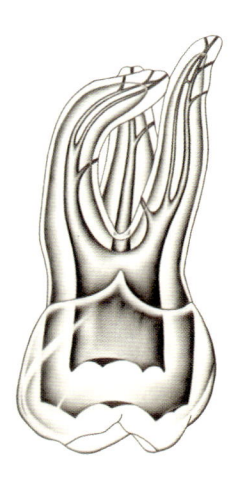

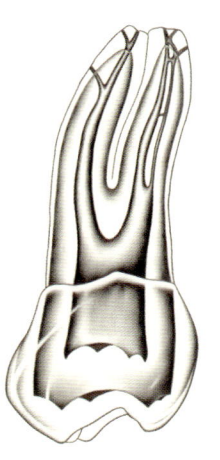

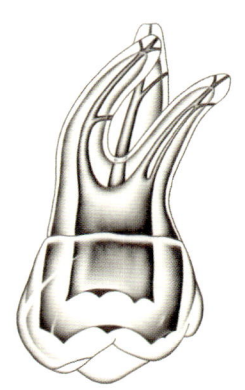

Abb. 29e–h Oberer zweiter Prämolar (e) und obere Molaren (f, g, h); jeweils (links) von bukkal

Allgemeine Anatomie der Zähne

Dentinum (Substantia eburnea) 47
Dentin (Zahnbein)

Pulpa coronalis 49
Kronenpulpa

50 Pulpa radicularis
Wurzelpulpa

Canalis radicis dentis 51
Wurzel(haupt)kanal

Foramen canalis pulparis 57
Markkanalausgang

Canalis pulpae 52
Markkanal

46 Enamelum (Substantia adamantina)
Zahnschmelz

48 Cornu pulpae
Divertikel

56 Foramen apicis dentis (Foramen apicale)
Wurzelkanalausgang

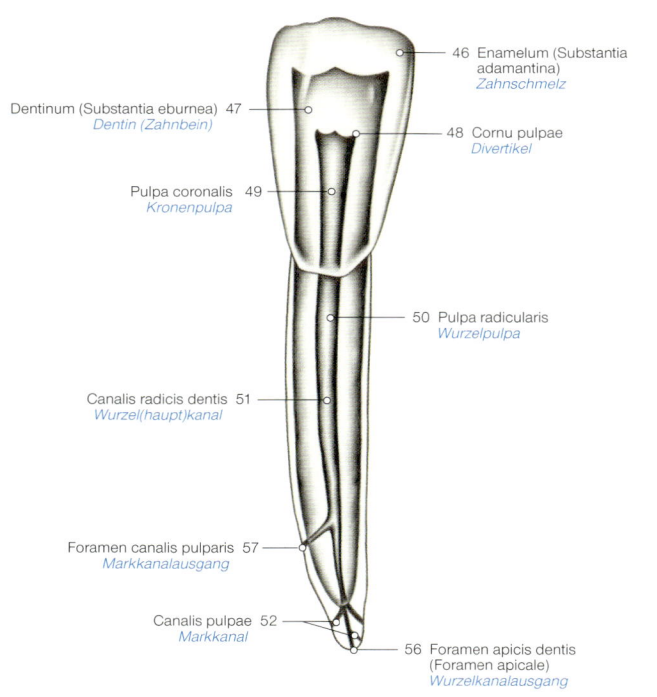

Abb. 30 Unterer mittlerer Schneidezahn; (links) von labial

Enamelum 46 (Substantia adamantina)
Zahnschmelz

Cornu pulpae 48
Divertikel

Paries furcatio 54
Furkationswand

Canalis radicis dentis 51
Wurzel(haupt)kanal

Foramen canalis pulparis 57
Markkanalausgang

47 Dentinum (Substantia eburnea)
Dentin (Zahnbein)

49 Pulpa coronalis
Kronenpulpa

50 Pulpa radicularis
Wurzelpulpa

53 Canalis intraradiularis
Intraradikulärer Verbindungskanal

55 Canalis accessorium
Akzessorischer Kanal

51 Canalis radicis dentis
Wurzel(haupt)kanal

52 Canalis pulpae
Markkanal

56 Foramen apicis dentis (Foramen apicale)
Wurzelkanalausgang

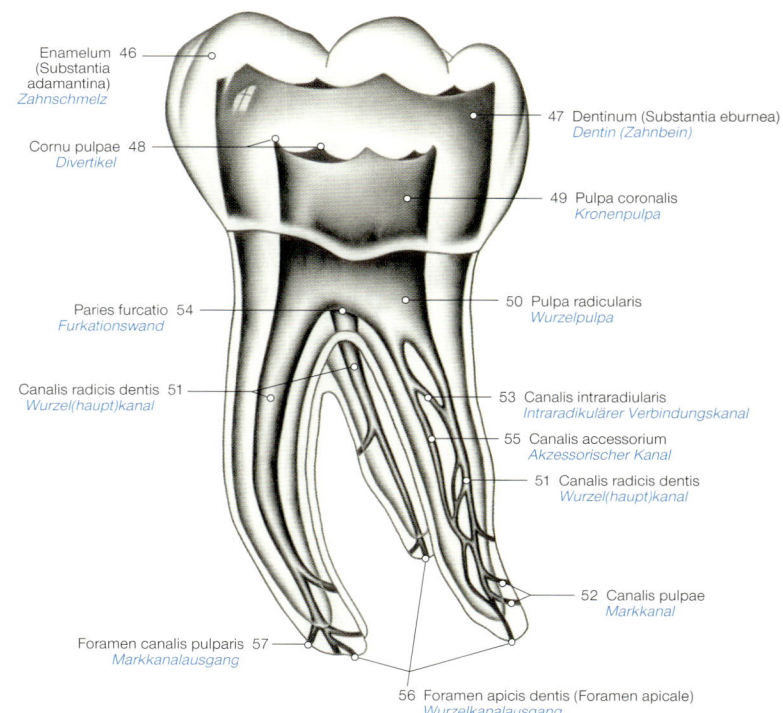

Abb. 31 Unterer erster Molar; (links) von bukkal

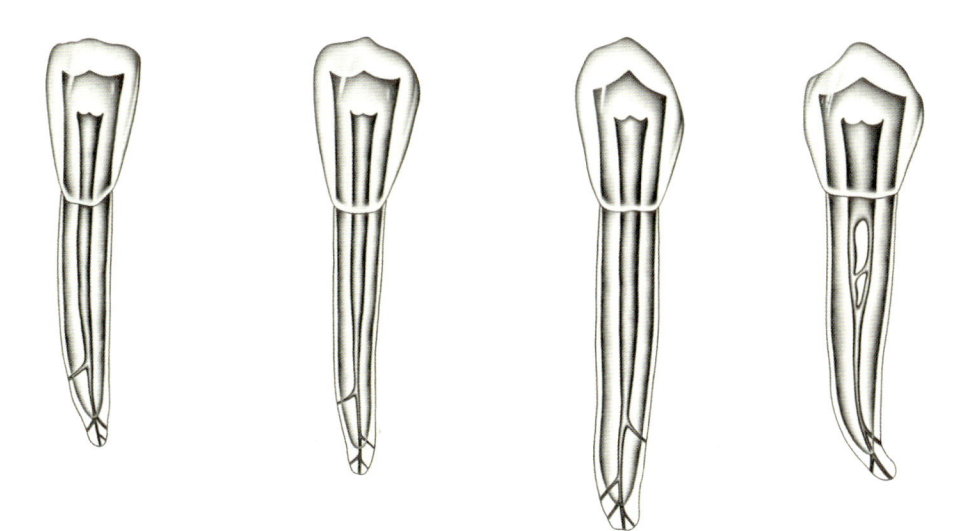

Abb. 32a–d Untere Schneidezähne **(a, b)**, unterer Eckzahn **(c)** und unterer erster Prämolar **(d)**; jeweils (links) von labial bzw. bukkal

Transparente Darstellung der Unterkieferzähne

Abb. 30

- 46 Enamelum (Substantia adamantina)
- 47 Dentinum (Substantia eburnea)
- 48 Cornu pulpae
- 49 Pulpa coronalis
- 50 Pulpa radicularis
- 51 Canalis radicis dentis
- 52 Canalis pulpae
- 56 Foramen apicis dentis (Foramen apicale)
- 57 Foramen canalis pulparis

Abb. 31

- 46 Enamelum (Substantia adamantina)
- 47 Dentinum (Substantia eburnea)
- 48 Cornu pulpae
- 49 Pulpa coronalis
- 50 Pulpa radicularis
- 51 Canalis radicis dentis
- 52 Canalis pulpae
- 53 Canalis intraradicularis
- 54 Paries furcatio
- 55 Canalis accessorium
- 56 Foramen apicis dentis (Foramen apicale)
- 57 Foramen canalis pulparis

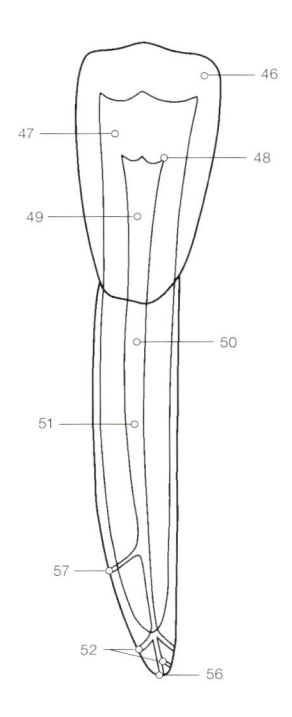

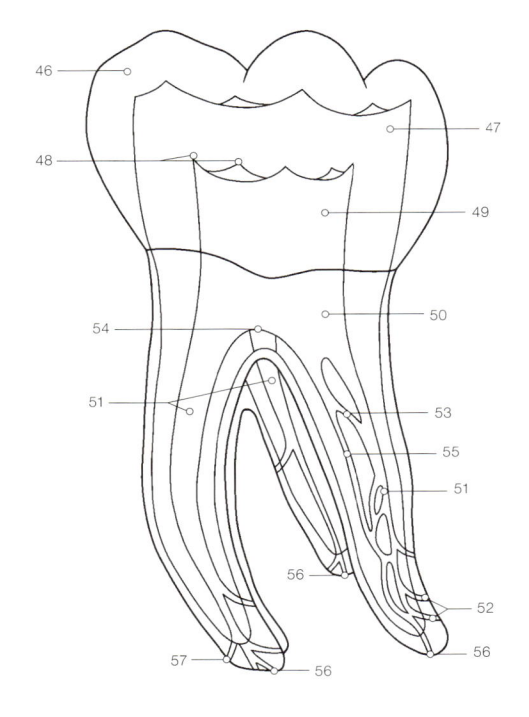

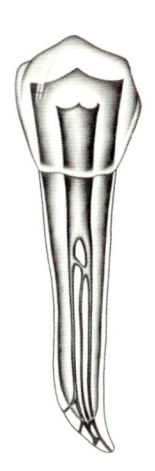

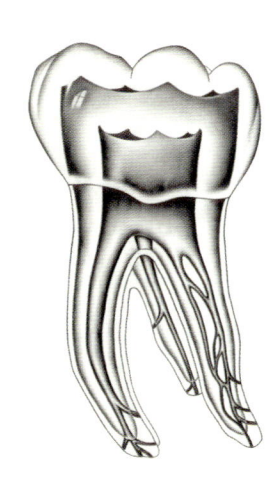

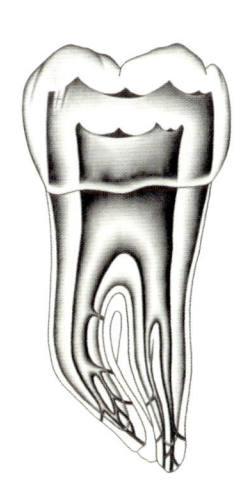

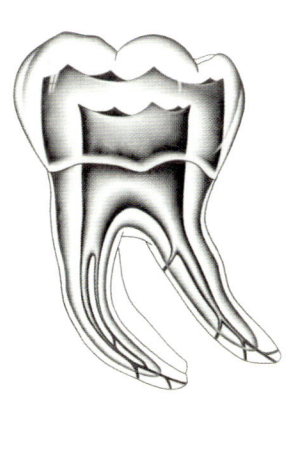

Abb. 32e–h Unterer zweiter Prämolar (**e**) und untere Molaren (**f, g, h**); jeweils (links) von bukkal

34 Spezielle Morphologie der Zähne

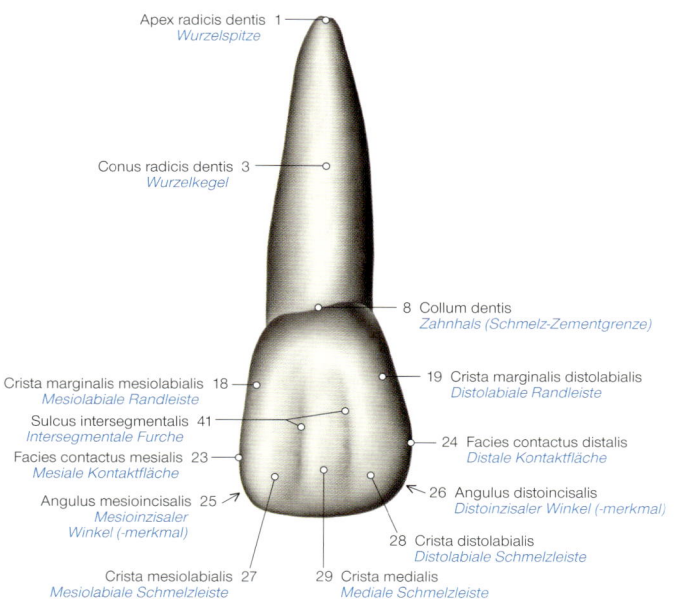

Abb. 33 Oberer mittlerer Schneidezahn; (links) von labial

Labels:
- Apex radicis dentis 1 — *Wurzelspitze*
- Conus radicis dentis 3 — *Wurzelkegel*
- 8 Collum dentis — *Zahnhals (Schmelz-Zementgrenze)*
- Crista marginalis mesiolabialis 18 — *Mesiolabiale Randleiste*
- 19 Crista marginalis distolabialis — *Distolabiale Randleiste*
- Sulcus intersegmentalis 41 — *Intersegmentale Furche*
- Facies contactus mesialis 23 — *Mesiale Kontaktfläche*
- 24 Facies contactus distalis — *Distale Kontaktfläche*
- Angulus mesioincisalis 25 — *Mesioinzisaler Winkel (-merkmal)*
- 26 Angulus distoincisalis — *Distoinzisaler Winkel (-merkmal)*
- 28 Crista distolabialis — *Distolabiale Schmelzleiste*
- Crista mesiolabialis 27 — *Mesiolabiale Schmelzleiste*
- 29 Crista medialis — *Mediale Schmelzleiste*

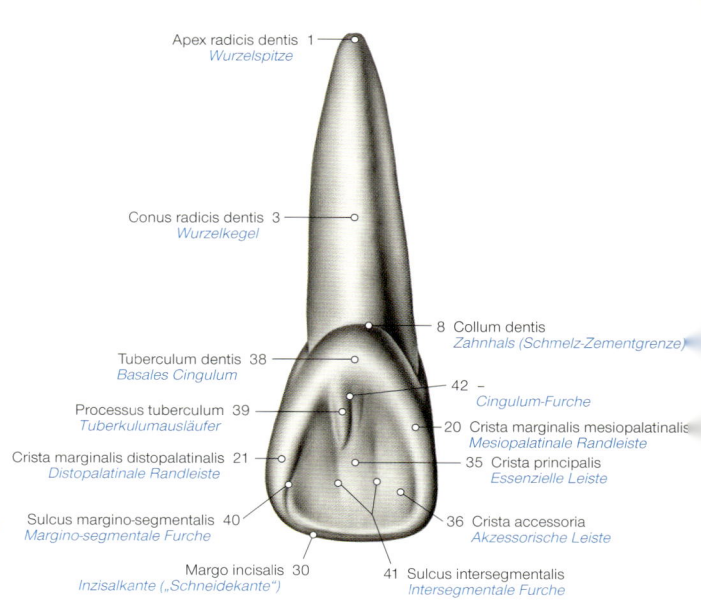

Abb. 34 Oberer mittlerer Schneidezahn; (links) von palatinal

Labels:
- Apex radicis dentis 1 — *Wurzelspitze*
- Conus radicis dentis 3 — *Wurzelkegel*
- 8 Collum dentis — *Zahnhals (Schmelz-Zementgrenze)*
- Tuberculum dentis 38 — *Basales Cingulum*
- 42 — *Cingulum-Furche*
- Processus tuberculum 39 — *Tuberkulumausläufer*
- 20 Crista marginalis mesiopalatinalis — *Mesiopalatinale Randleiste*
- Crista marginalis distopalatinalis 21 — *Distopalatinale Randleiste*
- 35 Crista principalis — *Essenzielle Leiste*
- Sulcus margino-segmentalis 40 — *Margino-segmentale Furche*
- 36 Crista accessoria — *Akzessorische Leiste*
- Margo incisalis 30 — *Inzisalkante („Schneidekante")*
- 41 Sulcus intersegmentalis — *Intersegmentale Furche*

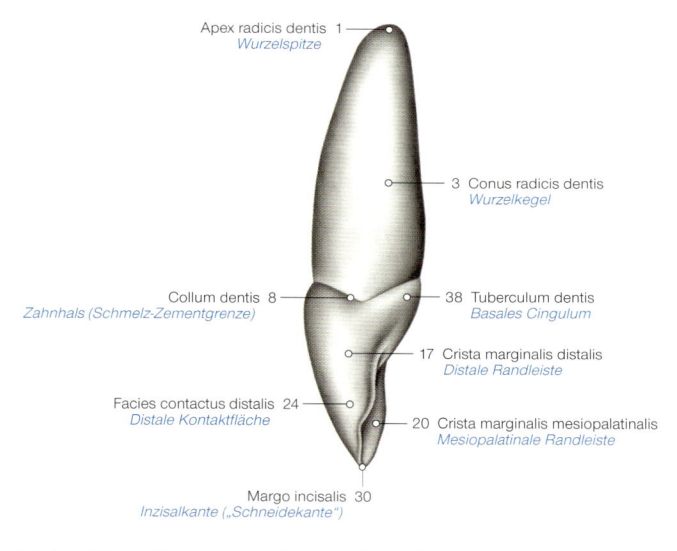

Abb. 35 Oberer mittlerer Schneidezahn; (links) von distal

Labels:
- Apex radicis dentis 1 — *Wurzelspitze*
- 3 Conus radicis dentis — *Wurzelkegel*
- Collum dentis 8 — *Zahnhals (Schmelz-Zementgrenze)*
- 38 Tuberculum dentis — *Basales Cingulum*
- 17 Crista marginalis distalis — *Distale Randleiste*
- Facies contactus distalis 24 — *Distale Kontaktfläche*
- 20 Crista marginalis mesiopalatinalis — *Mesiopalatinale Randleiste*
- Margo incisalis 30 — *Inzisalkante („Schneidekante")*

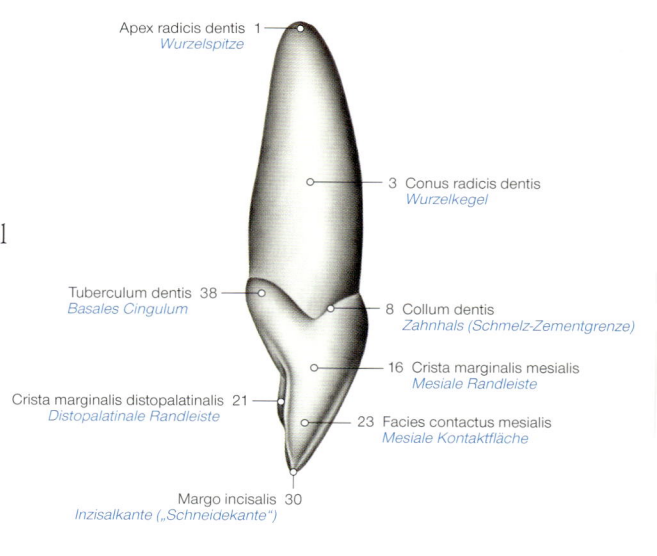

Abb. 36 Oberer mittlerer Schneidezahn; (links) von mesial

Labels:
- Apex radicis dentis 1 — *Wurzelspitze*
- 3 Conus radicis dentis — *Wurzelkegel*
- Tuberculum dentis 38 — *Basales Cingulum*
- 8 Collum dentis — *Zahnhals (Schmelz-Zementgrenze)*
- Crista marginalis distopalatinalis 21 — *Distopalatinale Randleiste*
- 16 Crista marginalis mesialis — *Mesiale Randleiste*
- 23 Facies contactus mesialis — *Mesiale Kontaktfläche*
- Margo incisalis 30 — *Inzisalkante („Schneidekante")*

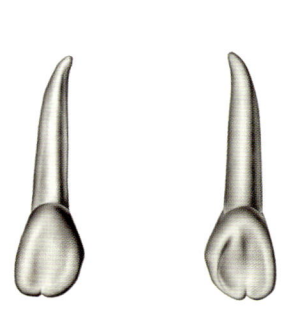

Abb. 37a, b Oberer seitlicher Schneidezahn; (links) von labial (a) und palatinal (b)

Obere Schneidezähne, Seitenansichten 35

Abb. 33

1 Apex radicis dentis
3 Conus radicis dentis
8 Collum dentis
18 Crista marginalis mesiolabialis
19 Crista marginalis distolabialis
23 Facies contactus mesialis
24 Facies contactus distalis
25 Angulus mesioincisalis
26 Angulus distoincisalis
27 Crista mesiolabialis
28 Crista distolabialis
29 Crista medialis
41 Sulcus intersegmentalis

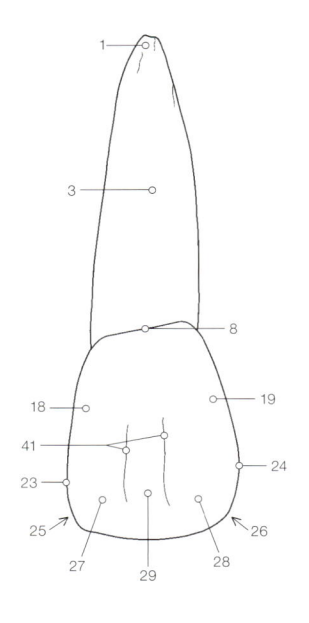

Abb. 34

1 Apex radicis dentis
3 Conus radicis dentis
8 Collum dentis
20 Crista marginalis mesiopalatinalis
21 Crista marginalis distopalatinalis
30 Margo incisalis
35 Crista principalis
36 Crista accessoria
38 Tuberculum dentis
39 Processus tuberculum
40 Sulcus margino-segmentalis
41 Sulcus intersegmentalis
42 *Cingulum-Furche*

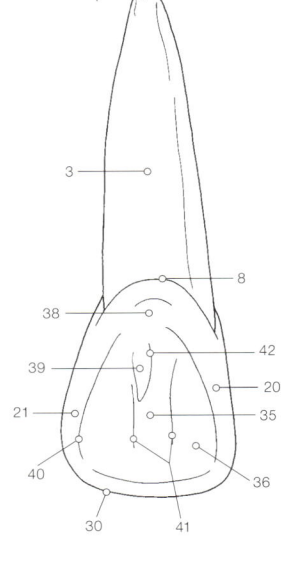

Abb. 35

1 Apex radicis dentis
3 Conus radicis dentis
8 Collum dentis
17 Crista marginalis distalis
20 Crista marginalis mesiopalatinalis
24 Facies contactus distalis
30 Margo incisalis
38 Tuberculum dentis

Abb. 36

1 Apex radicis dentis
3 Conus radicis dentis
8 Collum dentis
16 Crista marginalis mesialis
21 Crista marginalis distopalatinalis
23 Facies contactus mesialis
30 Margo incisalis
38 Tuberculum dentis

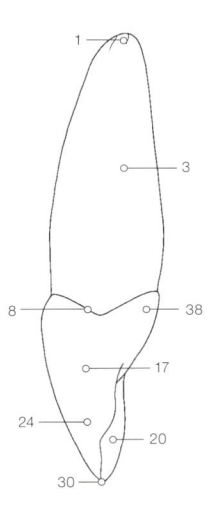

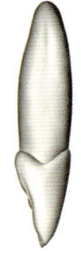

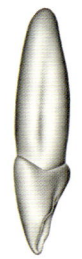

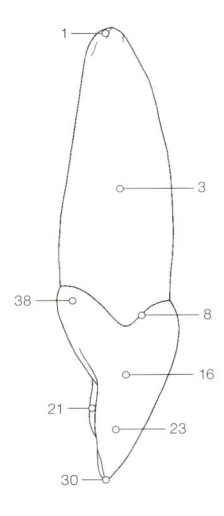

Abb. 37c, d Oberer seitlicher Schneidezahn; (links) von distal **(c)** und mesial **(d)**

36 Spezielle Morphologie der Zähne

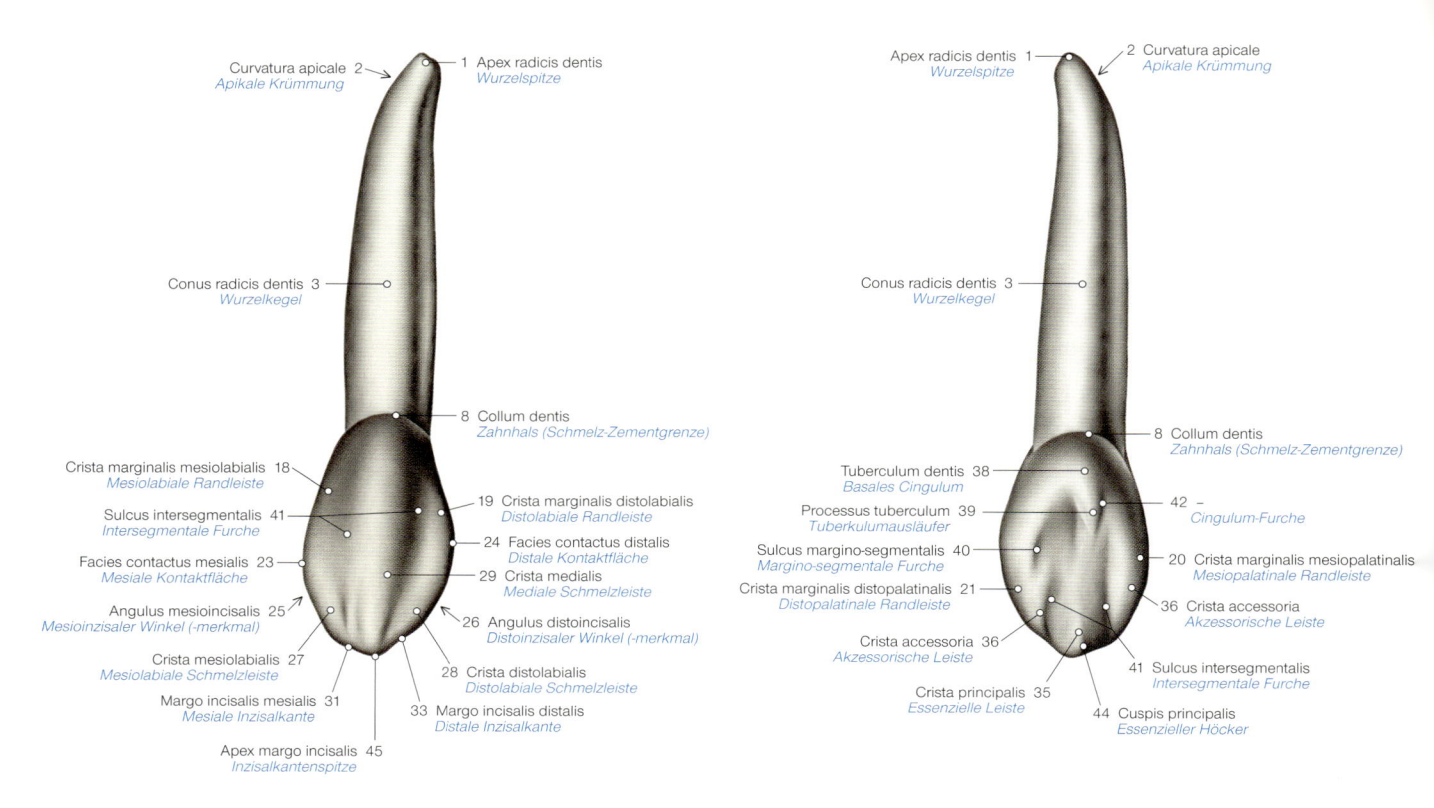

Abb. 38 Oberer Eckzahn; (links) von labial

Abb. 39 Oberer Eckzahn; (links) von palatinal

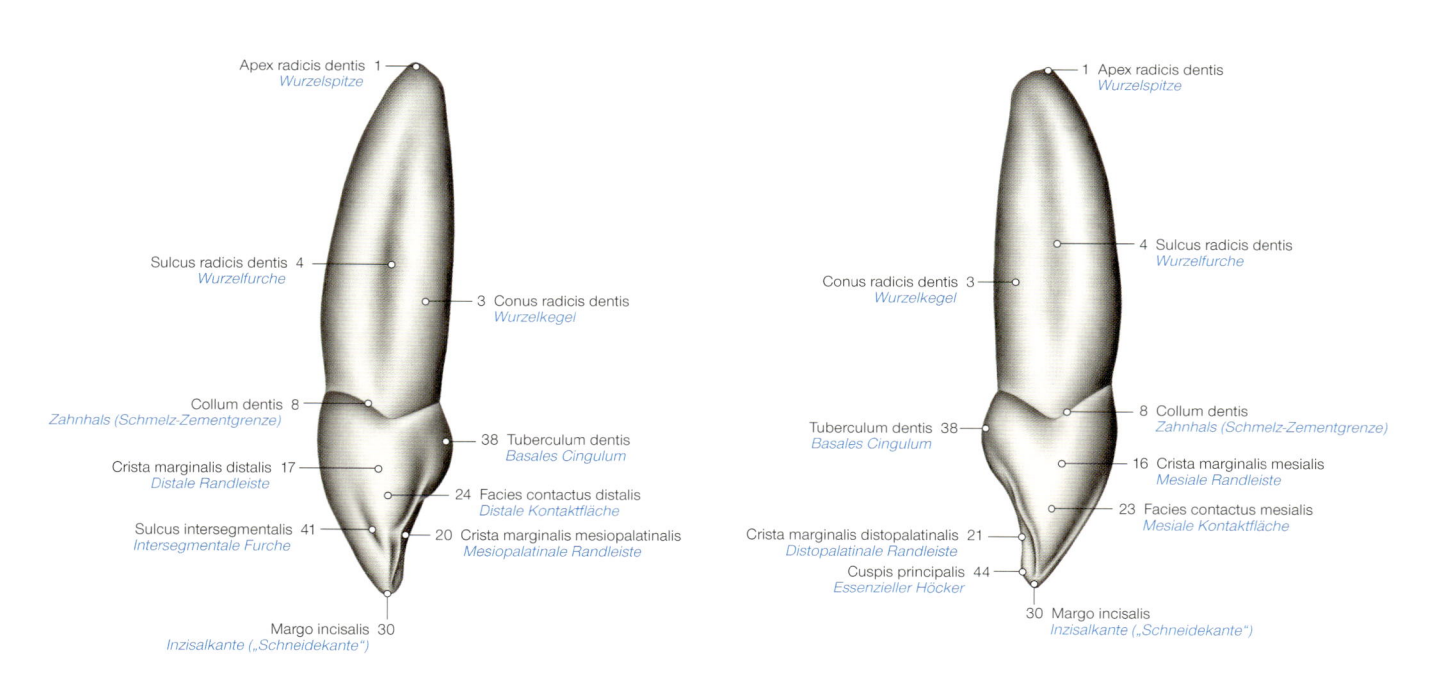

Abb. 40 Oberer Eckzahn; (links) von distal

Abb. 41 Oberer Eckzahn; (links) von mesial

Oberer Eckzahn, Seitenansichten

Abb. 38

1 Apex radicis dentis
2 Curvatura apicale
3 Conus radicis dentis
8 Collum dentis
18 Crista marginalis mesiolabialis
19 Crista marginalis distolabialis
23 Facies contactus mesialis
24 Facies contactus distalis
25 Angulus mesioincisalis
26 Angulus distoincisalis
27 Crista mesiolabialis
28 Crista distolabialis
29 Crista medialis
31 Margo incisalis mesialis
33 Margo incisalis distalis
41 Sulcus intersegmentalis
45 Apex margo incisalis

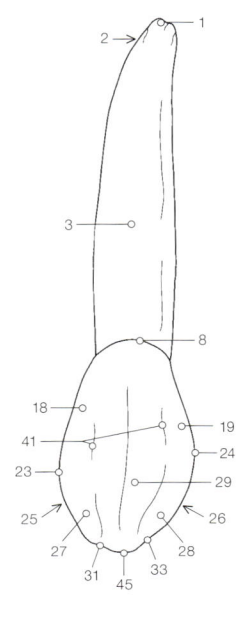

Abb. 39

1 Apex radicis dentis
2 Curvatura apicale
3 Conus radicis dentis
8 Collum dentis
20 Crista marginalis mesiopalatinalis
21 Crista marginalis distopalatinalis
35 Crista principalis
36 Crista accessoria
38 Tuberculum dentis
39 Processus tuberculum
40 Sulcus margino-segmentalis
41 Sulcus intersegmentalis
42 *Cingulum-Furche*
44 Cuspis principalis

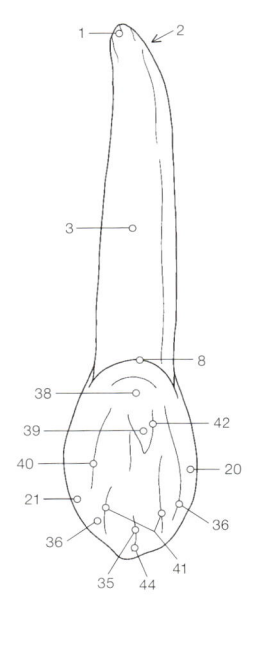

Abb. 40

1 Apex radicis dentis
3 Conus radicis dentis
4 Sulcus radicis dentis
8 Collum dentis
17 Crista marginalis distalis
20 Crista marginalis mesiopalatinalis
24 Facies contactus distalis
30 Margo incisalis
38 Tuberculum dentis
41 Sulcus intersegmentalis

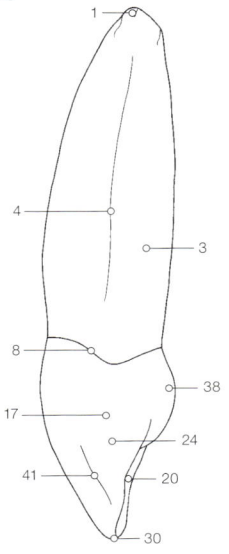

Abb. 41

1 Apex radicis dentis
3 Conus radicis dentis
4 Sulcus radicis dentis
8 Collum dentis
16 Crista marginalis mesialis
21 Crista marginalis distopalatinalis
23 Facies contactus mesialis
30 Margo incisalis
38 Tuberculum dentis
44 Cuspis principalis

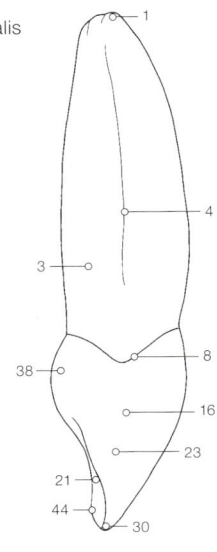

Spezielle Morphologie der Zähne

Abb. 42 Oberer erster Prämolar; (links) von bukkal

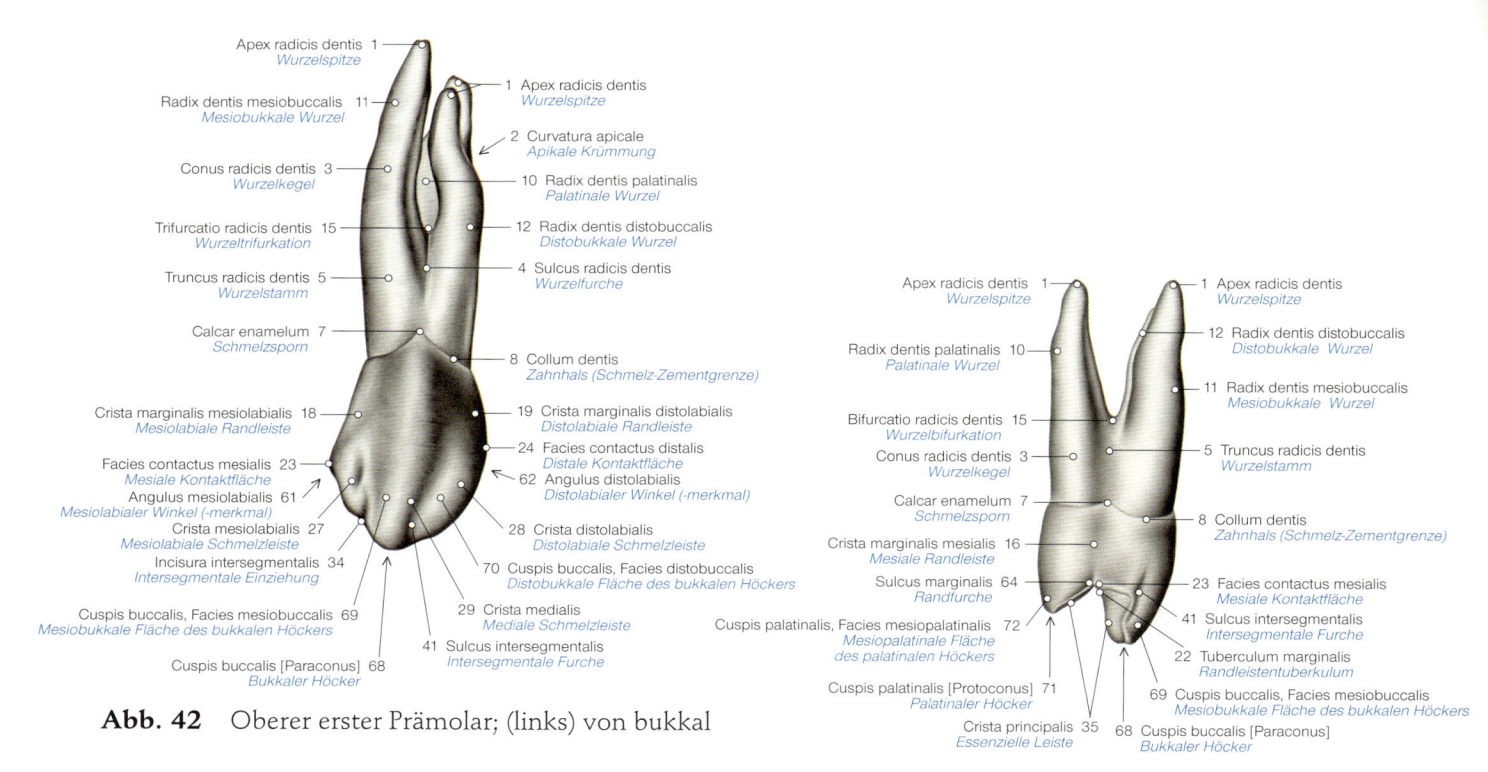

Abb. 43 Oberer erster Prämolar; (links) von mesial

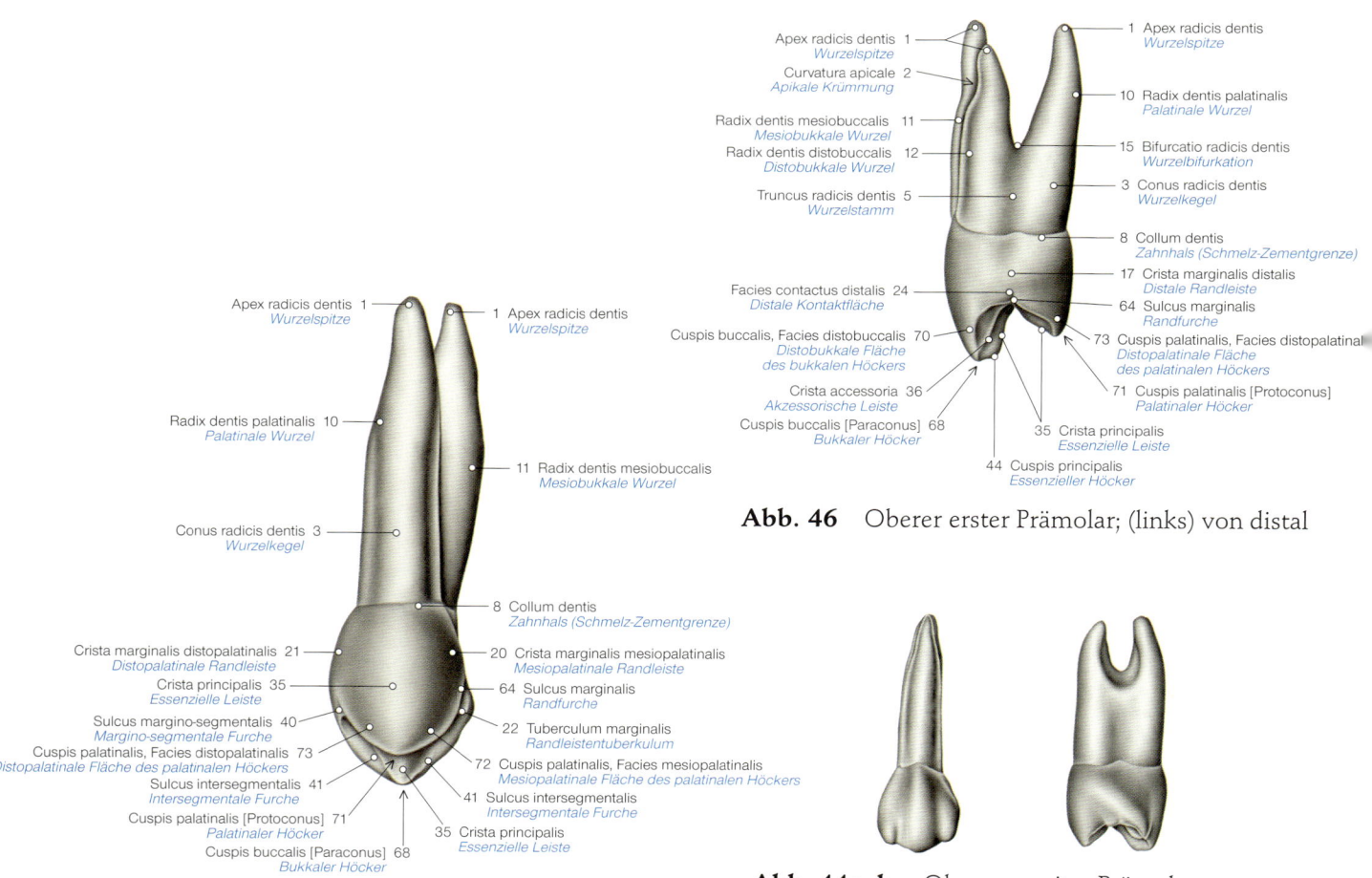

Abb. 45 Oberer erster Prämolar; (links) von palatinal

Abb. 46 Oberer erster Prämolar; (links) von distal

Abb. 44a, b Oberer zweiter Prämolar; (links) von bukkal (a) und mesial (b)

Obere Prämolaren, Seitenansichten 39

Abb. 42

1 Apex radicis dentis
2 Curvatura apicale
3 Conus radicis dentis
4 Sulcus radicis dentis
5 Truncus radicis dentis
7 Calcar enamelum
8 Collum dentis
10 Radix dentis palatinalis
11 Radix dentis mesiobuccalis
12 Radix dentis distobuccalis
15 Trifurcatio radicis dentis
18 Crista marginalis mesiolabialis
19 Crista marginalis distolabialis
23 Facies contactus mesialis
24 Facies contactus distalis
27 Crista mesiolabialis
28 Crista distolabialis
29 Crista medialis
34 Incisura intersegmentalis
41 Sulcus intersegmentalis
61 Angulus mesiolabialis
62 Angulus distolabialis
68 Cuspis buccalis [Paraconus]
69 Cuspis buccalis,
   Facies mesiobuccalis
70 Cuspis buccalis,
   Facies distobuccalis

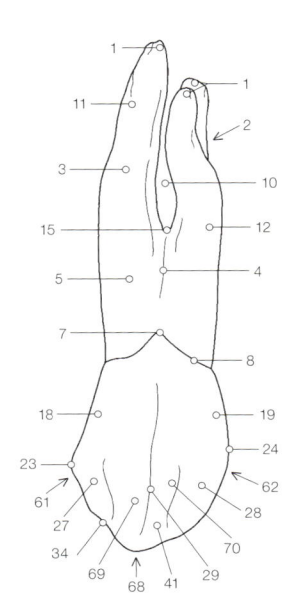

Abb. 43

1 Apex radicis dentis
3 Conus radicis dentis
5 Truncus radicis dentis
7 Calcar enamelum
8 Collum dentis
10 Radix dentis palatinalis
11 Radix dentis mesiobuccalis
12 Radix dentis distobuccalis
15 Bifurcatio radicis dentis
16 Crista marginalis mesialis
22 Tuberculum marginalis
23 Facies contactus mesialis
35 Crista principalis
41 Sulcus intersegmentalis
64 Sulcus marginalis
68 Cuspis buccalis [Paraconus]
69 Cuspis buccalis,
   Facies mesiobuccalis
71 Cuspis palatinalis [Protoconus]
72 Cuspis palatinalis,
   Facies mesiopalatinalis

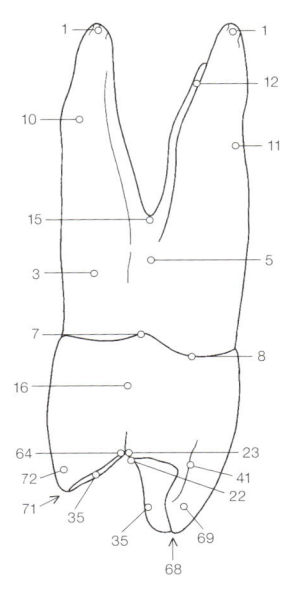

Abb. 45

1 Apex radicis dentis
3 Conus radicis dentis
8 Collum dentis
10 Radix dentis palatinalis
11 Radix dentis mesiobuccalis
20 Crista marginalis
   mesiopalatinalis
21 Crista marginalis distopalatinalis
22 Tuberculum marginalis
35 Crista principalis
40 Sulcus margino-segmentalis
41 Sulcus intersegmentalis
64 Sulcus marginalis
68 Cuspis buccalis [Paraconus]
71 Cuspis palatinalis [Protoconus]
72 Cuspis palatinalis,
   Facies mesiopalatinalis
73 Cuspis palatinalis,
   Facies distopalatinalis

Abb. 46

1 Apex radicis dentis
2 Curvatura apicale
3 Conus radicis dentis
5 Truncus radicis dentis
8 Collum dentis
10 Radix dentis palatinalis
11 Radix dentis mesiobuccalis
12 Radix dentis distobuccalis
15 Bifurcatio radicis dentis
17 Crista marginalis distalis
24 Facies contactus distalis
35 Crista principalis
36 Crista accessoria
44 Cuspis principalis
64 Sulcus marginalis
68 Cuspis buccalis [Paraconus]
70 Cuspis buccalis,
   Facies distobuccalis
71 Cuspis palatinalis [Protoconus]
73 Cuspis palatinalis,
   Facies distopalatinalis

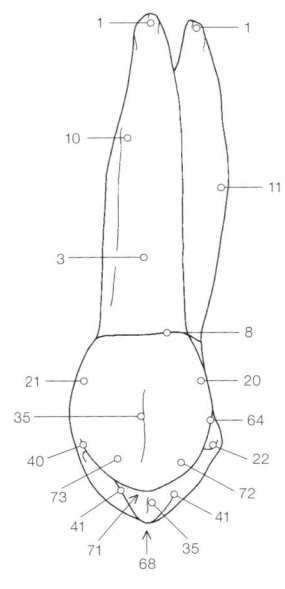

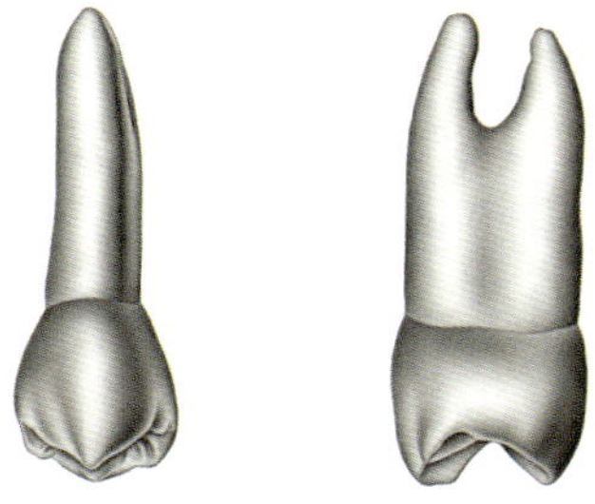

Abb. 44c, d Oberer zweiter Prämolar;
(links) von palatinal (c) und distal (d)

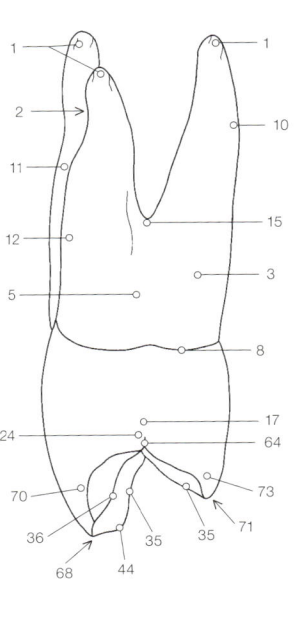

40 Spezielle Morphologie der Zähne

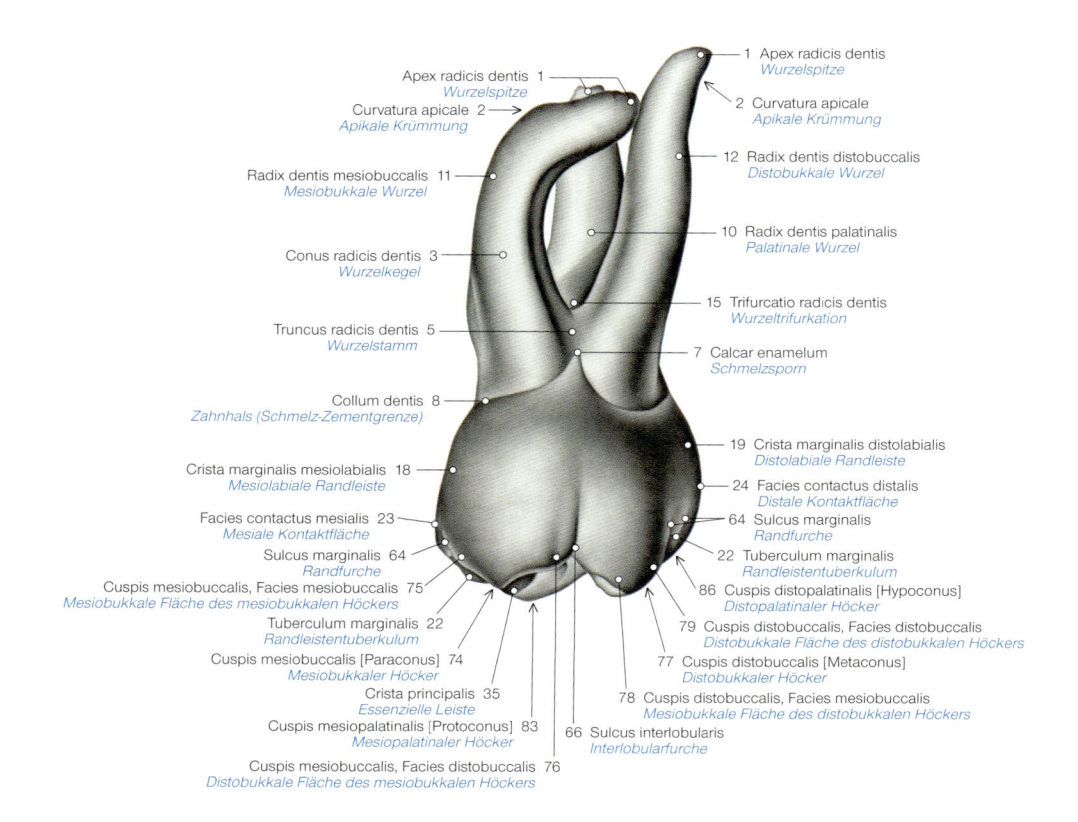

Abb. 47 Oberer erster Molar; (links) von bukkal

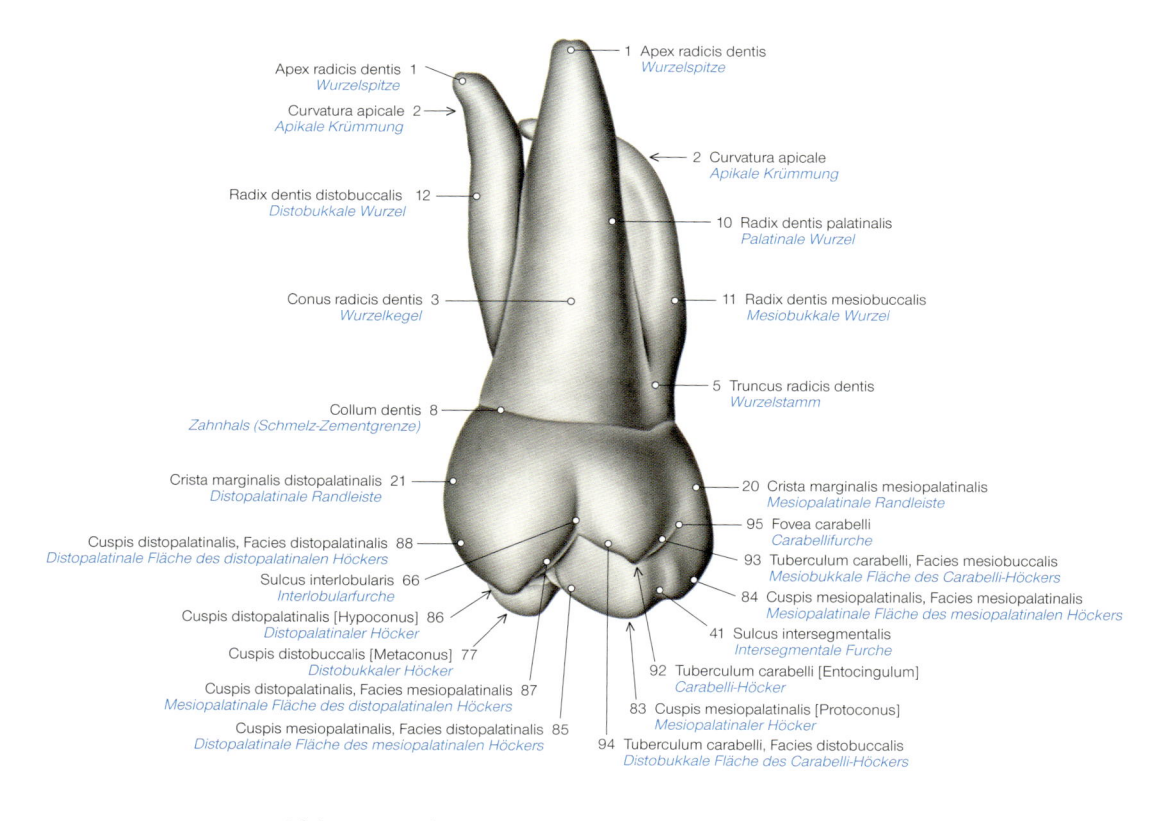

Abb. 48 Oberer erster Molar; (links) von palatinal

Obere Molaren, Seitenansichten

Abb. 47

1 Apex radicis dentis
2 Curvatura apicale
3 Conus radicis dentis
5 Truncus radicis dentis
7 Calcar enamelum
8 Collum dentis
10 Radix dentis palatinalis
11 Radix dentis mesiobuccalis
12 Radix dentis distobuccalis
15 Trifurcatio radicis dentis
18 Crista marginalis mesiolabialis
19 Crista marginalis distolabialis
22 Tuberculum marginalis
23 Facies contactus mesialis
24 Facies contactus distalis
35 Crista principalis
64 Sulcus marginalis
66 Sulcus interlobularis
74 Cuspis mesiobuccalis [Paraconus]
75 Cuspis mesiobuccalis, Facies mesiobuccalis
76 Cuspis mesiobuccalis, Facies distobuccalis
77 Cuspis distobuccalis [Metaconus]
78 Cuspis distobuccalis, Facies mesiobuccalis
79 Cuspis distobuccalis, Facies distobuccalis
83 Cuspis mesiopalatinalis [Protoconus]
86 Cuspis distopalatinalis [Hypoconus]

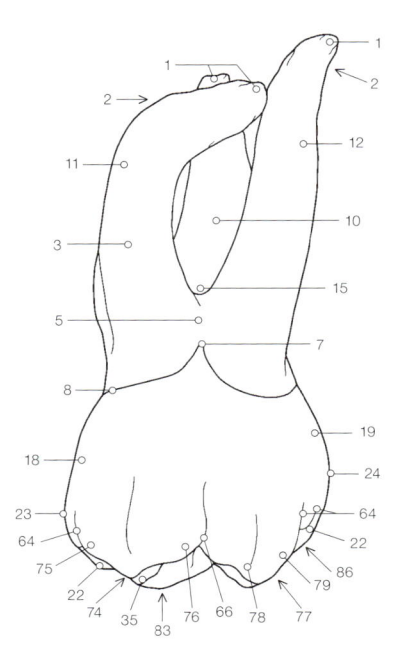

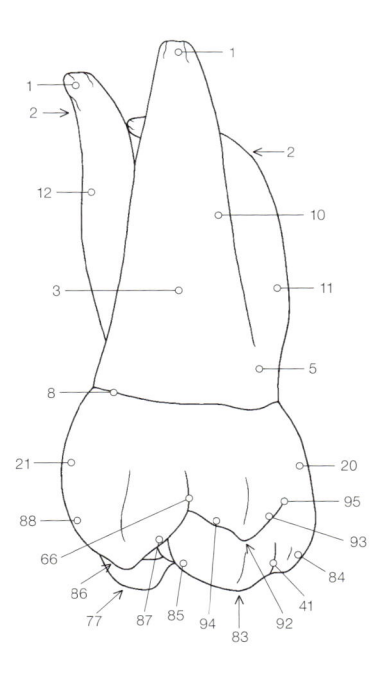

Abb. 48

1 Apex radicis dentis
2 Curvatura apicale
3 Conus radicis dentis
5 Truncus radicis dentis
8 Collum dentis
10 Radix dentis palatinalis
11 Radix dentis mesiobuccalis
12 Radix dentis distobuccalis
20 Crista marginalis mesiopalatinalis
21 Crista marginalis distopalatinalis
41 Sulcus intersegmentalis
66 Sulcus interlobularis
77 Cuspis distobuccalis [Metaconus]
83 Cuspis mesiopalatinalis [Protoconus]
84 Cuspis mesiopalatinalis, Facies mesiopalatinalis
85 Cuspis mesiopalatinalis, Facies distopalatinalis
86 Cuspis distopalatinalis [Hypoconus]
87 Cuspis distopalatinalis, Facies mesiopalatinalis
88 Cuspis distopalatinalis, Facies distopalatinalis
92 Tuberculum carabelli [Entocingulum]
93 Tuberculum carabelli, Facies mesiobuccalis
94 Tuberculum carabelli, Facies distobuccalis
95 Fovea carabelli

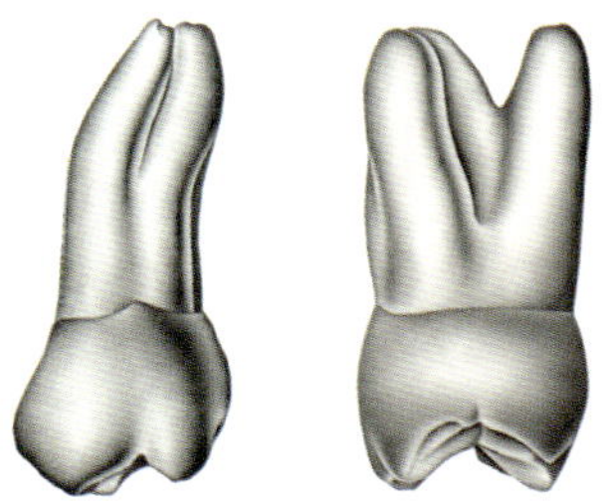

Abb. 49a, b Oberer zweiter Molar; (links) von bukkal (a) und distal (b)

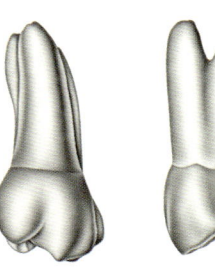

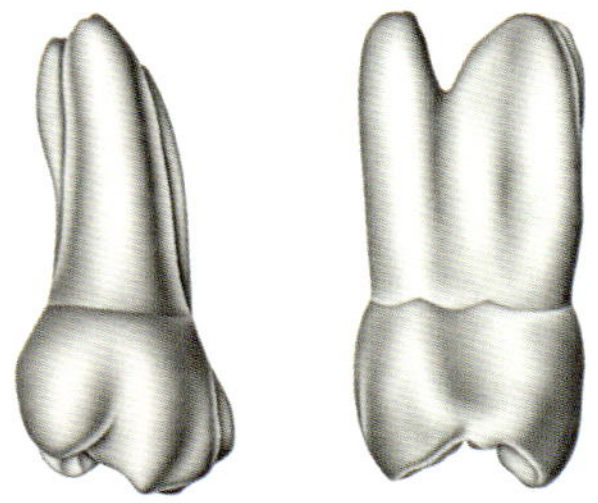

Abb. 49c, d Oberer zweiter Molar; (links) von palatinal (c) und mesial (d)

42 Spezielle Morphologie der Zähne

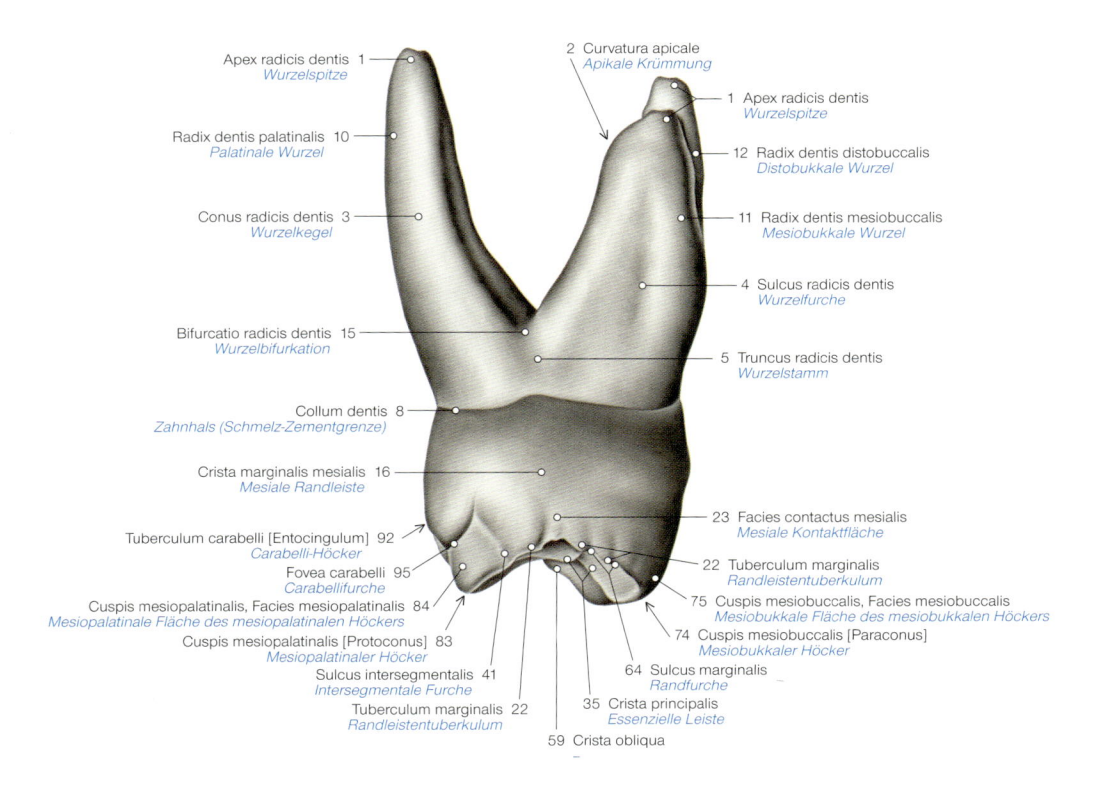

Abb. 50 Oberer erster Molar; (links) von mesial

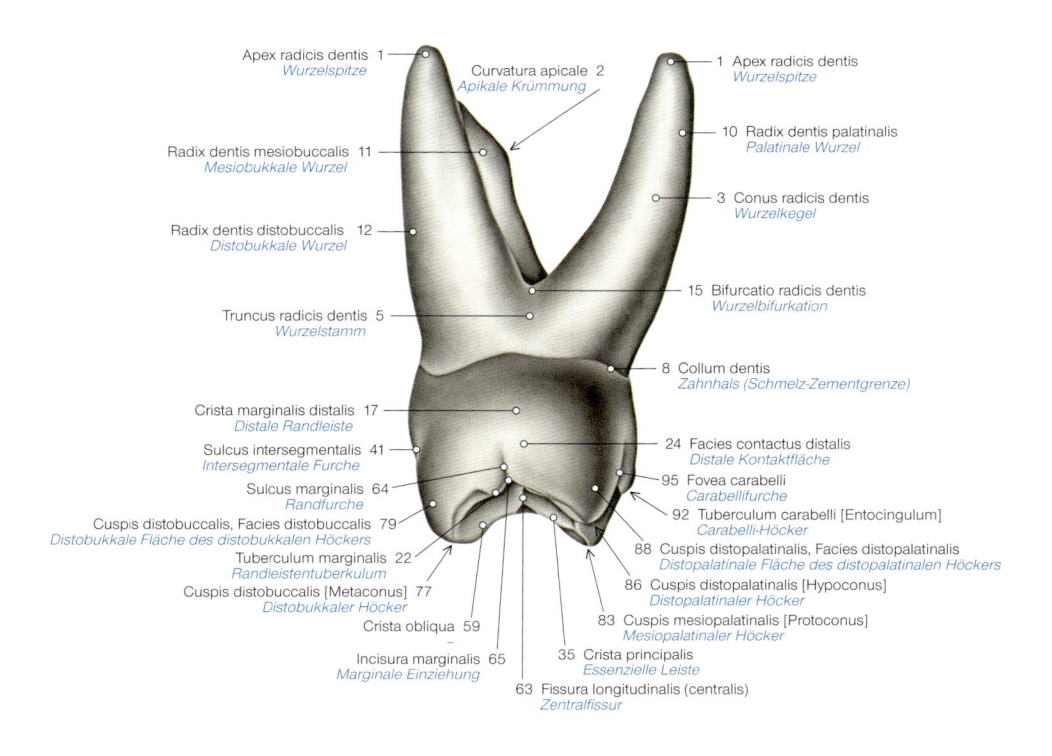

Abb. 51 Oberer erster Molar; (links) von distal

Obere Molaren, Seitenansichten

Abb. 50

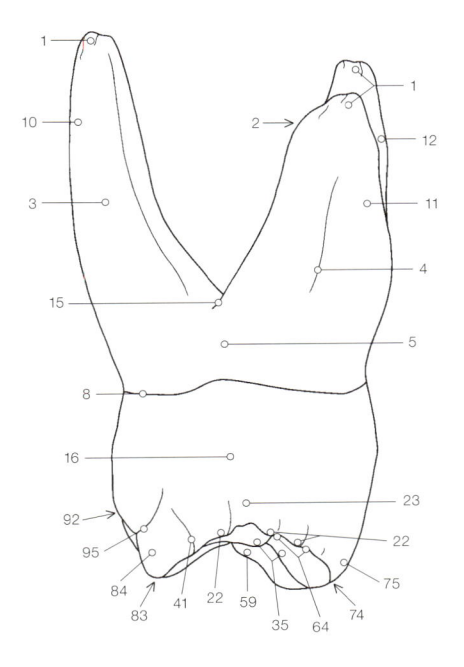

1 Apex radicis dentis
2 Curvatura apicale
3 Conus radicis dentis
4 Sulcus radicis dentis
5 Truncus radicis dentis
8 Collum dentis
10 Radix dentis palatinalis
11 Radix dentis mesiobuccalis
12 Radix dentis distobuccalis
15 Bifurcatio radicis dentis
16 Crista marginalis mesialis
22 Tuberculum marginalis
23 Facies contactus mesialis
35 Crista principalis
41 Sulcus intersegmentalis
59 Crista obliqua
64 Sulcus marginalis
74 Cuspis mesiobuccalis [Paraconus]
75 Cuspis mesiobuccalis, Facies mesiobuccalis
83 Cuspis mesiopalatinalis [Protoconus]
84 Cuspis mesiopalatinalis, Facies mesiopalatinalis
92 Tuberculum carabelli [Entocingulum]
95 Fovea carabelli

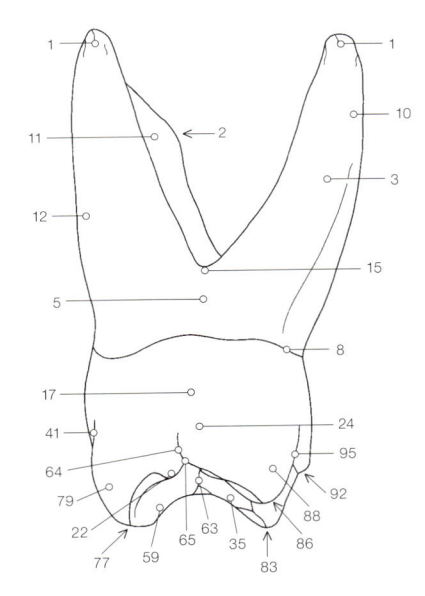

Abb. 51

1 Apex radicis dentis
2 Curvatura apicale
3 Conus radicis dentis
5 Truncus radicis dentis
8 Collum dentis
10 Radix dentis palatinalis
11 Radix dentis mesiobuccalis
12 Radix dentis distobuccalis
15 Bifurcatio radicis dentis
17 Crista marginalis distalis
22 Tuberculum marginalis
24 Facies contactus distalis
35 Crista principalis
41 Sulcus intersegmentalis
59 Crista obliqua
63 Fissura longitudinalis (centralis)
64 Sulcus marginalis
65 Incisura marginalis
77 Cuspis distobuccalis [Metaconus]
79 Cuspis distobuccalis, Facies distobuccalis
83 Cuspis mesiopalatinalis [Protoconus]
86 Cuspis distopalatinalis [Hypoconus]
88 Cuspis distopalatinalis, Facies distopalatinalis
92 Tuberculum carabelli [Entocingulum]
95 Fovea carabelli

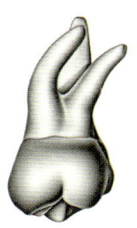

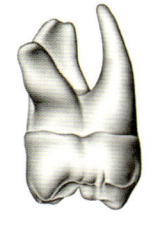

Abb. 52a, b Oberer dritter Molar; (links) von bukkal (a) und distal (b)

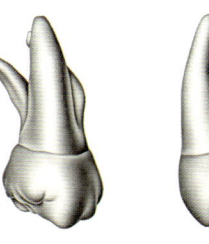

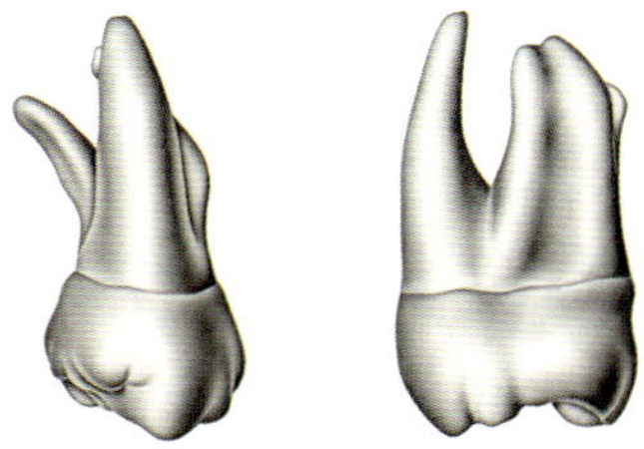

Abb. 52c, d Oberer dritter Molar; (links) von palatinal (c) und mesial (d)

44 Spezielle Morphologie der Zähne

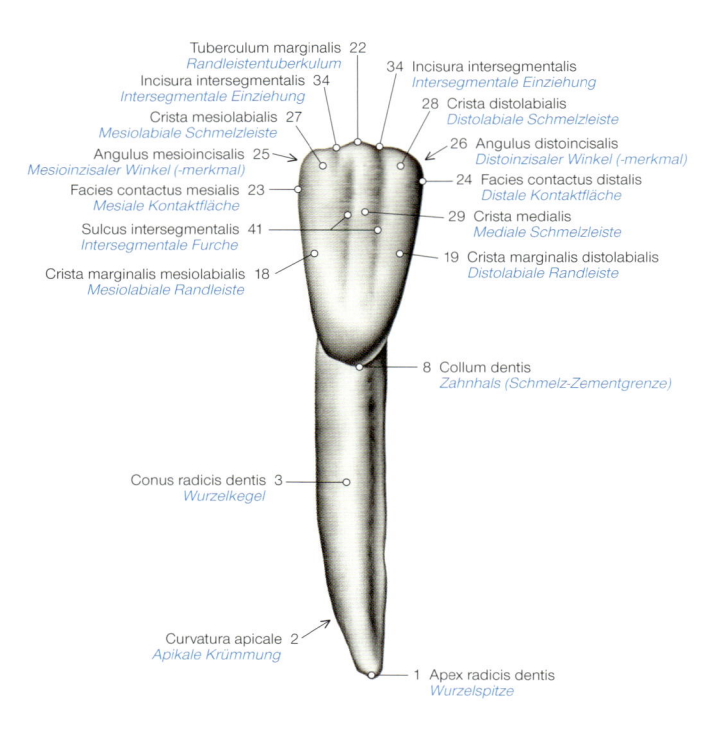

Abb. 53 Unterer mittlerer Schneidezahn; (links) von labial

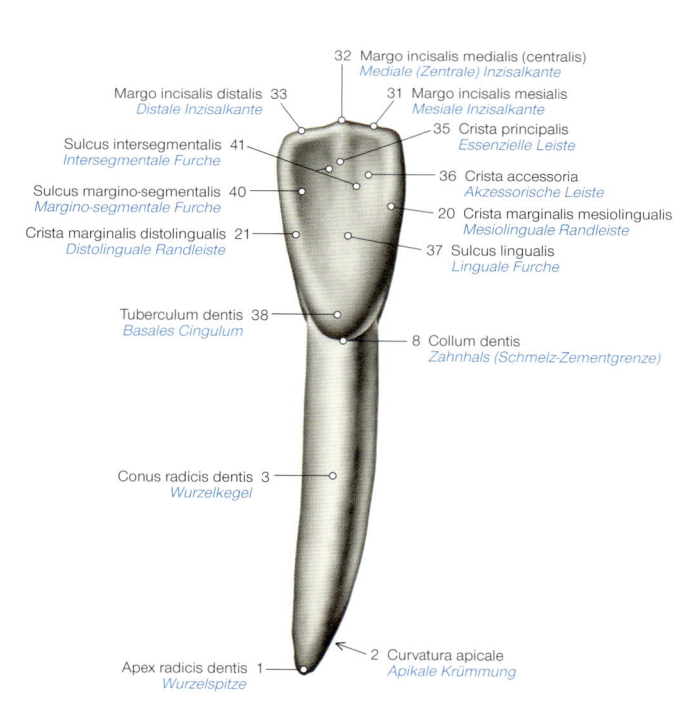

Abb. 54 Unterer mittlerer Schneidezahn; (links) von lingual

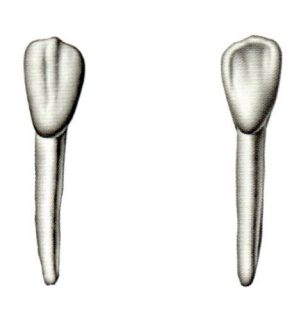

Abb. 55a, b Unterer seitlicher Schneidezahn; (links) von labial (a) und lingual (b)

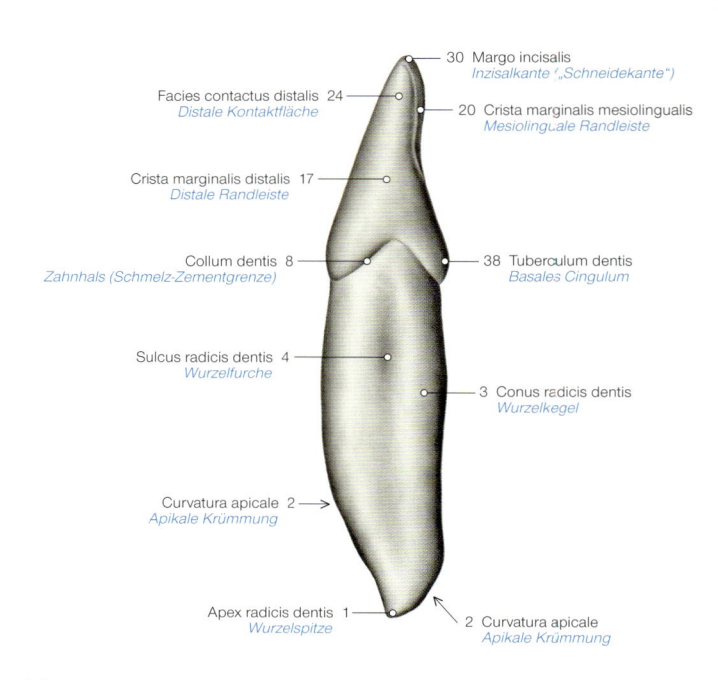

Abb. 56 Unterer mittlerer Schneidezahn; (links) von distal

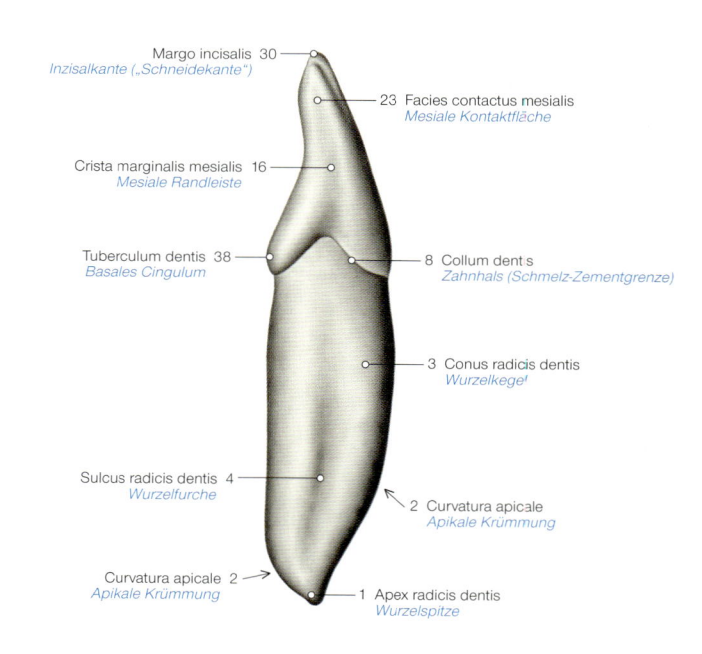

Abb. 57 Unterer mittlerer Schneidezahn; (links) von mesial

Untere Schneidezähne, Seitenansichten

Abb. 53

1 Apex radicis dentis
2 Curvatura apicale
3 Conus radicis dentis
8 Collum dentis
18 Crista marginalis mesiolabialis
19 Crista marginalis distolabialis
22 Tuberculum marginalis
23 Facies contactus mesialis
24 Facies contactus distalis
25 Angulus mesioincisalis
26 Angulus distoincisalis
27 Crista mesiolabialis
28 Crista distolabialis
29 Crista medialis
34 Incisura intersegmentalis
41 Sulcus intersegmentalis

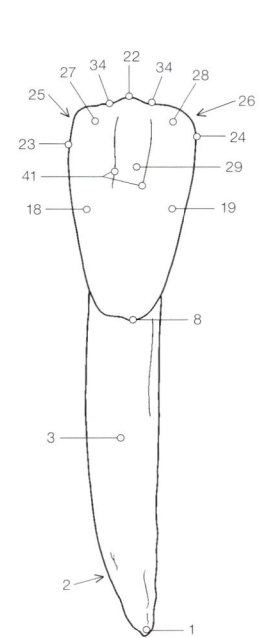

Abb. 56

1 Apex radicis dentis
2 Curvatura apicale
3 Conus radicis dentis
4 Sulcus radicis dentis
8 Collum dentis
17 Crista marginalis distalis
20 Crista marginalis mesiolingualis
24 Facies contactus distalis
30 Margo incisalis
38 Tuberculum dentis

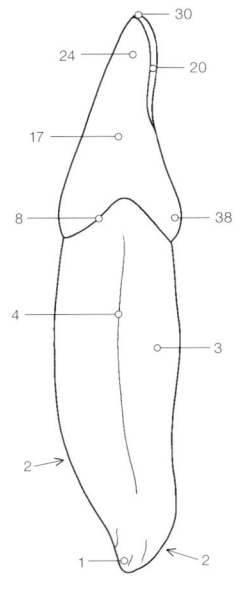

Abb. 54

1 Apex radicis dentis
2 Curvatura apicale
3 Conus radicis dentis
8 Collum dentis
20 Crista marginalis mesiolingualis
21 Crista marginalis distolingualis
31 Margo incisalis mesialis
32 Margo incisalis medialis (centralis)
33 Margo incisalis distalis
35 Crista principalis
36 Crista accessoria
37 Sulcus lingualis
38 Tuberculum dentis
40 Sulcus margino-segmentalis
41 Sulcus intersegmentalis

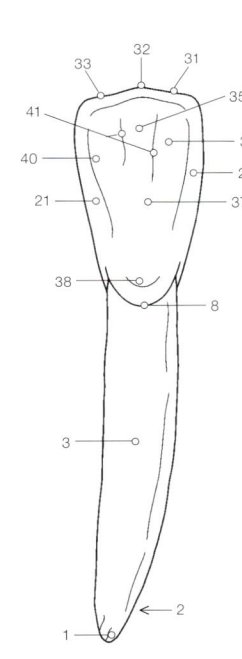

Abb. 57

1 Apex radicis dentis
2 Curvatura apicale
3 Conus radicis dentis
4 Sulcus radicis dentis
8 Collum dentis
16 Crista marginalis mesialis
23 Facies contactus mesialis
30 Margo incisalis
38 Tuberculum dentis

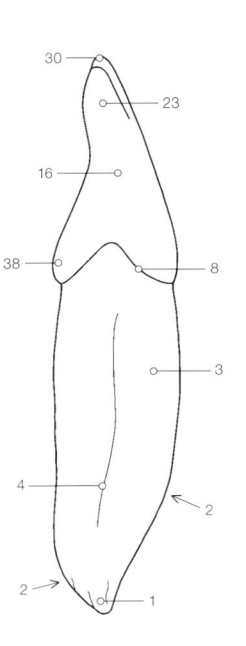

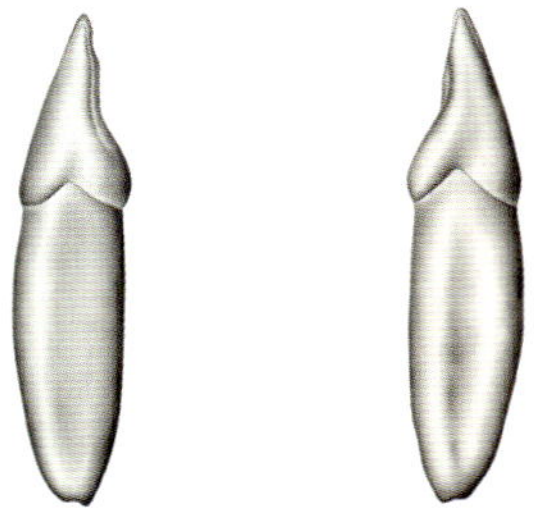

Abb. 55c, d   Unterer seitlicher Schneidezahn; (links) von distal **(c)** und mesial **(d)**

Spezielle Morphologie der Zähne

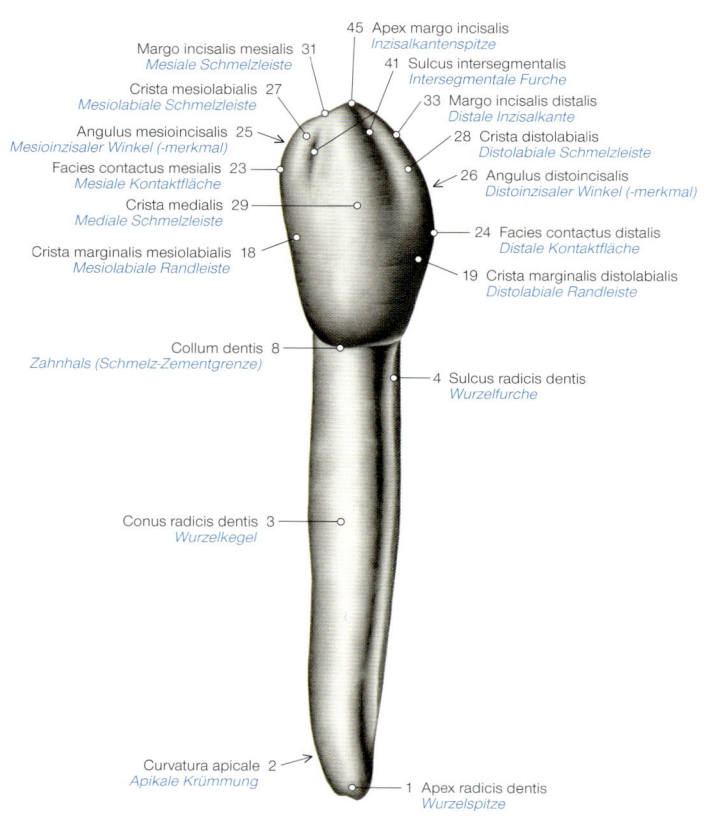

Abb. 58 Unterer Eckzahn; (links) von labial

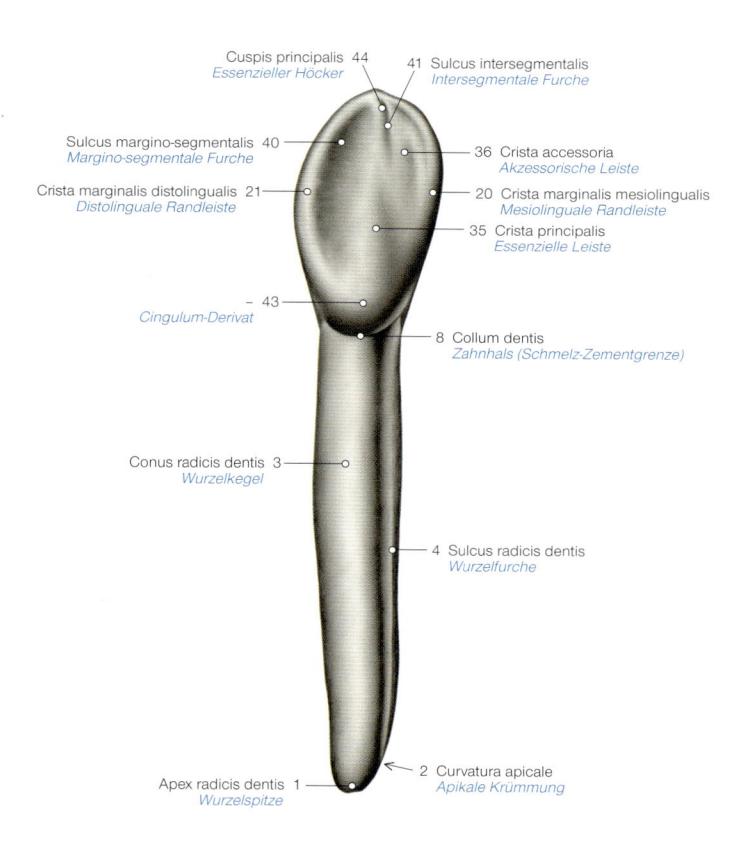

Abb. 59 Unterer Eckzahn; (links) von lingual

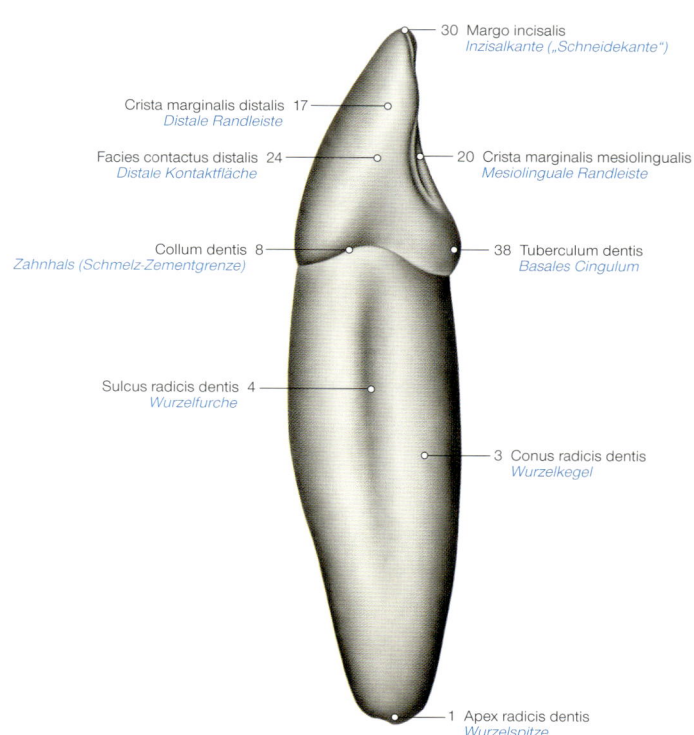

Abb. 60 Unterer Eckzahn; (links) von distal

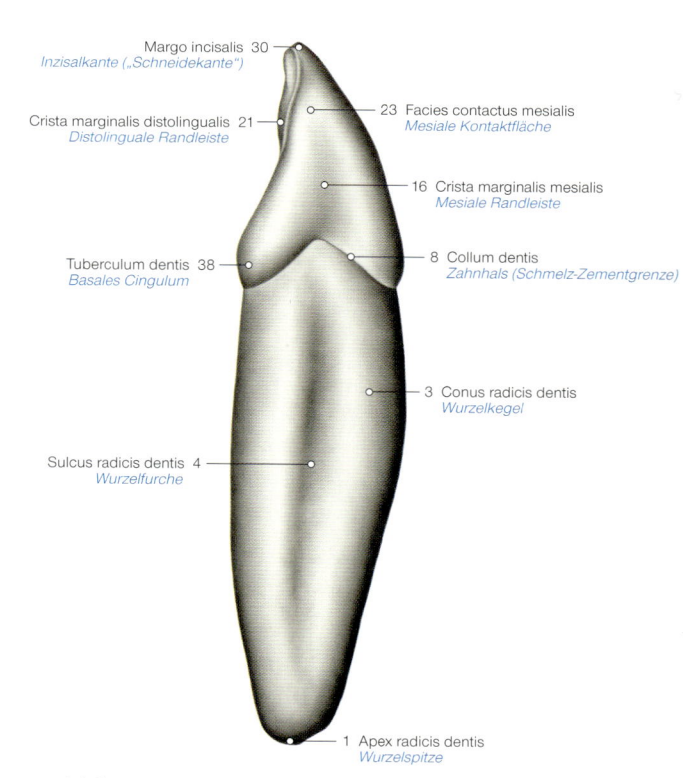

Abb. 61 Unterer Eckzahn; (links) von mesial

Unterer Eckzahn, Seitenansichten

Abb. 58

1 Apex radicis dentis
2 Curvatura apicale
3 Conus radicis dentis
4 Sulcus radicis dentis
8 Collum dentis
18 Crista marginalis mesiolabialis
19 Crista marginalis distolabialis
23 Facies contactus mesialis
24 Facies contactus distalis
25 Angulus mesioincisalis
26 Angulus distoincisalis
27 Crista mesiolabialis
28 Crista distolabialis
29 Crista medialis
31 Margo incisalis mesialis
33 Margo incisalis distalis
41 Sulcus intersegmentalis
45 Apex margo incisalis

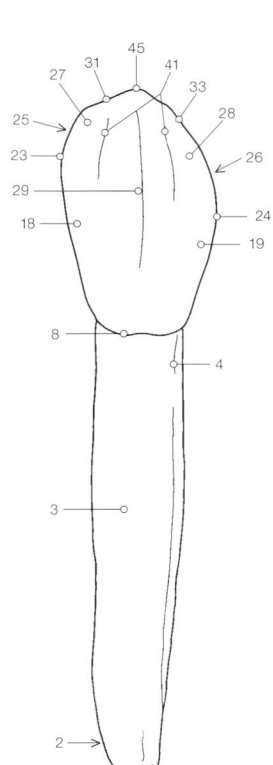

Abb. 60

1 Apex radicis dentis
3 Conus radicis dentis
4 Sulcus radicis dentis
8 Collum dentis
17 Crista marginalis distalis
20 Crista marginalis mesiolingualis
24 Facies contactus distalis
30 Margo incisalis
38 Tuberculum dentis

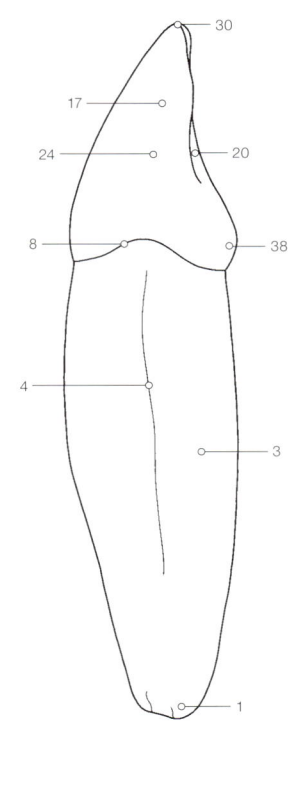

Abb. 59

1 Apex radicis dentis
2 Curvatura apicale
3 Conus radicis dentis
4 Sulcus radicis dentis
8 Collum dentis
20 Crista marginalis mesiolingualis
21 Crista marginalis distolingualis
35 Crista principalis
36 Crista accessoria
40 Sulcus margino-segmentalis
41 Sulcus intersegmentalis
43 *Cingulum-Derivat*
44 Cuspis principalis

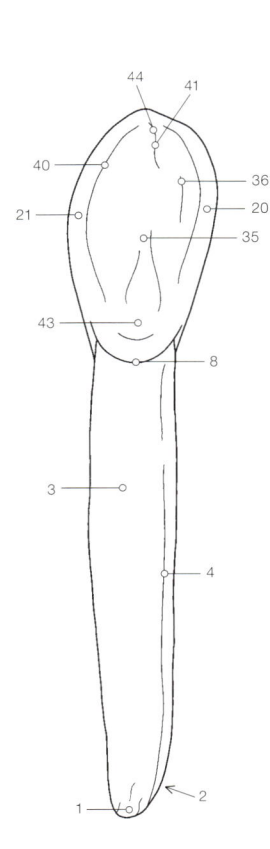

Abb. 61

1 Apex radicis dentis
3 Conus radicis dentis
4 Sulcus radicis dentis
8 Collum dentis
16 Crista marginalis mesialis
21 Crista marginalis distolingualis
23 Facies contactus mesialis
30 Margo incisalis
38 Tuberculum dentis

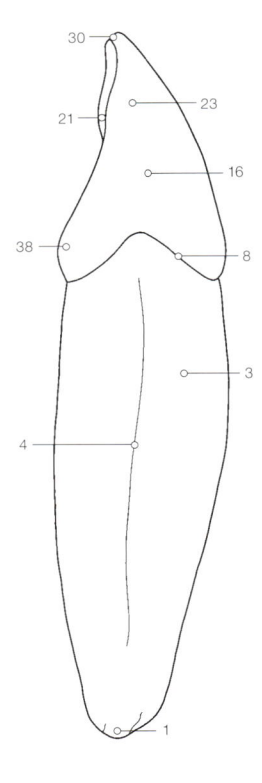

48 Spezielle Morphologie der Zähne

Abb. 62 Unterer erster Prämolar; (links) von bukkal

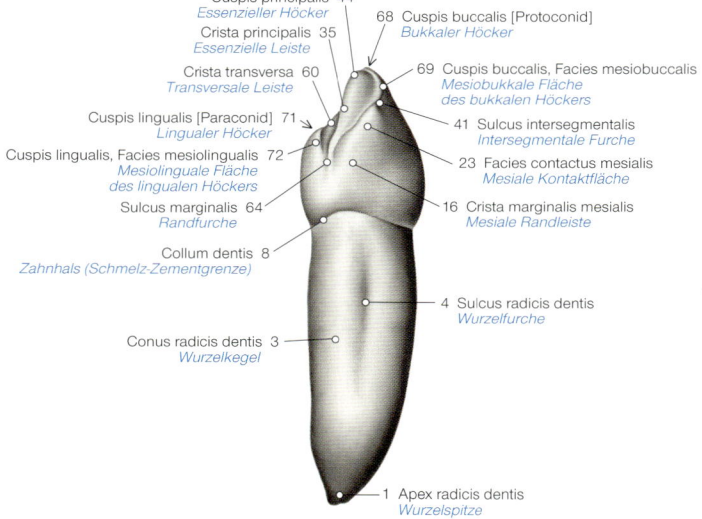

Abb. 63 Unterer erster Prämolar; (links) von mesial

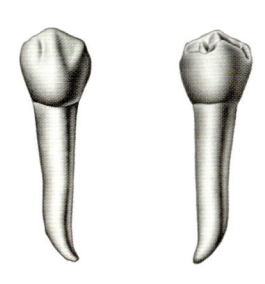

Abb. 64a, b Unterer zweiter Prämolar; (links) von bukkal (a) und lingual (b)

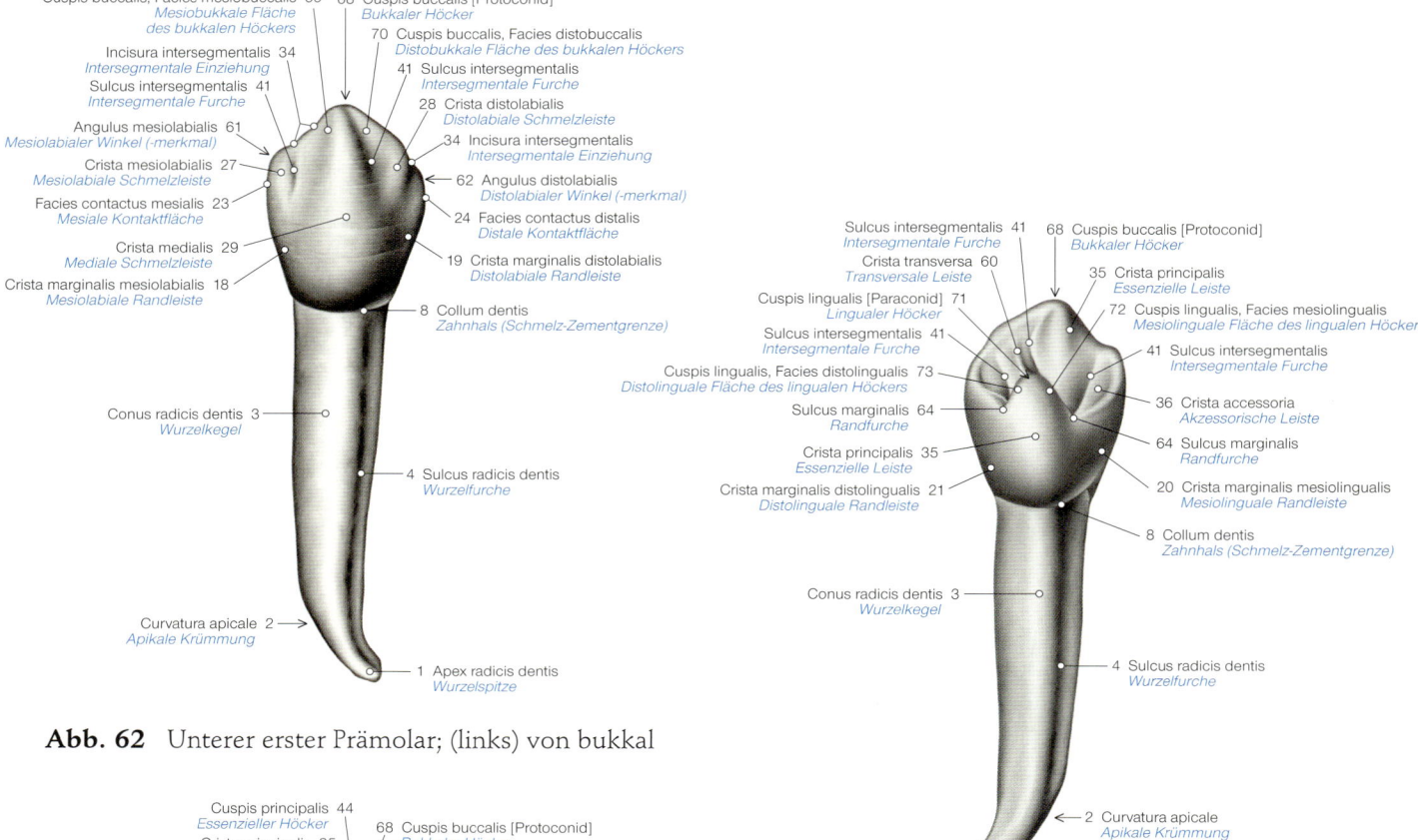

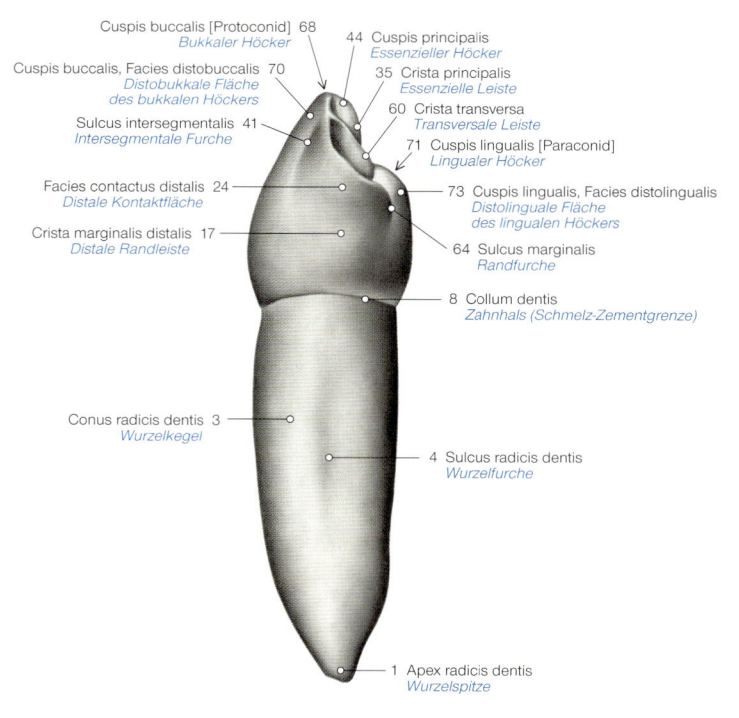

Abb. 65 Unterer erster Prämolar; (links) von lingual

Abb. 66 Unterer erster Prämolar; (links) von distal

Untere Prämolaren, Seitenansichten

Abb. 62

1 Apex radicis dentis
2 Curvatura apicale
3 Conus radicis dentis
4 Sulcus radicis dentis
8 Collum dentis
18 Crista marginalis mesiolabialis
19 Crista marginalis distolabialis
23 Facies contactus mesialis
24 Facies contactus distalis
27 Crista mesiolabialis
28 Crista distolabialis
29 Crista medialis
34 Incisura intersegmentalis
41 Sulcus intersegmentalis
61 Angulus mesiolabialis
62 Angulus distolabialis
68 Cuspis buccalis [Protoconid]
69 Cuspis buccalis, Facies mesiobuccalis
70 Cuspis buccalis, Facies distobuccalis

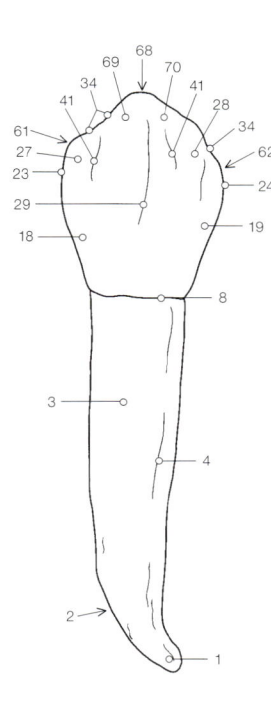

Abb. 63

1 Apex radicis dentis
3 Conus radicis dentis
4 Sulcus radicis dentis
8 Collum dentis
16 Crista marginalis mesialis
23 Facies contactus mesialis
35 Crista principalis
41 Sulcus intersegmentalis
44 Cuspis principalis
60 Crista transversa
64 Sulcus marginalis
68 Cuspis buccalis [Protoconid]
69 Cuspis buccalis, Facies mesiobuccalis
71 Cuspis lingualis [Paraconid]
72 Cuspis lingualis, Facies mesiolingualis

Abb. 65

1 Apex radicis dentis
2 Curvatura apicale
3 Conus radicis dentis
4 Sulcus radicis dentis
8 Collum dentis
20 Crista marginalis mesiolingualis
21 Crista marginalis distolingualis
34 Incisura intersegmentalis
35 Crista principalis
36 Crista accessoria
41 Sulcus intersegmentalis
60 Crista transversa
64 Sulcus marginalis
68 Cuspis buccalis [Protoconid]
71 Cuspis lingualis [Paraconid]
72 Cuspis lingualis, Facies mesiolingualis
73 Cuspis lingualis, Facies distolingualis

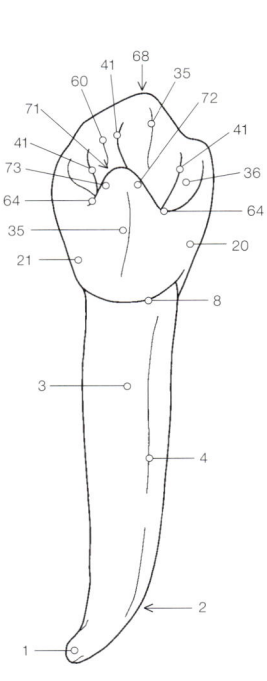

Abb. 66

1 Apex radicis dentis
3 Conus radicis dentis
4 Sulcus radicis dentis
8 Collum dentis
17 Crista marginalis distalis
24 Facies contactus distalis
35 Crista principalis
41 Sulcus intersegmentalis
44 Cuspis principalis
60 Crista transversa
64 Sulcus marginalis
68 Cuspis buccalis [Protoconid]
70 Cuspis buccalis, Facies distobuccalis
71 Cuspis lingualis [Paraconid]
73 Cuspis lingualis, Facies distolingualis

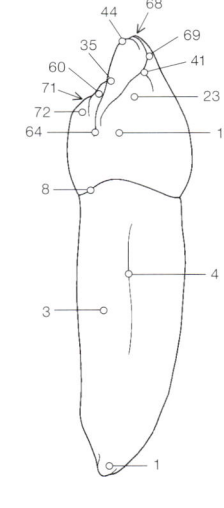

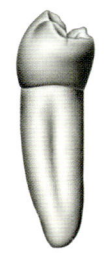

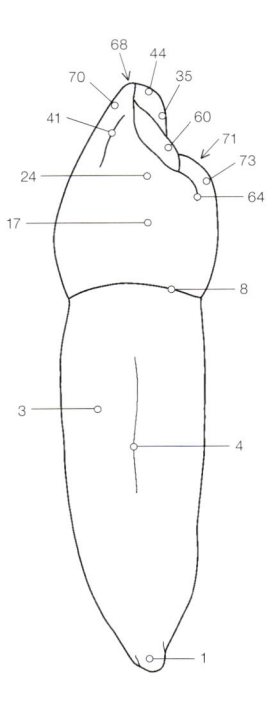

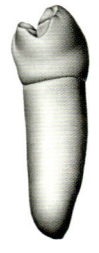

Abb. 64c, d Unterer zweiter Prämolar; (links) von distal (c) und mesial (d)

Spezielle Morphologie der Zähne

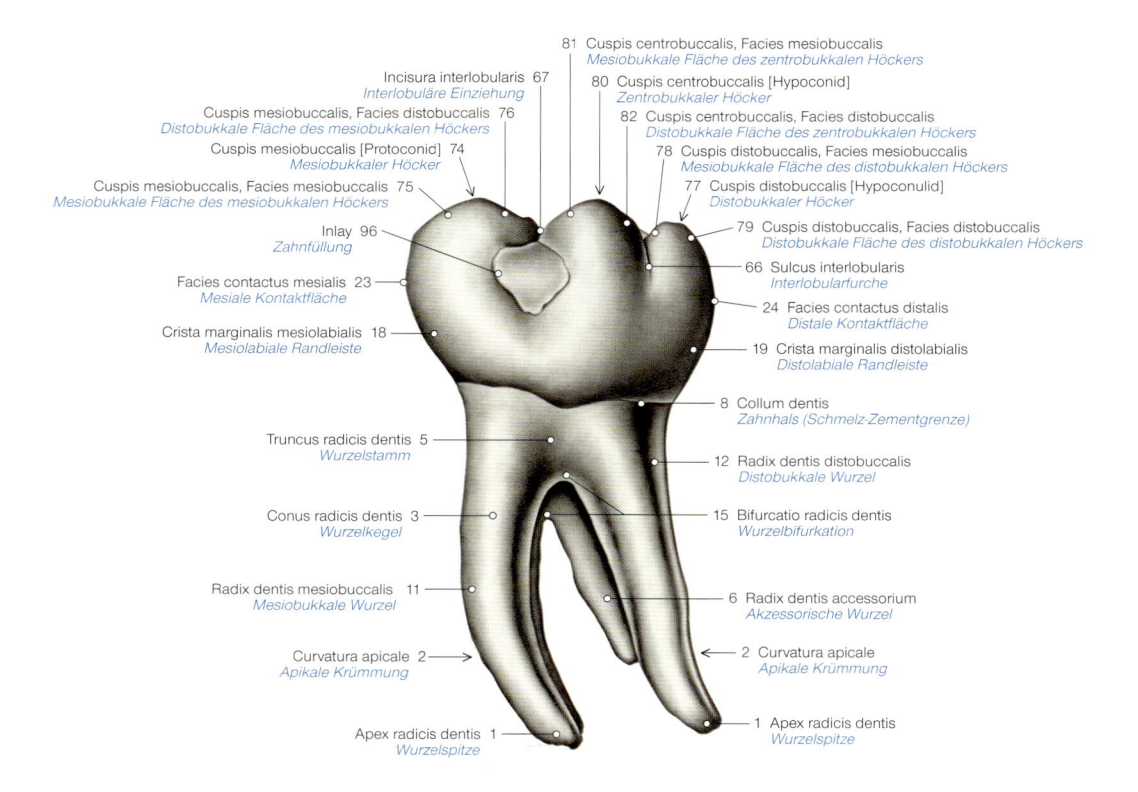

Abb. 67 Unterer erster Molar; (links) von bukkal

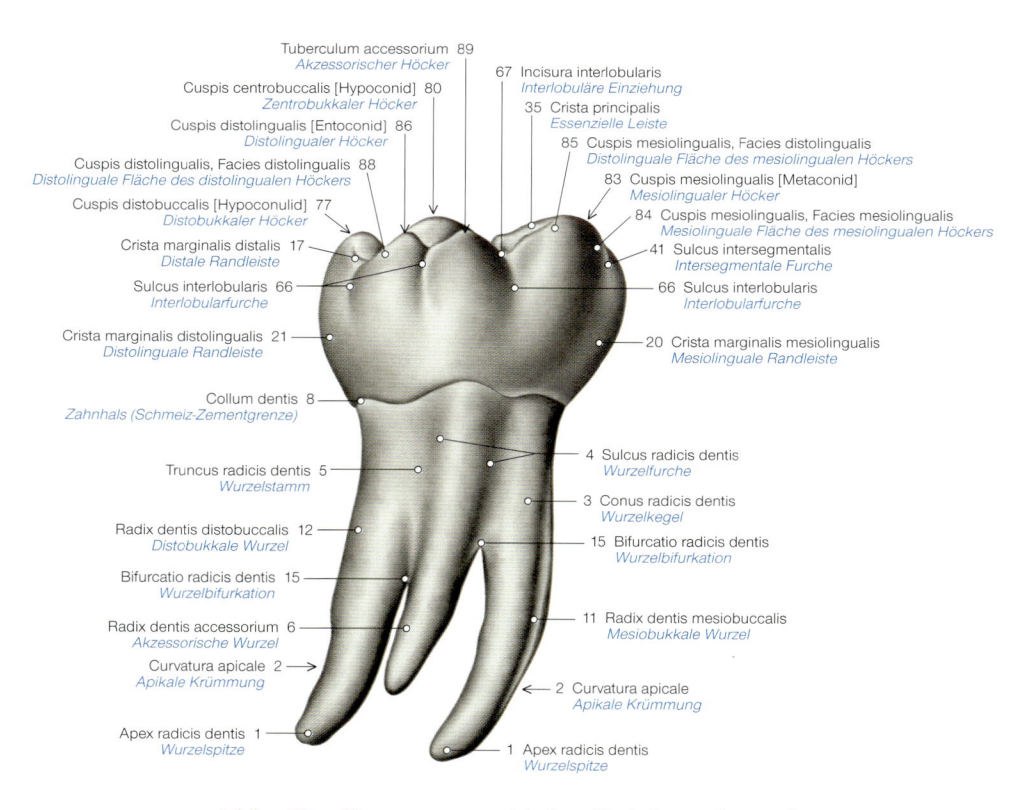

Abb. 68 Unterer erster Molar; (links) von lingual

Untere Molaren, Seitenansichten 51

Abb. 67

1 Apex radicis dentis
2 Curvatura apicale
3 Conus radicis dentis
5 Truncus radicis dentis
6 Radix dentis accessorium
8 Collum dentis
11 Radix dentis mesiobuccalis
12 Radix dentis distobuccalis
15 Bifurcatio radicis dentis
18 Crista marginalis mesiolabialis
19 Crista marginalis distolabialis
23 Facies contactus mesialis
24 Facies contactus distalis
66 Sulcus interlobularis
67 Incisura interlobularis
74 Cuspis mesiobuccalis [Protoconid]
75 Cuspis mesiobuccalis, Facies mesiobuccalis
76 Cuspis mesiobuccalis, Facies distobuccalis
77 Cuspis distobuccalis [Hypoconulid]
78 Cuspis distobuccalis, Facies mesiobuccalis
79 Cuspis distobuccalis, Facies distobuccalis
80 Cuspis centrobuccalis [Hypoconid]
81 Cuspis centrobuccalis, Facies mesiobuccalis
82 Cuspis centrobuccalis, Facies distobuccalis
96 Inlay

Abb. 68

1 Apex radicis dentis
2 Curvatura apicale
3 Conus radicis dentis
4 Sulcus radicis dentis
5 Truncus radicis dentis
6 Radix dentis accessorium
8 Collum dentis
11 Radix dentis mesiobuccalis
12 Radix dentis distobuccalis
15 Bifurcatio radicis dentis
17 Crista marginalis distalis
20 Crista marginalis mesiolingualis
21 Crista marginalis distolingualis
35 Crista principalis
41 Sulcus intersegmentalis
66 Sulcus interlobularis
67 Incisura interlobularis
77 Cuspis distobuccalis [Hypoconulid]
80 Cuspis centrobuccalis [Hypoconid]
83 Cuspis mesiolingualis [Metaconid]
84 Cuspis mesiolingualis, Facies mesiolingualis
85 Cuspis mesiolingualis, Facies distolingualis
86 Cuspis distolingualis [Entoconid]
88 Cuspis distolingualis, Facies distolingualis
89 Tuberculum accessorium

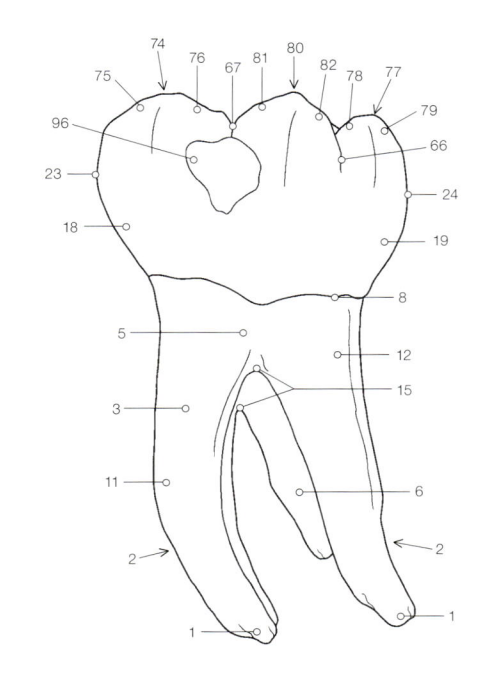

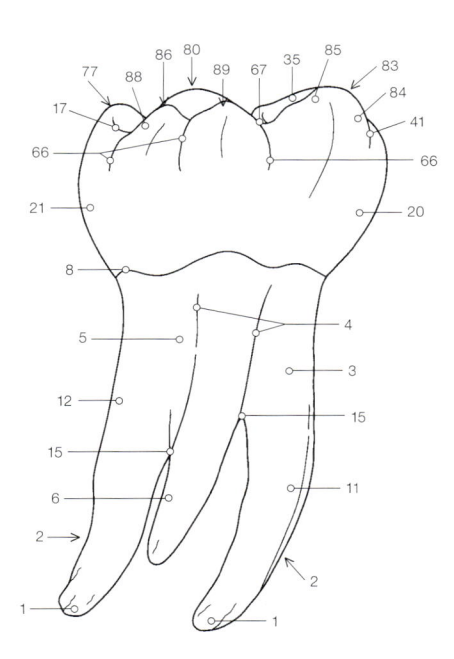

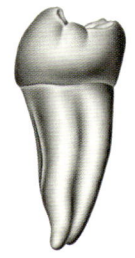

Abb. 69a, b Unterer zweiter Molar; (links) von bukkal (a) und distal (b)

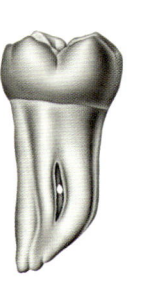

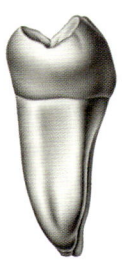

Abb. 69c, d Unterer zweiter Molar; (links) von lingual (c) und mesial (d)

Spezielle Morphologie der Zähne

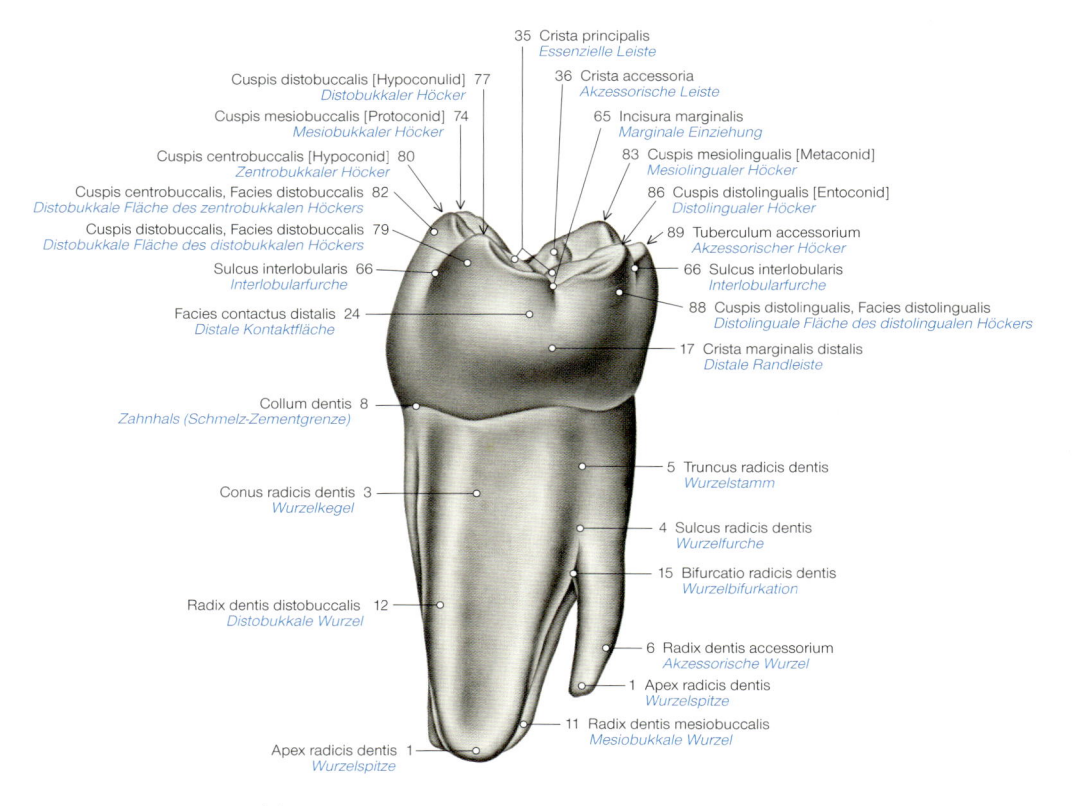

Abb. 70 Unterer erster Molar; (links) von distal

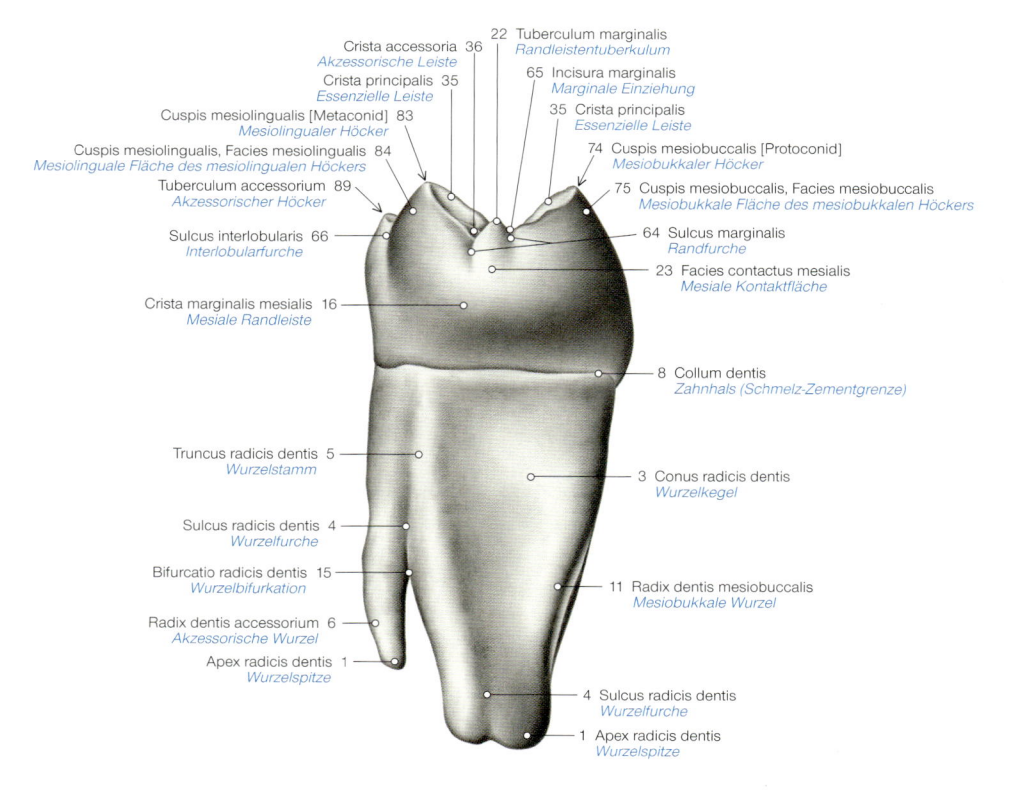

Abb. 71 Unterer erster Molar; (links) von mesial

Untere Molaren, Seitenansichten

53

Abb. 70

1 Apex radicis dentis
3 Conus radicis dentis
4 Sulcus radicis dentis
5 Truncus radicis dentis
6 Radix dentis accessorium
8 Collum dentis
11 Radix dentis mesiobuccalis
12 Radix dentis distobuccalis
15 Bifurcatio radicis dentis
17 Crista marginalis distalis
24 Facies contactus distalis
35 Crista principalis
36 Crista accessoria
65 Incisura marginalis
66 Sulcus interlobularis
74 Cuspis mesiobuccalis [Protoconid]
77 Cuspis distobuccalis [Hypoconulid]
79 Cuspis distobuccalis, Facies distobuccalis
80 Cuspis centrobuccalis [Hypoconid]
82 Cuspis centrobuccalis, Facies distobuccalis
83 Cuspis mesiolingualis [Metaconid]
86 Cuspis distolingualis [Entoconid]
88 Cuspis distolingualis, Facies distolingualis
89 Tuberculum accessorium

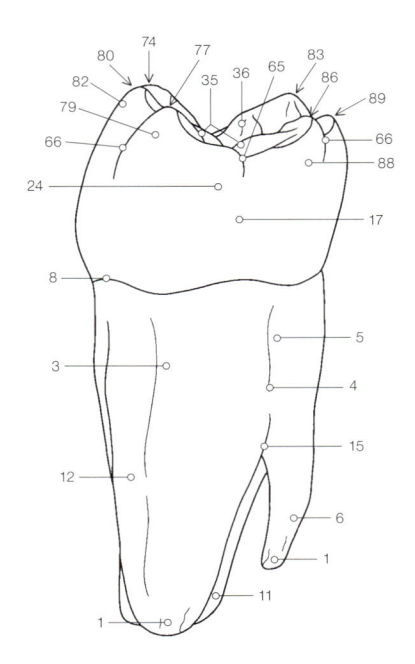

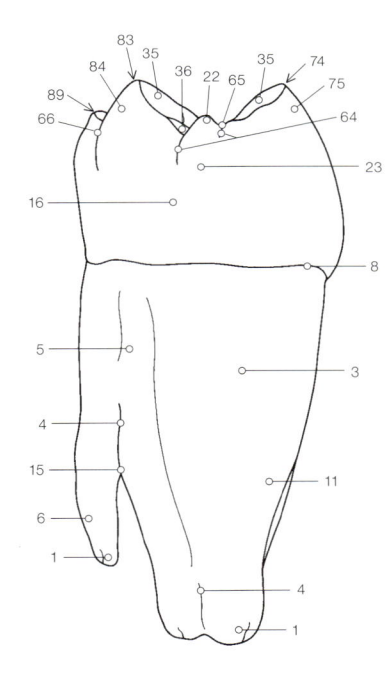

Abb. 71

1 Apex radicis dentis
3 Conus radicis dentis
4 Sulcus radicis dentis
5 Truncus radicis dentis
6 Radix dentis accessorium
8 Collum dentis
11 Radix dentis mesiobuccalis
15 Bifurcatio radicis dentis
16 Crista marginalis mesialis
22 Tuberculum marginalis
23 Facies contactus mesialis
35 Crista principalis
36 Crista accessoria
64 Sulcus marginalis
65 Incisura marginalis
66 Sulcus interlobularis
74 Cuspis mesiobuccalis [Protoconid]
75 Cuspis mesiobuccalis, Facies mesiobuccalis
83 Cuspis mesiolingualis [Metaconid]
84 Cuspis mesiolingualis, Facies mesiolingualis
89 Tuberculum accessorium

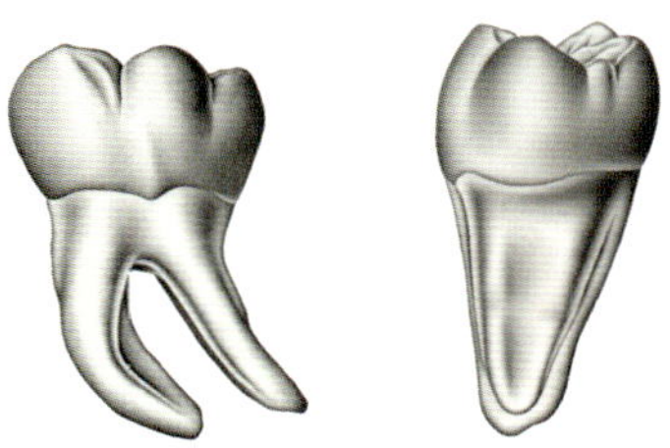

Abb. 72a, b Unterer dritter Molar; (links) von bukkal (a) und distal (b)

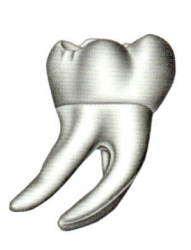

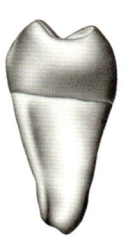

Abb. 72c, d Unterer dritter Molar; (links) von lingual (c) und mesial (d)

54 Spezielle Morphologie der Zähne

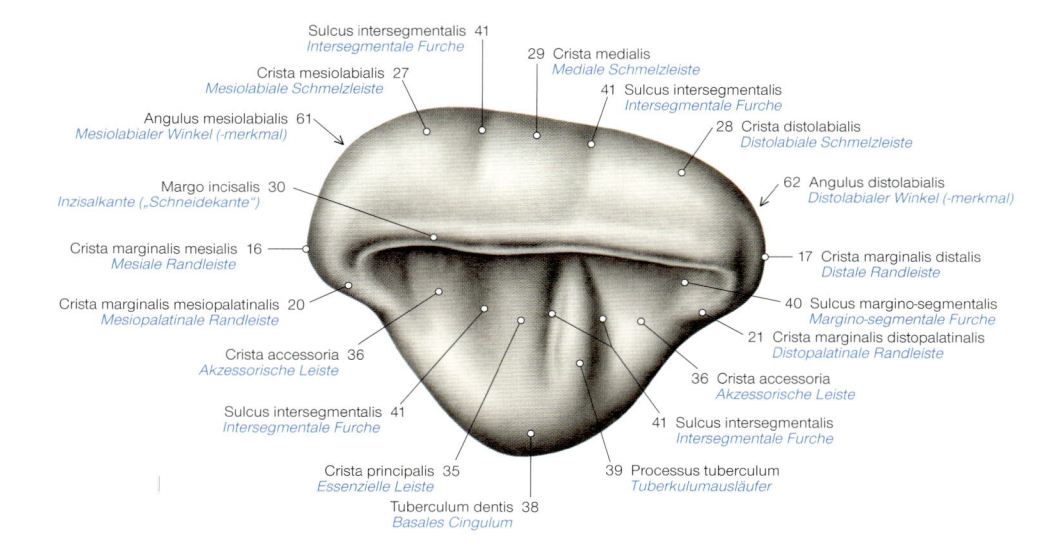

Abb. 73 Mittlerer oberer Schneidezahn; (links) von inzisal

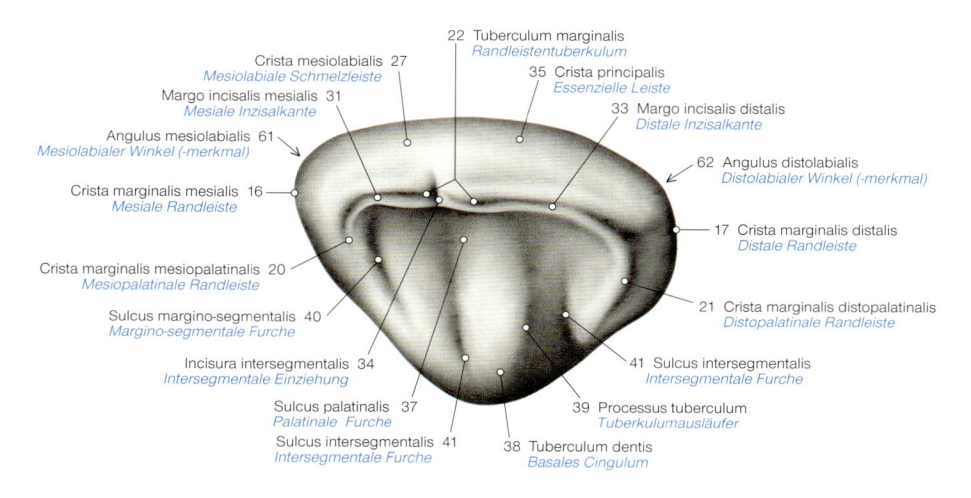

Abb. 74 Seitlicher oberer Schneidezahn; (links) von inzisal

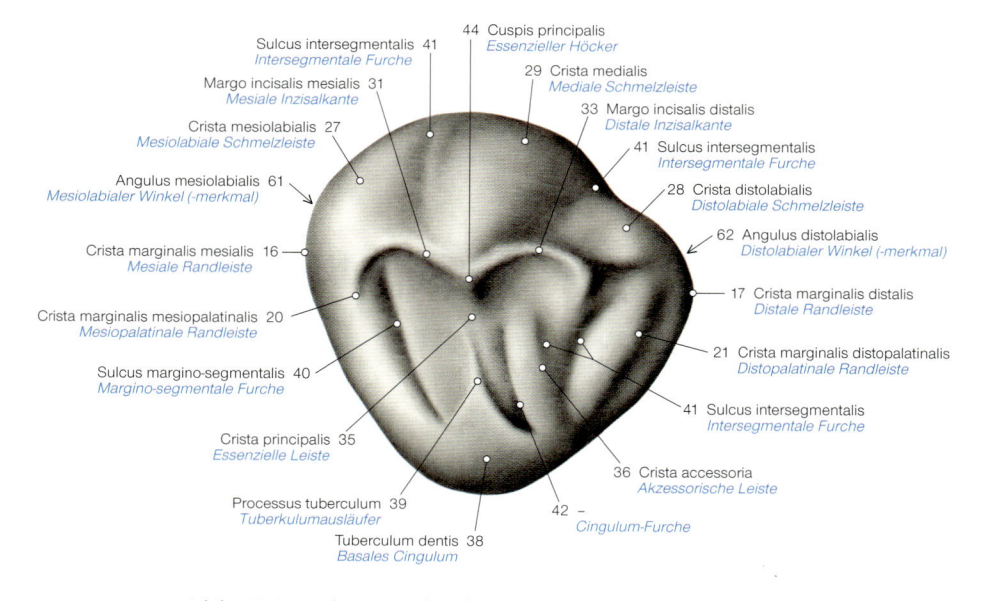

Abb. 75 Oberer Eckzahn; (links) von inzisal

Obere Frontzähne, Inzisalansicht

Abb. 73

16 Crista marginalis mesialis
17 Crista marginalis distalis
20 Crista marginalis mesiopalatinalis
21 Crista marginalis distopalatinalis
27 Crista mesiolabialis
28 Crista distolabialis
29 Crista medialis
30 Margo incisalis
35 Crista principalis
36 Crista accessoria
38 Tuberculum dentis
39 Processus tuberculum
40 Sulcus margino-segmentalis
41 Sulcus intersegmentalis
61 Angulus mesiolabialis
62 Angulus distolabialis

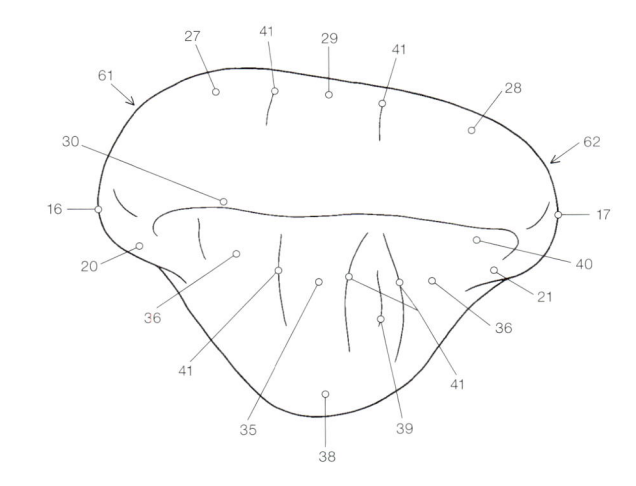

Abb. 74

16 Crista marginalis mesialis
17 Crista marginalis distalis
20 Crista marginalis mesiopalatinalis
21 Crista marginalis distopalatinalis
22 Tuberculum marginalis
27 Crista mesiolabialis
31 Margo incisalis mesialis
33 Margo incisalis distalis
34 Incisura intersegmentalis
35 Crista principalis
37 Sulcus palatinalis
38 Tuberculum dentis
39 Processus tuberculum
40 Sulcus margino-segmentalis
41 Sulcus intersegmentalis
61 Angulus mesiolabialis
62 Angulus distolabialis

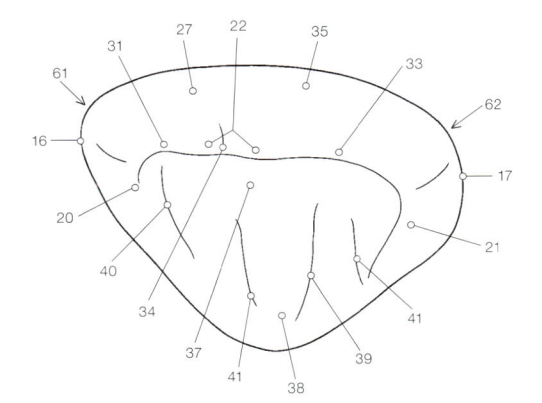

Abb. 75

16 Crista marginalis mesialis
17 Crista marginalis distalis
20 Crista marginalis mesiopalatinalis
21 Crista marginalis distopalatinalis
27 Crista mesiolabialis
28 Crista distolabialis
29 Crista medialis
31 Margo incisalis mesialis
33 Margo incisalis distalis
35 Crista principalis
36 Crista accessoria
38 Tuberculum dentis
39 Processus tuberculum
40 Sulcus margino-segmentalis
41 Sulcus intersegmentalis
42 *Cingulum-Furche*
44 Cuspis principalis
61 Angulus mesiolabialis
62 Angulus distolabialis

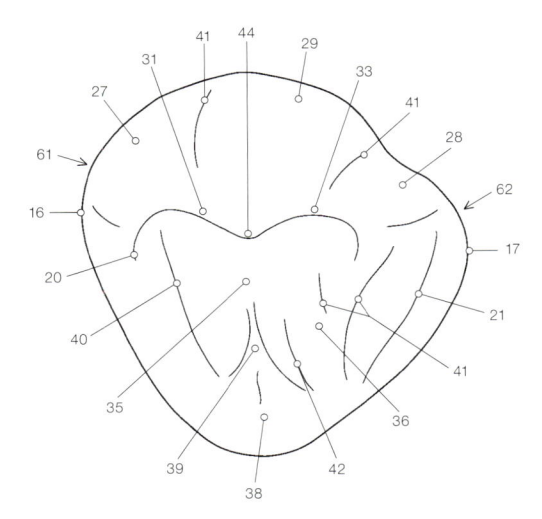

Spezielle Morphologie der Zähne

Paraconus (bukkaler Höcker) ①

- 2 Höckerspitze des Paraconus
- 3 Entoparacrista (bu-pa Schmelzleiste) des Paraconus
- 6 Me-pa Höckerabhang des Paraconus
- 7 Di-pa Höckerabhang des Paraconus
- 8 Me-bu Fläche des Paraconus
- 9 Di-bu Fläche des Paraconus
- 5 Postparacrista (di Höckergrad) des Paraconus
- 4 Praeparacrista (me Höckergrad) des Paraconus
- 10 Di Hilfswulst des Paraconus
- 27 Intersegmentale Furche
- 25 Distale Randleiste
- 24 Mesiale Randleiste
- 29 Distale Fossa
- 11 Randleistentuberkulum des Paraconus
- 11 Randleistentuberkulum des Paraconus
- 23 Randfurche
- 22 Randleistentuberkulum des Protoconus
- 22 Randleistentuberkulum des Protoconus
- 21 Di Hilfswulst des Protoconus
- 28 Mesiale Fossa
- 26 Zentralfissur
- 15 Praeprotocrista (me Höckergrad) des Protoconus
- 16 Postprotocrista (di Höckergrad) des Protoconus
- 17 Me-bu Höckerabhang des Protoconus
- 18 Di-bu Höckerabhang des Protoconus
- 19 Me-pa Fläche des Protoconus
- 20 Di-pa Fläche des Protoconus
- 13 Höckerspitze des Protoconus
- 14 Ectoprotocrista (pa-bu Schmelzleiste) des Protoconus

⑫ **Protoconus (palatinaler Höcker)**

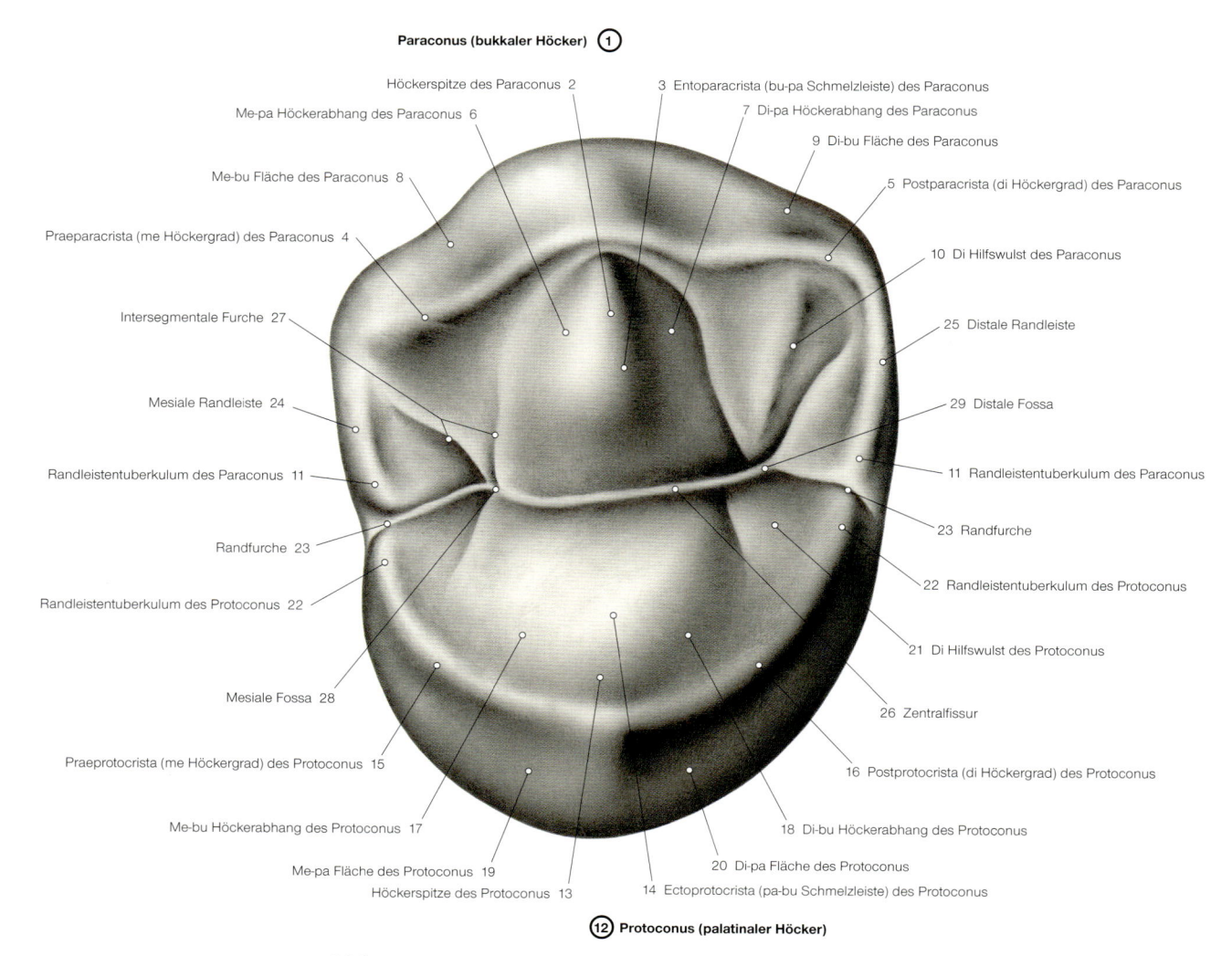

Abb. 76 Erster oberer Prämolar; (links) von okklusal

■ Paraconus
■ Protoconus

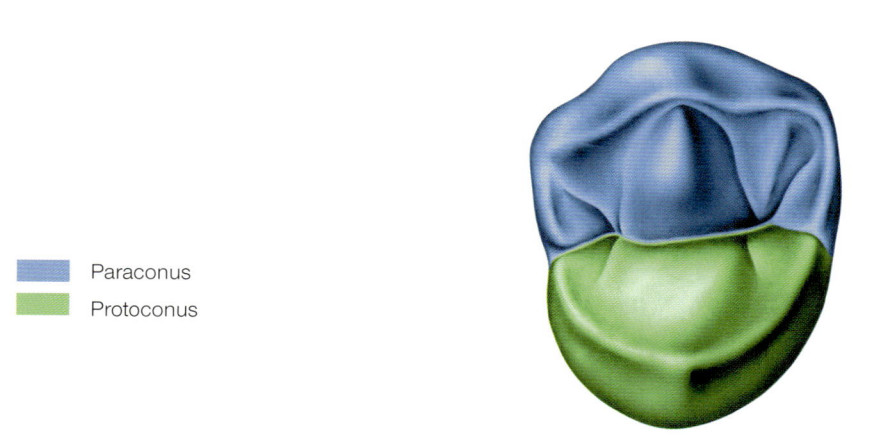

Abb. 77 Erster oberer Prämolar; (links) von okklusal, Höckersegmente eingefärbt

Erster oberer Prämolar, Okklusalansicht 57

Abb. 76

1. Paraconus (bukkaler Höcker)
2. Höckerspitze des Paraconus
3. Entoparacrista (bu-pa Schmelzleiste) des Paraconus
4. Praeparacrista (me Höckergrad) des Paraconus
5. Postparacrista (di Höckergrad) des Paraconus
6. Me-pa Höckerabhang des Paraconus
7. Di-pa Höckerabhang des Paraconus
8. Me-bu Fläche des Paraconus
9. Di-bu Fläche des Paraconus
10. Di Hilfswulst des Paraconus
11. Randleistentuberkulum des Paraconus

12. Protoconus (palatinaler Höcker)
13. Höckerspitze des Protoconus
14. Ectoprotocrista (pa-bu Schmelzleiste) des Protoconus
15. Praeprotocrista (me Höckergrad) des Protoconus
16. Postprotocrista (di Höckergrad) des Protoconus
17. Me-bu Höckerabhang des Protoconus
18. Di-bu Höckerabhang des Protoconus
19. Me-pa Fläche des Protoconus
20. Di-pa Fläche des Protoconus
21. Di Hilfswulst des Protoconus
22. Randleistentuberkulum des Protoconus

23. Randfurche
24. Mesiale Randleiste
25. Distale Randleiste
26. Zentralfissur
27. Intersegmentale Furche
28. Mesiale Fossa
29. Distale Fossa

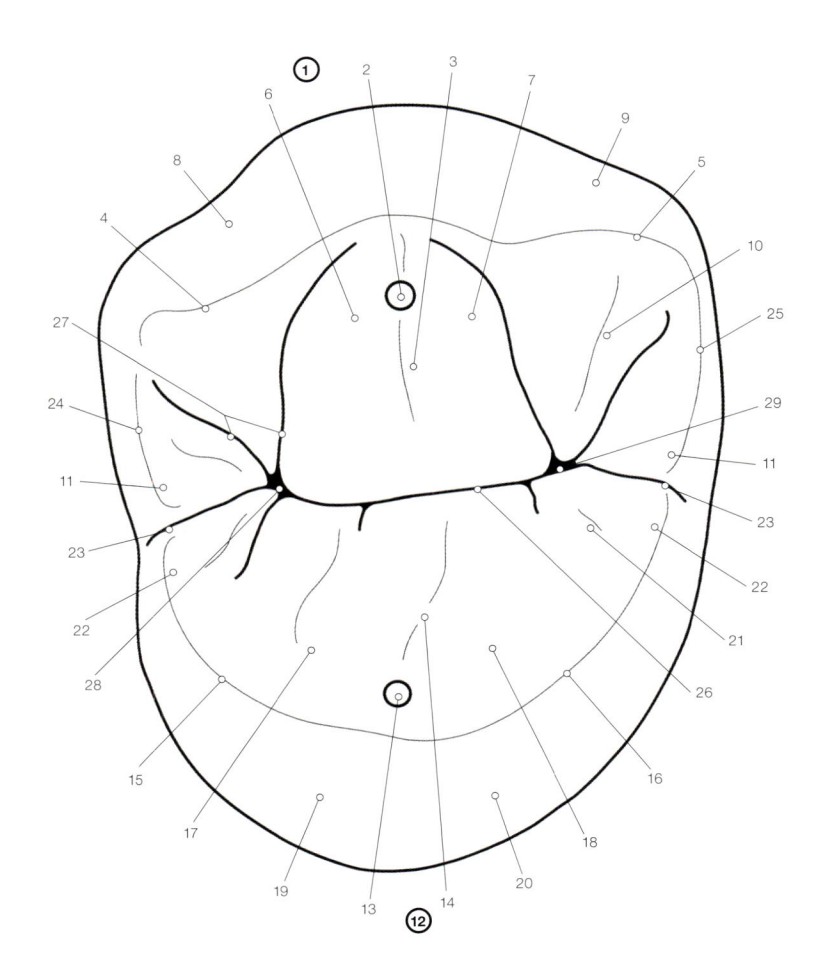

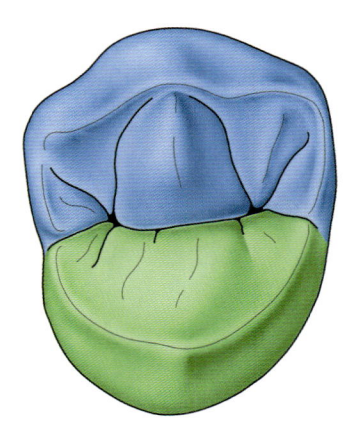

Abb. 78   Erster oberer Prämolar; (links) von okklusal, Höckersegmente eingefärbt

58 Spezielle Morphologie der Zähne

Paraconus (bukkaler Höcker) ①

- Entoparacrista (bu-pa Schmelzleiste) des Paraconus 3
- Me-pa Höckerabhang des Paraconus 6
- Me-bu Fläche des Paraconus 8
- Praeparacrista (me Höckergrad) des Paraconus 4
- Me Hilfswulst des Paraconus 10
- Mesiale Fossa 30
- Randleistentuberkulum des Paraconus 12
- Mesiale Randleiste 26
- Randleistentuberkulum des Protoconus 24
- Randfurche 25
- Me Hilfswulst des Protoconus 22
- Praeprotocrista (me Höckergrad) des Protoconus 16
- Me-bu Höckerabhang des Protoconus 18
- Me-pa Fläche des Protoconus 20
- Ectoprotocrista (pa-bu Schmelzleiste) des Protoconus 15

- 2 Höckerspitze des Paraconus
- 7 Di-pa Höckerabhang des Paraconus
- 9 Di-bu Fläche des Paraconus
- 5 Postparacrista (di Höckergrad) des Paraconus
- 11 Di Hilfswulst des Paraconus
- 29 Intersegmentale Furche
- 27 Distale Randleiste
- 25 Randfurche
- 24 Randleistentuberkulum des Protoconus
- 31 Distale Fossa
- 23 Di Hilfswulst des Protoconus
- 17 Postprotocrista (di Höckergrad) des Protoconus
- 28 Zentralfissur
- 19 Di-bu Höckerabhang des Protoconus
- 21 Di-pa Fläche des Protoconus
- 14 Höckerspitze des Protoconus

⑬ Protoconus (palatinaler Höcker)

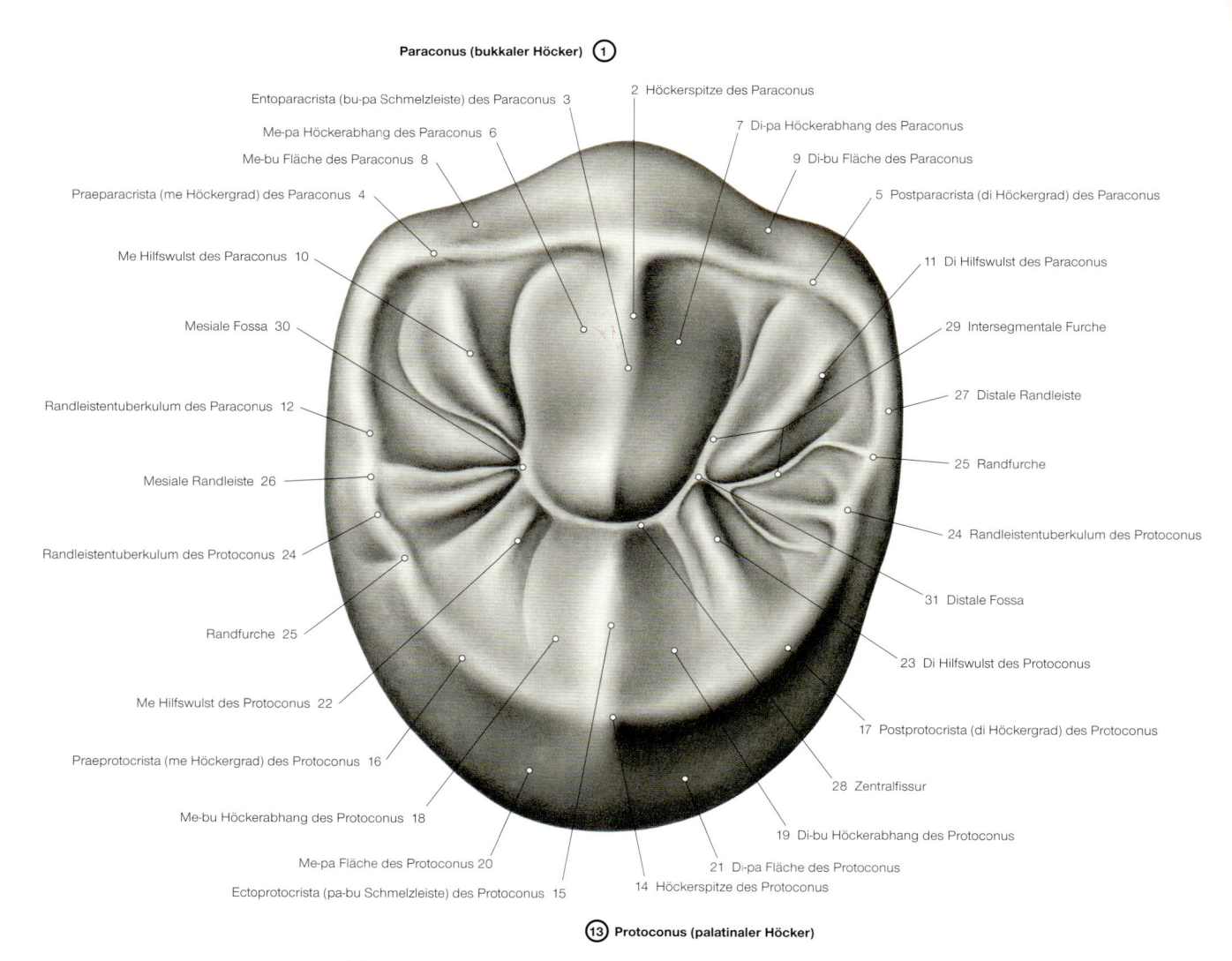

Abb. 79 Zweiter oberer Prämolar; (links) von okklusal

■ Paraconus
■ Protoconus

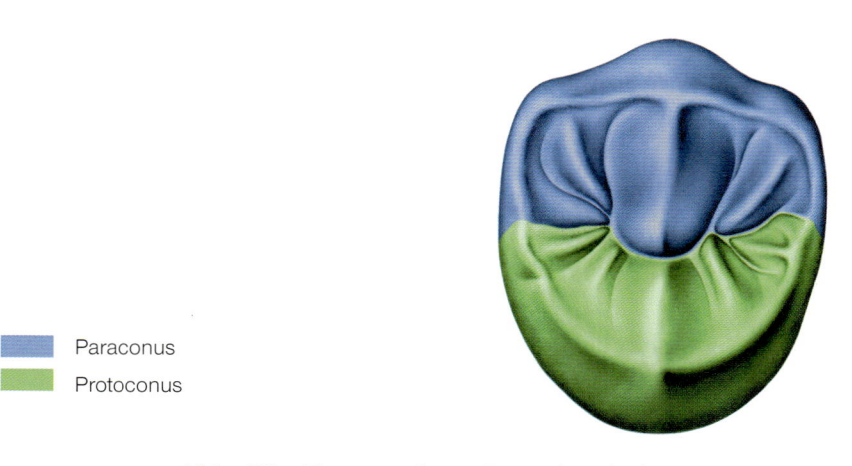

Abb. 80 Zweiter oberer Prämolar; (links) von okklusal, Höckersegmente eingefärbt

Zweiter oberer Prämolar, Okklusalansicht 59

Abb. 79

1 Paraconus (bukkaler Höcker)
2 Höckerspitze des Paraconus
3 Entoparacrista (bu-pa Schmelzleiste) des Paraconus
4 Praeparacrista (me Höckergrad) des Paraconus
5 Postparacrista (di Höckergrad) des Paraconus
6 Me-pa Höckerabhang des Paraconus
7 Di-pa Höckerabhang des Paraconus
8 Me-bu Fläche des Paraconus
9 Di-bu Fläche des Paraconus
10 Me Hilfswulst des Paraconus
11 Di Hilfswulst des Paraconus
12 Randleistentuberkulum des Paraconus

13 Protoconus (palatinaler Höcker)
14 Höckerspitze des Protoconus
15 Ectoprotocrista (pa-bu Schmelzleiste) des Protoconus
16 Praeprotocrista (me Höckergrad) des Protoconus
17 Postprotocrista (di Höckergrad) des Protoconus
18 Me-bu Höckerabhang des Protoconus
19 Di-bu Höckerabhang des Protoconus
20 Me-pa Fläche des Protoconus
21 Di-pa Fläche des Protoconus
22 Me Hilfswulst des Protoconus
23 Di Hilfswulst des Protoconus
24 Randleistentuberkulum des Protoconus

25 Randfurche
26 Mesiale Randleiste
27 Distale Randleiste
28 Zentralfissur
29 Intersegmentale Furche
30 Mesiale Fossa
31 Distale Fossa

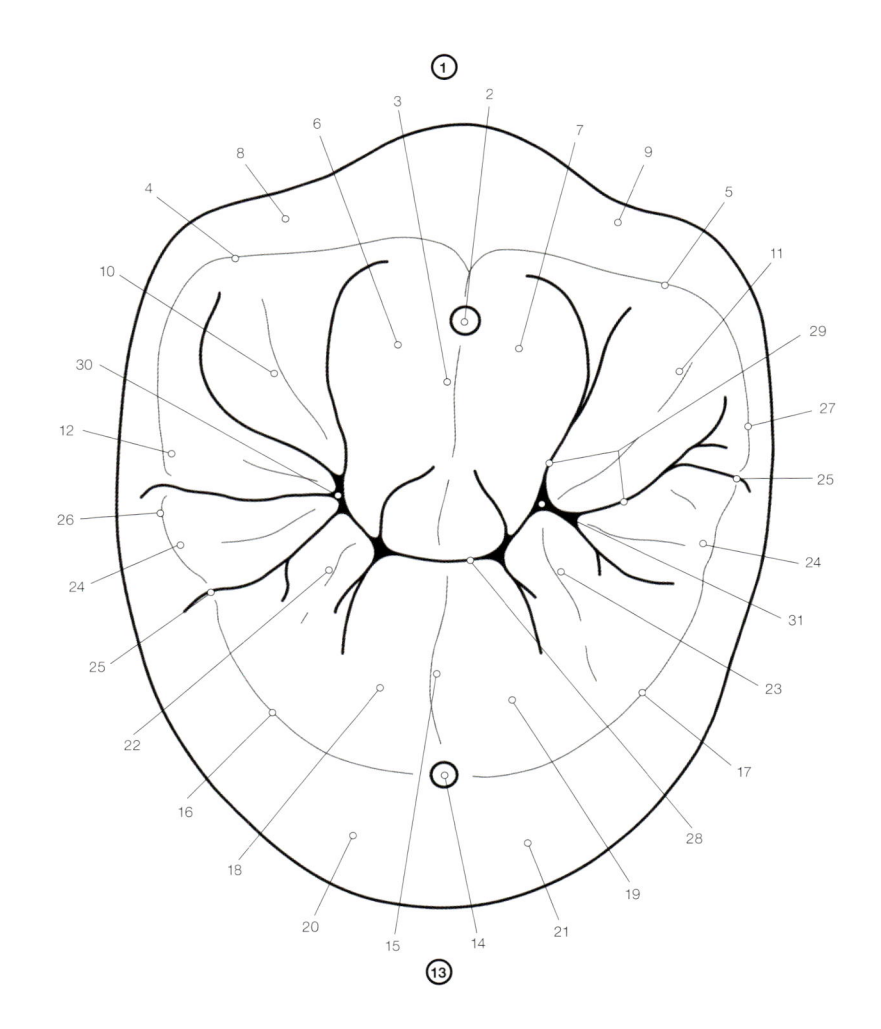

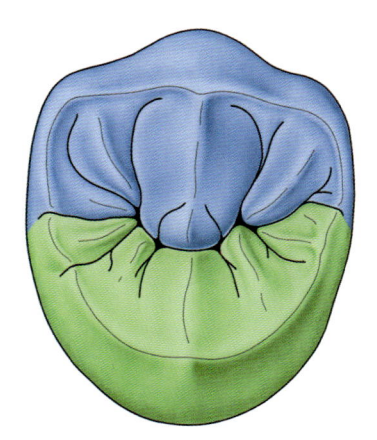

Abb. 81 Zweiter oberer Prämolar; (links) von okklusal, Höckersegmente eingefärbt

Spezielle Morphologie der Zähne

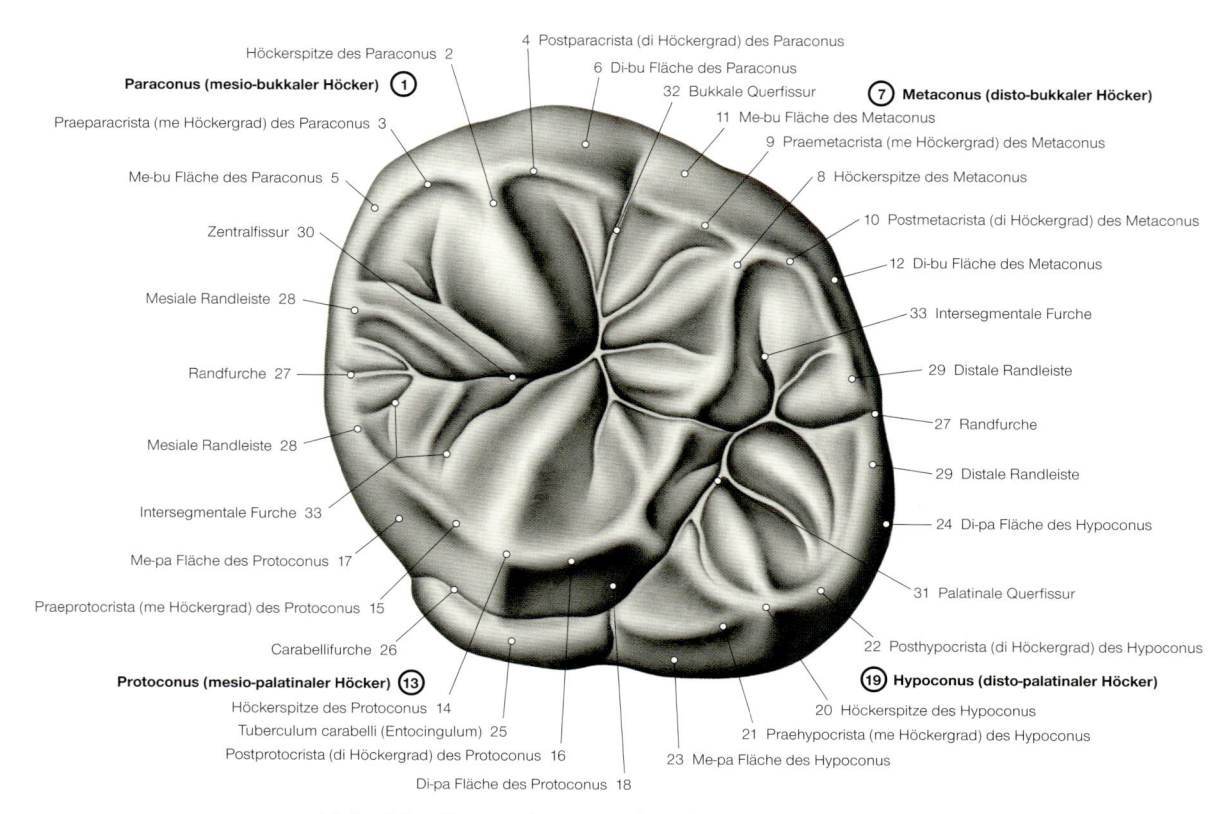

Abb. 82 Erster oberer Molar; (links) von okklusal

Paraconus (mesio-bukkaler Höcker) 1
2 Höckerspitze des Paraconus
3 Praeparacrista (me Höckergrad) des Paraconus
4 Postparacrista (di Höckergrad) des Paraconus
5 Me-bu Fläche des Paraconus
6 Di-bu Fläche des Paraconus
7 Metaconus (disto-bukkaler Höcker)
8 Höckerspitze des Metaconus
9 Praemetacrista (me Höckergrad) des Metaconus
10 Postmetacrista (di Höckergrad) des Metaconus
11 Me-bu Fläche des Metaconus
12 Di-bu Fläche des Metaconus
13 Protoconus (mesio-palatinaler Höcker)
14 Höckerspitze des Protoconus
15 Praeprotocrista (me Höckergrad) des Protoconus
16 Postprotocrista (di Höckergrad) des Protoconus
17 Me-pa Fläche des Protoconus
18 Di-pa Fläche des Protoconus
19 Hypoconus (disto-palatinaler Höcker)
20 Höckerspitze des Hypoconus
21 Praehypocrista (me Höckergrad) des Hypoconus
22 Posthypocrista (di Höckergrad) des Hypoconus
23 Me-pa Fläche des Hypoconus
24 Di-pa Fläche des Hypoconus
25 Tuberculum carabelli (Entocingulum)
26 Carabellifurche
27 Randfurche
28 Mesiale Randleiste
29 Distale Randleiste
30 Zentralfissur
31 Palatinale Querfissur
32 Bukkale Querfissur
33 Intersegmentale Furche

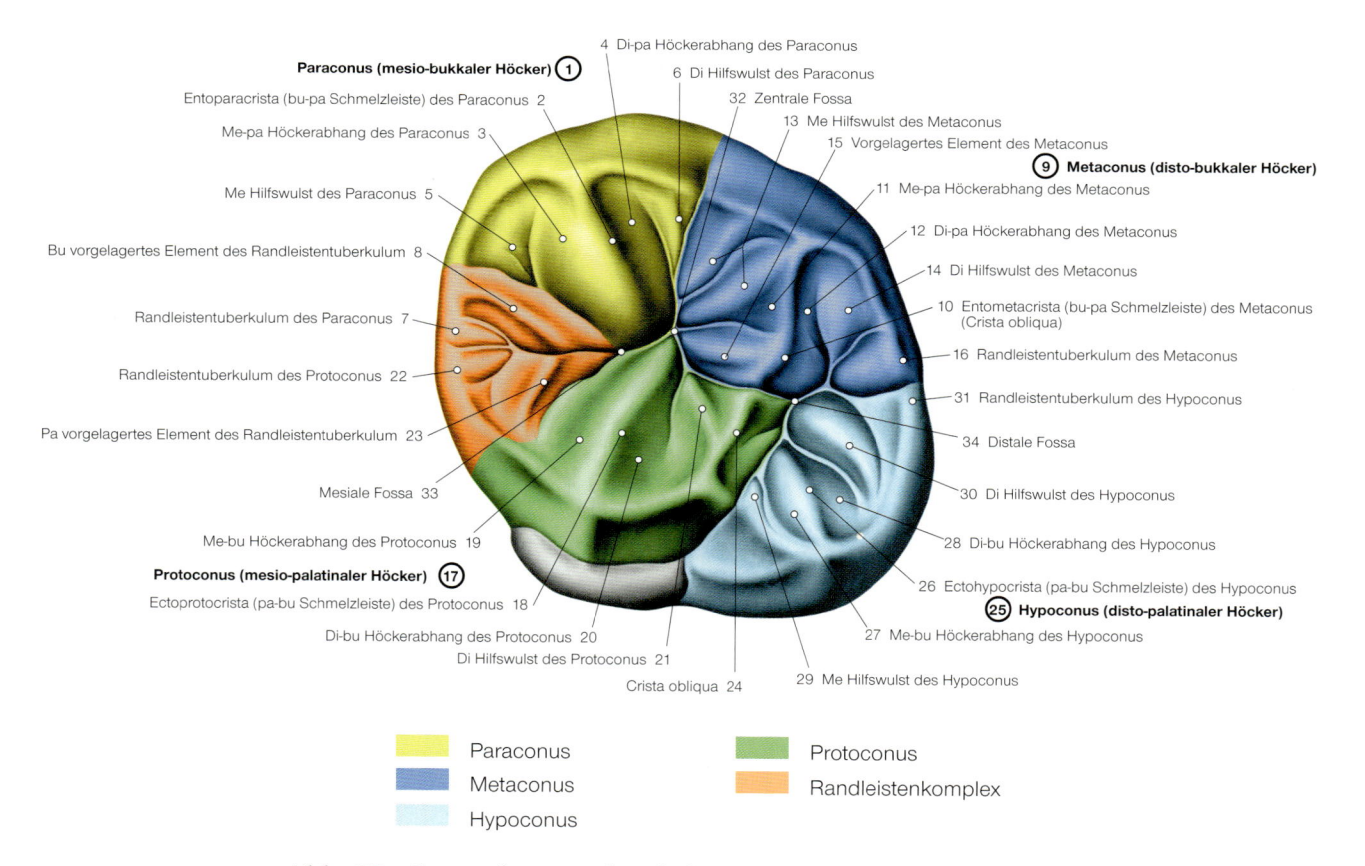

Abb. 83 Erster oberer Molar; (links) von okklusal, Höckersegmente eingefärbt

Paraconus (mesio-bukkaler Höcker) 1
2 Entoparacrista (bu-pa Schmelzleiste) des Paraconus
3 Me-pa Höckerabhang des Paraconus
4 Di-pa Höckerabhang des Paraconus
5 Me Hilfswulst des Paraconus
6 Di Hilfswulst des Paraconus
7 Randleistentuberkulum des Paraconus
8 Bu vorgelagertes Element des Randleistentuberkulum
9 Metaconus (disto-bukkaler Höcker)
10 Entometacrista (bu-pa Schmelzleiste) des Metaconus (Crista obliqua)
11 Me-pa Höckerabhang des Metaconus
12 Di-pa Höckerabhang des Metaconus
13 Me Hilfswulst des Metaconus
14 Di Hilfswulst des Metaconus
15 Vorgelagertes Element des Metaconus
16 Randleistentuberkulum des Metaconus
17 Protoconus (mesio-palatinaler Höcker)
18 Ectoprotocrista (pa-bu Schmelzleiste) des Protoconus
19 Me-bu Höckerabhang des Protoconus
20 Di-bu Höckerabhang des Protoconus
21 Di Hilfswulst des Protoconus
22 Randleistentuberkulum des Protoconus
23 Pa vorgelagertes Element des Randleistentuberkulum
24 Crista obliqua
25 Hypoconus (disto-palatinaler Höcker)
26 Ectohypocrista (pa-bu Schmelzleiste) des Hypoconus
27 Me-bu Höckerabhang des Hypoconus
28 Di-bu Höckerabhang des Hypoconus
29 Me Hilfswulst des Hypoconus
30 Di Hilfswulst des Hypoconus
31 Randleistentuberkulum des Hypoconus
32 Zentrale Fossa
33 Mesiale Fossa
34 Distale Fossa

- Paraconus
- Metaconus
- Hypoconus
- Protoconus
- Randleistenkomplex

Erster oberer Molar, Okklusalansicht

Abb. 82

1. Paraconus (mesio-bukkaler Höcker)
2. Höckerspitze des Paraconus
3. Praeparacrista (me Höckergrad) des Paraconus
4. Postparacrista (di Höckergrad) des Paraconus
5. Me-bu Fläche des Paraconus
6. Di-bu Fläche des Paraconus

7. Metaconus (disto-bukkaler Höcker)
8. Höckerspitze des Metaconus
9. Praemetacrista (me Höckergrad) des Metaconus
10. Postmetacrista (di Höckergrad) des Metaconus
11. Me-bu Fläche des Metaconus
12. Di-bu Fläche des Metaconus

13. Protoconus (mesio-palatinaler Höcker)
14. Höckerspitze des Protoconus
15. Praeprotocrista (me Höckergrad) des Protoconus
16. Postprotocrista (di Höckergrad) des Protoconus
17. Me-pa Fläche des Protoconus
18. Di-pa Fläche des Protoconus

19. Hypoconus (disto-palatinaler Höcker)
20. Höckerspitze des Hypoconus
21. Praehypocrista (me Höckergrad) des Hypoconus
22. Posthypocrista (di Höckergrad) des Hypoconus
23. Me-pa Fläche des Hypoconus
24. Di-pa Fläche des Hypoconus

25. Tuberculum carabelli (Entocingulum)
26. Carabellifurche
27. Randfurche
28. Mesiale Randleiste
29. Distale Randleiste
30. Zentralfissur
31. Palatinale Querfissur
32. Bukkale Querfissur
33. Intersegmentale Furche

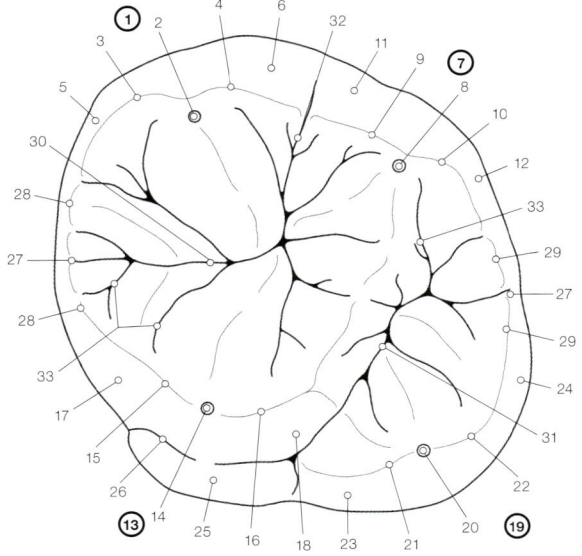

Abb. 83

1. Paraconus (mesio-bukkaler Höcker)
2. Entoparacrista (bu-pa Schmelzleiste) des Paraconus
3. Me-pa Höckerabhang des Paraconus
4. Di-pa Höckerabhang des Paraconus
5. Me Hilfswulst des Paraconus
6. Di Hilfswulst des Paraconus
7. Randleistentuberkulum des Paraconus
8. Bu vorgelagertes Element des Randleistentuberkulum

9. Metaconus (disto-bukkaler Höcker)
10. Entometacrista (bu-pa Schmelzleiste) des Metaconus (Crista obliqua)
11. Me-pa Höckerabhang des Metaconus
12. Di-pa Höckerabhang des Metaconus
13. Me Hilfswulst des Metaconus
14. Di Hilfswulst des Metaconus
15. Vorgelagertes Element des Metaconus
16. Randleistentuberkulum des Metaconus

17. Protoconus (mesio-palatinaler Höcker)
18. Ectoprotocrista (pa-bu Schmelzleiste) des Protoconus
19. Me-bu Höckerabhang des Protoconus
20. Di-bu Höckerabhang des Protoconus
21. Di Hilfswulst des Protoconus
22. Randleistentuberkulum des Protoconus
23. Pa vorgelagertes Element des Randleistentuberkulum
24. Crista obliqua

25. Hypoconus (disto-palatinaler Höcker)
26. Ectohypocrista (pa-bu Schmelzleiste) des Hypoconus
27. Me-bu Höckerabhang des Hypoconus
28. Di-bu Höckerabhang des Hypoconus
29. Me Hilfswulst des Hypoconus
30. Di Hilfswulst des Hypoconus
31. Randleistentuberkulum des Hypoconus

32. Zentrale Fossa
33. Mesiale Fossa
34. Distale Fossa

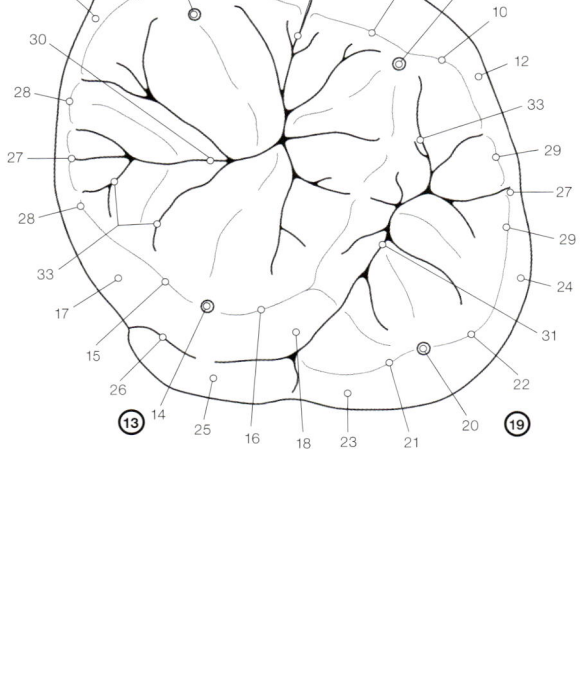

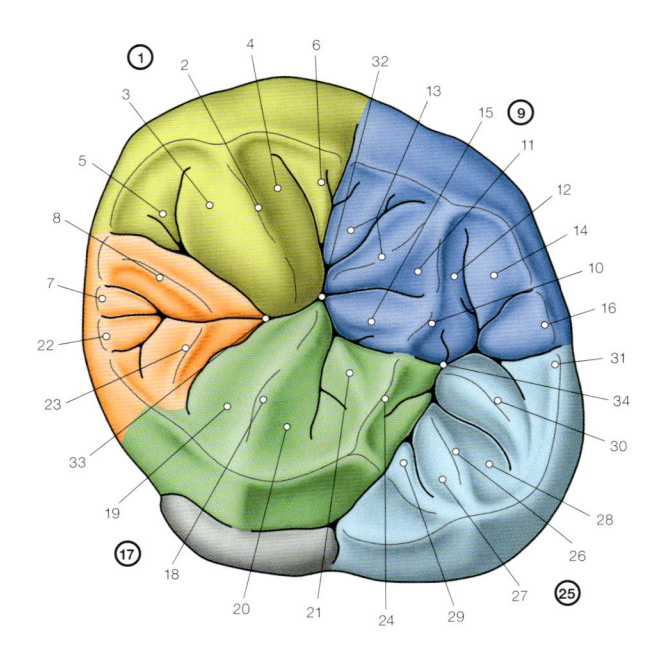

Spezielle Morphologie der Zähne

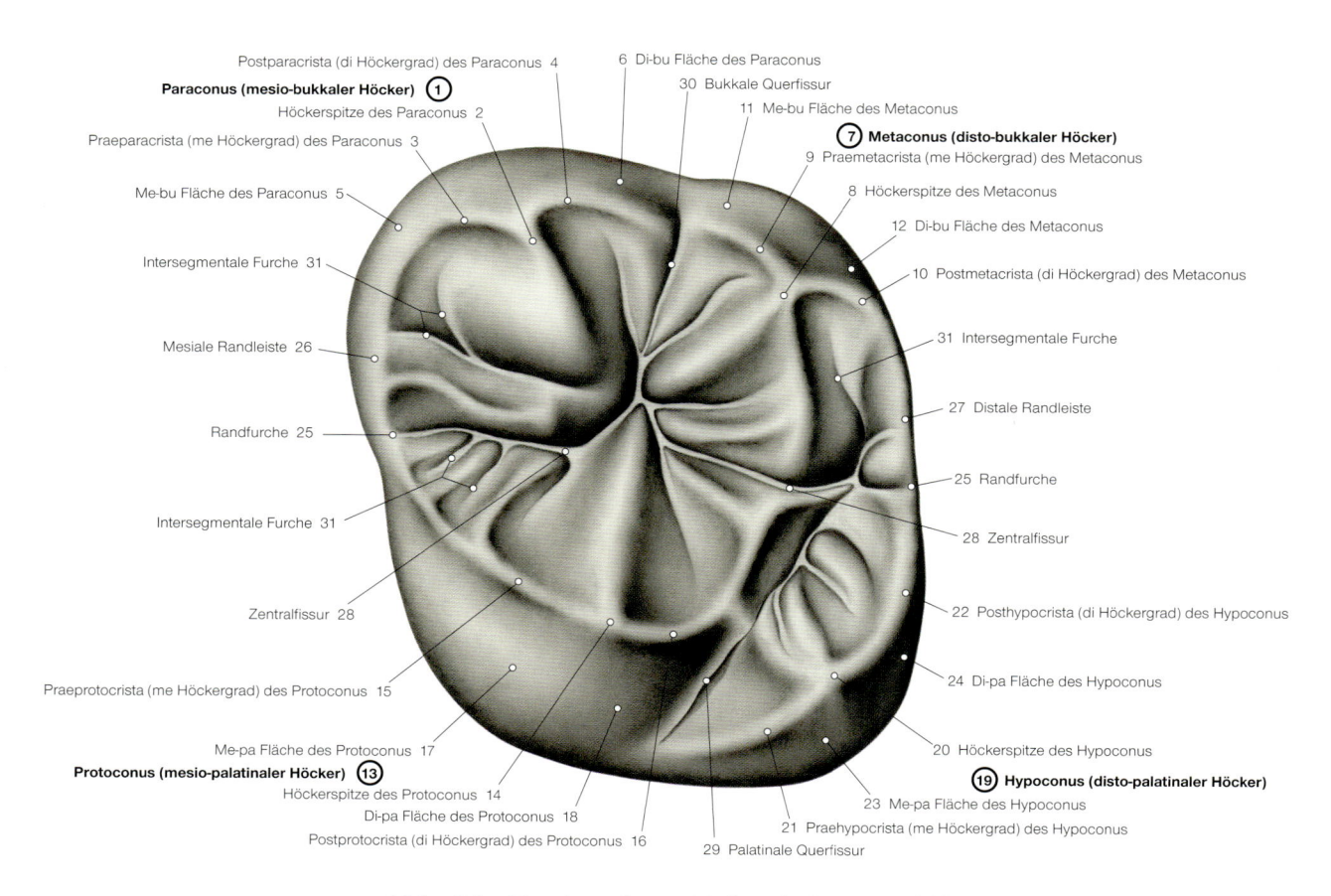

Abb. 84 Zweiter oberer Molar; (links) von okklusal

Labels (Abb. 84):
- Postparacrista (di Höckergrad) des Paraconus 4
- **Paraconus (mesio-bukkaler Höcker)** ①
- Höckerspitze des Paraconus 2
- Praeparacrista (me Höckergrad) des Paraconus 3
- Me-bu Fläche des Paraconus 5
- Intersegmentale Furche 31
- Mesiale Randleiste 26
- Randfurche 25
- Intersegmentale Furche 31
- Zentralfissur 28
- Praeprotocrista (me Höckergrad) des Protoconus 15
- Me-pa Fläche des Protoconus 17
- **Protoconus (mesio-palatinaler Höcker)** ⑬
- Höckerspitze des Protoconus 14
- Di-pa Fläche des Protoconus 18
- Postprotocrista (di Höckergrad) des Protoconus 16
- 6 Di-bu Fläche des Paraconus
- 30 Bukkale Querfissur
- 11 Me-bu Fläche des Metaconus
- ⑦ **Metaconus (disto-bukkaler Höcker)**
- 9 Praemetacrista (me Höckergrad) des Metaconus
- 8 Höckerspitze des Metaconus
- 12 Di-bu Fläche des Metaconus
- 10 Postmetacrista (di Höckergrad) des Metaconus
- 31 Intersegmentale Furche
- 27 Distale Randleiste
- 25 Randfurche
- 28 Zentralfissur
- 22 Posthypocrista (di Höckergrad) des Hypoconus
- 24 Di-pa Fläche des Hypoconus
- 20 Höckerspitze des Hypoconus
- ⑲ **Hypoconus (disto-palatinaler Höcker)**
- 23 Me-pa Fläche des Hypoconus
- 21 Praehypocrista (me Höckergrad) des Hypoconus
- 29 Palatinale Querfissur

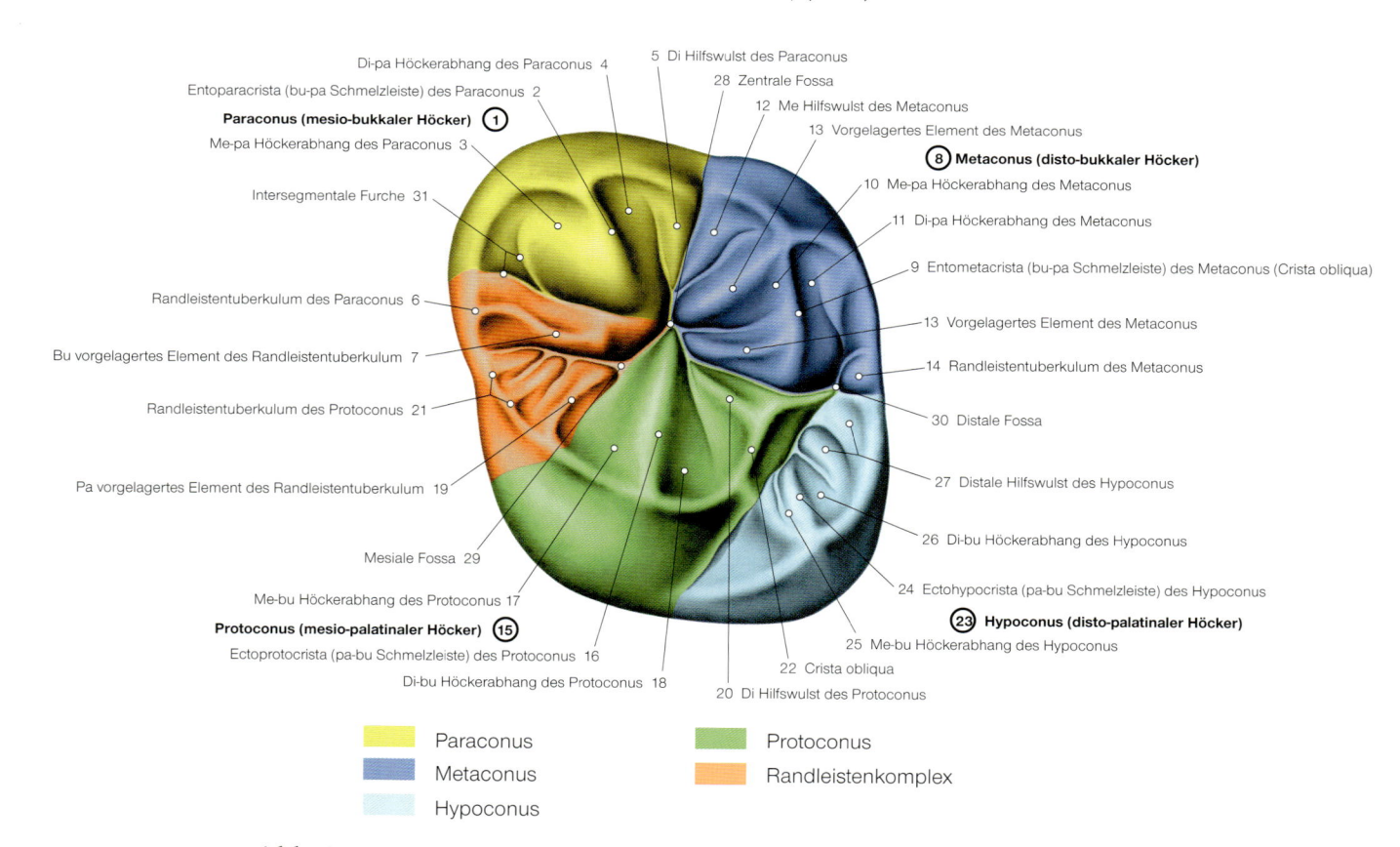

Abb. 85 Zweiter oberer Molar; (links) von okklusal, Höckersegmente eingefärbt

Labels (Abb. 85):
- Di-pa Höckerabhang des Paraconus 4
- Entoparacrista (bu-pa Schmelzleiste) des Paraconus 2
- **Paraconus (mesio-bukkaler Höcker)** ①
- Me-pa Höckerabhang des Paraconus 3
- Intersegmentale Furche 31
- Randleistentuberkulum des Paraconus 6
- Bu vorgelagertes Element des Randleistentuberkulum 7
- Randleistentuberkulum des Protoconus 21
- Pa vorgelagertes Element des Randleistentuberkulum 19
- Mesiale Fossa 29
- Me-bu Höckerabhang des Protoconus 17
- **Protoconus (mesio-palatinaler Höcker)** ⑮
- Ectoprotocrista (pa-bu Schmelzleiste) des Protoconus 16
- Di-bu Höckerabhang des Protoconus 18
- 5 Di Hilfswulst des Paraconus
- 28 Zentrale Fossa
- 12 Me Hilfswulst des Metaconus
- 13 Vorgelagertes Element des Metaconus
- ⑧ **Metaconus (disto-bukkaler Höcker)**
- 10 Me-pa Höckerabhang des Metaconus
- 11 Di-pa Höckerabhang des Metaconus
- 9 Entometacrista (bu-pa Schmelzleiste) des Metaconus (Crista obliqua)
- 13 Vorgelagertes Element des Metaconus
- 14 Randleistentuberkulum des Metaconus
- 30 Distale Fossa
- 27 Distale Hilfswulst des Hypoconus
- 26 Di-bu Höckerabhang des Hypoconus
- 24 Ectohypocrista (pa-bu Schmelzleiste) des Hypoconus
- ㉓ **Hypoconus (disto-palatinaler Höcker)**
- 25 Me-bu Höckerabhang des Hypoconus
- 22 Crista obliqua
- 20 Di Hilfswulst des Protoconus

Legende:
- 🟨 Paraconus
- 🟦 Metaconus
- 🟦 Hypoconus
- 🟩 Protoconus
- 🟧 Randleistenkomplex

Zweiter oberer Molar, Okklusalansicht

Abb. 84

1 Paraconus (mesio-bukkaler Höcker)
2 Höckerspitze des Paraconus
3 Praeparacrista (me Höckergrad) des Paraconus
4 Postparacrista (di Höckergrad) des Paraconus
5 Me-bu Fläche des Paraconus
6 Di-bu Fläche des Paraconus
7 Metaconus (disto-bukkaler Höcker)
8 Höckerspitze des Metaconus
9 Praemetacrista (me Höckergrad) des Metaconus
10 Postmetacrista (di Höckergrad) des Metaconus
11 Me-bu Fläche des Metaconus
12 Di-bu Fläche des Metaconus
13 Protoconus (mesio-palatinaler Höcker)
14 Höckerspitze des Protoconus
15 Praeprotocrista (me Höckergrad) des Protoconus
16 Postprotocrista (di Höckergrad) des Protoconus
17 Me-pa Fläche des Protoconus
18 Di-pa Fläche des Protoconus
19 Hypoconus (disto-palatinaler Höcker)
20 Höckerspitze des Hypoconus
21 Praehypocrista (me Höckergrad) des Hypoconus
22 Posthypocrista (di Höckergrad) des Hypoconus
23 Me-pa Fläche des Hypoconus
24 Di-pa Fläche des Hypoconus
25 Randfurche
26 Mesiale Randleiste
27 Distale Randleiste
28 Zentralfissur
29 Palatinale Querfissur
30 Bukkale Querfissur
31 Intersegmentale Furche

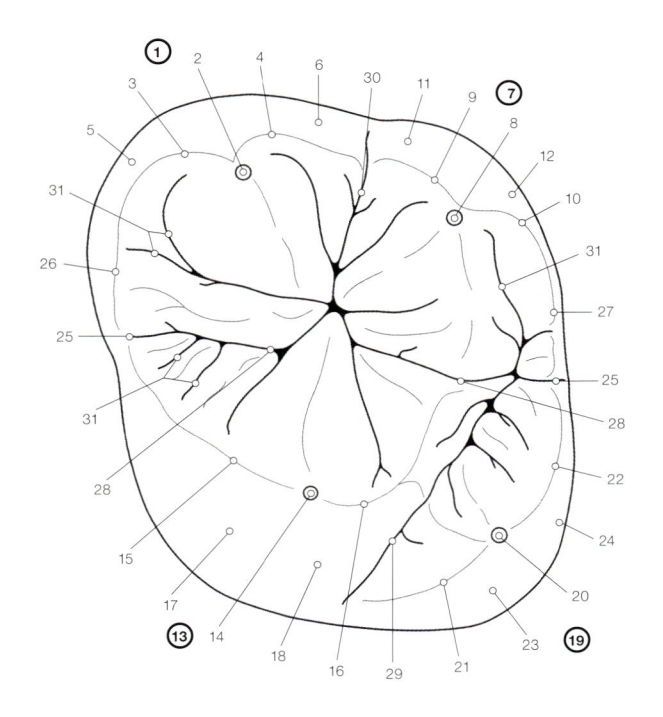

Abb. 85

1 Paraconus (mesio-bukkaler Höcker)
2 Entoparacrista (bu-pa Schmelzleiste) des Paraconus
3 Me-pa Höckerabhang des Paraconus
4 Di-pa Höckerabhang des Paraconus
5 Di Hilfswulst des Paraconus
6 Randleistentuberkulum des Paraconus
7 Bu vorgelagertes Element des Randleistentuberkulum
8 Metaconus (disto-bukkaler Höcker)
9 Entometacrista (bu-pa Schmelzleiste) des Metaconus (Crista obliqua)
10 Me-pa Höckerabhang des Metaconus
11 Di-pa Höckerabhang des Metaconus
12 Me Hilfswulst des Metaconus
13 Vorgelagertes Element des Metaconus
14 Randleistentuberkulum des Metaconus
15 Protoconus (mesio-palatinaler Höcker)
16 Ectoprotocrista (pa-bu Schmelzleiste) des Protoconus
17 Me-bu Höckerabhang des Protoconus
18 Di-bu Höckerabhang des Protoconus
19 Pa vorgelagertes Element des Randleistentuberkulum
20 Di Hilfswulst des Protoconus
21 Randleistentuberkulum des Protoconus
22 Crista obliqua
23 Hypoconus (disto-palatinaler Höcker)
24 Ectohypocrista (pa-bu Schmelzleiste) des Hypoconus
25 Me-bu Höckerabhang des Hypoconus
26 Di-bu Höckerabhang des Hypoconus
27 Di Hilfswulst des Hypoconus
28 Zentrale Fossa
29 Mesiale Fossa
30 Distale Fossa
31 Intersegmentale Furche

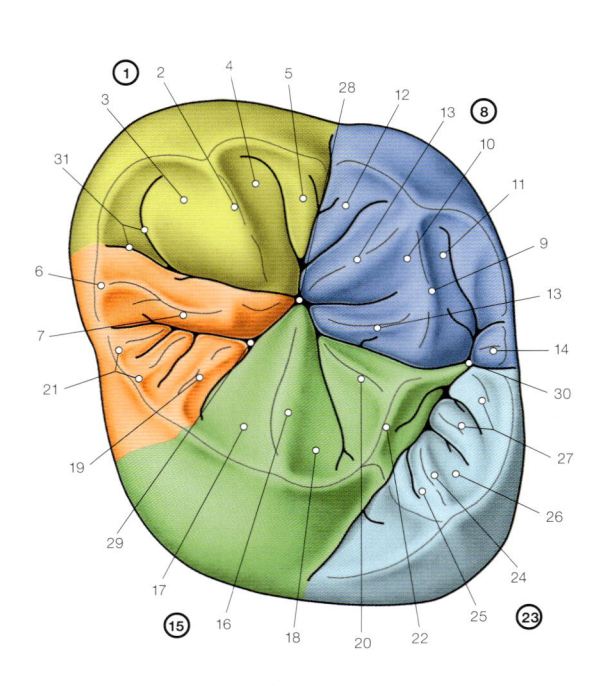

Spezielle Morphologie der Zähne

Paraconus (mesio-bukkaler Höcker) 1
Me-bu Fläche des Paraconus 5
Praeparacrista (me Höckergrad) des Paraconus 3
Intersegmentale Furche 31
Zentralfissur 28
Randfurche 25
Mesiale Randleiste 26
Intersegmentale Furche 31
Praeprotocrista (me Höckergrad) des Protoconus 15
Me-pa Fläche des Protoconus 17
Protoconus (mesio-palatinaler Höcker) 13
Höckerspitze des Protoconus 14
Di-pa Fläche des Protoconus 18

Di-bu Fläche des Paraconus 6
Höckerspitze des Paraconus 2
4 Postparacrista (di Höckergrad) des Paraconus
31 Intersegmentale Furche
30 Bukkale Querfissur
9 Praemetacrista (me Höckergrad) des Metaconus
11 Me-bu Fläche des Metaconus
7 Metaconus (disto-bukkaler Höcker)
8 Höckerspitze des Metaconus
12 Di-bu Fläche des Metaconus
10 Postmetacrista (di Höckergrad) des Metaconus
27 Distale Randleiste
25 Randfurche
28 Zentralfissur
29 Palatinale Querfissur
25 Randfurche
24 Di-pa Fläche des Hypoconus
22 Posthypocrista (di Höckergrad) des Hypoconus
19 Hypoconus (disto-palatinaler Höcker)
20 Höckerspitze des Hypoconus
23 Me-pa Fläche des Hypoconus
21 Praehypocrista (me Höckergrad) des Hypoconus
16 Postprotocrista (di Höckergrad) des Protoconus

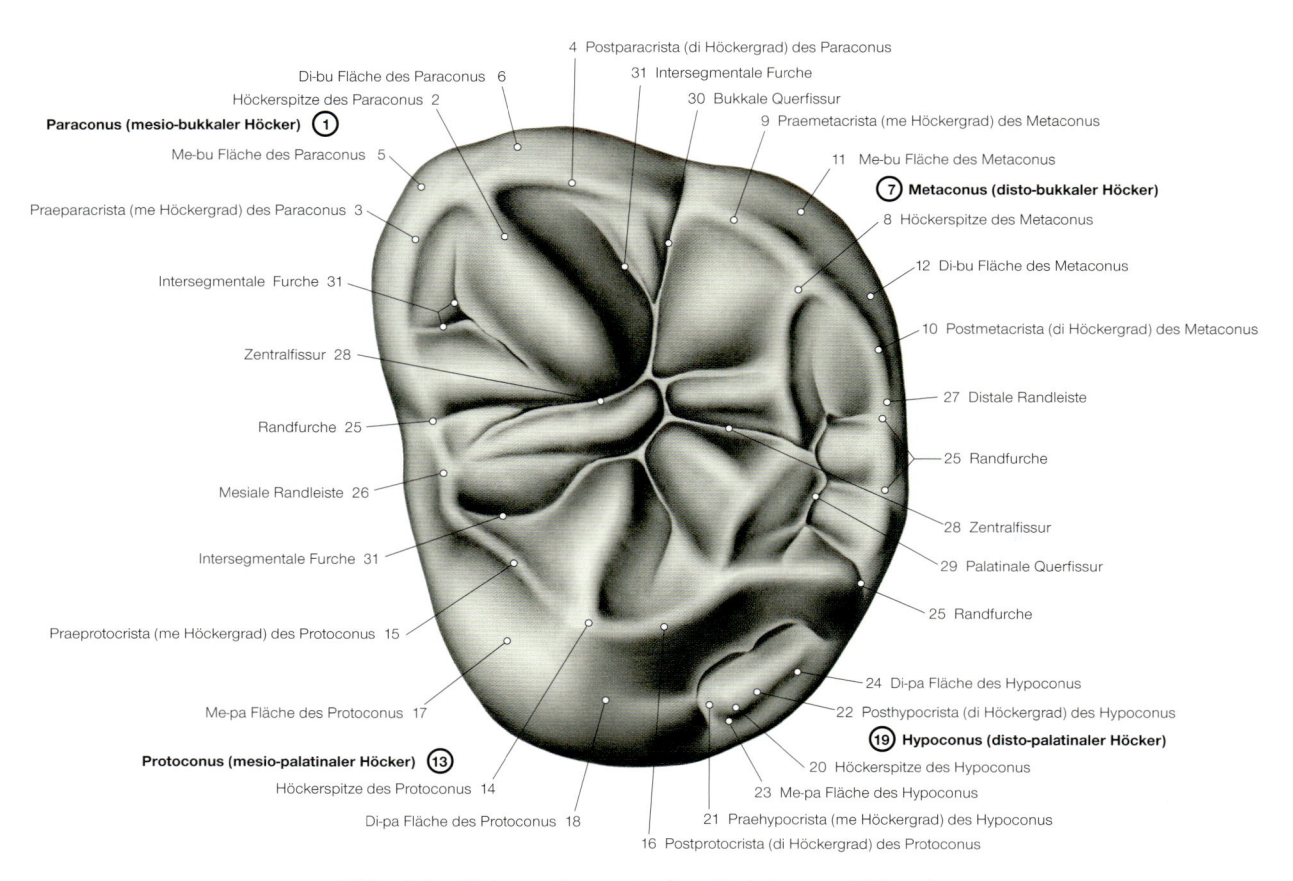

Abb. 86 Dritter oberer Molar; (links) von okklusal

Di-pa Höckerabhang des Paraconus 4
Entoparacrista (bu-pa Schmelzleiste) des Paraconus 2
Paraconus (mesio-bukkaler Höcker) 1
Me-pa Höckerabhang des Paraconus 3
Bu vorgelagertes Element des Randleistentuberkulum 5
Randleistentuberkulum des Paraconus 7
Ze vorgelagertes Element des Randleistentuberkulum 8
Randleistentuberkulum des Protoconus 22
Pa vorgelagertes Element des Randleistentuberkulum 20
Zentrale Fossa 29
Me-bu Höckerabhang des Protoconus 18
Protoconus (mesio-palatinaler Höcker) 16
Ectoprotocrista (pa-bu Schmelzleiste) des Protoconus 17

Di Hilfswulst des Paraconus 6
29 Zentrale Fossa
13 Me Hilfswulst des Metaconus
14 Vorgelagertes Element des Metaconus
9 Metaconus (disto-bukkaler Höcker)
11 Me-pa Höckerabhang des Metaconus
10 Entometacrista (bu-pa Schmelzleiste) des Metaconus (Crista obliqua)
12 Di-pa Höckerabhang des Metaconus
30 Distale Fossa
15 Randleistentuberkulum des Metaconus
28 Randleistentuberkulum des Hypoconus
21 Di Hilfswulst des Protoconus
23 Crista obliqua
27 Di-bu Höckerabhang des Hypoconus
24 Hypoconus (disto-palatinaler Höcker)
25 Ectohypocrista (pa-bu Schmelzleiste) des Hypoconus
26 Me-bu Höckerabhang des Hypoconus
19 Di-bu Höckerabhang des Protoconus

Paraconus   Protoconus
Metaconus   Randleistenkomplex
Hypoconus

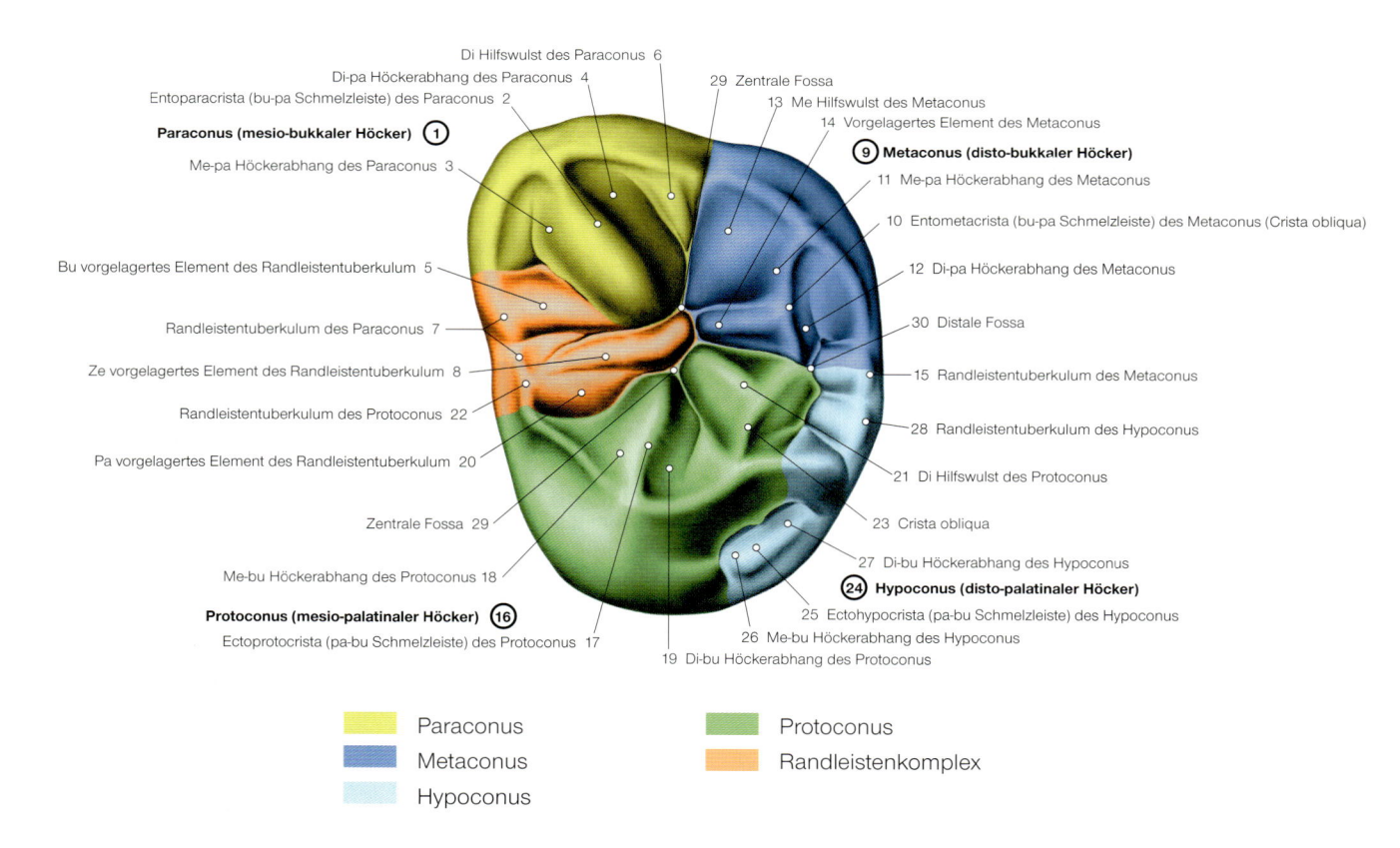

Abb. 87 Dritter oberer Molar; (links) von okklusal, Höckersegmente eingefärbt

Dritter oberer Molar, Okklusalansicht

Abb. 86

1. Paraconus (mesio-bukkaler Höcker)
2. Höckerspitze des Paraconus
3. Praeparacrista (me Höckergrad) des Paraconus
4. Postparacrista (di Höckergrad) des Paraconus
5. Me-bu Fläche des Paraconus
6. Di-bu Fläche des Paraconus
7. Metaconus (disto-bukkaler Höcker)
8. Höckerspitze des Metaconus
9. Praemetacrista (me Höckergrad) des Metaconus
10. Postmetacrista (di Höckergrad) des Metaconus
11. Me-bu Fläche des Metaconus
12. Di-bu Fläche des Metaconus
13. Protoconus (mesio-palatinaler Höcker)
14. Höckerspitze des Protoconus
15. Praeprotocrista (me Höckergrad) des Protoconus
16. Postprotocrista (di Höckergrad) des Protoconus
17. Me-pa Fläche des Protoconus
18. Di-pa Fläche des Protoconus
19. Hypoconus (disto-palatinaler Höcker)
20. Höckerspitze des Hypoconus
21. Praehypocrista (me Höckergrad) des Hypoconus
22. Posthypocrista (di Höckergrad) des Hypoconus
23. Me-pa Fläche des Hypoconus
24. Di-pa Fläche des Hypoconus
25. Randfurche
26. Mesiale Randleiste
27. Distale Randleiste
28. Zentralfissur
29. Palatinale Querfissur
30. Bukkale Querfissur
31. Intersegmentale Furche

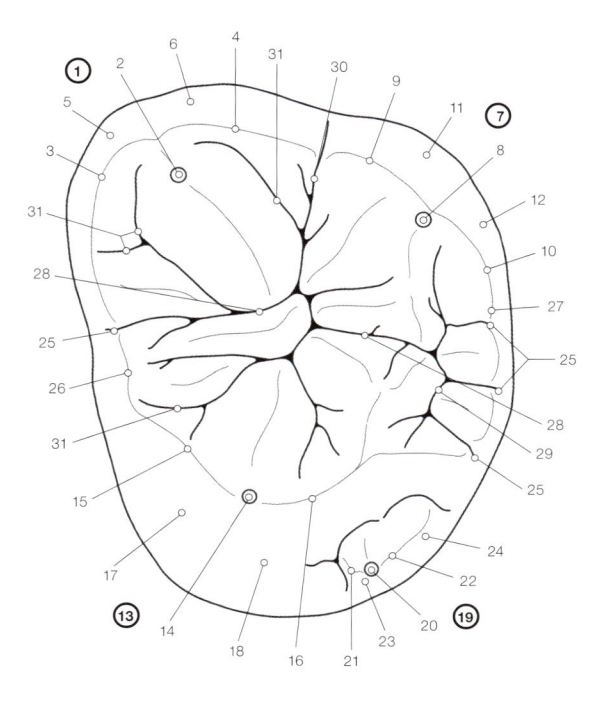

Abb. 87

1. Paraconus (mesio-bukkaler Höcker)
2. Entoparacrista (bu-pa Schmelzleiste) des Paraconus
3. Me-pa Höckerabhang des Paraconus
4. Di-pa Höckerabhang des Paraconus
5. Bu vorgelagertes Element des Randleistentuberkulum
6. Di Hilfswulst des Paraconus
7. Randleistentuberkulum des Paraconus
8. Ze vorgelagertes Element des Randleistentuberkulum
9. Metaconus (disto-bukkaler Höcker)
10. Entometacrista (bu-pa Schmelzleiste) des Metaconus (Crista obliqua)
11. Me-pa Höckerabhang des Metaconus
12. Di-pa Höckerabhang des Metaconus
13. Me Hilfswulst des Metaconus
14. Vorgelagertes Element des Metaconus
15. Randleistentuberkulum des Metaconus
16. Protoconus (mesio-palatinaler Höcker)
17. Ectoprotocrista (pa-bu Schmelzleiste) des Protoconus
18. Me-bu Höckerabhang des Protoconus
19. Di-bu Höckerabhang des Protoconus
20. Pa vorgelagertes Element des Randleistentuberkulum
21. Di Hilfswulst des Protoconus
22. Randleistentuberkulum des Protoconus
23. Crista obliqua
24. Hypoconus (disto-palatinaler Höcker)
25. Ectohypocrista (pa-bu Schmelzleiste) des Hypoconus
26. Me-bu Höckerabhang des Hypoconus
27. Di-bu Höckerabhang des Hypoconus
28. Randleistentuberkulum des Hypoconus
29. Zentrale Fossa
30. Distale Fossa

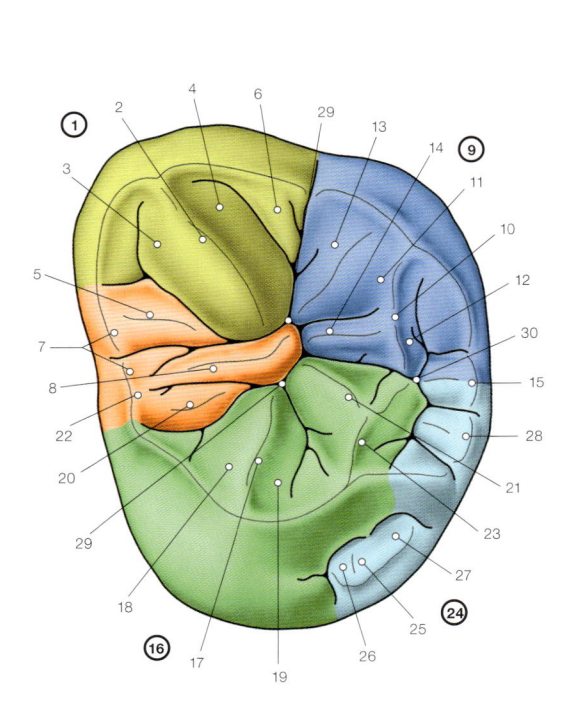

Spezielle Morphologie der Zähne

Crista medialis 29
Mediale Schmelzleiste
Sulcus intersegmentalis 41
Intersegmentale Furche
Crista distolabialis 28
Distolabiale Schmelzleiste
Angulus distolabialis 62
Distolabialer Winkel (-merkmal)
Crista marginalis distalis 17
Distale Randleiste
Margo incisalis distalis 33
Distale Inzisalkante
Sulcus margino-segmentalis 40
Margino-segmentale Furche
Margo incisalis medialis (centralis) 32
Mediale (zentrale) Inzisalkante
Crista marginalis distolingualis 21
Distolinguale Randleiste

41 Sulcus intersegmentalis
Intersegmentale Furche
27 Crista mesiolabialis
Mesiolabiale Schmelzleiste
61 Angulus mesiolabialis
Mesiolabialer Winkel (-merkmal)
16 Crista marginalis mesialis
Mesiale Randleiste
31 Margo incisalis mesialis
Mesiale Inzisalkante
41 Sulcus intersegmentalis
Intersegmentale Furche
20 Crista marginalis mesiolingualis
Mesiolinguale Randleiste
37 Sulcus lingualis
Linguale Furche
38 Tuberculum dentis
Basales Cingulum

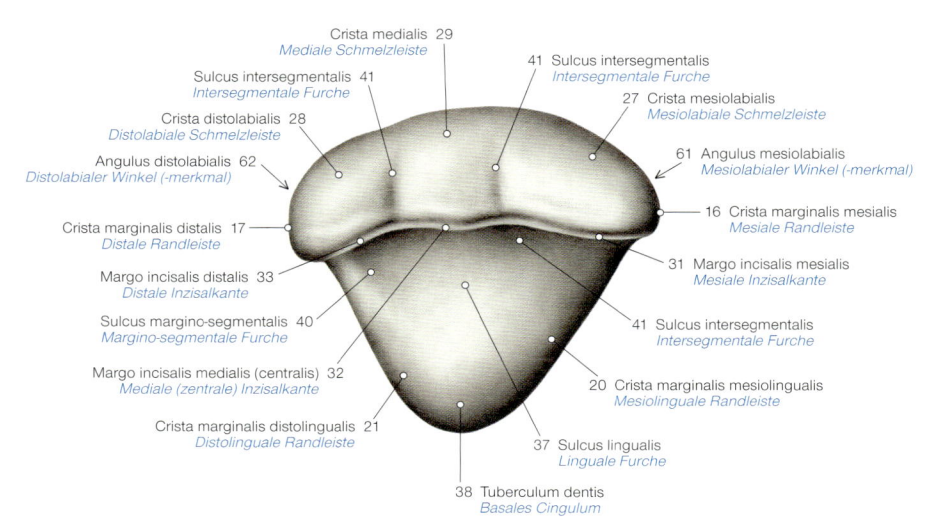

Abb. 88   Mittlerer unterer Schneidezahn; (links) von inzisal

Crista medialis 29
Mediale Schmelzleiste
Sulcus intersegmentalis 41
Intersegmentale Furche
Margo incisalis distalis 33
Distale Inzisalkante
Crista distolabialis 28
Distolabiale Schmelzleiste
Angulus distolabialis 62
Distolabialer Winkel (-merkmal)
Crista marginalis distalis 17
Distale Randleiste
Crista marginalis distolingualis 21
Distolinguale Randleiste
Incisura intersegmentalis 34
Intersegmentale Einziehung
Crista accessoria 36
Akzessorische Leiste
Tuberculum dentis 38
Basales Cingulum

22 Tuberculum marginalis
Randleistentuberkulum
41 Sulcus intersegmentalis
Intersegmentale Furche
27 Crista mesiolabialis
Mesiolabiale Schmelzleiste
31 Margo incisalis mesialis
Mesiale Inzisalkante
61 Angulus mesiolabialis
Mesiolabialer Winkel (-merkmal)
16 Crista marginalis mesialis
Mesiale Randleiste
40 Sulcus margino-segmentalis
Margino-segmentale Furche
20 Crista marginalis mesiolingualis
Mesiolinguale Randleiste
32 Margo incisalis medialis (centralis)
Mediale (zentrale) Inzisalkante
36 Crista accessoria
Akzessorische Leiste
41 Sulcus intersegmentalis
Intersegmentale Furche
35 Crista principalis
Essenzielle Leiste

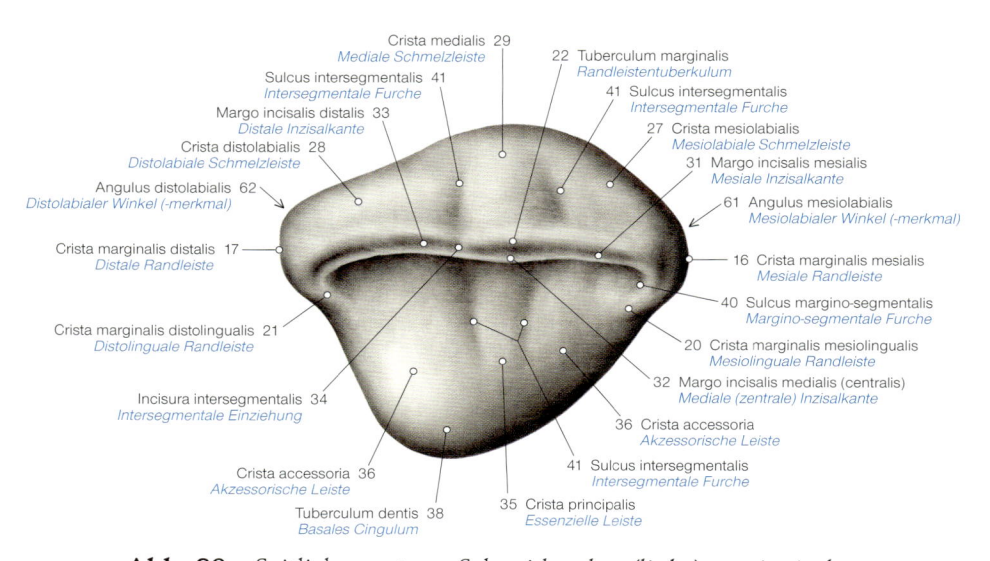

Abb. 89   Seitlicher unterer Schneidezahn; (links) von inzisal

Crista medialis 29
Mediale Schmelzleiste
Apex margo incisalis 45
Inzisalkantenspitze
Margo incisalis distalis 33
Distale Inzisalkante
Sulcus intersegmentalis 41
Intersegmentale Furche
Crista distolabialis 28
Distolabiale Schmelzleiste
Angulus distolabialis 62
Distolabialer Winkel (-merkmal)
Crista marginalis distalis 17
Distale Randleiste
Sulcus margino-segmentalis 40
Margino-segmentale Furche
Sulcus intersegmentalis 41
Intersegmentale Furche
Crista marginalis distolingualis 21
Distolinguale Randleiste

31 Margo incisalis mesialis
Mesiale Inzisalkante
41 Sulcus intersegmentalis
Intersegmentale Furche
27 Crista mesiolabialis
Mesiolabiale Schmelzleiste
61 Angulus mesiolabialis
Mesiolabialer Winkel (-merkmal)
16 Crista marginalis mesialis
Mesiale Randleiste
36 Crista accessoria
Akzessorische Leiste
41 Sulcus intersegmentalis
Intersegmentale Furche
20 Crista marginalis mesiolingualis
Mesiolinguale Randleiste
44 Cuspis principalis
Essenzieller Höcker
35 Crista principalis
Essenzielle Leiste
43
Cingulum-Derivat

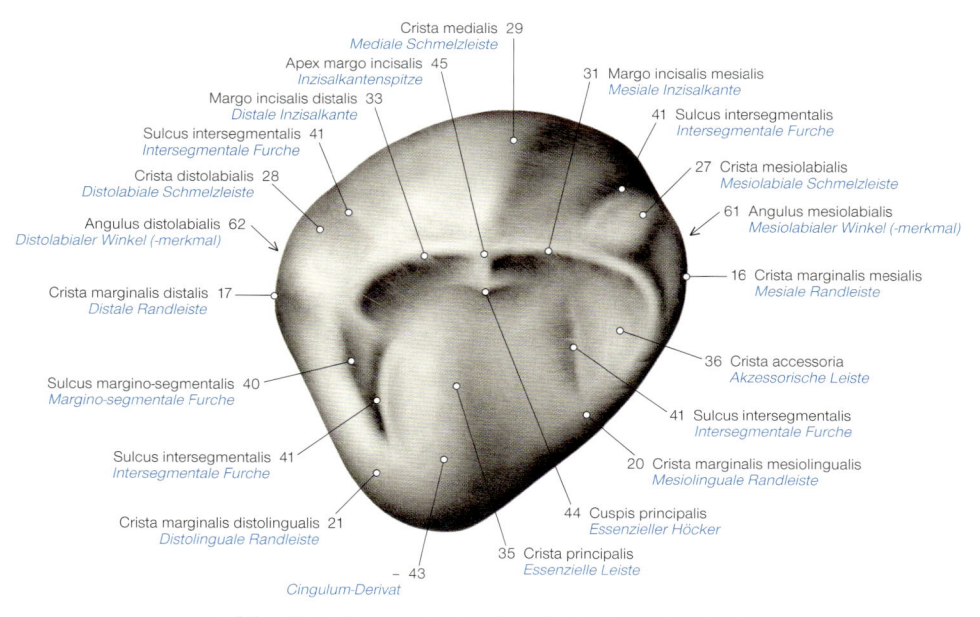

Abb. 90   Unterer Eckzahn; (links) von inzisal

Untere Frontzähne, Inzisalansicht

Abb. 88

16 Crista marginalis mesialis
17 Crista marginalis distalis
20 Crista marginalis mesiolingualis
21 Crista marginalis distolingualis
27 Crista mesiolabialis
28 Crista distolabialis
29 Crista medialis
31 Margo incisalis mesialis
32 Margo incisalis medialis (centralis)
33 Margo incisalis distalis
37 Sulcus lingualis
38 Tuberculum dentis
40 Sulcus margino-segmentalis
41 Sulcus intersegmentalis
61 Angulus mesiolabialis
62 Angulus distolabialis

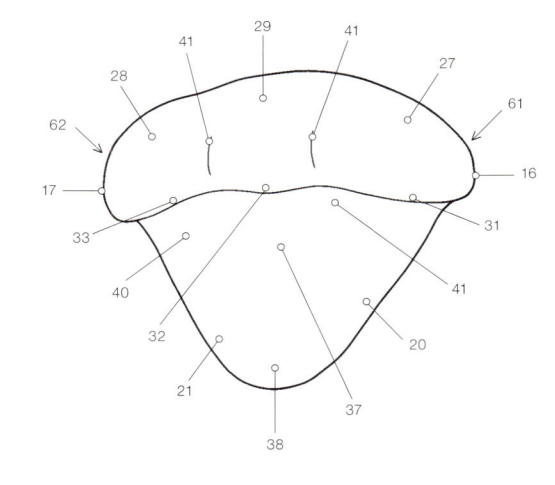

Abb. 89

16 Crista marginalis mesialis
17 Crista marginalis distalis
20 Crista marginalis mesiolingualis
21 Crista marginalis distolingualis
22 Tuberculum marginalis
27 Crista mesiolabialis
28 Crista distolabialis
29 Crista medialis
31 Margo incisalis mesialis
32 Margo incisalis medialis (centralis)
33 Margo incisalis distalis
34 Incisura intersegmentalis
35 Crista principalis
36 Crista accessoria
38 Tuberculum dentis
40 Sulcus margino-segmentalis
41 Sulcus intersegmentalis
61 Angulus mesiolabialis
62 Angulus distolabialis

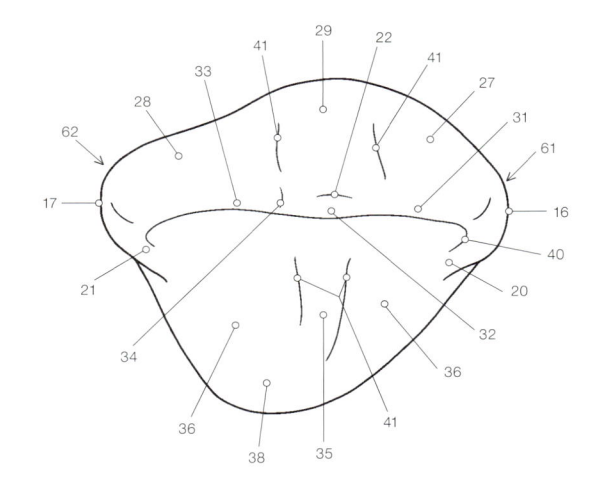

Abb. 90

16 Crista marginalis mesialis
17 Crista marginalis distalis
20 Crista marginalis mesiolingualis
21 Crista marginalis distolingualis
27 Crista mesiolabialis
28 Crista distolabialis
29 Crista medialis
31 Margo incisalis mesialis
33 Margo incisalis distalis
35 Crista principalis
36 Crista accesscria
40 Sulcus margino-segmentalis
41 Sulcus intersegmentalis
43 *Cingulum-Derivat*
44 Cuspis principalis
45 Apex margo incisalis
61 Angulus mesiolabialis
62 Angulus distolabialis

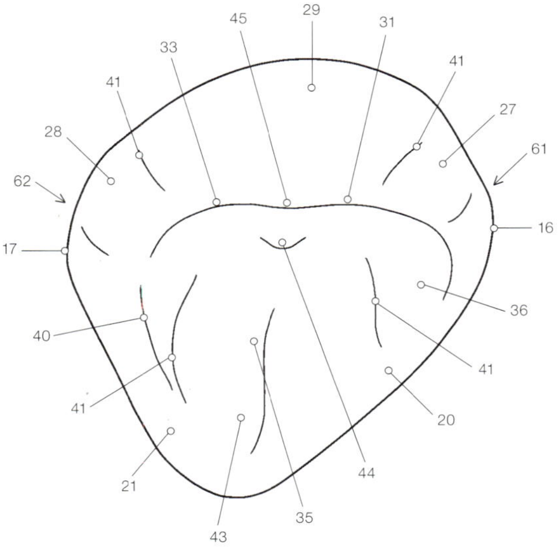

Spezielle Morphologie der Zähne

① **Protoconid (bukkaler Höcker)**
2 Höckerspitze des Protoconid
3 Entoprotocristid (bu-li Schmelzleiste) des Protoconid
7 Di-li Höckerabhang des Protoconid
6 Me-li Höckerabhang des Protoconid
5 Postprotocristid (di Höckergrad) des Protoconid
4 Praeprotocristid (me Höckergrad) des Protoconid
9 Di-bu Fläche des Protoconid
8 Me-bu Fläche des Protoconid
10 Di Hilfswulst des Protoconid
25 Intersegmentale Furche
21 Transversale Leiste
14 Ectoparacristid (li-bu Schmelzleiste) des Paraconid
23 Mesiale Randleiste
24 Distale Randleiste
11 Randleistentuberkulum des Protoconid
11 Randleistentuberkulum des Protoconid
22 Randfurche
26 Mesiale Fossa
18 Di-bu Höckerabhang des Paraconid
19 Me-li Fläche des Paraconid
16 Postparacristid (di Höckergrad) des Paraconid
15 Praeparacristid (me Höckergrad) des Paraconid
20 Di-li Fläche des Paraconid
17 Me-bu Höckerabhang des Paraconid
13 Höckerspitze des Paraconid
⑫ **Paraconid (lingualer Höcker)**

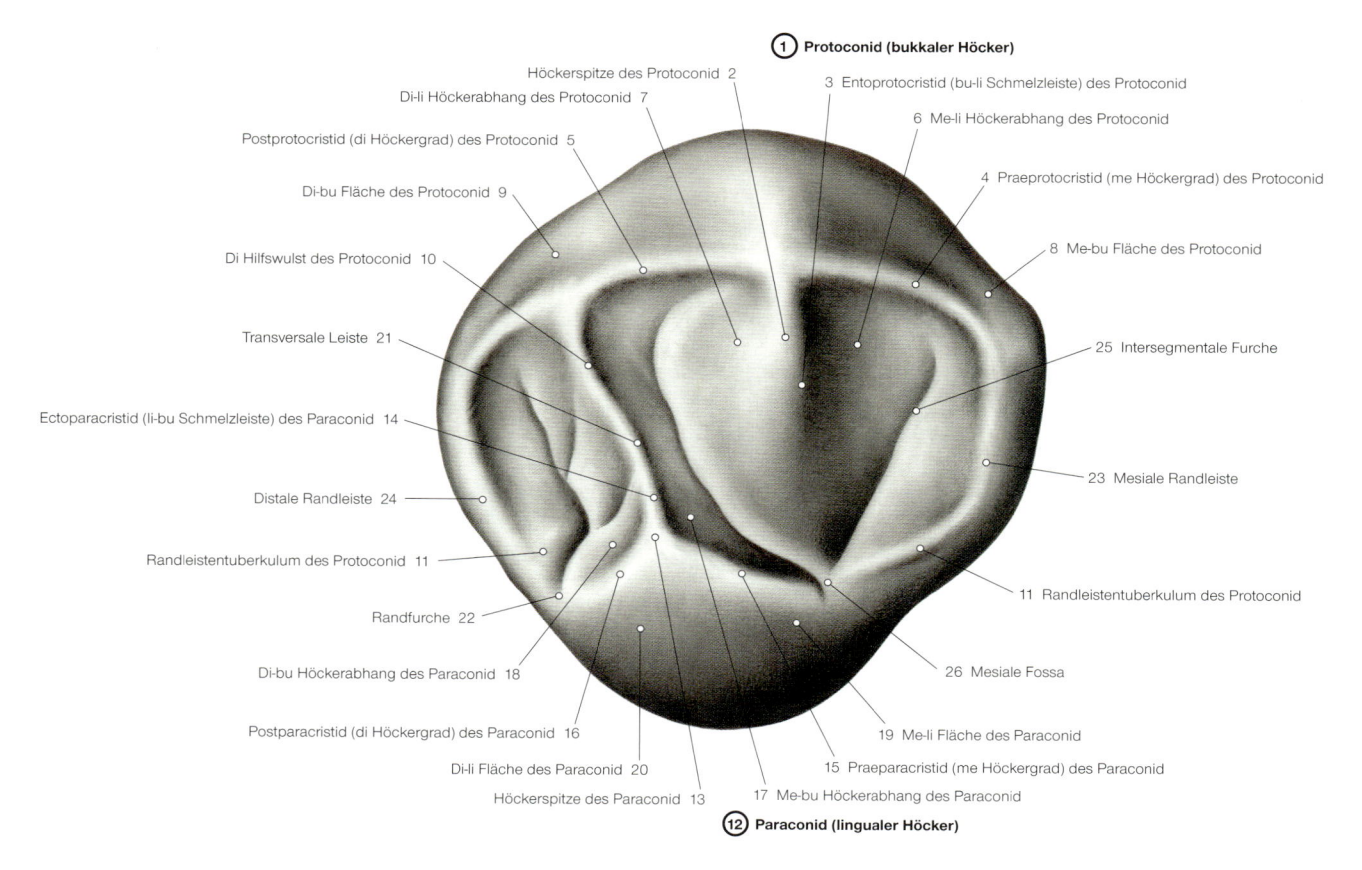

Abb. 91 Erster unterer Prämolar; (links) von okklusal

■ Protoconid
■ Paraconid

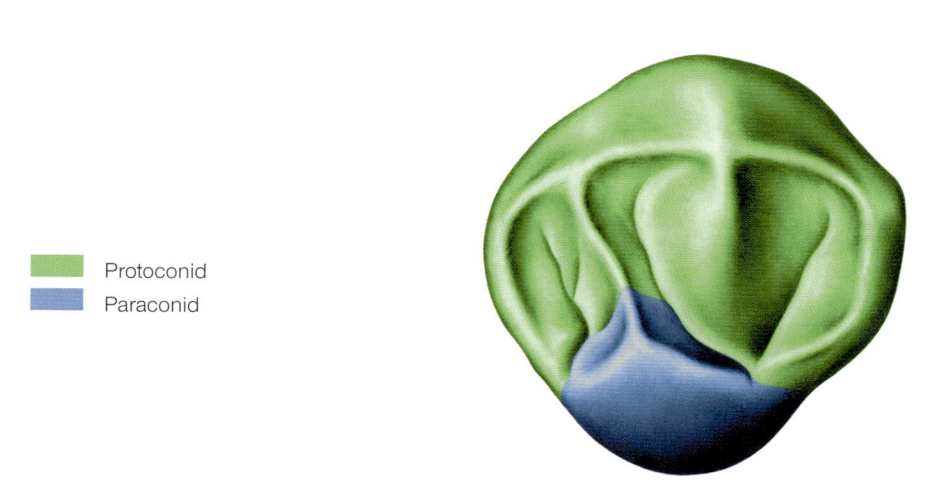

Abb. 92 Erster unterer Prämolar; (links) von okklusal, Höckersegmente eingefärbt

Erster unterer Prämolar, Okklusalansicht

Abb. 91

1 Protoconid (bukkaler Höcker)
2 Höckerspitze des Protoconid
3 Entoprotocristid (bu-li Schmelzleiste) des Protoconid
4 Praeprotocristid (me Höckergrad) des Protoconid
5 Postprotocristid (di Höckergrad) des Protoconid
6 Me-li Höckerabhang des Protoconid
7 Di-li Höckerabhang des Protoconid
8 Me-bu Fläche des Protoconid
9 Di-bu Fläche des Protoconid
10 Di Hilfswulst des Protoconid
11 Randleistentuberkulum des Protoconid

12 Paraconid (lingualer Höcker)
13 Höckerspitze des Paraconid
14 Ectoparacristid (li-bu Schmelzleiste) des Paraconid
15 Praeparacristid (me Höckergrad) des Paraconid
16 Postparacristid (di Höckergrad) des Paraconid
17 Me-bu Höckerabhang des Paraconid
18 Di-bu Höckerabhang des Paraconid
19 Me-li Fläche des Paraconid
20 Di-li Fläche des Paraconid

21 Transversale Leiste
22 Randfurche
23 Mesiale Randleiste
24 Distale Randleiste
25 Intersegmentale Furche
26 Mesiale Fossa

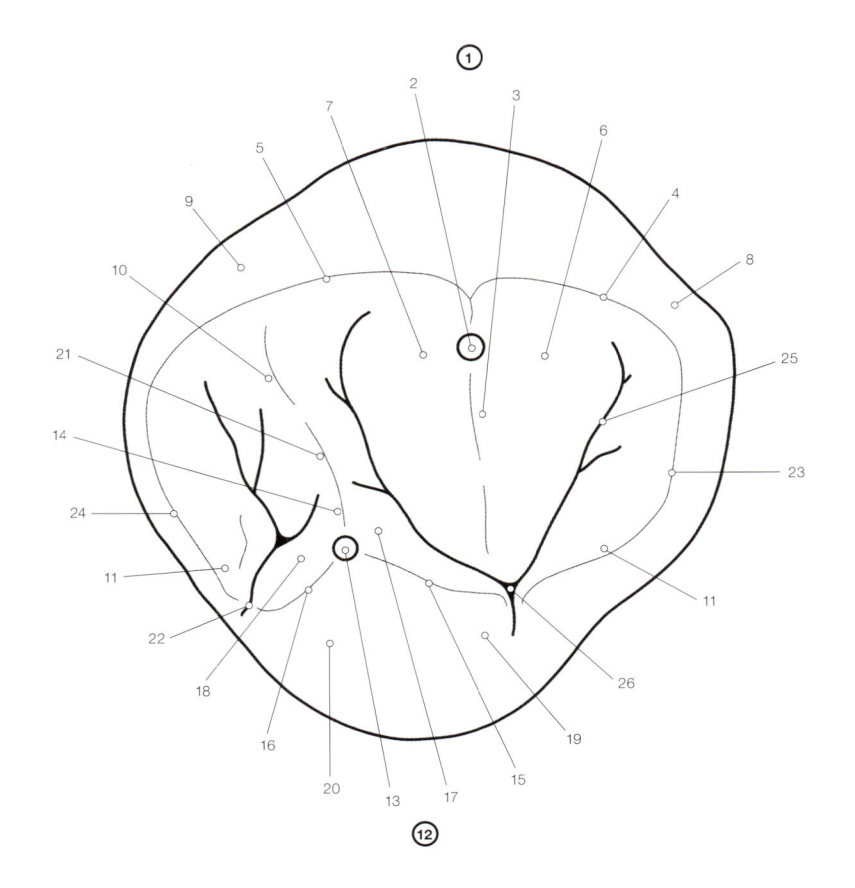

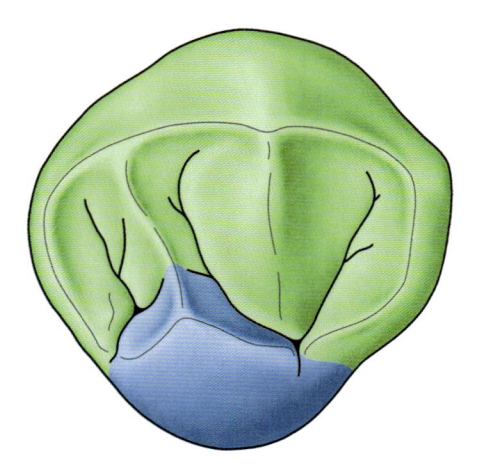

Abb. 93 Erster unterer Prämolar; (links) von okklusal, Höckersegmente eingefärbt

70 Spezielle Morphologie der Zähne

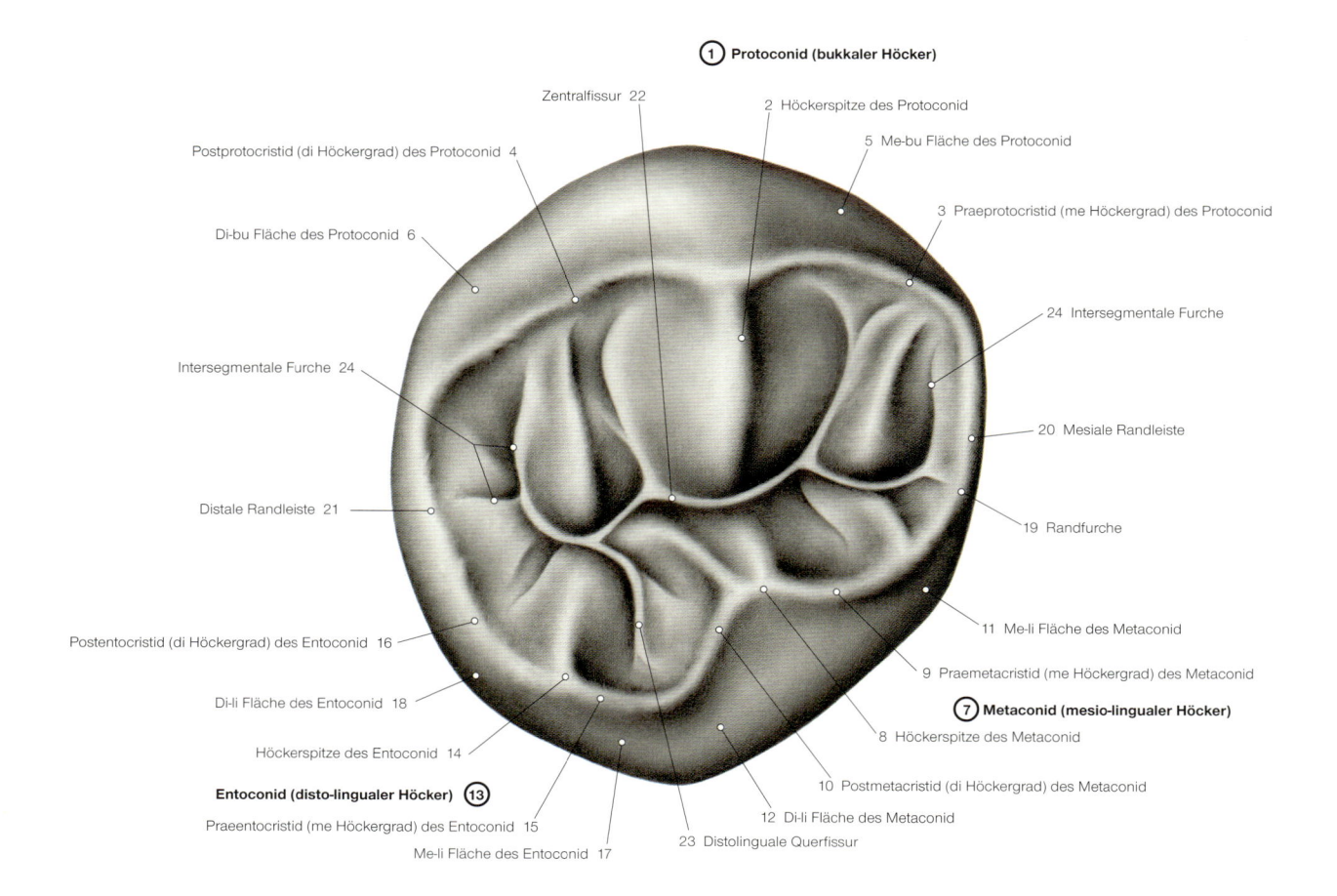

Abb. 94 Zweiter unterer Prämolar; (links) von okklusal

Labels:
- 1 Protoconid (bukkaler Höcker)
- 2 Höckerspitze des Protoconid
- 3 Praeprotocristid (me Höckergrad) des Protoconid
- 4 Postprotocristid (di Höckergrad) des Protoconid
- 5 Me-bu Fläche des Protoconid
- 6 Di-bu Fläche des Protoconid
- 7 Metaconid (mesio-lingualer Höcker)
- 8 Höckerspitze des Metaconid
- 9 Praemetacristid (me Höckergrad) des Metaconid
- 10 Postmetacristid (di Höckergrad) des Metaconid
- 11 Me-li Fläche des Metaconid
- 12 Di-li Fläche des Metaconid
- 13 Entoconid (disto-lingualer Höcker)
- 14 Höckerspitze des Entoconid
- 15 Praeentocristid (me Höckergrad) des Entoconid
- 16 Postentocristid (di Höckergrad) des Entoconid
- 17 Me-li Fläche des Entoconid
- 18 Di-li Fläche des Entoconid
- 19 Randfurche
- 20 Mesiale Randleiste
- 21 Distale Randleiste
- 22 Zentralfissur
- 23 Distolinguale Querfissur
- 24 Intersegmentale Furche

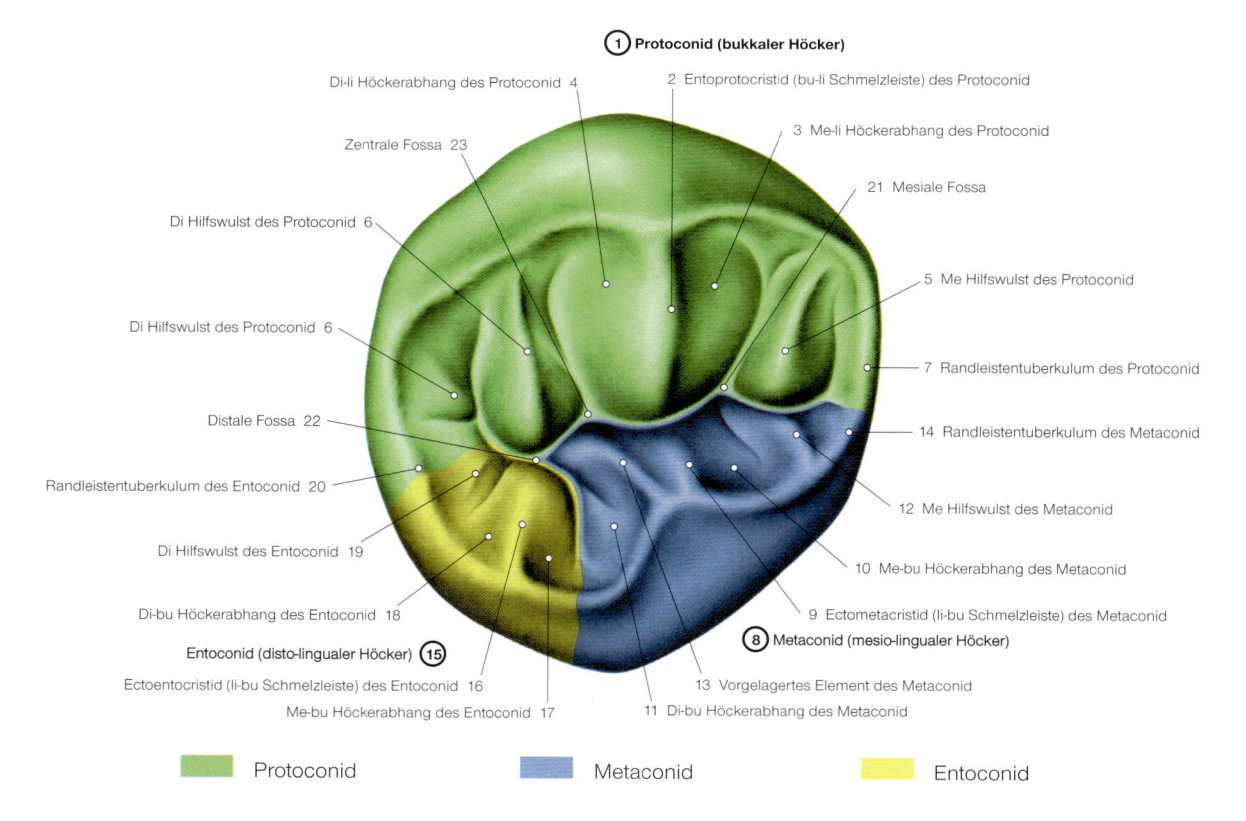

Abb. 95 Zweiter unterer Prämolar; (links) von okklusal, Höckersegmente eingefärbt

Labels:
- 1 Protoconid (bukkaler Höcker)
- 2 Entoprotocristid (bu-li Schmelzleiste) des Protoconid
- 3 Me-li Höckerabhang des Protoconid
- 4 Di-li Höckerabhang des Protoconid
- 5 Me Hilfswulst des Protoconid
- 6 Di Hilfswulst des Protoconid
- 7 Randleistentuberkulum des Protoconid
- 8 Metaconid (mesio-lingualer Höcker)
- 9 Ectometacristid (li-bu Schmelzleiste) des Metaconid
- 10 Me-bu Höckerabhang des Metaconid
- 11 Di-bu Höckerabhang Metaconid
- 12 Me Hilfswulst des Metaconid
- 13 Vorgelagertes Element des Metaconid
- 14 Randleistentuberkulum des Metaconid
- 15 Entoconid (disto-lingualer Höcker)
- 16 Ectoentocristid (li-bu Schmelzleiste) des Entoconid
- 17 Me-bu Höckerabhang des Entoconid
- 18 Di-bu Höckerabhang des Entoconid
- 19 Di Hilfswulst des Entoconid
- 20 Randleistentuberkulum des Entoconid
- 21 Mesiale Fossa
- 22 Distale Fossa
- 23 Zentrale Fossa

Legende: ■ Protoconid   ■ Metaconid   ■ Entoconid

Zweiter unterer Prämolar, Okklusalansicht

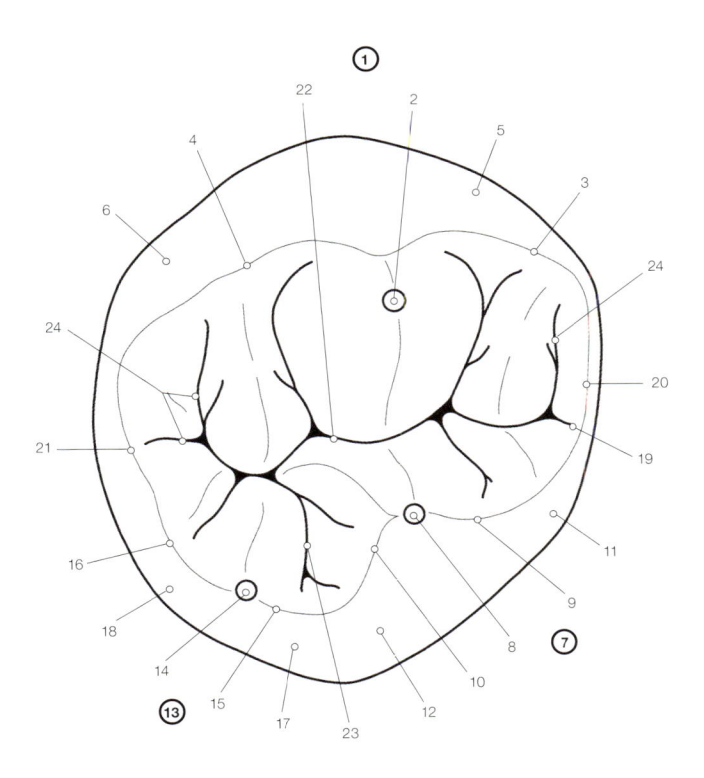

Abb. 94

1. Protoconid (bukkaler Höcker)
2. Höckerspitze des Protoconid
3. Praeprotocristid (me Höckergrad) des Protoconid
4. Postprotocristid (di Höckergrad) des Protoconid
5. Me-bu Fläche des Protoconid
6. Di-bu Fläche des Protoconid

7. Metaconid (mesio-lingualer Höcker)
8. Höckerspitze des Metaconid
9. Praemetacristid (me Höckergrad) des Metaconid
10. Postmetacristid (di Höckergrad) des Metaconid
11. Me-li Fläche des Metaconid
12. Di-li Fläche des Metaconid

13. Entoconid (disto-lingualer Höcker)
14. Höckerspitze des Entoconid
15. Praeentocristid (me Höckergrad) des Entoconid
16. Postentocristid (di Höckergrad) des Entoconid
17. Me-li Fläche des Entoconid
18. Di-li Fläche des Entoconid

19. Randfurche
20. Mesiale Randleiste
21. Distale Randleiste
22. Zentralfissur
23. Distolinguale Querfissur
24. Intersegmentale Furche

Abb. 95

1. Protoconid (bukkaler Höcker)
2. Entoprotocristid (bu-li Schmelzleiste) des Protoconid
3. Me-li Höckerabhang des Protoconid
4. Di-li Höckerabhang des Protoconid
5. Me Hilfswulst des Protoconid
6. Di Hilfswulst des Protoconid
7. Randleistentuberkulum des Protoconid

8. Metaconid (mesio-lingualer Höcker)
9. Ectometacristid (li-bu Schmelzleiste) des Metaconid
10. Me-bu Höckerabhang des Metaconid
11. Di-bu Höckerabhang des Metaconid
12. Me Hilfswulst des Metaconid
13. Vorgelagertes Element des Metaconid
14. Randleistentuberkulum des Metaconid

15. Entoconid (disto-lingualer Höcker)
16. Ectoentocristid (li-bu Schmelzleiste) des Entoconid
17. Me-bu Höckerabhang des Entoconid
18. Di-bu Höckerabhang des Entoconid
19. Di Hilfswulst des Entoconid
20. Randleistentuberkulum des Entoconid

21. Mesiale Fossa
22. Distale Fossa
23. Zentrale Fossa

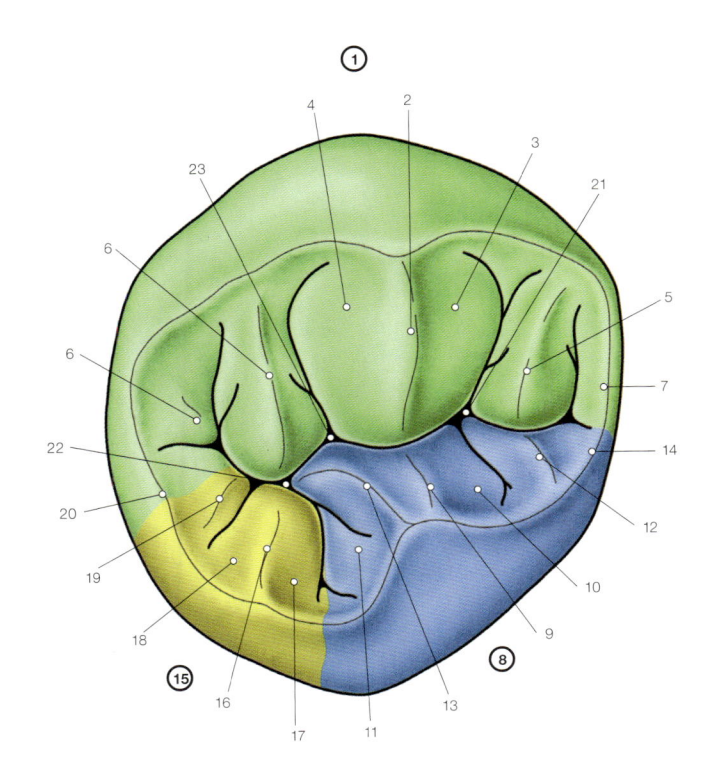

Spezielle Morphologie der Zähne

13 Hypoconid (di[-zentro]-bukkaler Höcker)
14 Höckerspitze des Hypoconid
18 Di-bu Fläche des Hypoconid
16 Posthypocristid (di Höckergrad) des Hypoconid
42 Di-bu Querfissur
9 Praehypoconolidcristid (me Höckergrad) des Hypoconulid
Hypoconulid (disto-bukkaler Höcker) 7
11 Me-bu Fläche des Hypoconulid
8 Höckerspitze des Hypoconulid
12 Di-bu Fläche des Hypoconulid
10 Posthypoconolidcristid (di Höckergrad) des Hypoconulid
45 Intersegmentale Furche
39 Distale Randleiste
37 Randfurche
40 Zentralfissur
28 Postentocristid (di Höckergrad) des Entoconid
30 Di-li Fläche des Entoconid
26 Höckerspitze des Entoconid
Entoconid (disto-lingualer Höcker) 25
27 Praeentocristid (me Höckergrad) des Entoconid
29 Me-li Fläche des Entoconid
44 Di-li Querfissur
34 Di Höckergrad des zentro-lingualen Höckers
36 Di-li Fläche des zentro-lingualen Höckers
32 Höckerspitze des zentro-lingualen Höckers
Zentro-lingualer Höcker (akzessorischer Höcker) 31

17 Me-bu Fläche des Hypoconid
15 Praehypocristid (me Höckergrad) des Hypoconid
41 Me-bu Querfissur (Ectoflexid)
4 Postprotocristid (di Höckergrad) des Protoconid
6 Di-bu Fläche des Protoconid
2 Höckerspitze des Protoconid
1 Protoconid (mesio-bukkaler Höcker)
5 Me-bu Fläche des Protoconid
3 Praeprotocristid (me Höckergrad) des Protoconid
45 Intersegmentale Furche
37 Randfurche
38 Mesiale Randleiste
37 Randfurche
21 Praemetacristid (me Höckergrad) des Metaconid
23 Me-li Fläche des Metaconid
19 Metaconid (mesio-lingualer Höcker)
20 Höckerspitze des Metaconid
40 Zentralfissur
24 Di-li Fläche des Metaconid
22 Postmetacristid (di Höckergrad) des Metaconid
43 Me-li Querfissur
33 Me Höckergrad des zentro-lingualen Höckers
35 Me-li Fläche des zentro-lingualen Höckers

Abb. 96 Erster unterer Molar; (links) von okklusal

15 Hypoconid (di-[zentro]-bukkaler Höcker)
16 Entohypocristid (bu-li Schmelzleiste) des Hypoconid
18 Di-li Höckerabhang des Hypoconid
19 Di Hilfswulst des Hypoconid
42 Distale Fossa
10 Me-li Höckerabhang des Hypoconulid
Hypoconulid (disto-bukkaler Höcker) 8
9 Entohypoconolidcristid (bu-li Schmelzleiste) des Hypoconulid
11 Di-li Höckerabhang des Hypoconulid
13 Vorgelagertes Element des Hypoconulid
12 Di Hilfswulst des Hypoconulid
14 Randleistentuberkulum des Hypoconulid
35 Randleistentuberkulum des Entoconid
33 Di Hilfswulst des Entoconid
32 Di-bu Höckerabhang des Entoconid
30 Ectoentocristid (li-bu Schmelzleiste) des Entoconid
Entoconid (disto-lingualer Höcker) 29
31 Me-bu Höckerabhang des Entoconid
34 Vorgelagertes Element des Entoconid
39 Di-bu Höckerabhang des zentro-lingualen Höckers
37 Li-bu Schmelzleiste des zentro-lingualen Höckers
Zentro-lingualer Höcker (akzessorischer Höcker) 36

17 Me-li Höckerabhang des Hypoconid
20 Vorgelagertes Element des Hypoconid
41 Mesiale Fossa
6 Vorgelagertes Element des Protoconid
4 Di-li Höckerabhang des Protoconid
2 Entoprotocristid (bu-li Schmelzleiste) des Protoconid
1 Protoconid (mesio-bukkaler Höcker)
3 Me-li Höckerabhang des Protoconid
5 Me Hilfswulst des Protoconid
41 Mesiale Fossa
7 Randleistentuberkulum des Protoconid
28 Me vorgelagertes Element des Metaconid
25 Me Hilfswulst des Metaconid
23 Me-bu Höckerabhang des Metaconid
21 Metaconid (mesio-lingualer Höcker)
22 Ectometacristid (li-bu Schmelzleiste) des Metaconid
24 Di-bu Höckerabhang des Metaconid
27 Di vorgelagertes Element des Metaconid
26 Di Hilfswulst des Metaconid
43 Zentrale Fossa (Talonid)
40 Vorgelagertes Element des zentro-lingualen Höckers
38 Me-bu Höckerabhang des zentro-lingualen Höckers

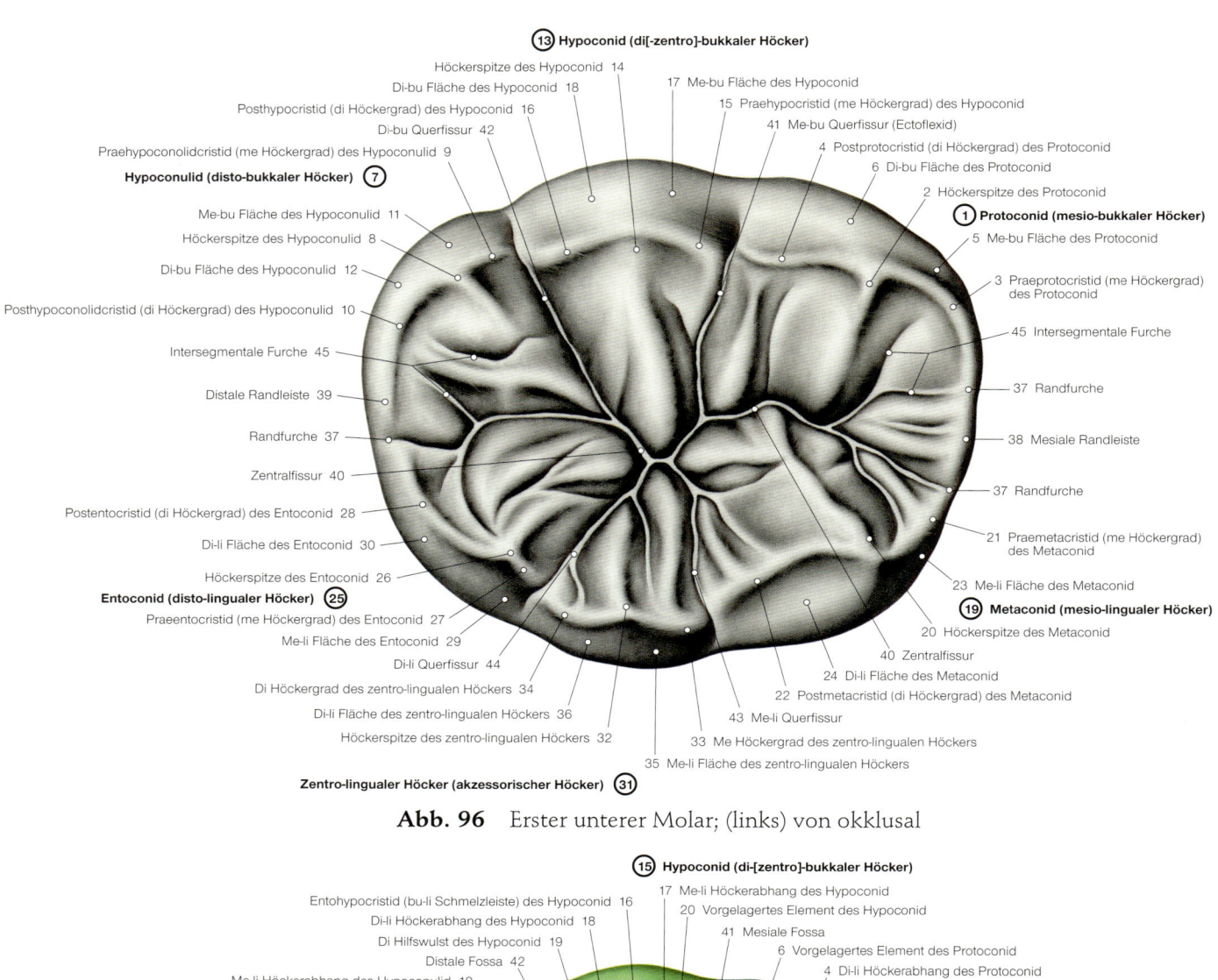

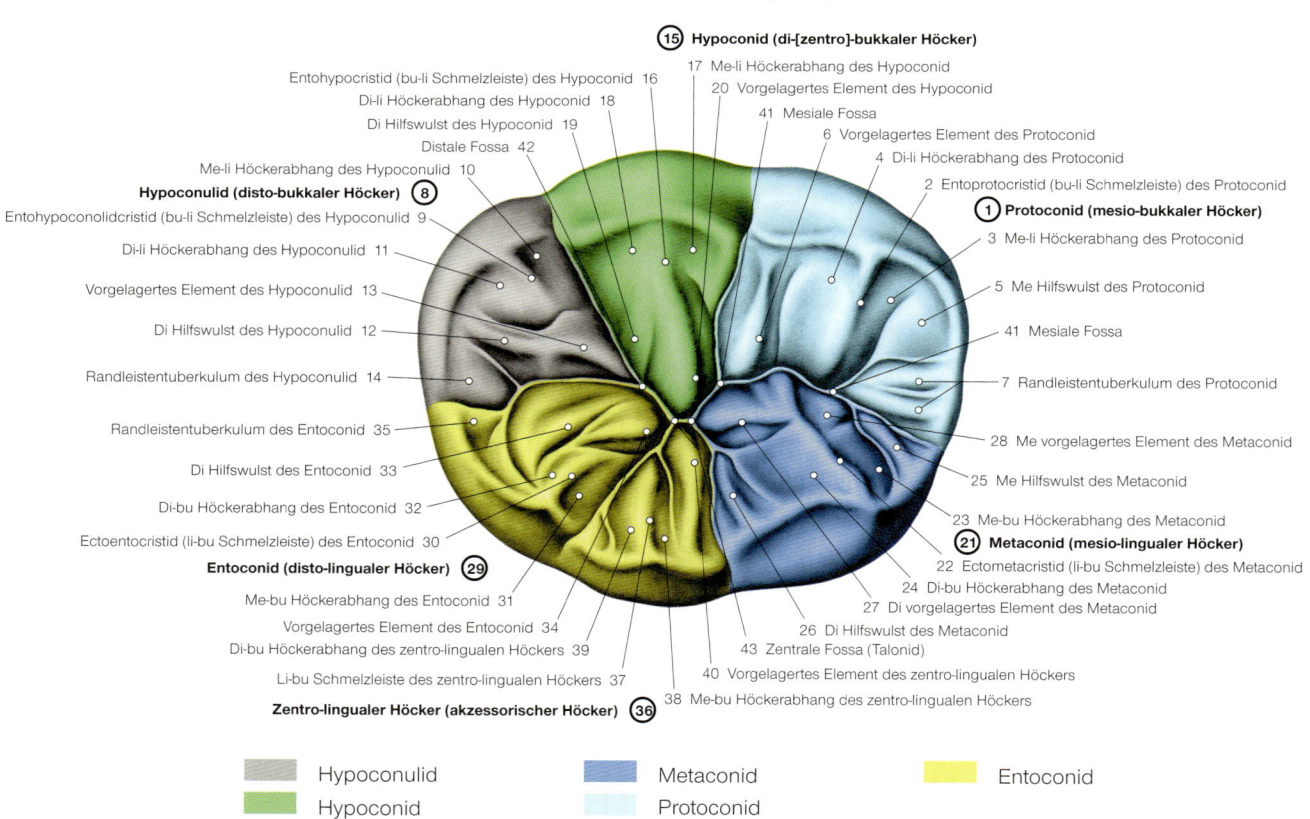

■ Hypoconulid   ■ Metaconid   ■ Entoconid
■ Hypoconid   ■ Protoconid

Abb. 97 Erster unterer Molar; (links) von okklusal, Höckersegmente eingefärbt

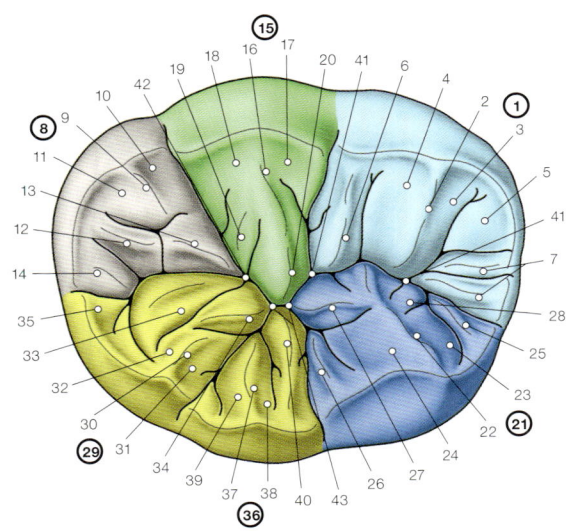

Erster unterer Molar, Okklusalansicht

Abb. 96

1. Protoconid (mesio-bukkaler Höcker)
2. Höckerspitze des Protoconid
3. Praeprotocristid (me Höckergrad) des Protoconid
4. Postprotocristid (di Höckergrad) des Protoconid
5. Me-bu Fläche des Protoconid
6. Di-bu Fläche des Protoconid
7. Hypoconulid (disto-bukkaler Höcker)
8. Höckerspitze des Hypoconulid
9. Praehypoconolidcristid (me Höckergrad) des Hypoconulid
10. Posthypoconolidcristid (di Höckergrad) des Hypoconulid
11. Me-bu Fläche des Hypoconulid
12. Di-bu Fläche des Hypoconulid
13. Hypoconid (di-[zentro]-bukkaler Höcker)
14. Höckerspitze des Hypoconid
15. Praehypocristid (me Höckergrad) des Hypoconid
16. Posthypocristid (di Höckergrad) des Hypoconid
17. Me-bu Fläche des Hypoconid
18. Di-bu Fläche des Hypoconid
19. Metaconid (mesio-lingualer Höcker)
20. Höckerspitze des Metaconid
21. Praemetacristid (me Höckergrad) des Metaconid
22. Postmetacristid (di Höckergrad) des Metaconid
23. Me-li Fläche des Metaconid
24. Di-li Fläche des Metaconid
25. Entoconid (disto-lingualer Höcker)
26. Höckerspitze des Entoconid
27. Praeentocristid (me Höckergrad) des Entoconid
28. Postentocristid (di Höckergrad) des Entoconid
29. Me-li Fläche des Entoconid
30. Di-li Fläche des Entoconid
31. Zentro-lingualer Höcker (akzessorischer Höcker)
32. Höckerspitze des zentro-lingualen Höckers
33. Me Höckergrad des zentro-lingualen Höckers
34. Di Höckergrad des zentro-lingualen Höckers
35. Me-li Fläche des zentro-lingualen Höckers
36. Di-li Fläche des zentro-lingualen Höckers
37. Randfurche
38. Mesiale Randleiste
39. Distale Randleiste
40. Zentralfissur
41. Me-bu Querfissur (Ectoflexid)
42. Di-bu Querfissur
43. Me-li Querfissur
44. Di-li Querfissur
45. Intersegmentale Furche

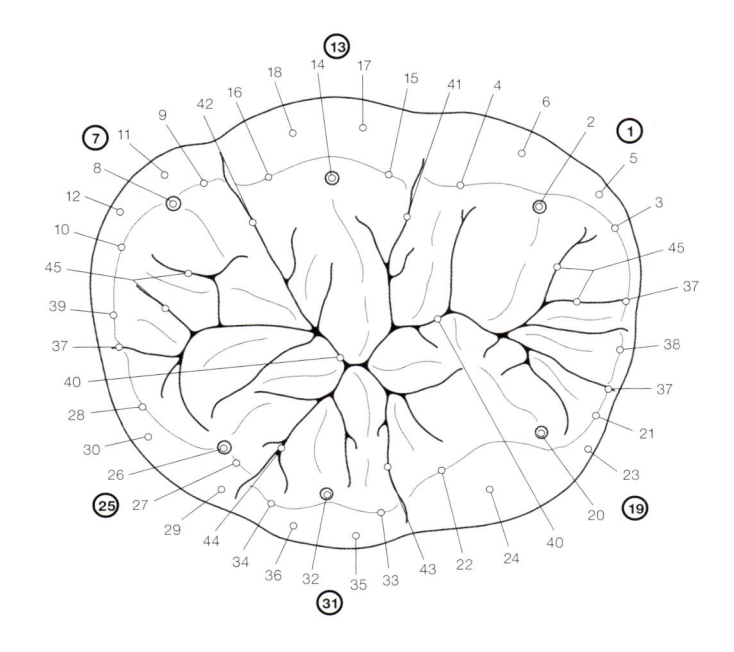

Abb. 97

1. Protoconid (mesio-bukkaler Höcker)
2. Entoprotocristid (bu-li Schmelzleiste) des Protoconid
3. Me-li Höckerabhang des Protoconid
4. Di-li Höckerabhang des Protoconid
5. Me Hilfswulst des Protoconid
6. Vorgelagertes Element des Protoconid
7. Randleistentuberkulum des Protoconid
8. Hypoconulid (disto-bukkaler Höcker)
9. Entohypoconolidcristid (bu-li Schmelzleiste) des Hypoconulid
10. Me-li Höckerabhang des Hypoconulid
11. Di-li Höckerabhang des Hypoconulid
12. Di Hilfswulst des Hypoconulid
13. Vorgelagertes Element des Hypoconulid
14. Randleistentuberkulum des Hypoconulid
15. Hypoconid (di-[zentro]-bukkaler Höcker)
16. Entohypocristid (bu-li Schmelzleiste) des Hypoconid
17. Me-li Höckerabhang des Hypoconid
18. Di-li Höckerabhang des Hypoconid
19. Di Hilfswulst des Hypoconid
20. Vorgelagertes Element des Hypoconid
21. Metaconid (mesio-lingualer Höcker)
22. Ectometacristid (li-bu Schmelzleiste) des Metaconid
23. Me-bu Höckerabhang des Metaconid
24. Di-bu Höckerabhang des Metaconid
25. Me Hilfswulst des Metaconid
26. Di Hilfswulst des Metaconid
27. Di vorgelagertes Element des Metaconid
28. Me vorgelagertes Element des Metaconid
29. Entoconid (disto-lingualer Höcker)
30. Ectoentocristid (li-bu Schmelzleiste) des Entoconid
31. Me-bu Höckerabhang des Entoconid
32. Di-bu Höckerabhang des Entoconid
33. Di Hilfswulst des Entoconid
34. Vorgelagertes Element des Entoconid
35. Randleistentuberkulum des Entoconid
36. Zentro-lingualer Höcker (akzessorischer Höcker)
37. Li-bu Schmelzleiste des zentro-lingualen Höckers
38. Me-bu Höckerabhang des zentro-lingualen Höckers
39. Di-bu Höckerabhang des zentro-lingualen Höckers
40. Vorgelagertes Element des zentro-lingualen Höckers
41. Mesiale Fossa
42. Distale Fossa
43. Zentrale Fossa (Talonid)

Spezielle Morphologie der Zähne

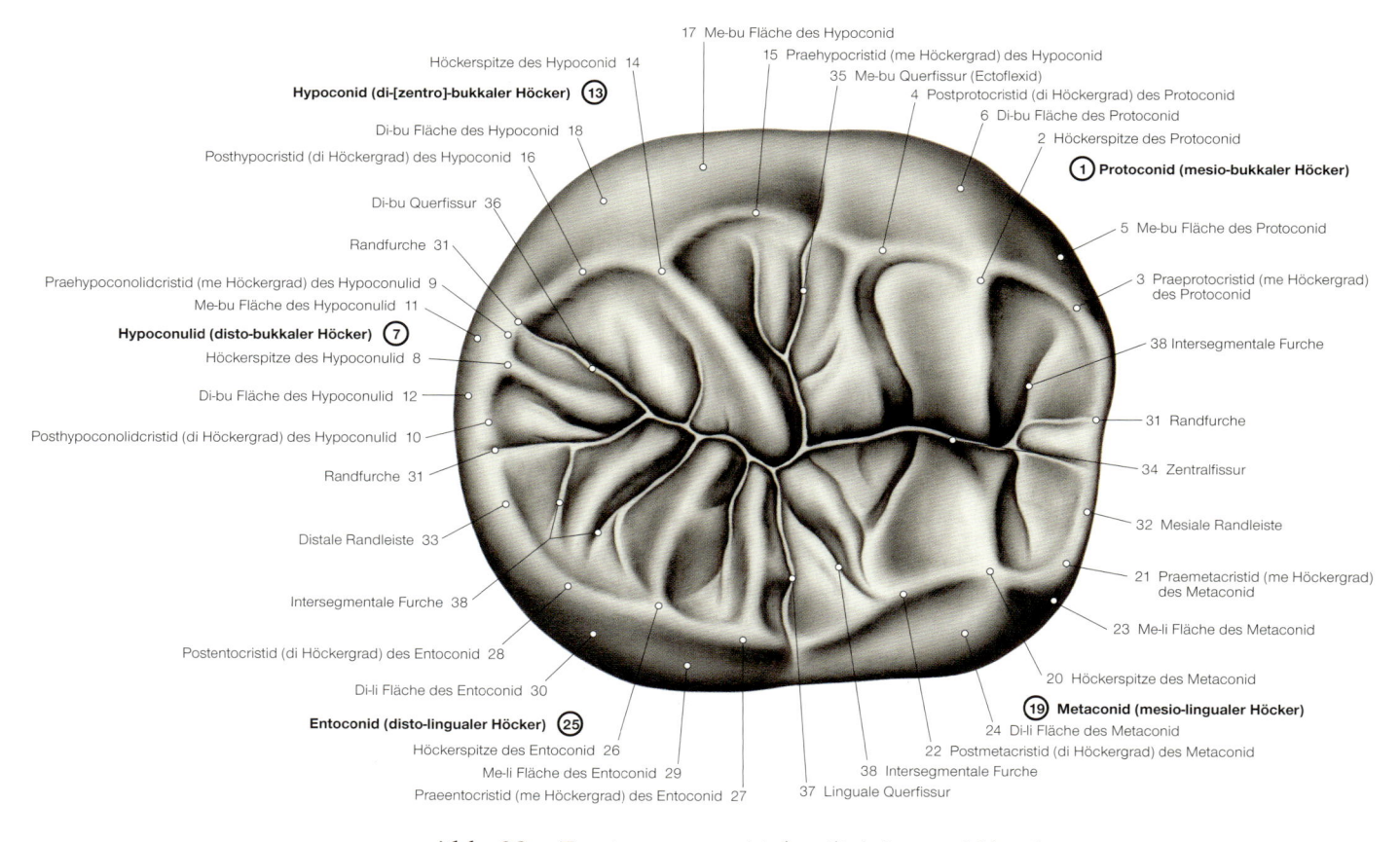

Abb. 98 Zweiter unterer Molar; (links) von okklusal

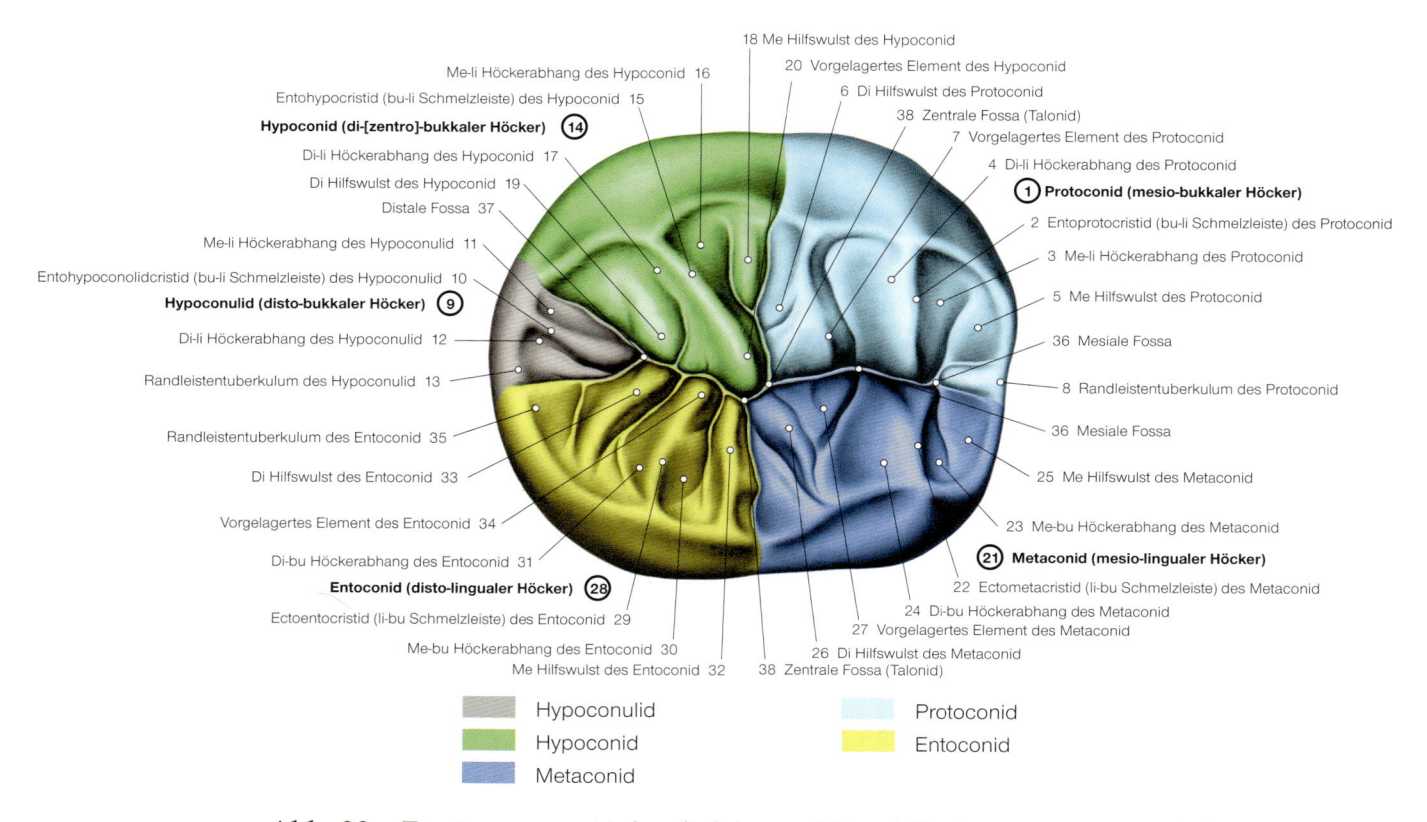

Abb. 99 Zweiter unterer Molar; (links) von okklusal, Höckersegmente eingefärbt

Zweiter unterer Molar, Okklusalansicht

Abb. 98

1 Protoconid (mesio-bukkaler Höcker)
2 Höckerspitze des Protoconid
3 Praeprotocristid (me Höckergrad) des Protoconid
4 Postprotocristid (di Höckergrad) des Protoconid
5 Me-bu Fläche des Protoconid
6 Di-bu Fläche des Protoconid
7 Hypoconulid (disto-bukkaler Höcker)
8 Höckerspitze des Hypoconulid
9 Praehypoconolidcristid (me Höckergrad) des Hypoconulid
10 Posthypoconolidcristid (di Höckergrad) des Hypoconulid
11 Me-bu Fläche des Hypoconulid
12 Di-bu Fläche des Hypoconulid
13 Hypoconid (di-[zentro-]bukkaler Höcker)
14 Höckerspitze des Hypoconid
15 Praehypocristid (me Höckergrad) des Hypoconid
16 Posthypocristid (di Höckergrad) des Hypoconid
17 Me-bu Fläche des Hypoconid
18 Di-bu Fläche des Hypoconid
19 Metaconid (mesio-lingualer Höcker)
20 Höckerspitze des Metaconid
21 Praemetacristid (me Höckergrad) des Metaconid
22 Postmetacristid (di Höckergrad) des Metaconid
23 Me-li Fläche des Metaconid
24 Di-li Fläche des Metaconid
25 Entoconid (disto-lingualer Höcker)
26 Höckerspitze des Entoconid
27 Praeentocristid (me Höckergrad) des Entoconid
28 Postentocristid (di Höckergrad) des Entoconid
29 Me-li Fläche des Entoconid
30 Di-li Fläche des Entoconid
31 Randfurche
32 Mesiale Randleiste
33 Distale Randleiste
34 Zentralfissur
35 Me-bu Querfissur (Ectoflexid)
36 Di-bu Querfissur
37 Linguale Querfissur
38 Intersegmentale Furche

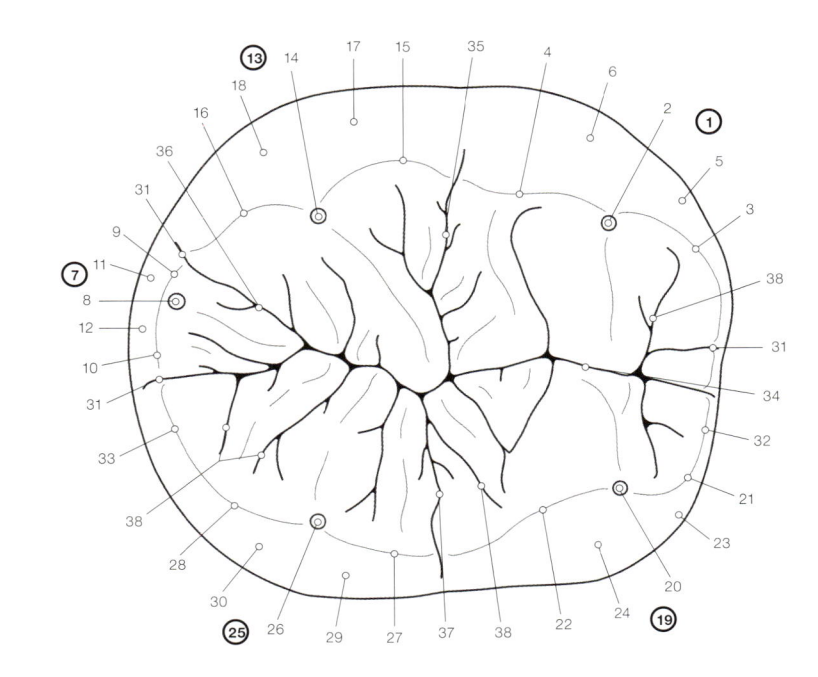

Abb. 99

1 Protoconid (mesio-bukkaler Höcker)
2 Entoprotocristid (bu-li Schmelzleiste) des Protoconid
3 Me-li Höckerabhang des Protoconid
4 Di-li Höckerabhang des Protoconid
5 Me Hilfswulst des Protoconid
6 Di Hilfswulst des Protoconid
7 Vorgelagertes Element des Protoconid
8 Randleistentuberkulum des Protoconid
9 Hypoconulid (disto-bukkaler Höcker)
10 Entohypoconolidcristid (bu-li Schmelzleiste) des Hypoconulid
11 Me-li Höckerabhang des Hypoconulid
12 Di-li Höckerabhang des Hypoconulid
13 Randleistentuberkulum des Hypoconulid
14 Hypoconid (di-[zentro-]bukkaler Höcker)
15 Entohypocristid (bu-li Schmelzleiste) des Hypoconid
16 Me-li Höckerabhang des Hypoconid
17 Di-li Höckerabhang des Hypoconid
18 Me Hilfswulst des Hypoconid
19 Di Hilfswulst des Hypoconid
20 Vorgelagertes Element des Hypoconid
21 Metaconid (mesio-lingualer Höcker)
22 Ectometacristid (li-bu Schmelzleiste) des Metaconid
23 Me-bu Höckerabhang des Metaconid
24 Di-bu Höckerabhang des Metaconid
25 Me Hilfswulst des Metaconid
26 Di Hilfswulst des Metaconid
27 Vorgelagertes Element des Metaconid
28 Entoconid (disto-lingualer Höcker)
29 Ectoentocristid (li-bu Schmelzleiste) des Entoconid
30 Me-bu Höckerabhang des Entoconid
31 Di-bu Höckerabhang des Entoconid
32 Me Hilfswulst des Entoconid
33 Di Hilfswulst des Entoconid
34 Vorgelagertes Element des Entoconid
35 Randleistentuberkulum des Entoconid
36 Mesiale Fossa
37 Distale Fossa
38 Zentrale Fossa (Talonid)

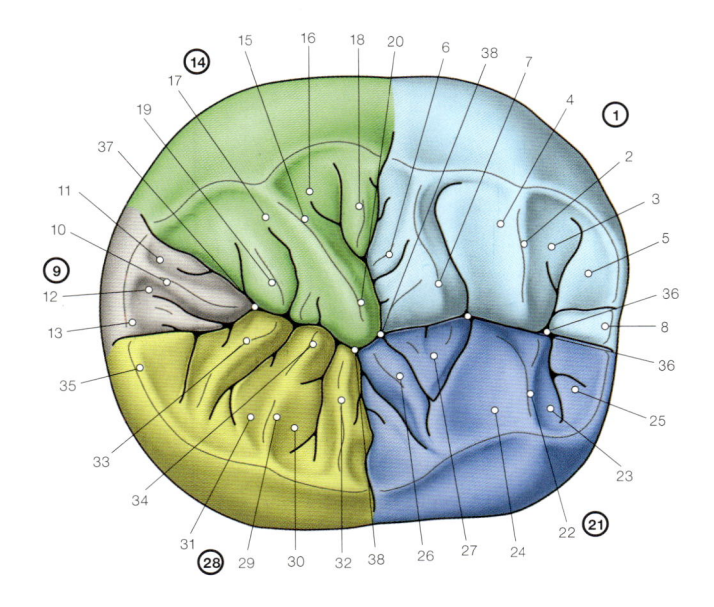

76 Spezielle Morphologie der Zähne

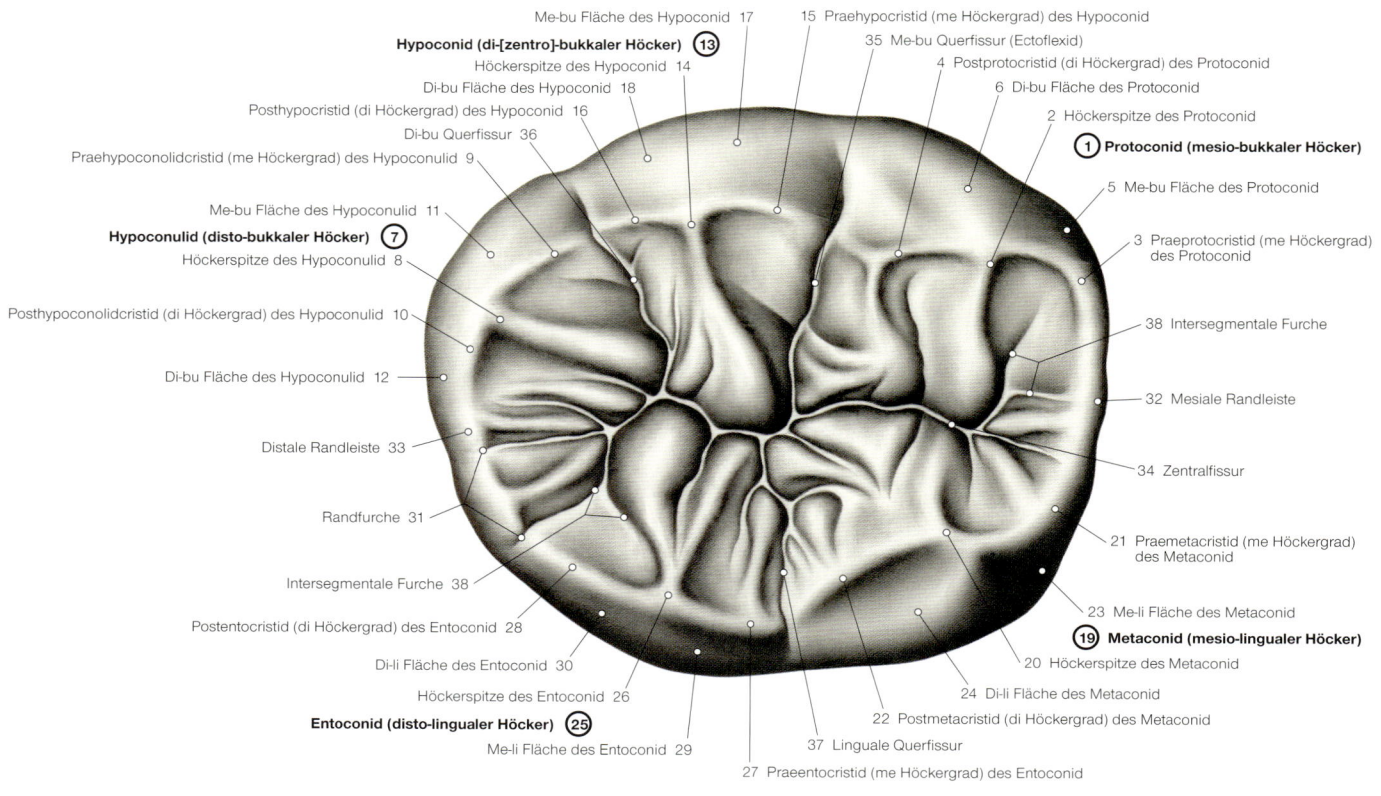

Abb. 100 Dritter unterer Molar; (links) von okklusal

- Me-bu Fläche des Hypoconid 17
- **Hypoconid (di-[zentro]-bukkaler Höcker)** 13
- Höckerspitze des Hypoconid 14
- Di-bu Fläche des Hypoconid 18
- Posthypocristid (di Höckergrad) des Hypoconid 16
- Di-bu Querfissur 36
- Praehypoconolidcristid (me Höckergrad) des Hypoconulid 9
- Me-bu Fläche des Hypoconulid 11
- **Hypoconulid (disto-bukkaler Höcker)** 7
- Höckerspitze des Hypoconulid 8
- Posthypoconolidcristid (di Höckergrad) des Hypoconulid 10
- Di-bu Fläche des Hypoconulid 12
- Distale Randleiste 33
- Randfurche 31
- Intersegmentale Furche 38
- Postentocristid (di Höckergrad) des Entoconid 28
- Di-li Fläche des Entoconid 30
- Höckerspitze des Entoconid 26
- **Entoconid (disto-lingualer Höcker)** 25
- Me-li Fläche des Entoconid 29

- 15 Praehypocristid (me Höckergrad) des Hypoconid
- 35 Me-bu Querfissur (Ectoflexid)
- 4 Postprotocristid (di Höckergrad) des Protoconid
- 6 Di-bu Fläche des Protoconid
- 2 Höckerspitze des Protoconid
- 1 **Protoconid (mesio-bukkaler Höcker)**
- 5 Me-bu Fläche des Protoconid
- 3 Praeprotocristid (me Höckergrad) des Protoconid
- 38 Intersegmentale Furche
- 32 Mesiale Randleiste
- 34 Zentralfissur
- 21 Praemetacristid (me Höckergrad) des Metaconid
- 23 Me-li Fläche des Metaconid
- 19 **Metaconid (mesio-lingualer Höcker)**
- 20 Höckerspitze des Metaconid
- 24 Di-li Fläche des Metaconid
- 22 Postmetacristid (di Höckergrad) des Metaconid
- 37 Linguale Querfissur
- 27 Praeentocristid (me Höckergrad) des Entoconid

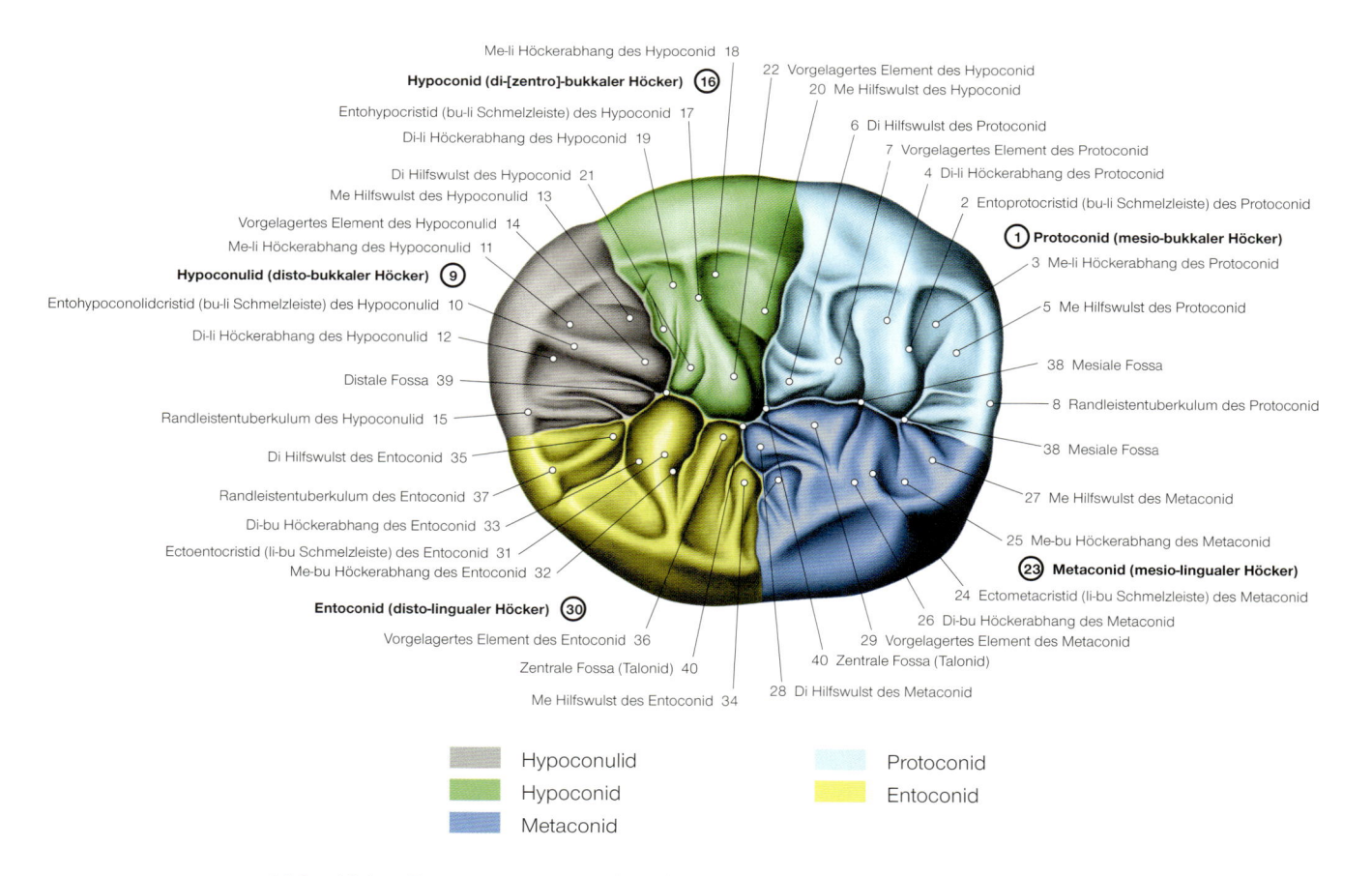

Abb. 101 Dritter unterer Molar; (links) von okklusal, Höckersegmente eingefärbt

- Me-li Höckerabhang des Hypoconid 18
- **Hypoconid (di-[zentro]-bukkaler Höcker)** 16
- Entohypocristid (bu-li Schmelzleiste) des Hypoconid 17
- Di-li Höckerabhang des Hypoconid 19
- Di Hilfswulst des Hypoconid 21
- Me Hilfswulst des Hypoconulid 13
- Vorgelagertes Element des Hypoconulid 14
- Me-li Höckerabhang des Hypoconulid 11
- **Hypoconulid (disto-bukkaler Höcker)** 9
- Entohypoconulidcristid (bu-li Schmelzleiste) des Hypoconulid 10
- Di-li Höckerabhang des Hypoconulid 12
- Distale Fossa 39
- Randleistentuberkulum des Hypoconulid 15
- Di Hilfswulst des Entoconid 35
- Randleistentuberkulum des Entoconid 37
- Di-bu Höckerabhang des Entoconid 33
- Ectoentocristid (li-bu Schmelzleiste) des Entoconid 31
- Me-bu Höckerabhang des Entoconid 32
- **Entoconid (disto-lingualer Höcker)** 30
- Vorgelagertes Element des Entoconid 36
- Zentrale Fossa (Talonid) 40
- Me Hilfswulst des Entoconid 34

- 22 Vorgelagertes Element des Hypoconid
- 20 Me Hilfswulst des Hypoconid
- 6 Di Hilfswulst des Protoconid
- 7 Vorgelagertes Element des Protoconid
- 4 Di-li Höckerabhang des Protoconid
- 2 Entoprotocristid (bu-li Schmelzleiste) des Protoconid
- 1 **Protoconid (mesio-bukkaler Höcker)**
- 3 Me-li Höckerabhang des Protoconid
- 5 Me Hilfswulst des Protoconid
- 38 Mesiale Fossa
- 8 Randleistentuberkulum des Protoconid
- 38 Mesiale Fossa
- 27 Me Hilfswulst des Metaconid
- 25 Me-bu Höckerabhang des Metaconid
- 23 **Metaconid (mesio-lingualer Höcker)**
- 24 Ectometacristid (li-bu Schmelzleiste) des Metaconid
- 26 Di-bu Höckerabhang des Metaconid
- 29 Vorgelagertes Element des Metaconid
- 40 Zentrale Fossa (Talonid)
- 28 Di Hilfswulst des Metaconid

Hypoconulid — Protoconid
Hypoconid — Entoconid
Metaconid

Dritter unterer Molar, Okklusalansicht

Abb. 100

1 Protoconid (mesio-bukkaler Höcker)
2 Höckerspitze des Protoconid
3 Praeprotocristid (me Höckergrad) des Protoconid
4 Postprotocristid (di Höckergrad) des Protoconid
5 Me-bu Fläche des Protoconid
6 Di-bu Fläche des Protoconid
7 Hypoconulid (disto-bukkaler Höcker)
8 Höckerspitze des Hypoconulid
9 Praehypoconolidcristid (me Höckergrad) des Hypoconulid
10 Posthypoconolidcristid (di Höckergrad) des Hypoconulid
11 Me-bu Fläche des Hypoconulid
12 Di-bu Fläche des Hypoconulid
13 Hypoconid (di-[zentro-]bukkaler Höcker)
14 Höckerspitze des Hypoconid
15 Praehypocristid (me Höckergrad) des Hypoconid
16 Posthypocristid (di Höckergrad) des Hypoconid
17 Me-bu Fläche des Hypoconid
18 Di-bu Fläche des Hypoconid
19 Metaconid (mesio-lingualer Höcker)
20 Höckerspitze des Metaconid
21 Praemetacristid (me Höckergrad) des Metaconid
22 Postmetacristid (di Höckergrad) des Metaconid
23 Me-li Fläche des Metaconid
24 Di-li Fläche des Metaconid
25 Entoconid (disto-lingualer Höcker)
26 Höckerspitze des Entoconid
27 Praeentocristid (me Höckergrad) des Entoconid
28 Postentocristid (di Höckergrad) des Entoconid
29 Me-li Fläche des Entoconid
30 Di-li Fläche des Entoconid
31 Randfurche
32 Mesiale Randleiste
33 Distale Randleiste
34 Zentralfissur
35 Me-bu Querfissur (Ectoflexid)
36 Di-bu Querfissur
37 Linguale Querfissur
38 Intersegmentale Furche

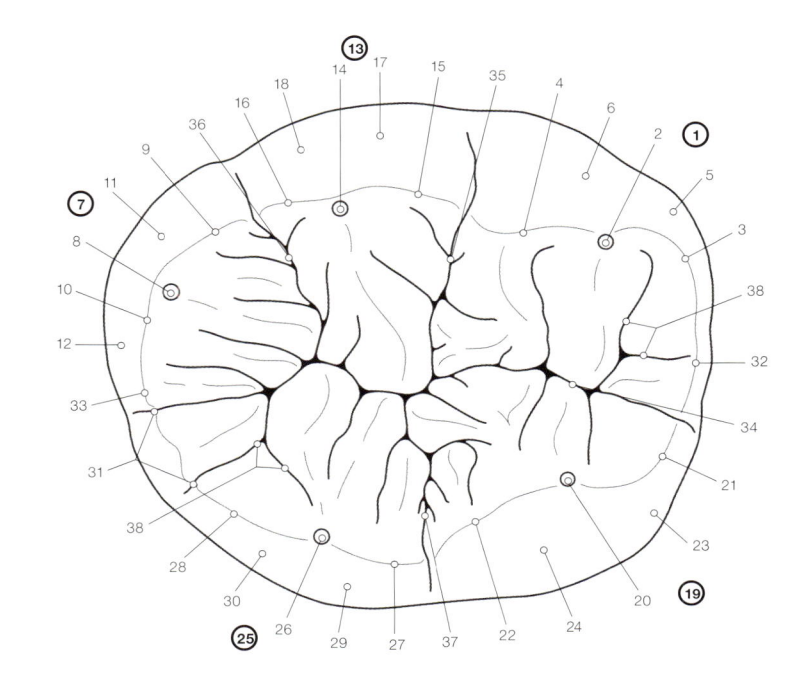

Abb. 101

1 Protoconid (mesio-bukkaler Höcker)
2 Entoprotocristid (bu-li Schmelzleiste) des Protoconid
3 Me-li Höckerabhang des Protoconid
4 Di-li Höckerabhang des Protoconid
5 Me Hilfswulst des Protoconid
6 Di Hilfswulst des Protoconid
7 Vorgelagertes Element des Protoconid
8 Randleistentuberkulum des Protoconid
9 Hypoconulid (disto-bukkaler Höcker)
10 Entohypoconolidcristid (bu-li Schmelzleiste) des Hypoconulid
11 Me-li Höckerabhang des Hypoconulid
12 Di-li Höckerabhang des Hypoconulid
13 Me Hilfswulst des Hypoconulid
14 Vorgelagertes Element des Hypoconulid
15 Randleistentuberkulum des Hypoconulid
16 Hypoconid (di-[zentro-]bukkaler Höcker)
17 Entohypocristid (bu-li Schmelzleiste) des Hypoconid
18 Me-li Höckerabhang des Hypoconid
19 Di-li Höckerabhang des Hypoconid
20 Me Hilfswulst des Hypoconid
21 Di Hilfswulst des Hypoconid
22 Vorgelagertes Element des Hypoconid
23 Metaconid (mesio-lingualer Höcker)
24 Ectometacristid (li-bu Schmelzleiste) des Metaconid
25 Me-bu Höckerabhang des Metaconid
26 Di-bu Höckerabhang des Metaconid
27 Me Hilfswulst des Metaconid
28 Di Hilfswulst des Metaconid
29 Vorgelagertes Element des Metaconid
30 Entoconid (disto-lingualer Höcker)
31 Ectoentocristid (li-bu Schmelzleiste) des Entoconid
32 Me-bu Höckerabhang des Entoconid
33 Di-bu Höckerabhang des Entoconid
34 Me Hilfswulst des Entoconid
35 Di Hilfswulst des Entoconid
36 Vorgelagertes Element des Entoconid
37 Randleistentuberkulum des Entoconid
38 Mesiale Fossa
39 Distale Fossa
40 Zentrale Fossa (Talonid)

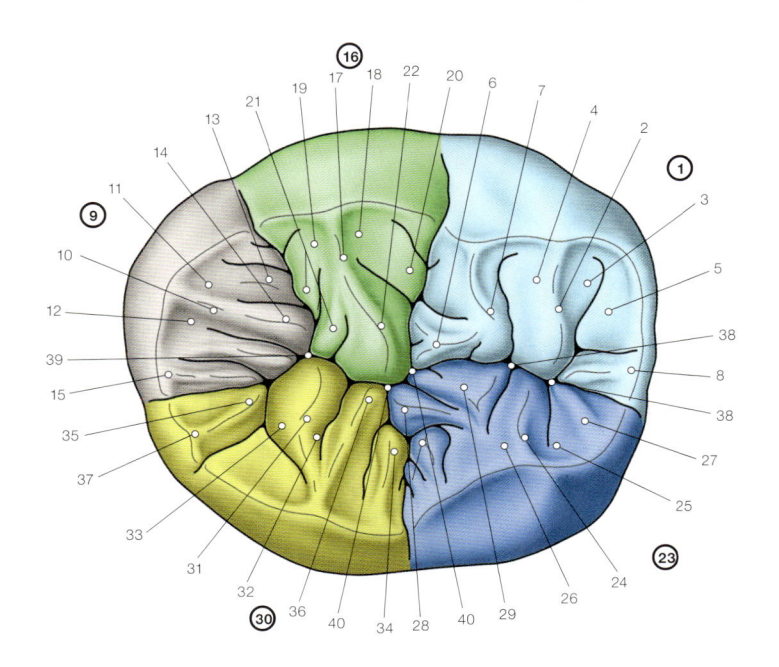

78 Spezielle Morphologie der Zähne

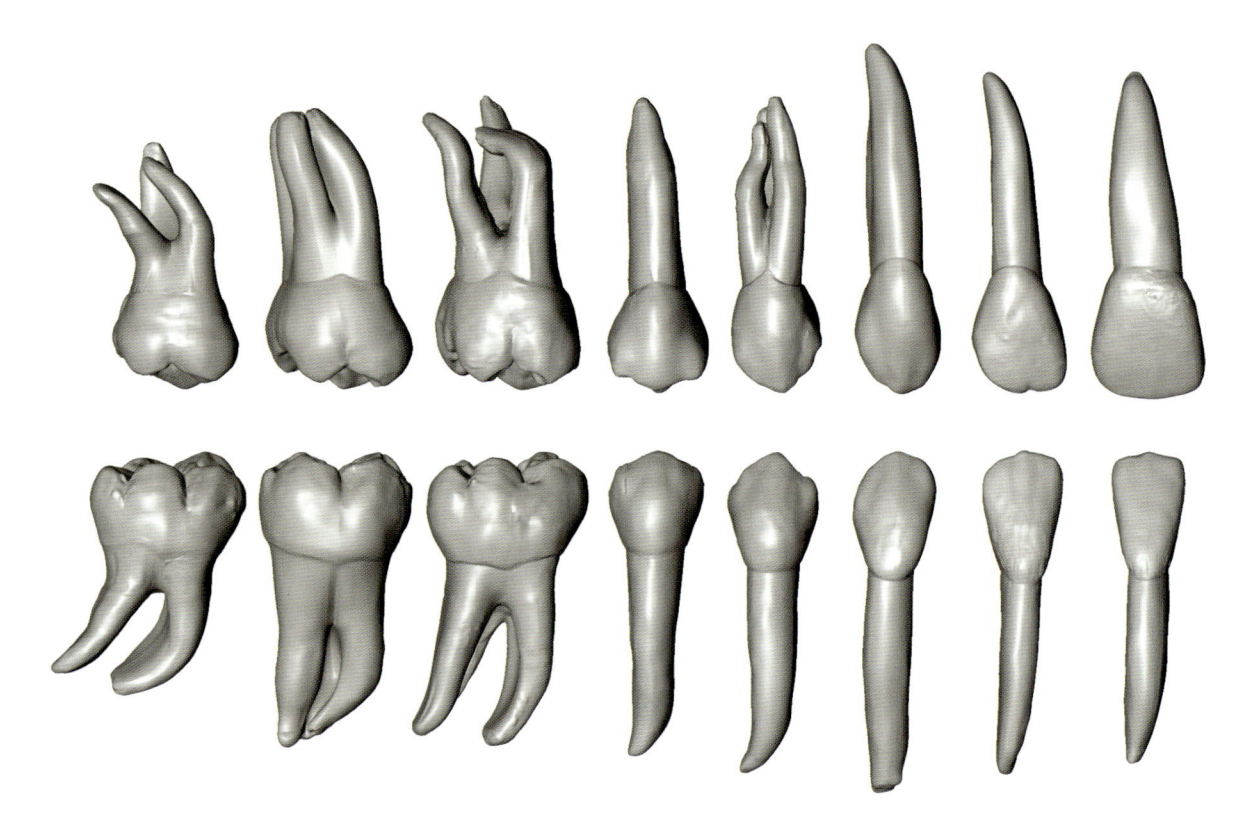

Abb. 102 Obere und untere bleibende Zähne; (rechts) von vestibulär

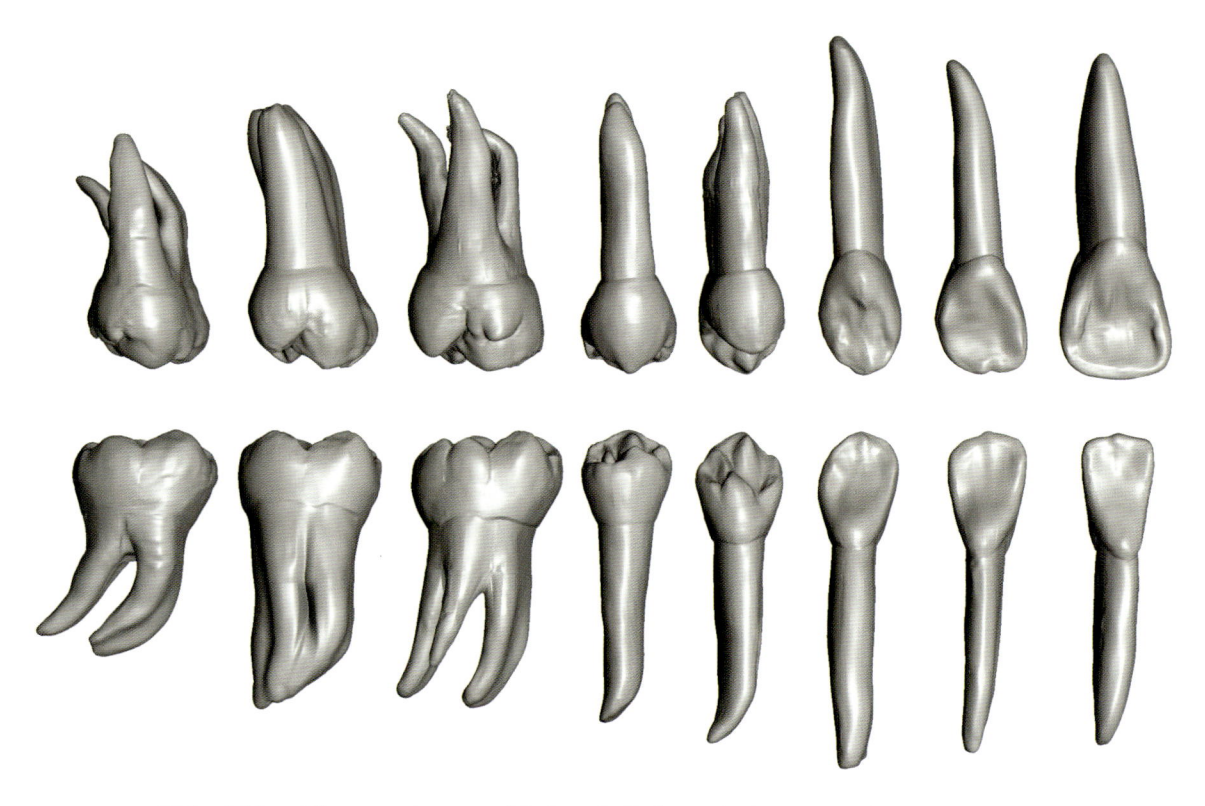

Abb. 103 Obere und untere bleibende Zähne; (links) von palatinal bzw. lingual

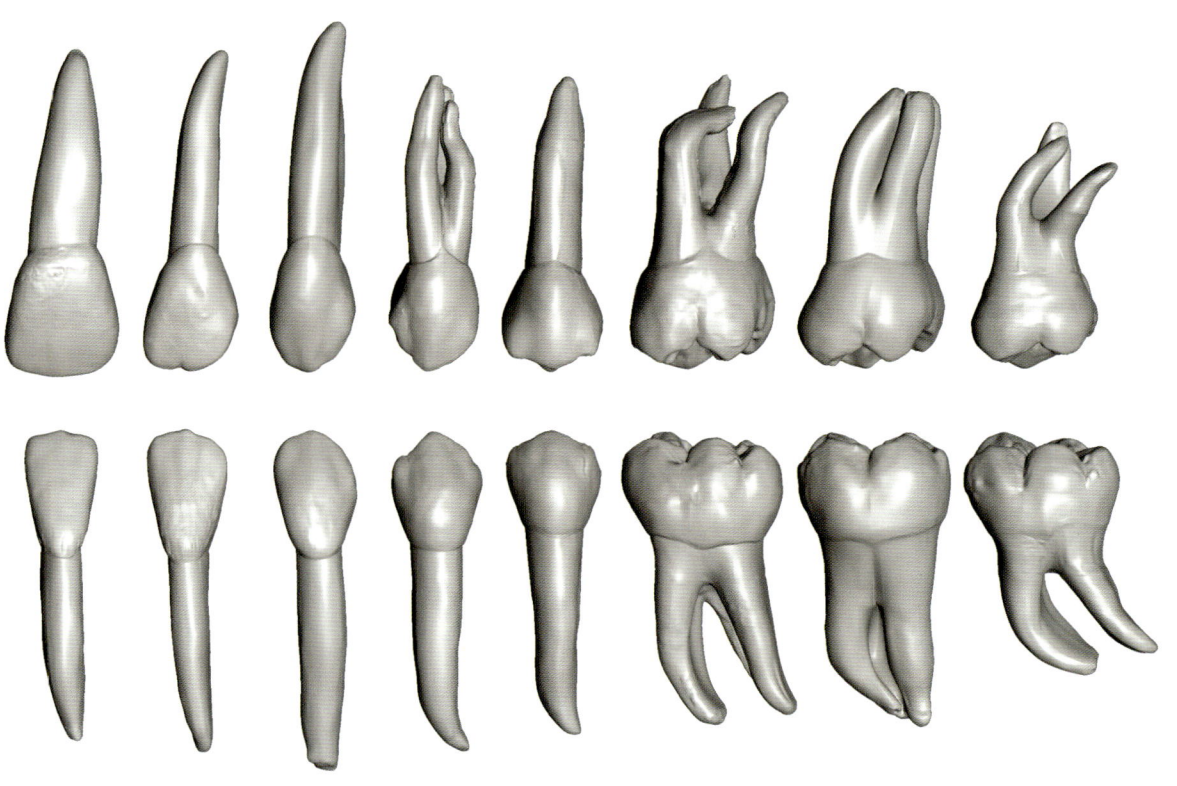

Bleibende Zähne, Dentes permanentes; Vestibulär- und Palatinal-/Lingualansicht

Abb. 104 Obere und untere bleibende Zähne; (links) von vestibulär

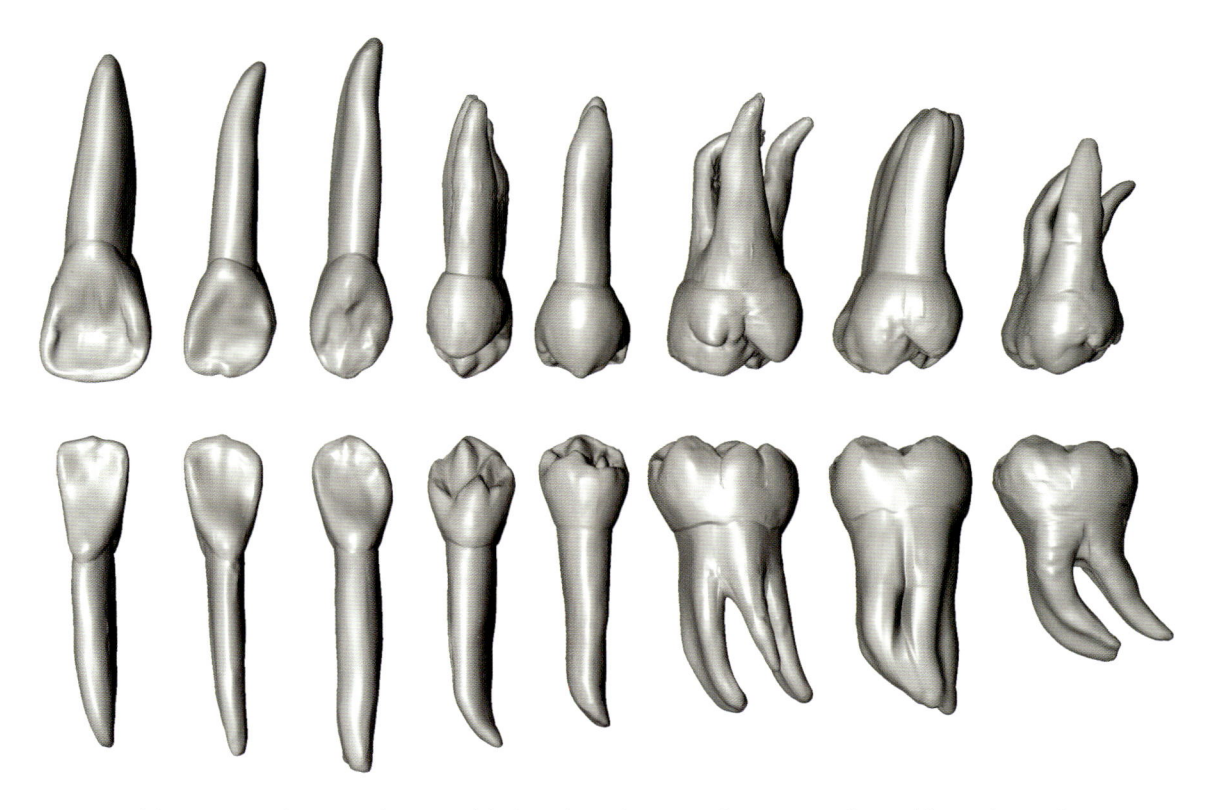

Abb. 105 Obere und untere bleibende Zähne; (rechts) von palatinal bzw. lingual

80 Spezielle Morphologie der Zähne

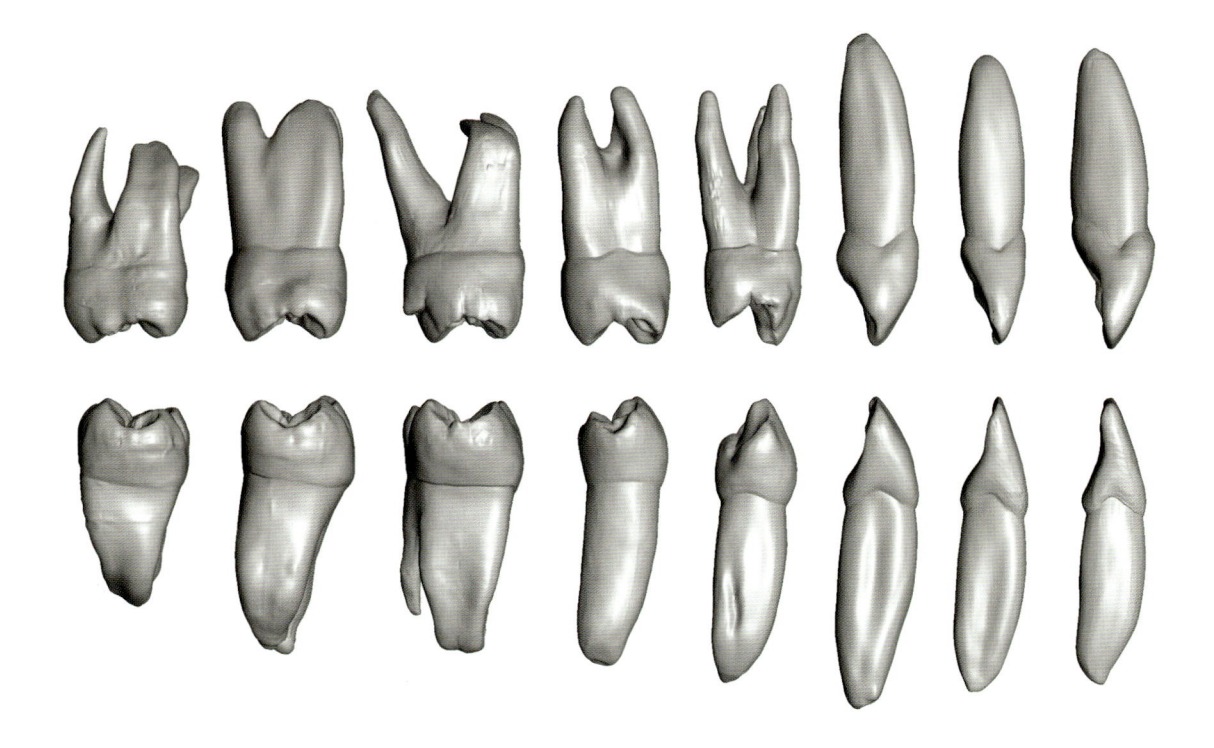

Abb. 106 Obere und untere bleibende Zähne; (rechts) von mesial

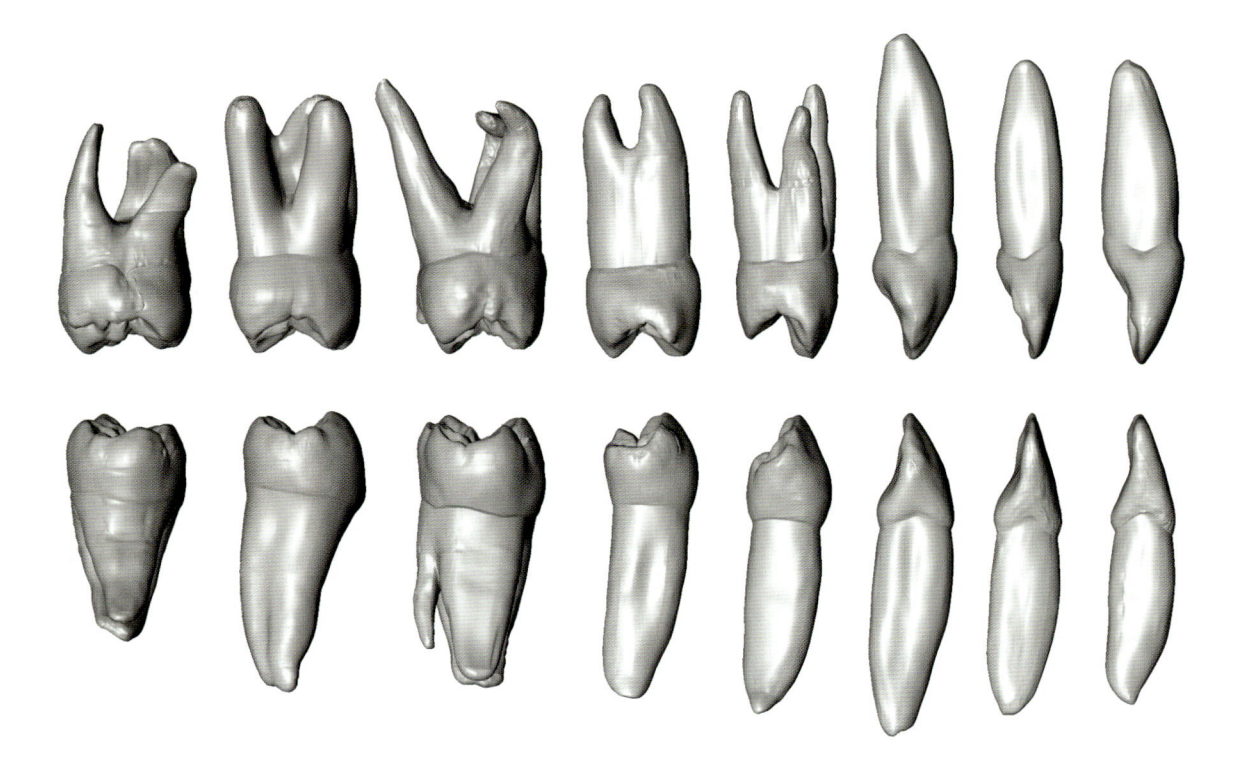

Abb. 107 Obere und untere bleibende Zähne; (links) von distal

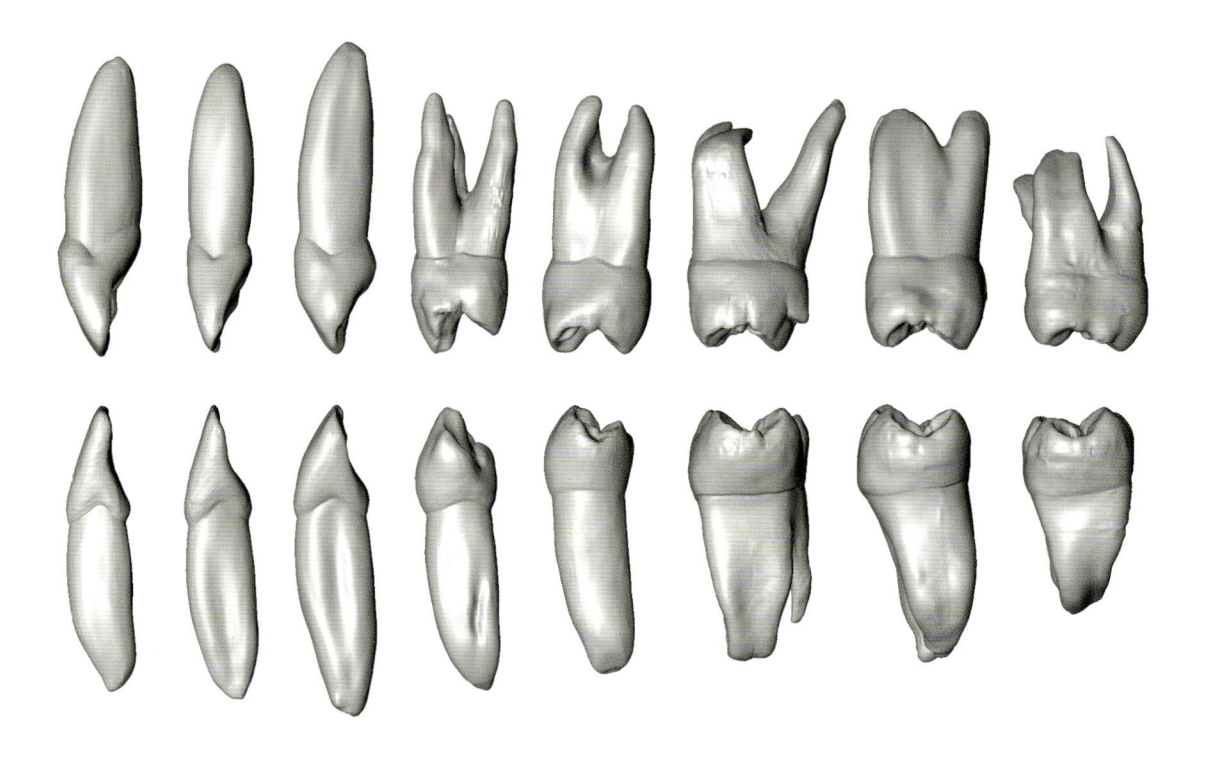

Bleibende Zähne, Dentes permanentes; Distal- und Mesialansicht 81

Abb. 108 Obere und untere bleibende Zähne; (links) von mesial

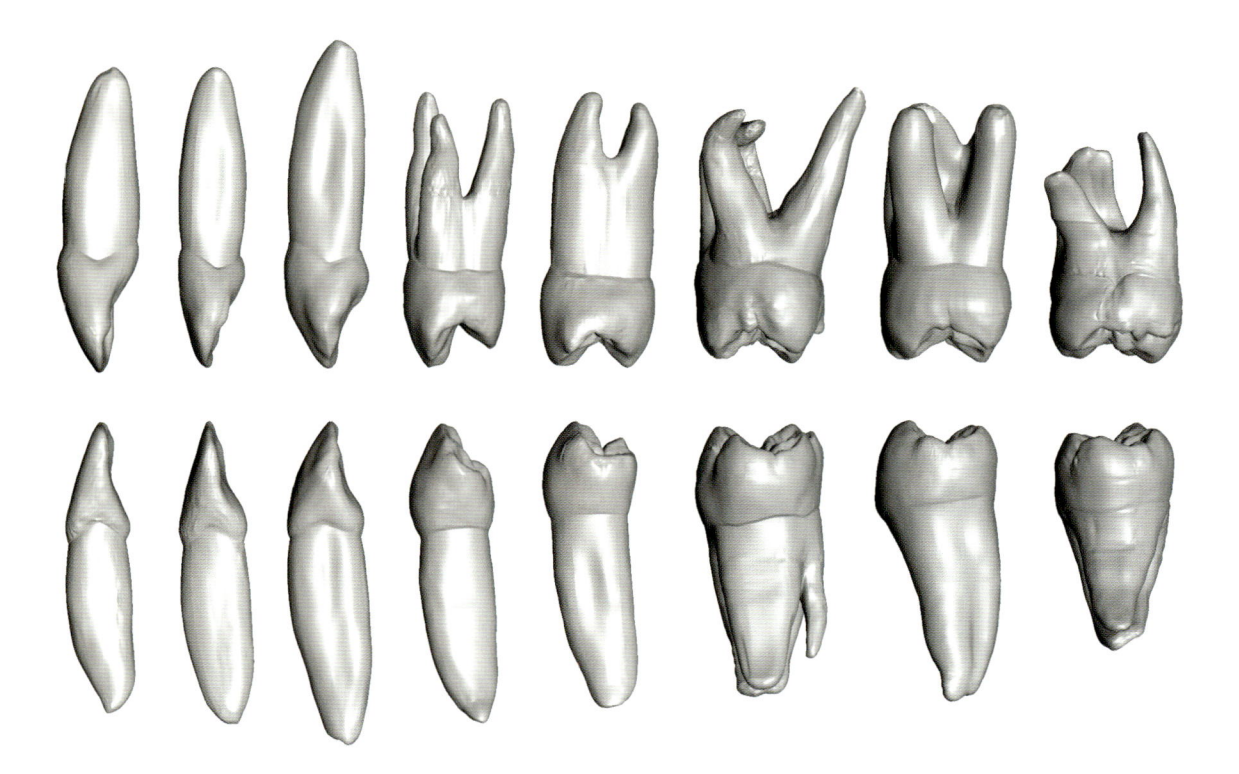

Abb. 109 Obere und untere bleibende Zähne; (rechts) von distal

Das Gebiss

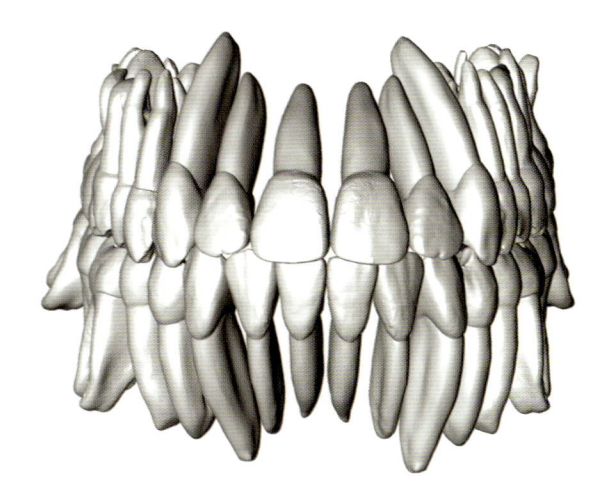

Abb. 110   Gesamtansicht von labial

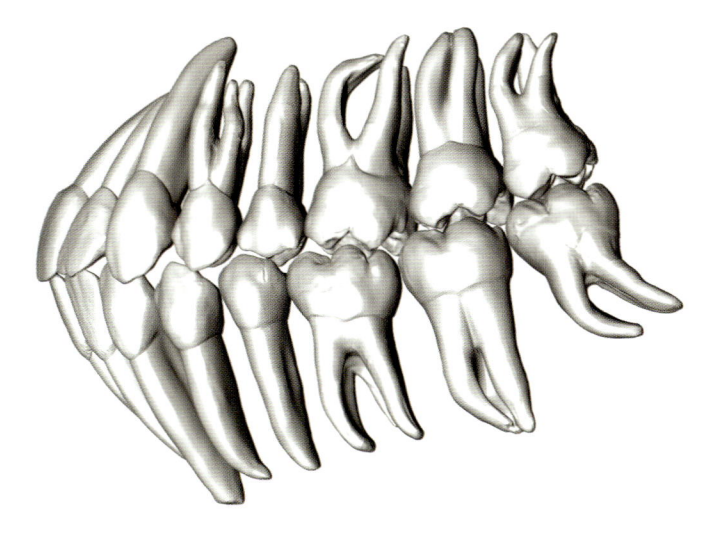

Abb. 111   Gesamtansicht der linken Seite von bukkal

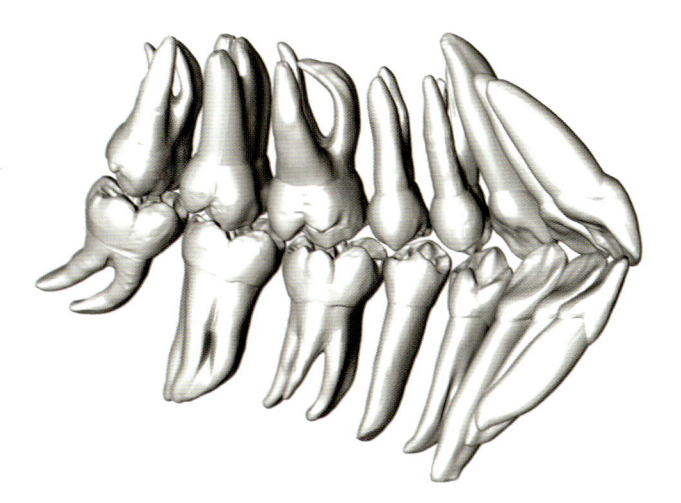

Abb. 112   Gesamtansicht der linken Seite von palatinal bzw. lingual

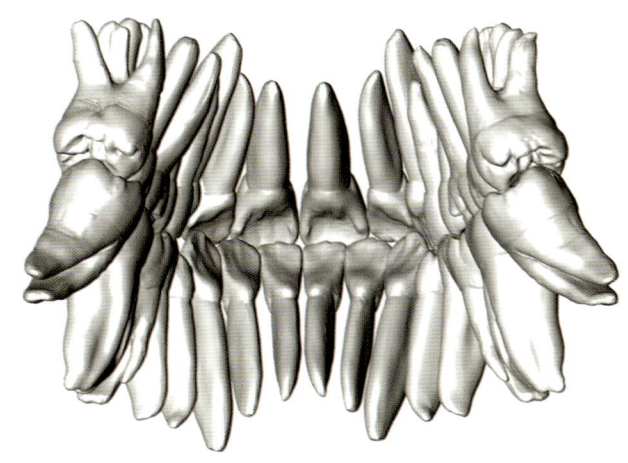

Abb. 113   Gesamtansicht von oral

Der Zahnbogen

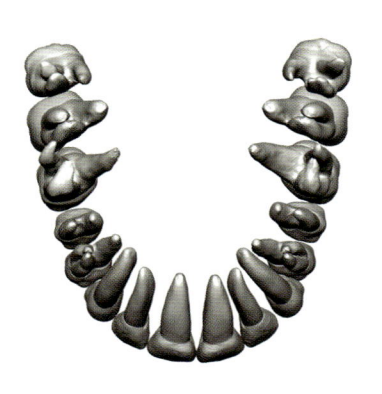

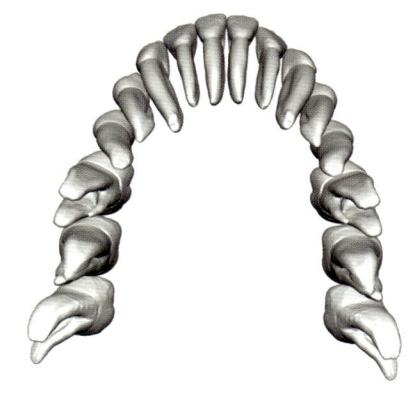

Abb. 114 Oberkieferzahnbogen von apikal

Abb. 115 Oberkieferzahnbogen von okklusal

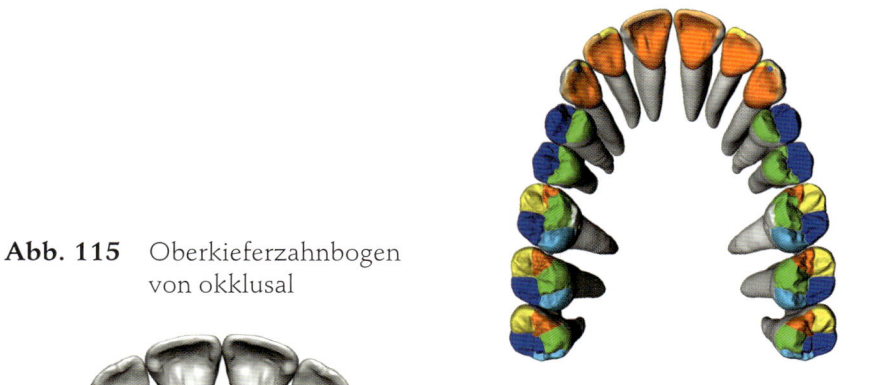

Abb. 116 Oberkieferzahnbogen von okklusal mit Farbkodierung der verschiedenen Kronenelemente

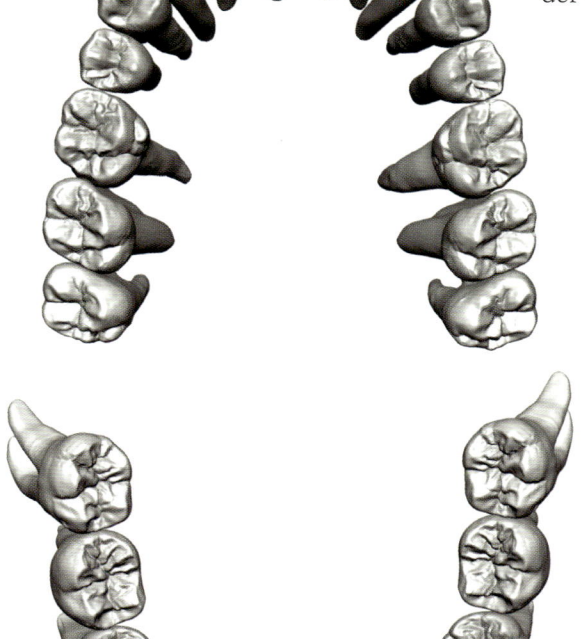

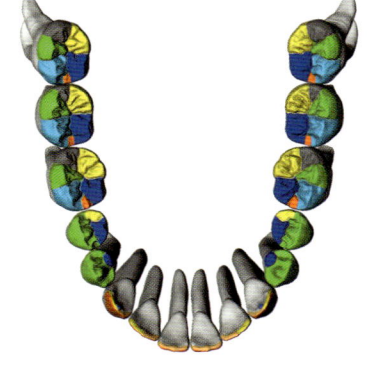

Abb. 117 Unterkieferzahnbogen von okklusal mit Farbkodierung der verschiedenen Kronenelemente

Abb. 118 Unterkieferzahnbogen von okklusal

Abb. 119 Unterkieferzahnbogen von apikal

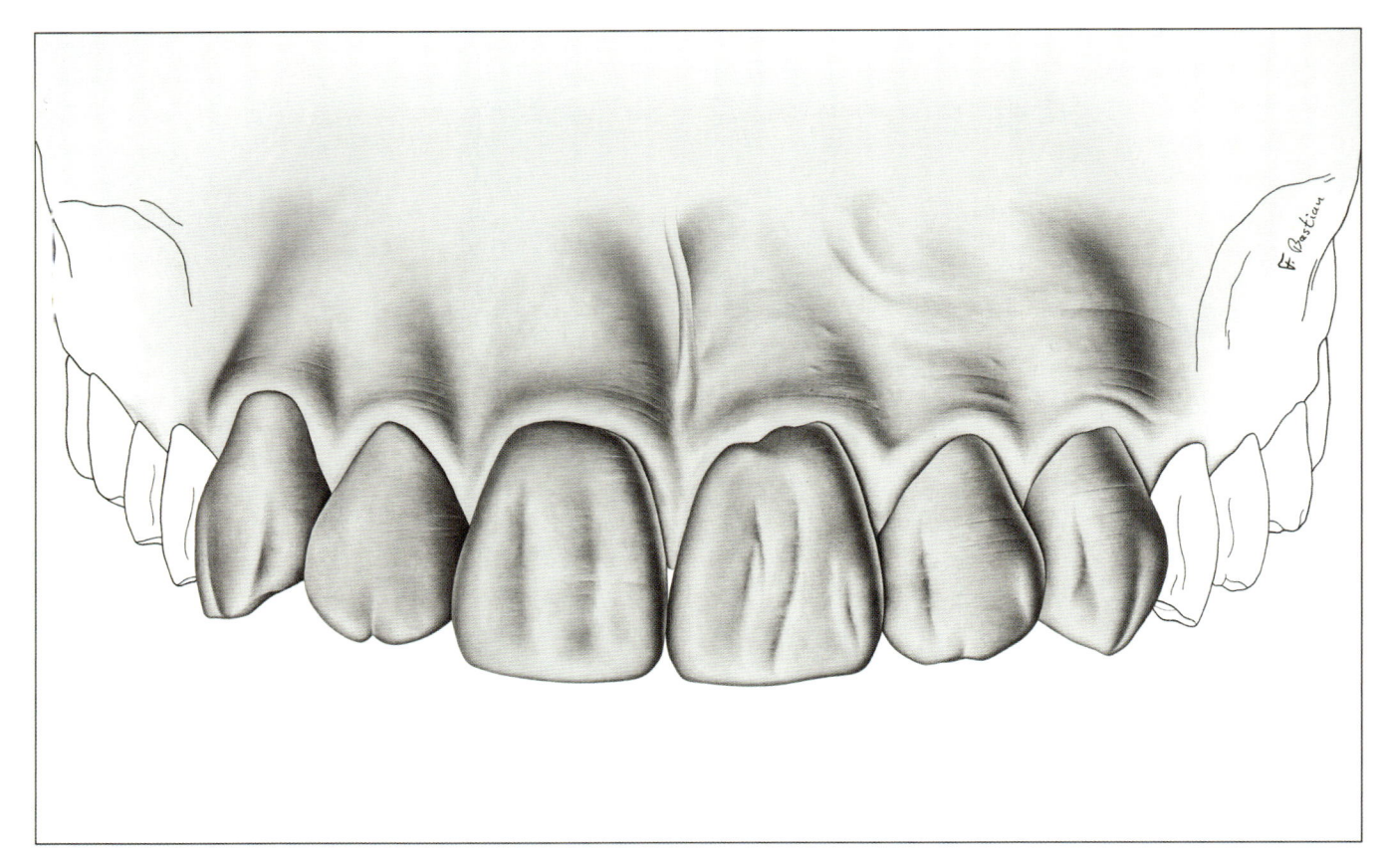

Abb. 120 Oberkieferfront mit ausgeprägter Oberflächenstruktur; von labial

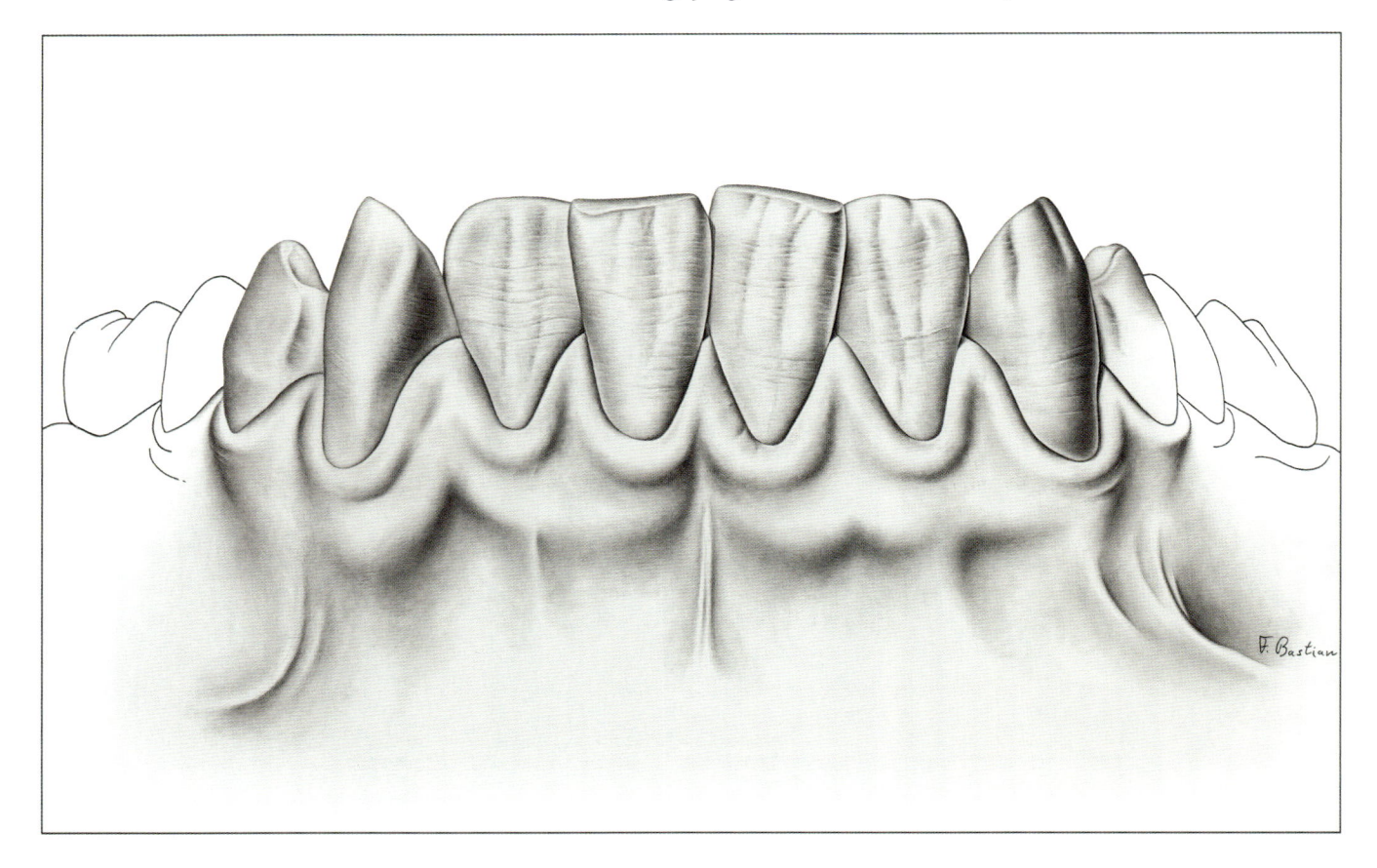

Abb. 121 Unterkieferfront mit stark ausgebildeten Perikymatien; von labial

Zahnimpressionen

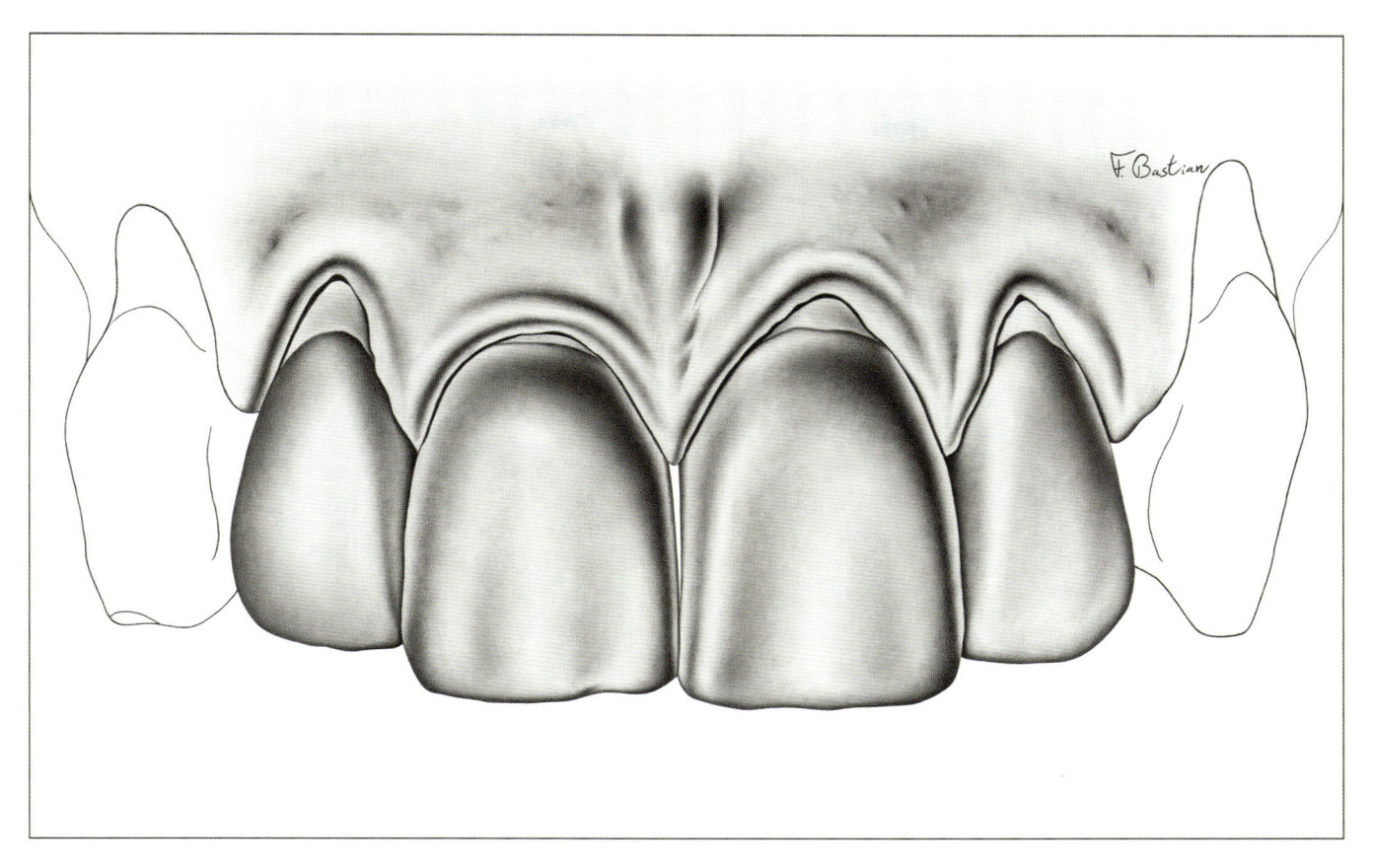

Abb. 122 Parodontal geschädigte Oberkieferfront; von labial

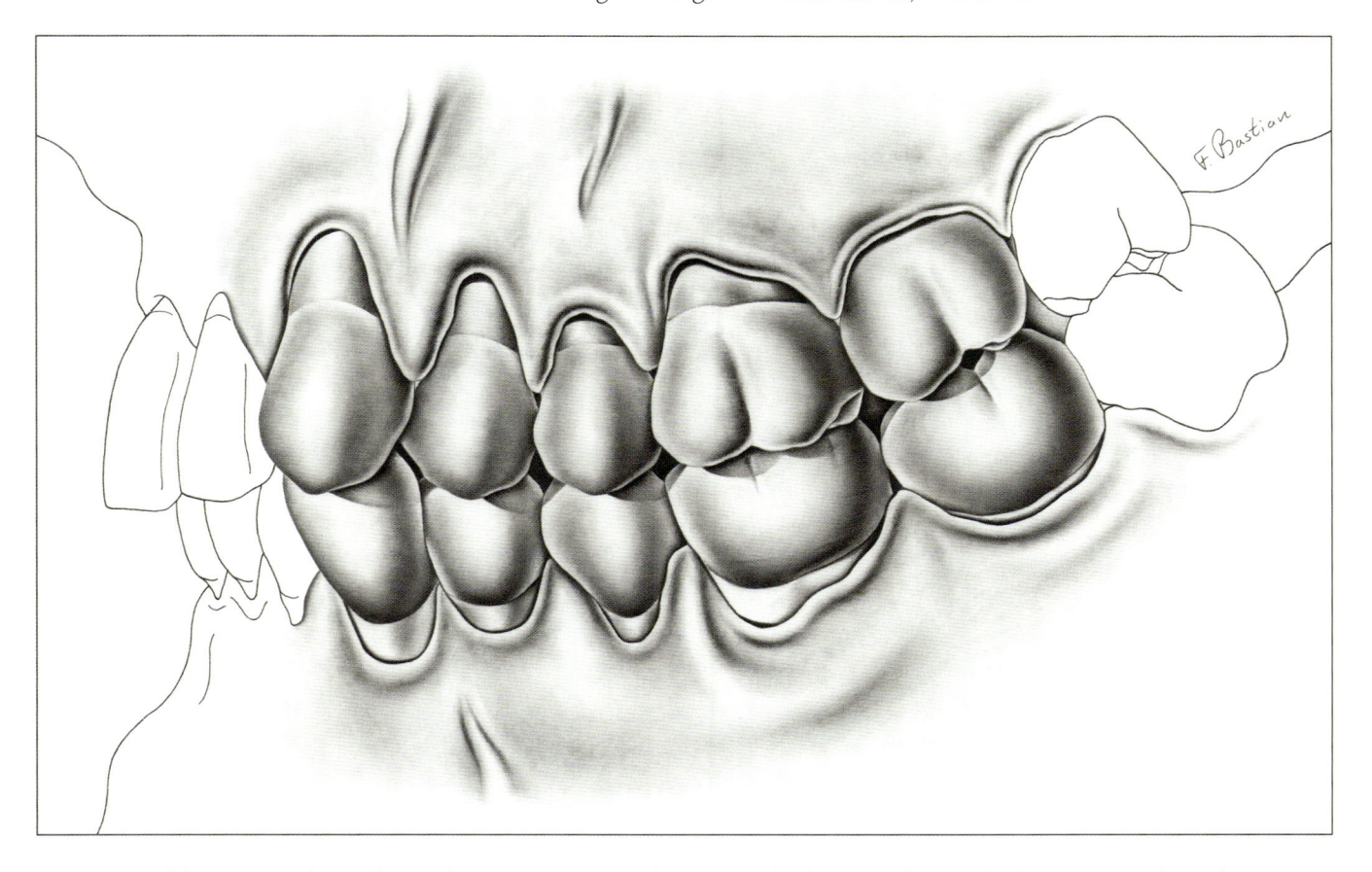

Abb. 123 Zahnstellung Klasse II eines parodontal geschädigten Gebisses; linke Seite von lateral

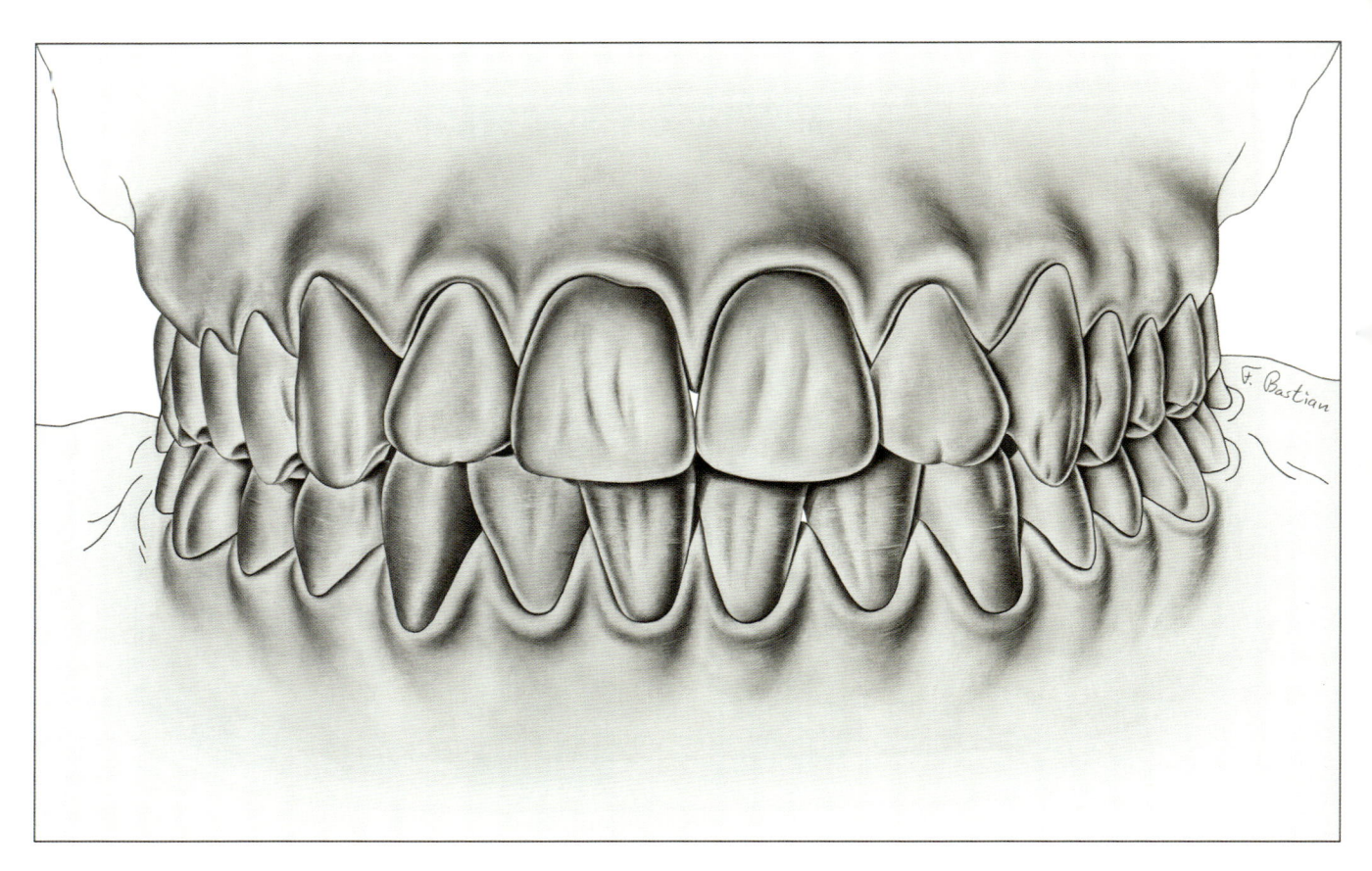

Abb. 124 Gesamtansicht einer harmonischen Zahnstellung von vorne

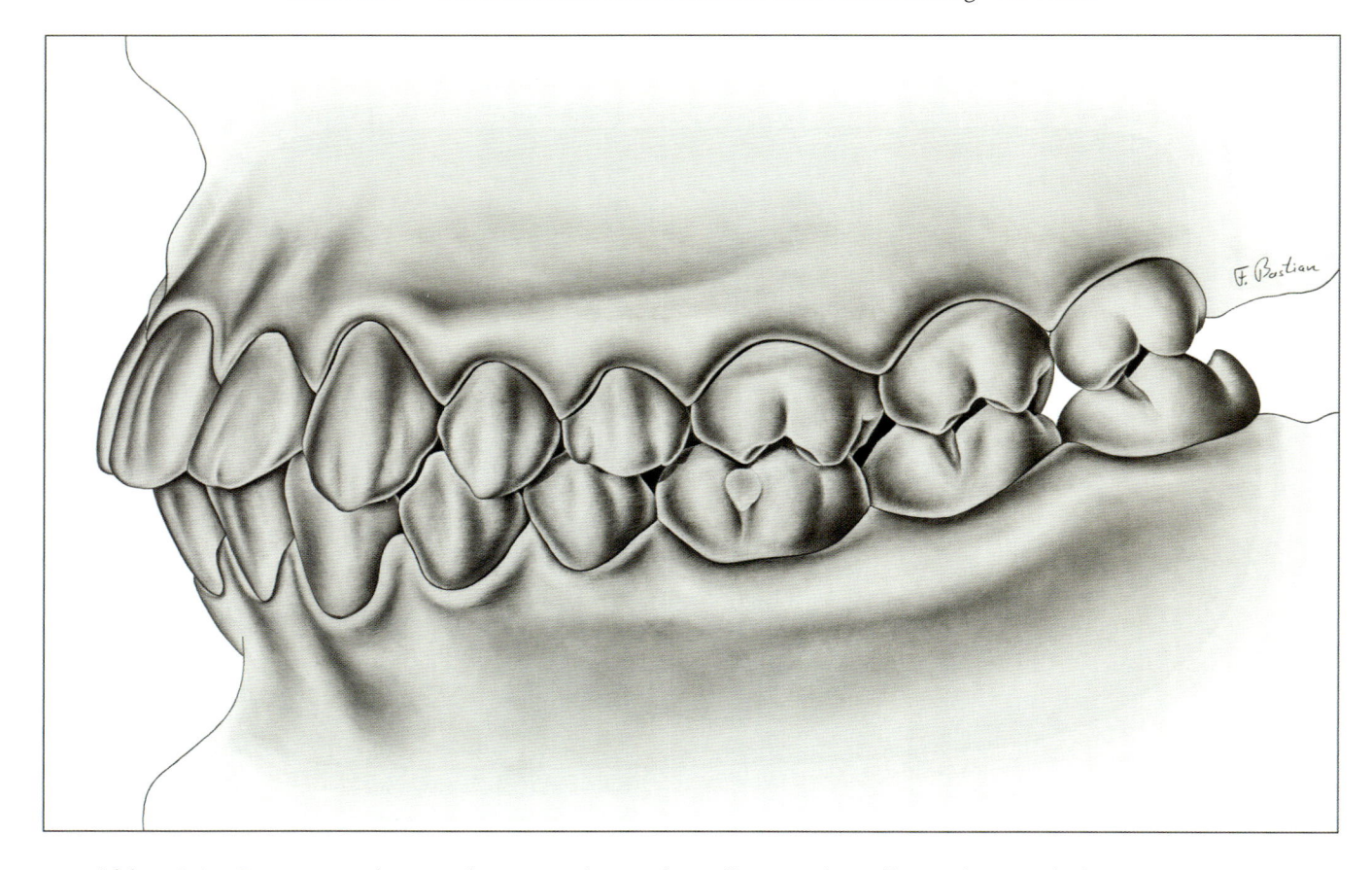

Abb. 125 Gesamtansicht einer harmonischen Zahnstellung (Zahnstellung Klasse I); linke Seite von lateral

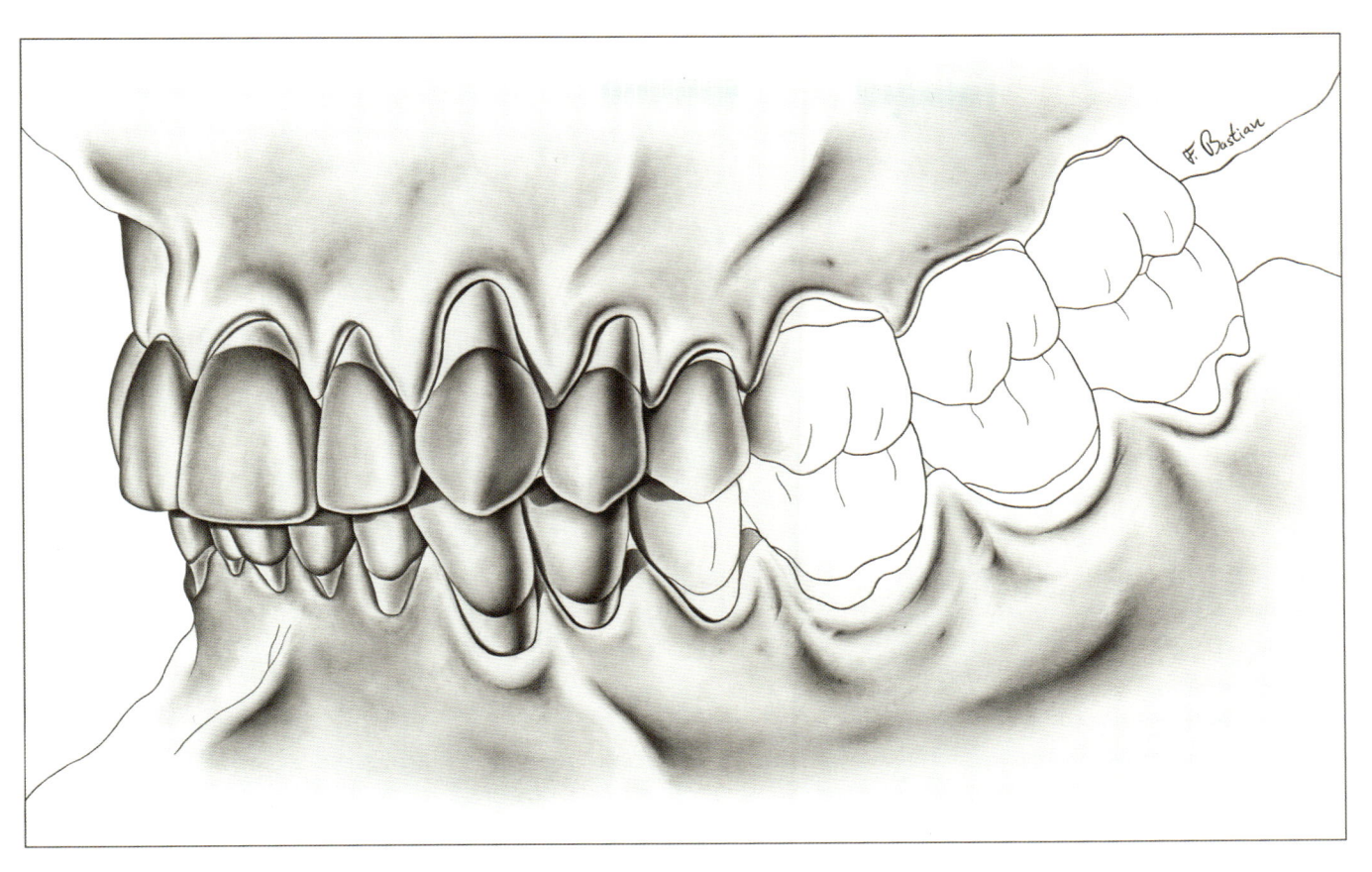

Abb. 126 Parodontal geschädigtes Gebiss; linke Seite von lateral

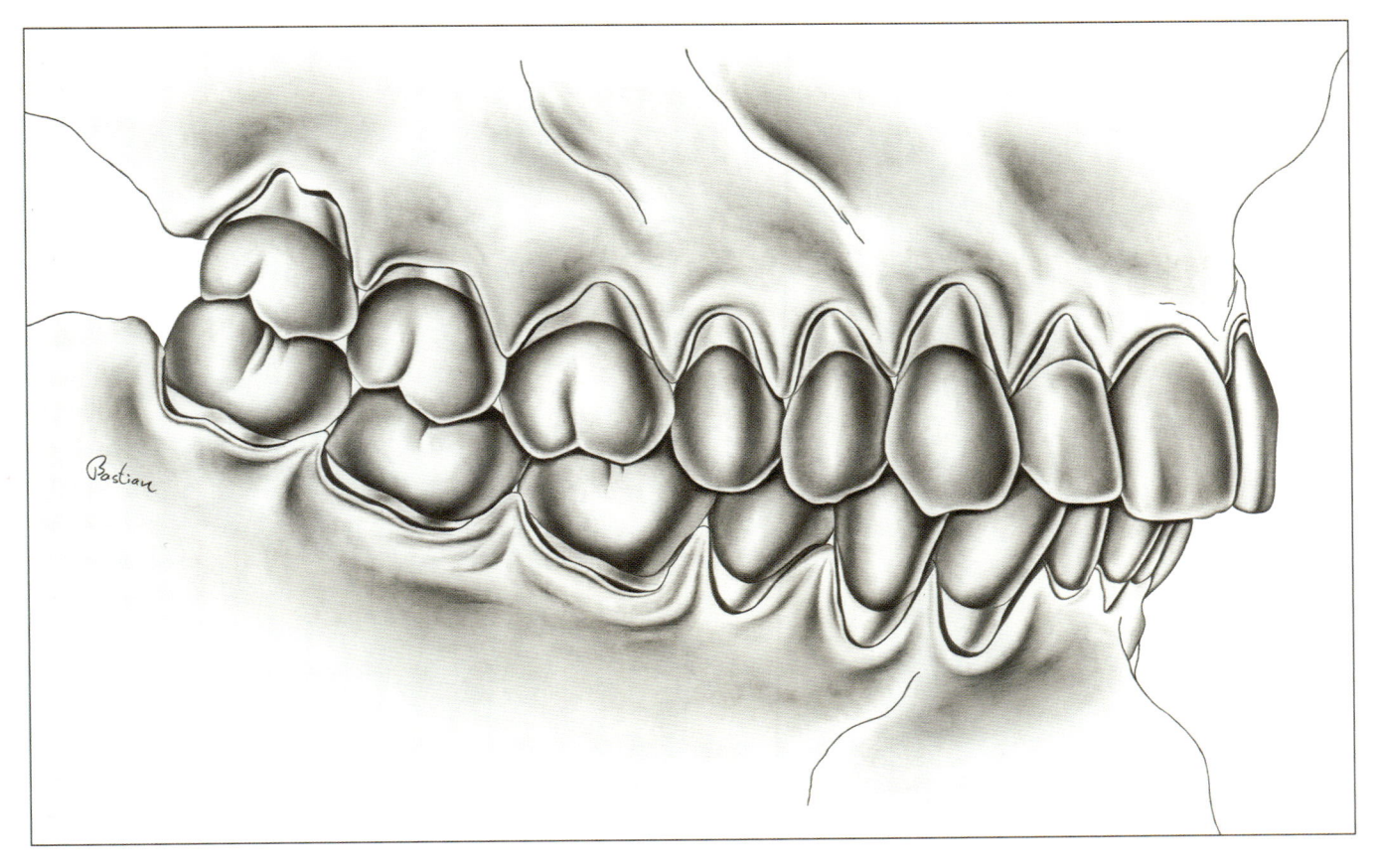

Abb. 127 Gesamtansicht eines parodontal geschädigten Gebisses (Zahnstellung Klasse I); rechte Seite von lateral

Das Gebiss

Labels (Abb. 128):
1 Sella (S)
2 Porion (P)
3 Condylion (Cond)
4 Pterygoid (Pt)
5 Basion
6 [mx 6 distal]
7 Gonion (Go)
8 Menton (Me)
9 Weichteilpogonium (WPg)
10 Pogonium (Pog)
11 Supra Pogonium (Pm)
12 Supramentale
13 Labrale inferius
14 Labrale superius (Ls)
15 Subspinale
16 Spina nasalis anterior (Spa)
17 Pronasale (Pn)
18 Orbitale (Or)
19 Nasion (N)

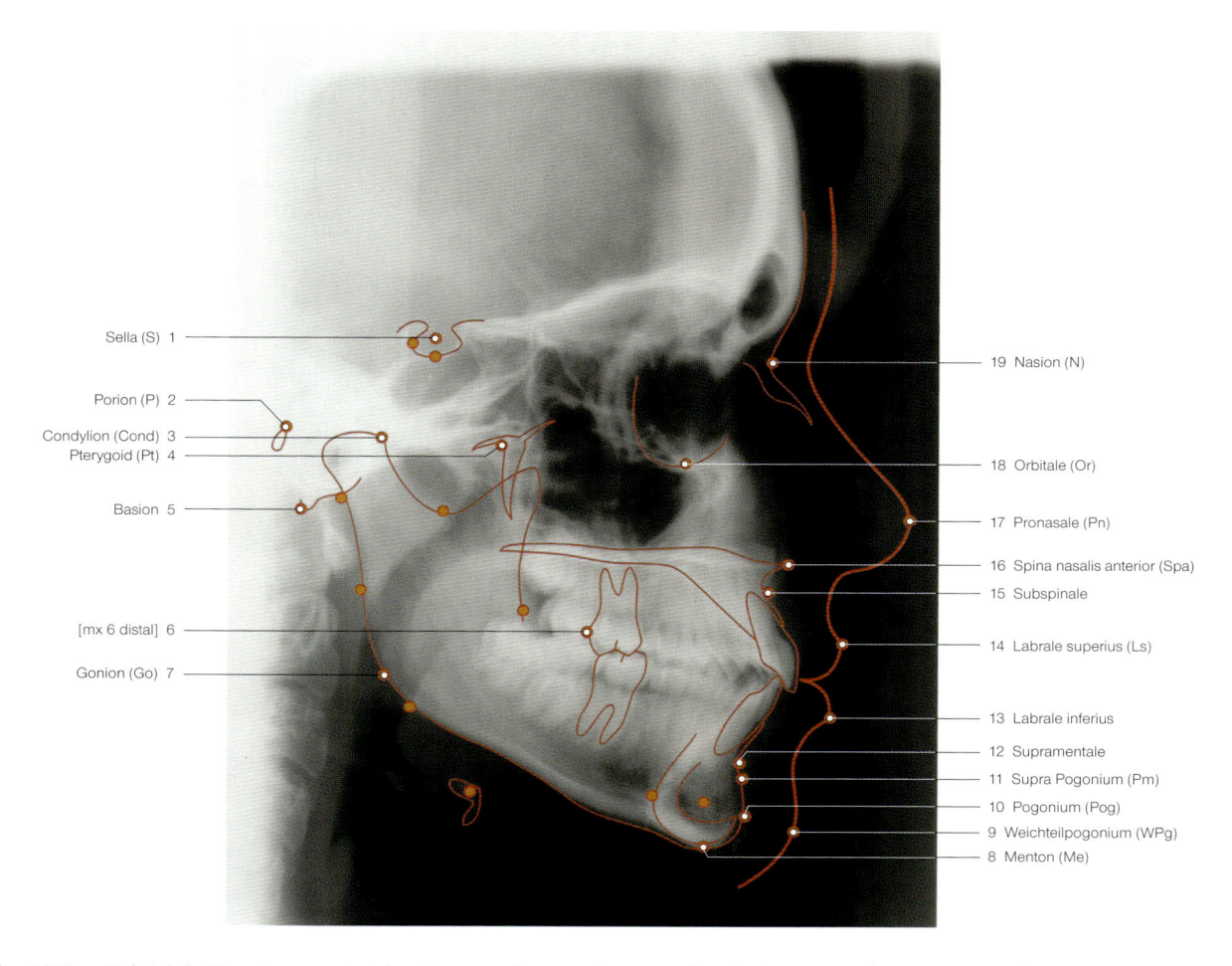

Abb. 128 Schädel, Cranium, mit Markierung der wichtigsten kephalometrischen Messpunkte; Neutralbiss (Zahnstellung Klasse I); Fernröntgenaufnahme, seitlicher Strahlengang; von lateral

Labels (Abb. 129):
1 Tragus-Augenwinkel-Ebene
2 Infraorbitalebene
3 Frankfurter Horizontale
4 Campersche Ebene
5 Speesche Kurve
6 Okklusionsebene
7 Simonsche Orbitale

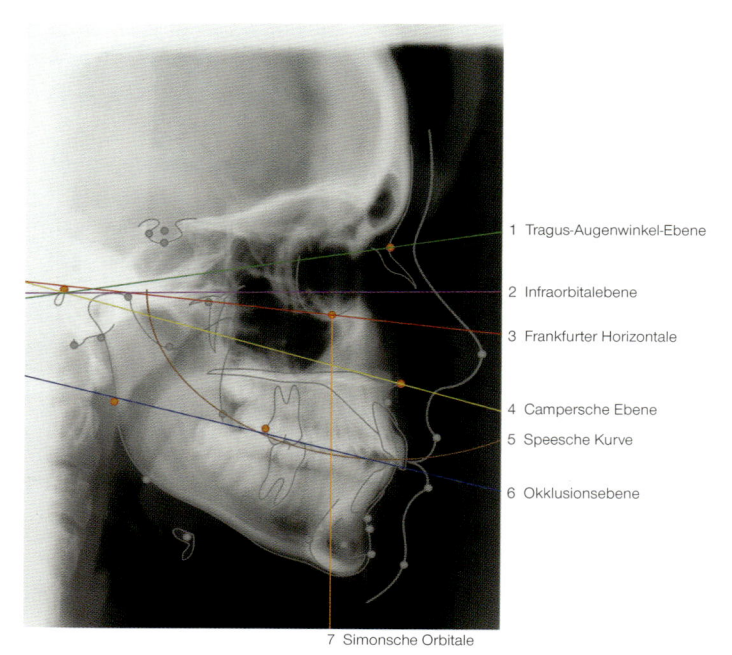

Abb. 129 Schädel, Cranium, mit den wichtigsten Bezugsebenen; Neutralbiss (Zahnstellung Klasse I); Fernröntgenaufnahme, seitlicher Strahlengang; von lateral

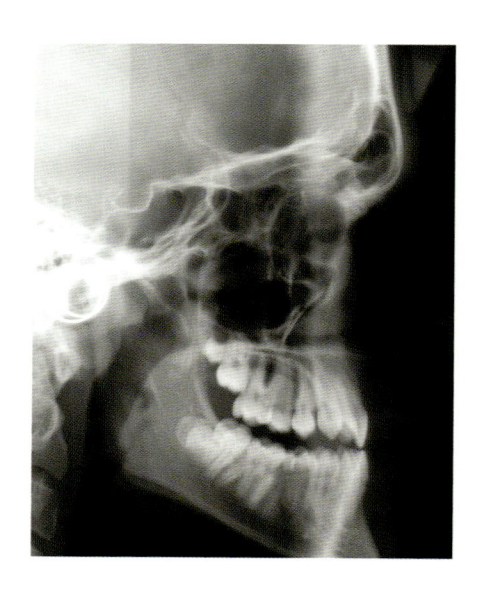

Abb. 130 Schädel, Cranium; Progenie (Zahnstellung Klasse III); Fernröntgenaufnahme, seitlicher Strahlengang; von lateral

Kephalometrische Messpunkte; Bezugsebenen; Bissarten

Abb. 128

1 Sella (S)
2 Porion (P)
3 Condylion (Cond)
4 Pterygoid (Pt)
5 Basion
6 [mx 6 distal]
7 Gonion (Go)
8 Menton (Me)
9 Weichteilpogonium (WPg)
10 Pogonium (Pog)
11 Supra Pogonium (Pm)
12 Supramentale
13 Labrale inferius
14 Labrale superius (Ls)
15 Subspinale
16 Spina nasalis anterior (Spa)
17 Pronasale (Pn)
18 Orbitale (Or)
19 Nasion (N)

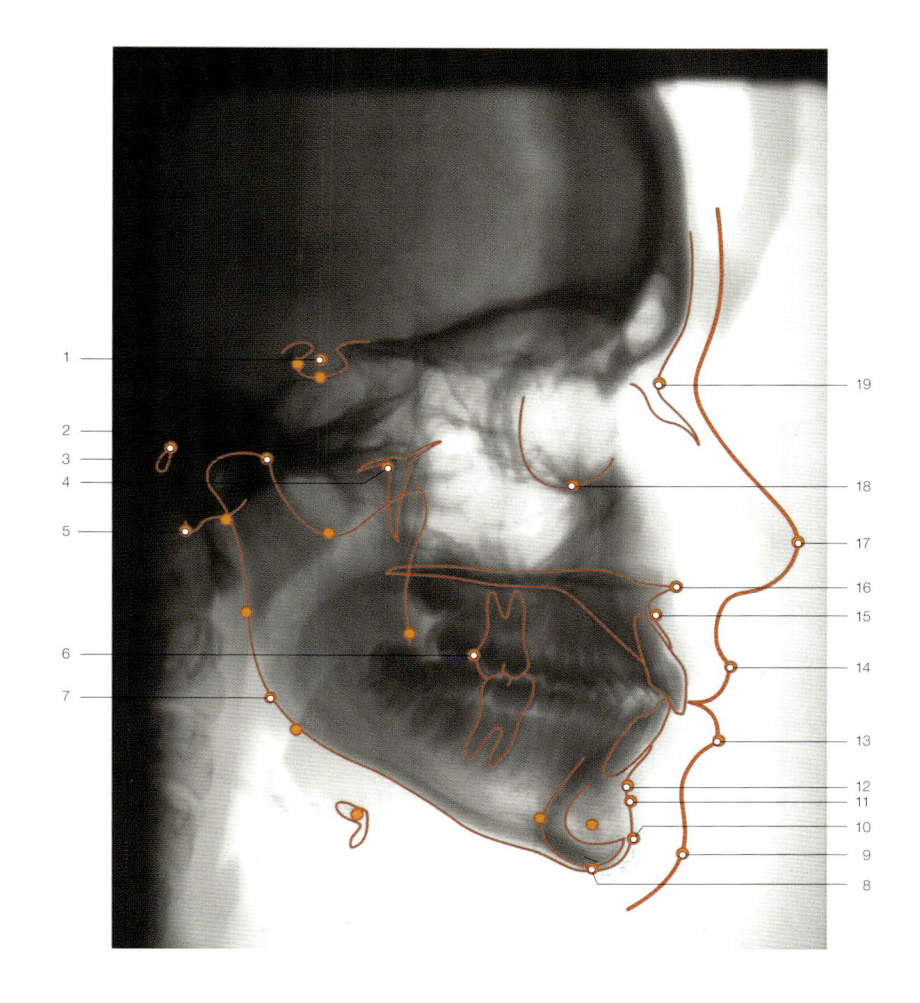

Abb. 129

1 Tragus-Augenwinkel-Ebene
2 Infraorbitalebene
3 Frankfurter Horizontale
4 Campersche Ebene
5 Speesche Kurve
6 Okklusionsebene
7 Simonsche Orbitale

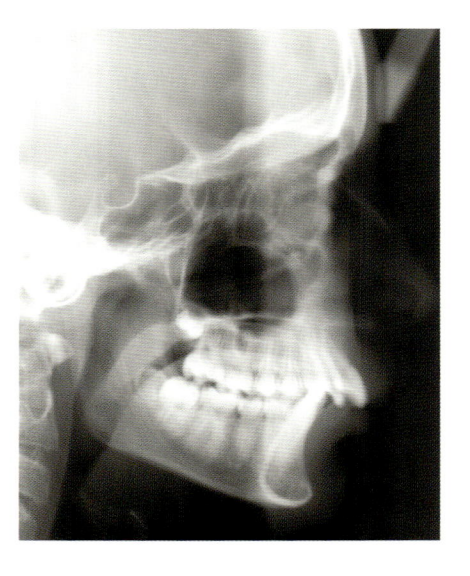

Abb. 131 Schädel, Cranium; Oberkiefer-Prognatie (Zahnstellung Klasse II/1); Fernröntgenaufnahme, seitlicher Strahlengang; von lateral

Das Gebiss

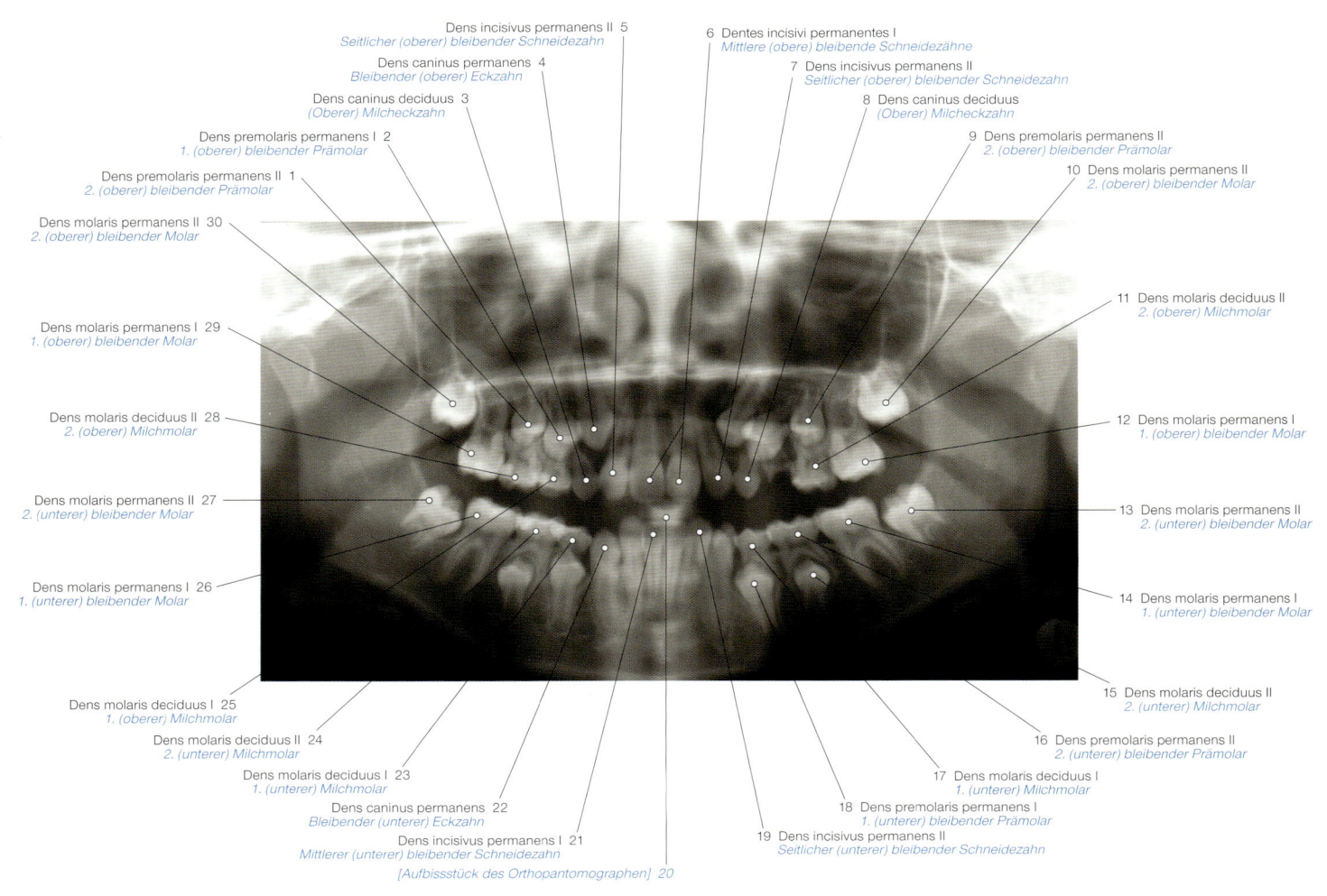

Abb. 132 Ober- und Unterkiefer, Maxilla et Mandibula; Milchzähne und Anlagen der bleibenden Zähne, Dentes decidui et permanentes; Panoramaröntgenaufnahme im frühen Zahnwechselstadium; von vorne

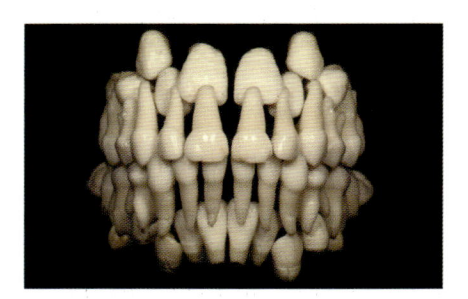

Beschriftung (im Uhrzeigersinn):
1 Dens premolaris permanens II – 2. (oberer) bleibender Prämolar
2 Dens premolaris permanens I – 1. (oberer) bleibender Prämolar
3 Dens caninus deciduus – (Oberer) Milcheckzahn
4 Dens caninus permanens – Bleibender (oberer) Eckzahn
5 Dens incisivus permanens II – Seitlicher (oberer) bleibender Schneidezahn
6 Dentes incisivi permanentes I – Mittlere (obere) bleibende Schneidezähne
7 Dens incisivus permanens II – Seitlicher (oberer) bleibender Schneidezahn
8 Dens caninus deciduus – (Oberer) Milcheckzahn
9 Dens premolaris permanens II – 2. (oberer) bleibender Prämolar
10 Dens molaris permanens II – 2. (oberer) bleibender Molar
11 Dens molaris deciduus II – 2. (oberer) Milchmolar
12 Dens molaris permanens I – 1. (oberer) bleibender Molar
13 Dens molaris permanens II – 2. (unterer) bleibender Molar
14 Dens molaris permanens I – 1. (unterer) bleibender Molar
15 Dens molaris deciduus II – 2. (unterer) Milchmolar
16 Dens premolaris permanens II – 2. (unterer) bleibender Prämolar
17 Dens molaris deciduus I – 1. (unterer) Milchmolar
18 Dens premolaris permanens I – 1. (unterer) bleibender Prämolar
19 Dens incisivus permanens II – Seitlicher (unterer) bleibender Schneidezahn
20 [Aufbissstück des Orthopantomographen]
21 Dens incisivus permanens I – Mittlerer (unterer) bleibender Schneidezahn
22 Dens caninus permanens – Bleibender (unterer) Eckzahn
23 Dens molaris deciduus I – 1. (unterer) Milchmolar
24 Dens molaris deciduus II – 2. (unterer) Milchmolar
25 Dens molaris deciduus I – 1. (oberer) Milchmolar
26 Dens molaris permanens I – 1. (unterer) bleibender Molar
27 Dens molaris permanens II – 2. (unterer) bleibender Molar
28 Dens molaris deciduus II – 2. (oberer) Milchmolar
29 Dens molaris permanens I – 1. (oberer) bleibender Molar
30 Dens molaris permanens II – 2. (oberer) bleibender Molar

Abb. 133 Milchzähne und Anlagen der bleibenden Zähne eines ca. 6 Jahre alten Kindes; von vorne

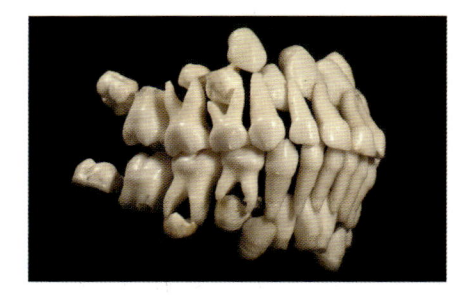

Abb. 134 Milchzähne und Anlagen der bleibenden Zähne eines ca. 6 Jahre alten Kindes; rechte Seite von lateral vorne

Mittelwerte der Dentitionszeiten der Milch- und bleibenden Zähne
Milchzähne (1. Dentition)

Zahn	Zahndurchbruch	Reihenfolge
1. Milchschneidezahn	6. – 9. Monat	1
2. Milchschneidezahn	8. – 12. Monat	2
Milcheckzahn	15. – 20. Monat	4
1. Milchmolar	12. – 16. Monat	3 („1. Milchmolar")
2. Milchmolar	20. – 30. Monat	5 („2. Milchmolar")

Abb. 130

1 Dens premolaris permanens II
2 Dens premolaris permanens I
3 Dens caninus deciduus
4 Dens caninus permanens
5 Dens incisivus permanens II
6 Dentes incisivi permanentes I
7 Dens incisivus permanens II
8 Dens caninus deciduus
9 Dens premolaris permanens II
10 Dens molaris permanens II
11 Dens molaris deciduus II
12 Dens molaris permanens I
13 Dens molaris permanens II
14 Dens molaris permanens I
15 Dens molaris deciduus II
16 Dens premolaris permanens II
17 Dens molaris deciduus I
18 Dens premolaris permanens I
19 Dens incisivus permanens II
20 [Aufbissstück des Orthopantomographen]
21 Dens incisivus permanens I
22 Dens caninus permanens
23 Dens molaris deciduus I
24 Dens molaris deciduus II
25 Dens molaris deciduus I
26 Dens molaris permanens I
27 Dens molaris permanens II
28 Dens molaris deciduus II
29 Dens molaris permanens I
30 Dens molaris permanens II

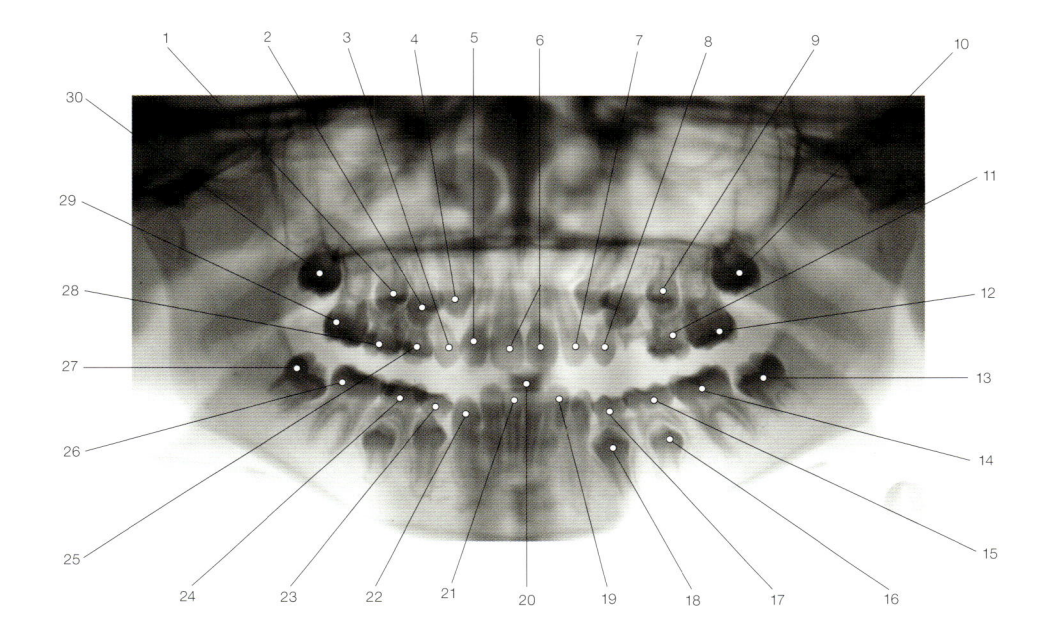

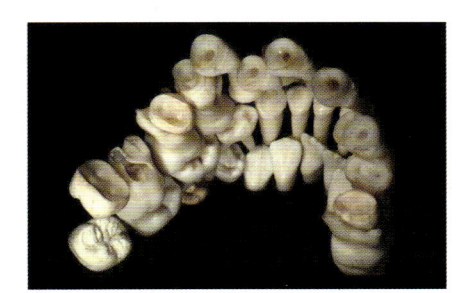

Abb. 135 Milchzähne und Anlagen der bleibenden Zähne eines ca. 6 Jahre alten Kindes; von lateral (rechts) hinten oben

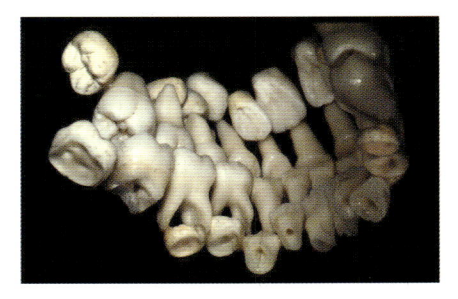

Abb. 136 Milchzähne und Anlagen der bleibenden Zähne eines ca. 6 Jahre alten Kindes; von lateral (rechts) hinten unten

Bleibende Zähne (2. Dentition)

Zahn	Zahndurchbruch	Reihenfolge
1. Schneidezahn	5. – 8. Jahr	2
2. Schneidezahn	5. – 9. Jahr	3
Eckzahn	9. – 13. Jahr	5
1. Prämolar	9. – 12. Jahr	4
2. Prämolar	10. – 13. Jahr	6
1. Molar	5. – 7. Jahr	1 („Sechsjahrmolar")
2. Molar	10. – 14. Jahr	7 („Zwölfjahrmolar")
3. Molar	15. – 30. Jahr	8 („Weisheitszahn")

92 Das Gebiss

Dens premolaris permanens I 5
1. (oberer) bleibender Prämolar

Dens premolaris permanens II 4
2. (oberer) bleibender Prämolar

Dens molaris deciduus II 3
2. (oberer) Milchmolar

Dens molaris permanens I 2
1. (oberer) bleibender Molar

Dens molaris permanens II 1
2. (oberer) bleibender Molar

6 Dens caninus permanens
Bleibender (oberer) Eckzahn

7 Maxilla
Oberkiefer

8 Dens molaris deciduus I
1. (oberer) Milchmolar

9 Dens caninus deciduus
(Oberer) Milcheckzahn

10 Dentes incisivi permanentes
Bleibende (obere) Schneidezähne

11 Dentes incisivi permanentes
Bleibende (untere) Schneidezähne

12 Dens caninus deciduus
(Unterer) Milcheckzahn

13 Dens molaris deciduus I
1. (unterer) Milchmolar

Mandibula 21
Unterkiefer

Dens molaris permanens III (Dens serotinus) 20
3. (unterer) bleibender Molar (Weißheitszahn)

Dens molaris permanens II 19
2. (unterer) bleibender Molar

Dens molaris permanens I 18
1. (unterer) bleibender Molar

Dens molaris deciduus II 17
2. (unterer) Milchmolar

14 Dens caninus permanens
Bleibender (unterer) Eckzahn

15 Dens premolaris permanens I
1. (unterer) bleibender Prämolar

16 Dens premolaris permanens II
2. (unterer) bleibender Prämolar

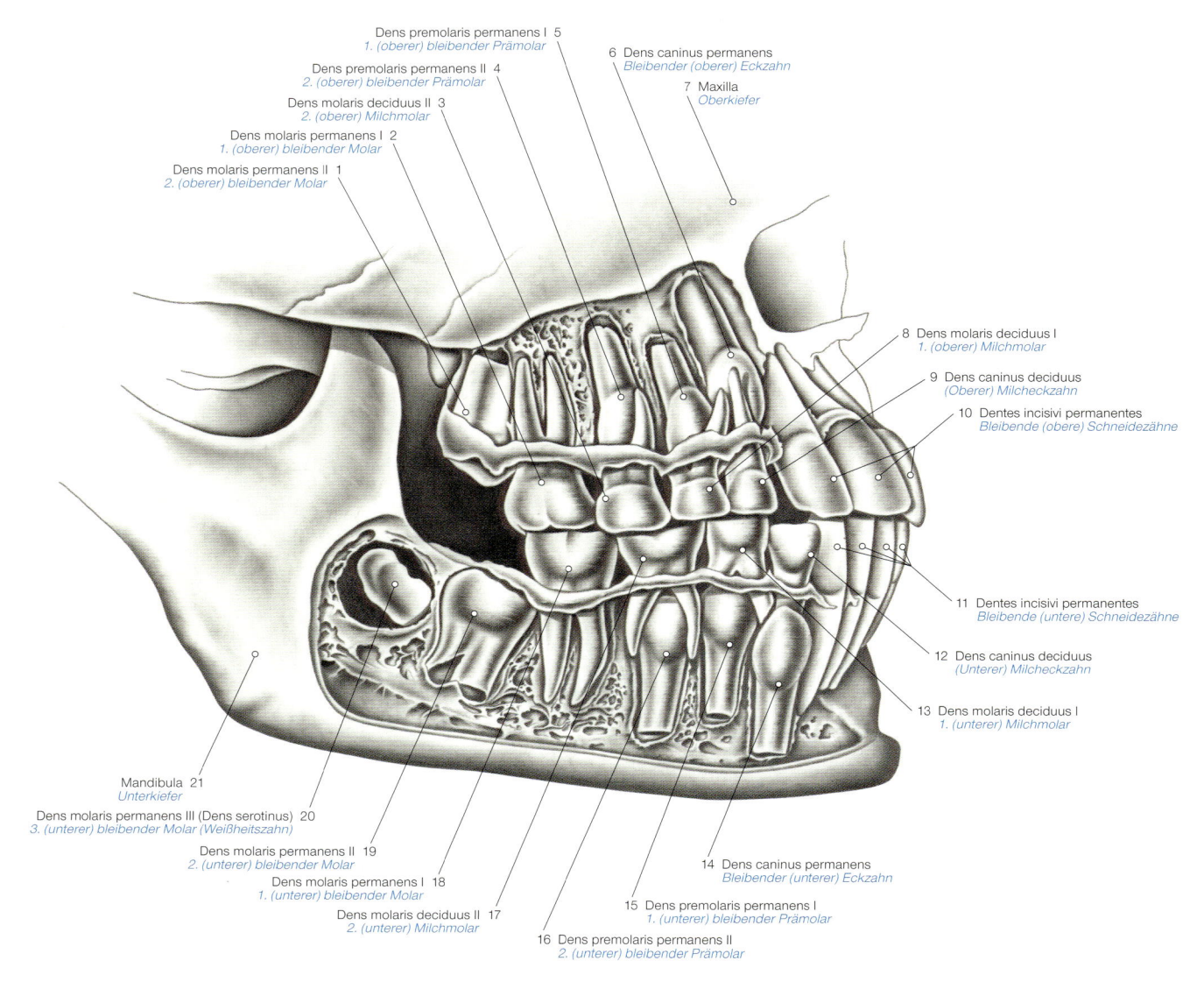

Abb. 137 Ober- und Unterkiefer, Maxilla et Mandibula; Milchzähne und Anlagen der bleibenden Zähne, Dentes decidui et permanentes, eines ca. 9½ Jahre alten Kindes; von lateral (rechts)

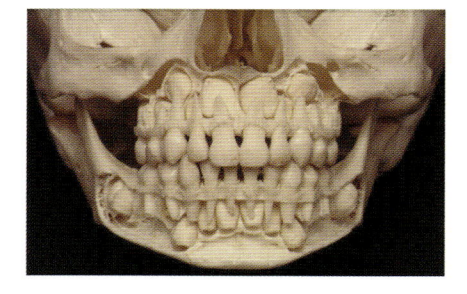

Abb. 138 Milchzähne und Anlagen der bleibenden Zähne eines ca. 4 Jahre alten Kindes; von vorne

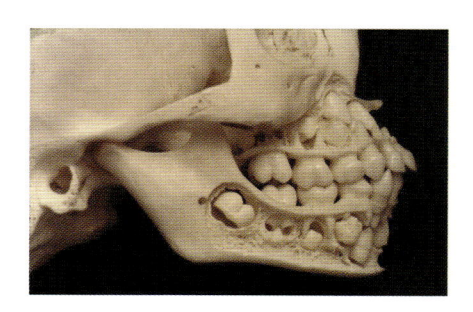

Abb. 139 Milchzähne und Anlagen der bleibenden Zähne eines ca. 5 Jahre alten Kindes; rechte Seite von lateral

Gebissentwicklung; Zahnwechsel

Abb. 137

1 Dens molaris permanens II
2 Dens molaris permanens I
3 Dens molaris deciduus II
4 Dens premolaris permanens II
5 Dens premolaris permanens I
6 Dens caninus permanens
7 Maxilla
8 Dens molaris deciduus I
9 Dens caninus deciduus
10 Dentes incisivi permanentes
11 Dentes incisivi permanentes
12 Dens caninus deciduus
13 Dens molaris deciduus I
14 Dens caninus permanens
15 Dens premolaris permanens I
16 Dens premolaris permanens II
17 Dens molaris deciduus II
18 Dens molaris permanens I
19 Dens molaris permanens II
20 Dens molaris permanens III
   (Dens serotinus)
21 Mandibula

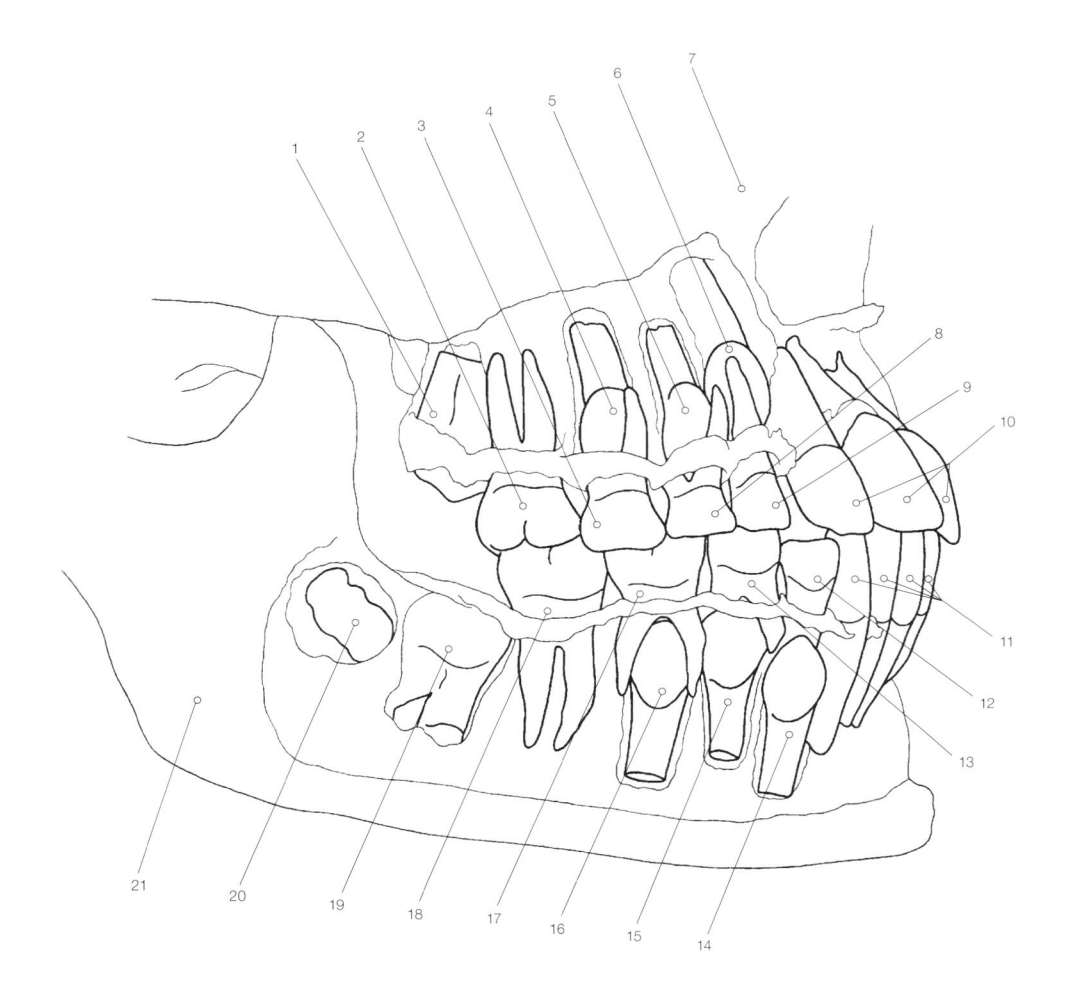

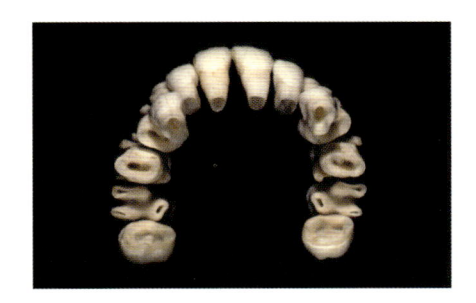

Abb. 140 Oberkiefermilchzähne und permanente Zähne eines ca. 8 Jahre alten Kindes; von apikal

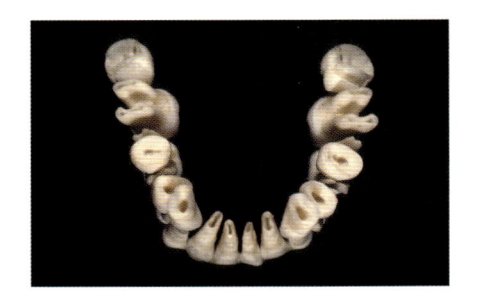

Abb. 141 Unterkiefermilchzähne und permanente Zähne eines ca. 8 Jahre alten Kindes; von apikal

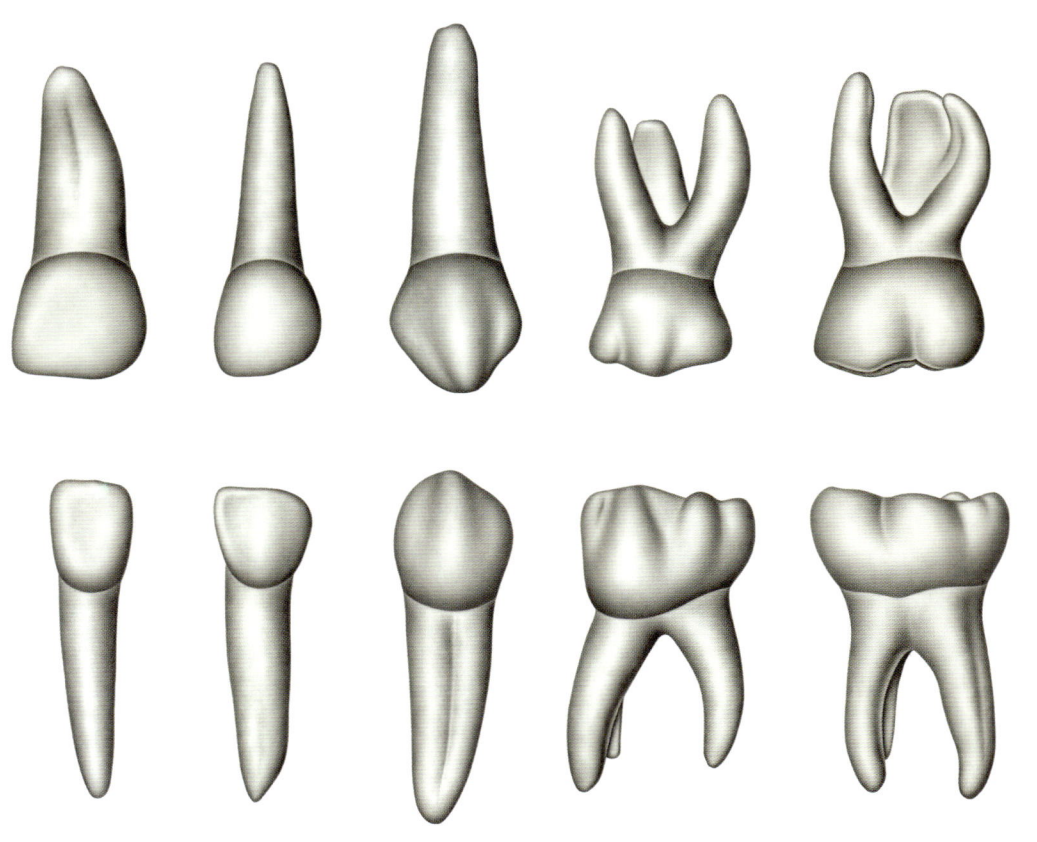

Abb. 142 Obere und untere Milchzähne, Dentes decidui; (links) von vestibulär

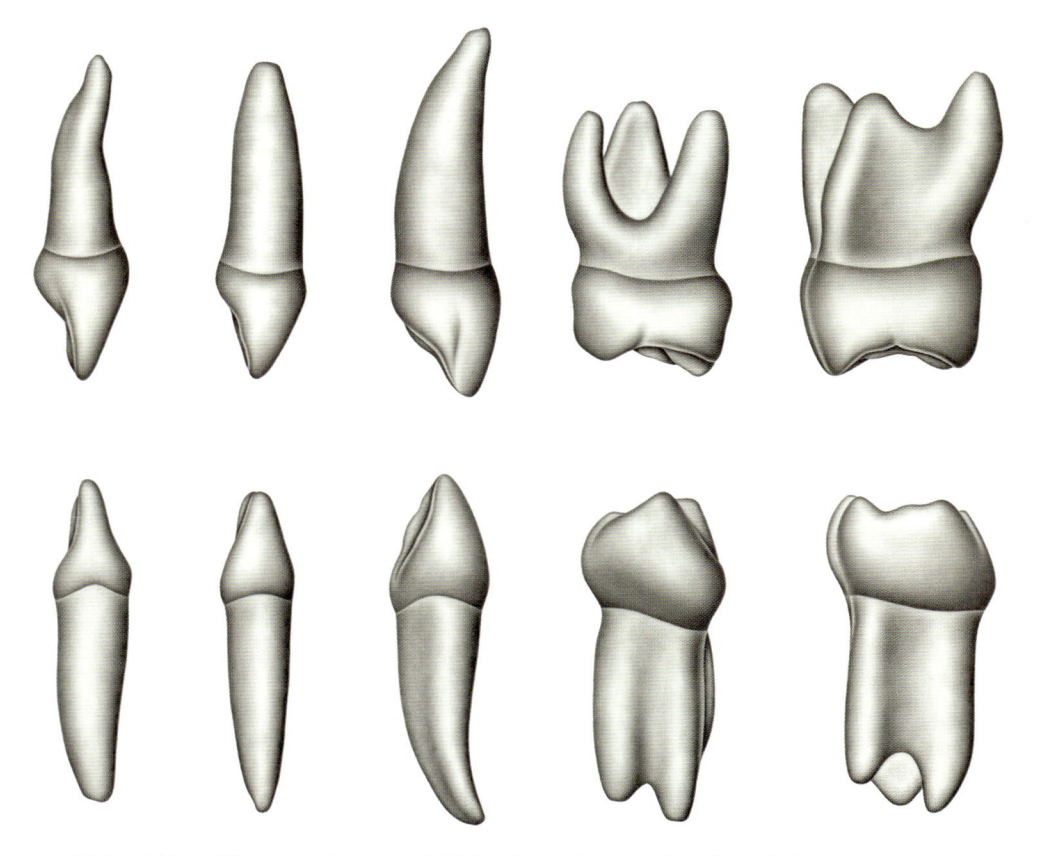

Abb. 143 Obere und untere Milchzähne, Dentes decidui; (links) von mesial

Milchzähne, Dentes decidui; Seitenansichten

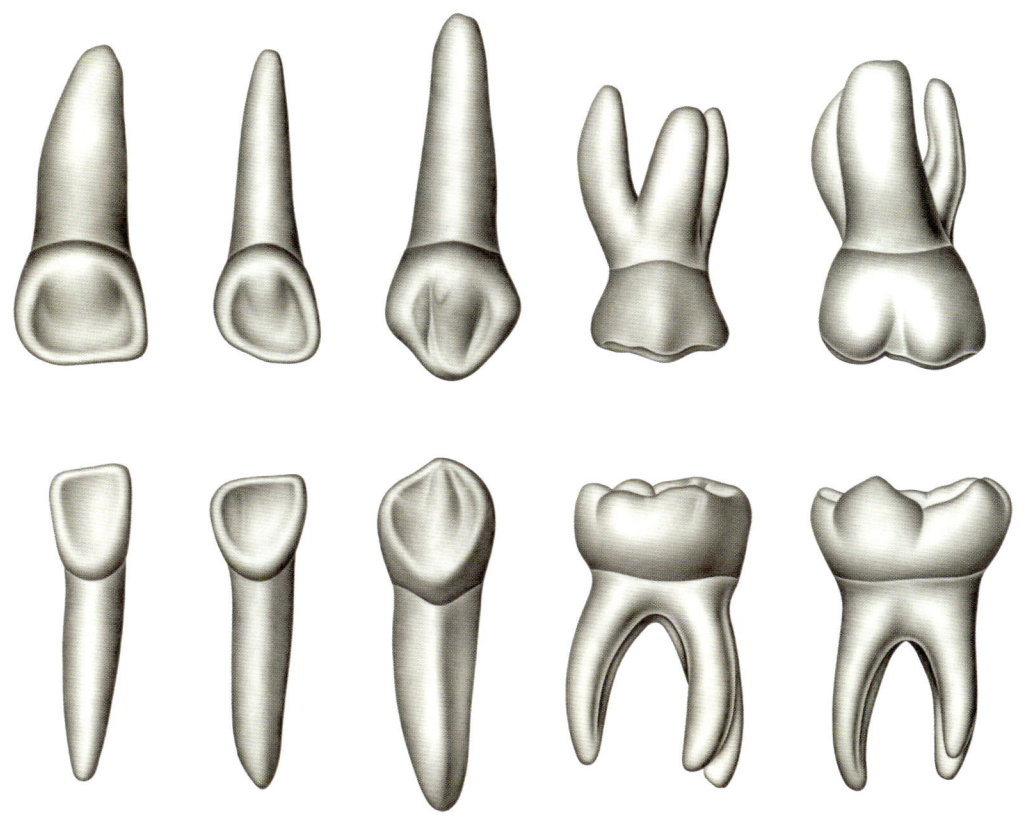

Abb. 144 Obere und untere Milchzähne, Dentes decidui; (links) von palatinal bzw. lingual

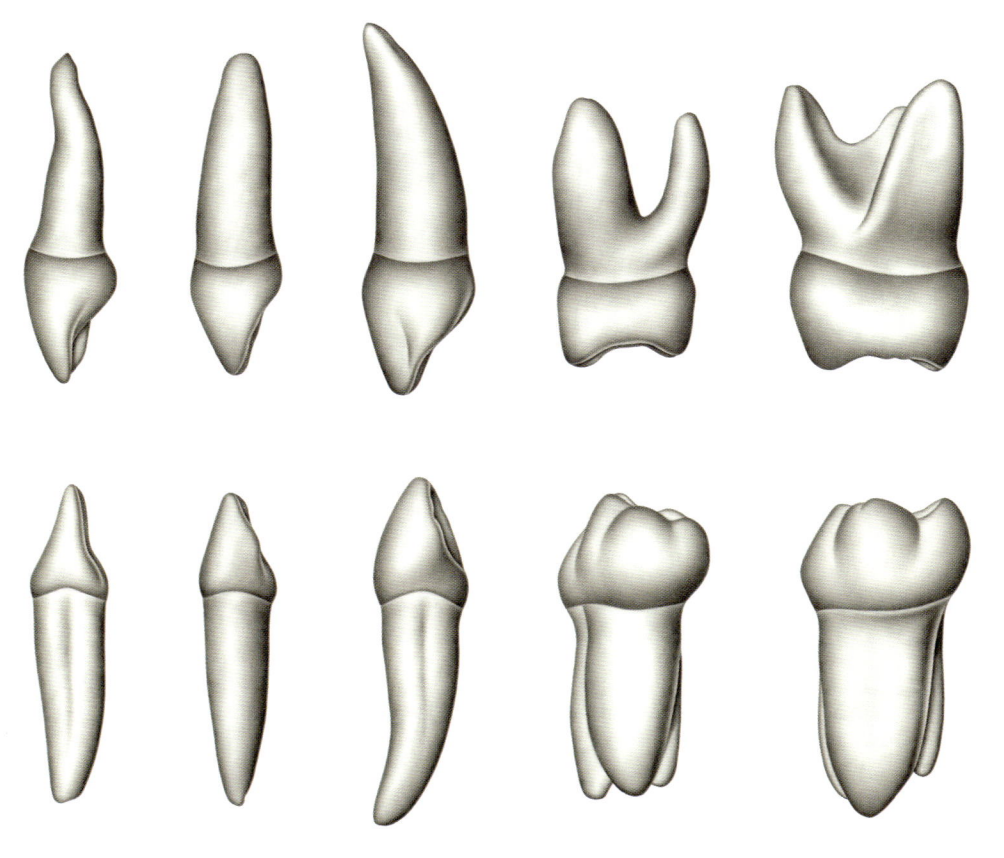

Abb. 145 Obere und untere Milchzähne, Dentes decidui; (links) von distal

96 Knöcherner Schädel, Cranium

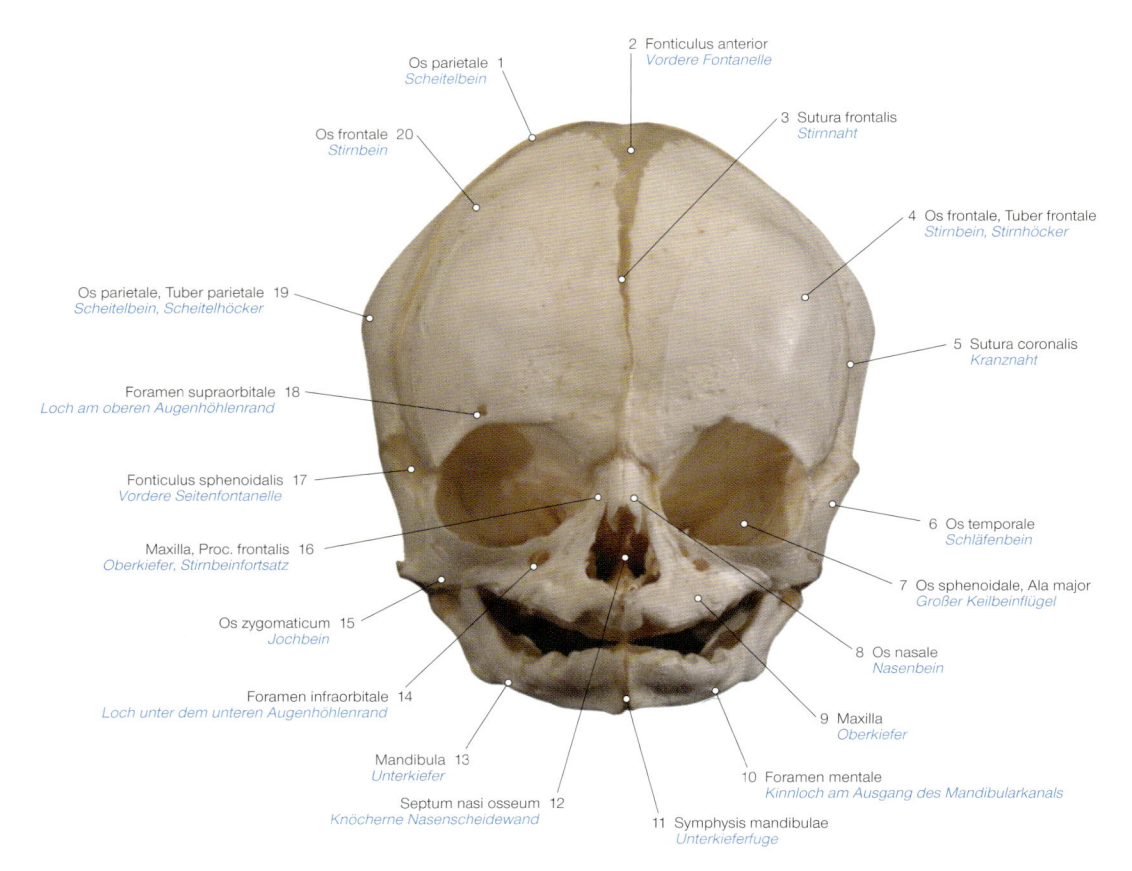

Abb. 146 Schädel, Cranium, im pränatalen Stadium (ca. 6. – 7. Monat); von vorne

1 Os parietale / Scheitelbein
2 Fonticulus anterior / Vordere Fontanelle
3 Sutura frontalis / Stirnnaht
4 Os frontale, Tuber frontale / Stirnbein, Stirnhöcker
5 Sutura coronalis / Kranznaht
6 Os temporale / Schläfenbein
7 Os sphenoidale, Ala major / Großer Keilbeinflügel
8 Os nasale / Nasenbein
9 Maxilla / Oberkiefer
10 Foramen mentale / Kinnloch am Ausgang des Mandibularkanals
11 Symphysis mandibulae / Unterkieferfuge
12 Septum nasi osseum / Knöcherne Nasenscheidewand
13 Mandibula / Unterkiefer
14 Foramen infraorbitale / Loch unter dem unteren Augenhöhlenrand
15 Os zygomaticum / Jochbein
16 Maxilla, Proc. frontalis / Oberkiefer, Stirnbeinfortsatz
17 Fonticulus sphenoidalis / Vordere Seitenfontanelle
18 Foramen supraorbitale / Loch am oberen Augenhöhlenrand
19 Os parietale, Tuber parietale / Scheitelbein, Scheitelhöcker
20 Os frontale / Stirnbein

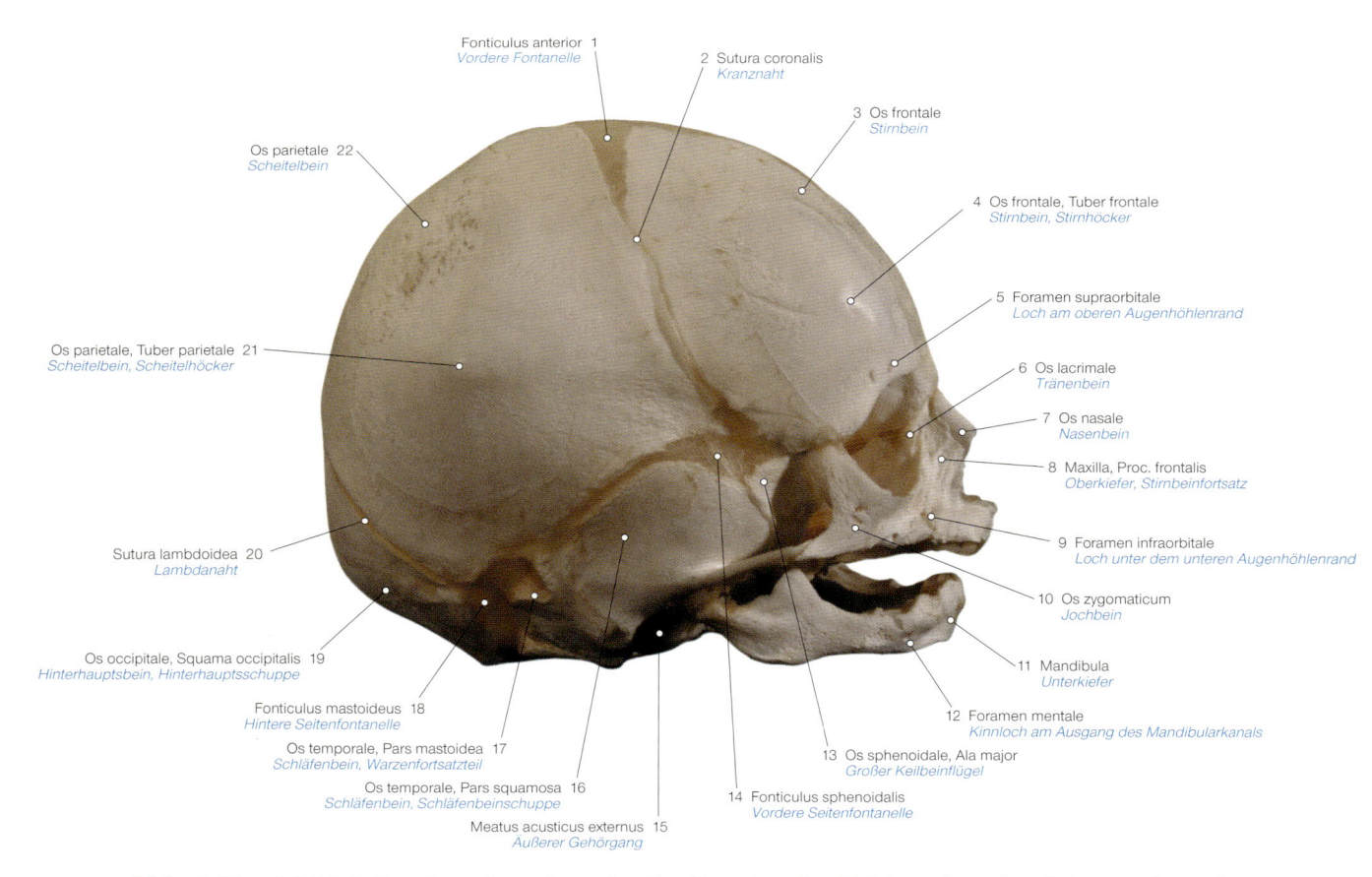

Abb. 147 Schädel, Cranium, im pränatalen Stadium (ca. 6. – 7. Monat); rechte Seite von lateral

1 Fonticulus anterior / Vordere Fontanelle
2 Sutura coronalis / Kranznaht
3 Os frontale / Stirnbein
4 Os frontale, Tuber frontale / Stirnbein, Stirnhöcker
5 Foramen supraorbitale / Loch am oberen Augenhöhlenrand
6 Os lacrimale / Tränenbein
7 Os nasale / Nasenbein
8 Maxilla, Proc. frontalis / Oberkiefer, Stirnbeinfortsatz
9 Foramen infraorbitale / Loch unter dem unteren Augenhöhlenrand
10 Os zygomaticum / Jochbein
11 Mandibula / Unterkiefer
12 Foramen mentale / Kinnloch am Ausgang des Mandibularkanals
13 Os sphenoidale, Ala major / Großer Keilbeinflügel
14 Fonticulus sphenoidalis / Vordere Seitenfontanelle
15 Meatus acusticus externus / Äußerer Gehörgang
16 Os temporale, Pars squamosa / Schläfenbein, Schläfenbeinschuppe
17 Os temporale, Pars mastoidea / Schläfenbein, Warzenfortsatzteil
18 Fonticulus mastoideus / Hintere Seitenfontanelle
19 Os occipitale, Squama occipitalis / Hinterhauptsbein, Hinterhauptsschuppe
20 Sutura lambdoidea / Lambdanaht
21 Os parietale, Tuber parietale / Scheitelbein, Scheitelhöcker
22 Os parietale / Scheitelbein

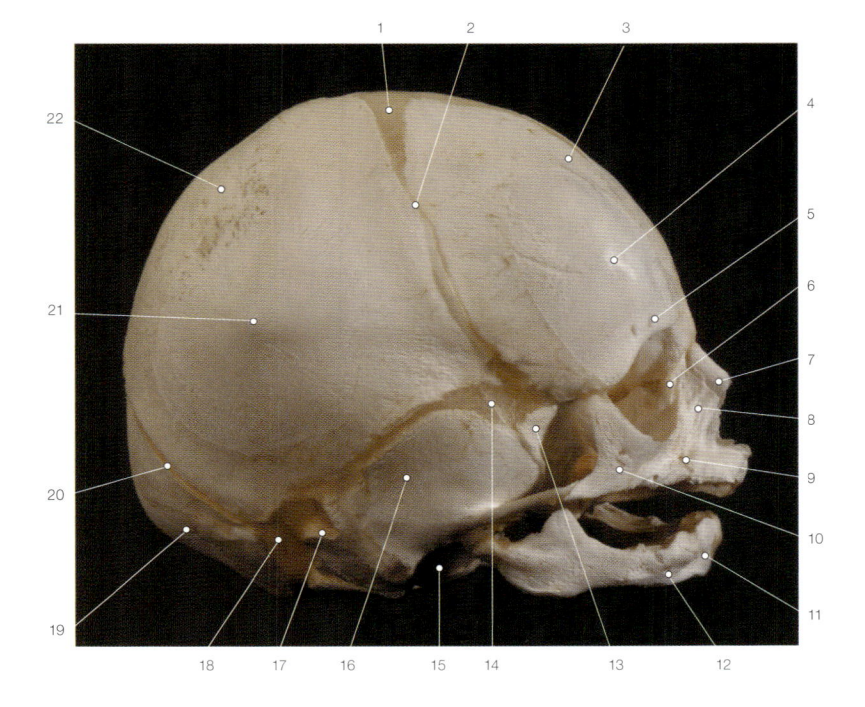

Schädel, Cranium, im pränatalen Stadium

Abb. 146

1. Os parietale
2. Fonticulus anterior
3. Sutura frontalis
4. Os frontale, Tuber frontale
5. Sutura coronalis
6. Os temporale
7. Os sphenoidale, Ala major
8. Os nasale
9. Maxilla
10. Foramen mentale
11. Symphysis mandibulae
12. Septum nasi osseum
13. Mandibula
14. Foramen infraorbitale
15. Os zygomaticum
16. Maxilla, Proc. frontalis
17. Fonticulus sphenoidalis
18. Foramen supraorbitale
19. Os parietale, Tuber parietale
20. Os frontale

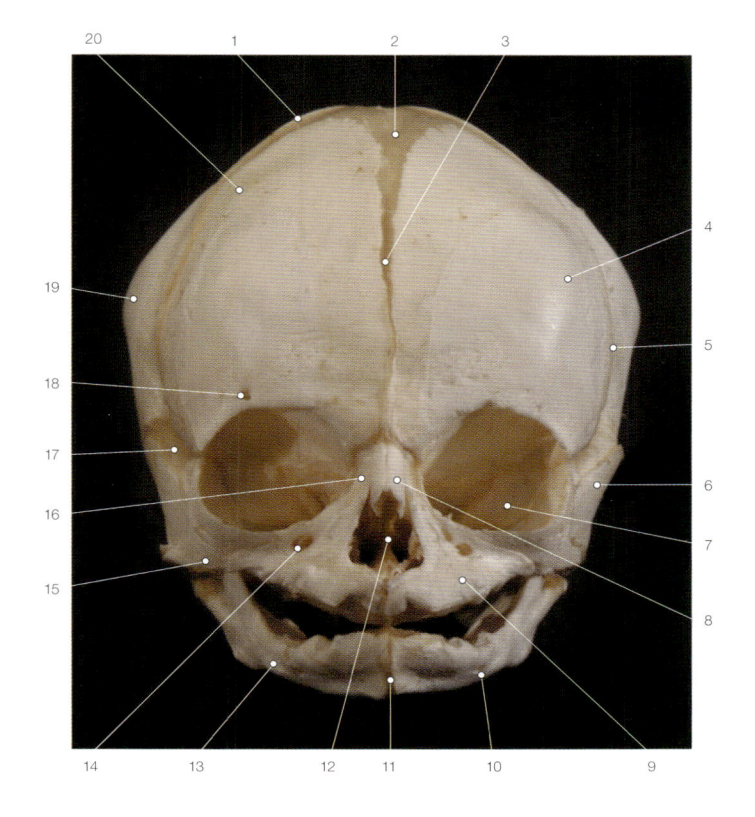

Abb. 147

1. Fonticulus anterior
2. Sutura coronalis
3. Os frontale
4. Os frontale, Tuber frontale
5. Foramen supraorbitale
6. Os lacrimale
7. Os nasale
8. Maxilla, Proc. frontalis
9. Foramen infraorbitale
10. Os zygomaticum
11. Mandibula
12. Foramen mentale
13. Os sphenoidale, Ala major
14. Fonticulus sphenoidalis
15. Meatus acusticus externus
16. Os temporale, Pars squamosa
17. Os temporale, Pars mastoidea
18. Fonticulus mastoideus
19. Os occipitale, Squama occipitalis
20. Sutura lambdoidea
21. Os parietale, Tuber parietale
22. Os parietale

Knöcherner Schädel, Cranium

Sutura sagittalis 1
Pfeilnaht

2 Fonticulus posterior
Hintere Fontanelle

3 Os parietale
Scheitelbein

Os parietale, Tuber parietale 11
Scheitelbein, Scheitelhöcker

Sutura lambdoidea 10
Lambdanaht

4 Os temporale, Pars mastoidea
Schläfenbein, Warzenfortsatzteil

Fonticulus mastoideus 9
Hintere Seitenfontanelle

5 Fonticulus mastoideus
Hintere Seitenfontanelle

6 Os occipitale, Pars lateralis
Hinterhauptsbein, seitlicher Teil

Os occipitale, Squama occipitalis 8
Hinterhauptsbein, Hinterhauptsschuppe

7 Protuberantia occipitalis externa
Äußerer Knochenvorsprung am Hinterhauptsbein

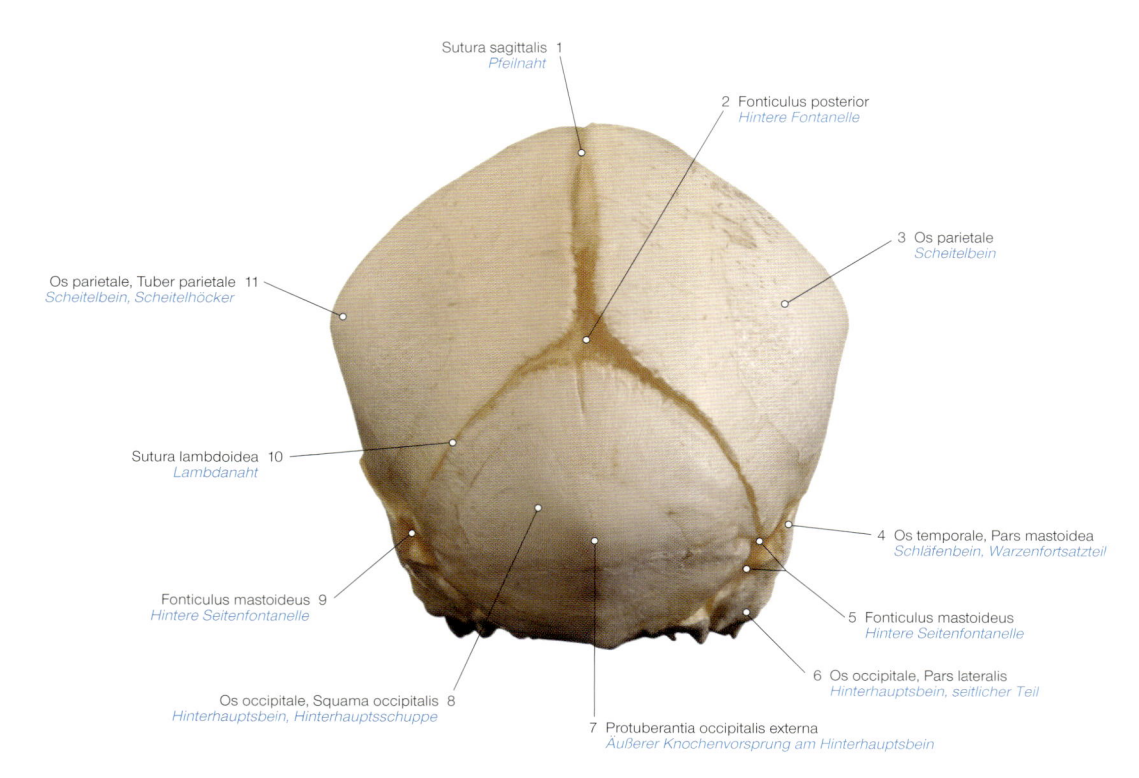

Abb. 148   Schädel, Cranium, im pränatalen Stadium (ca. 6. – 7. Monat); von hinten

2 Os nasale
Nasenbein

Sutura frontalis 1
Stirnnaht

3 Maxilla, Proc. frontale
Oberkiefer, Stirnbeinfortsatz

Sinus sagittalis superior 11
Oberer sagittaler Blutleiter

4 Os frontale, Tuber frontale
Stirnbein, Stirnhöcker

5 Os frontale, Squama frontalis
Stirnbein, Stirnbeinschuppe

Sutura coronalis 10
Kranznaht

6 Fonticulus anterior
Vordere Fontanelle

Os parietale, Tuber parietale 9
Scheitelbein, Scheitelhöcker

7 Os parietale
Scheitelbein

Sutura sagittalis 8
Pfeilnaht

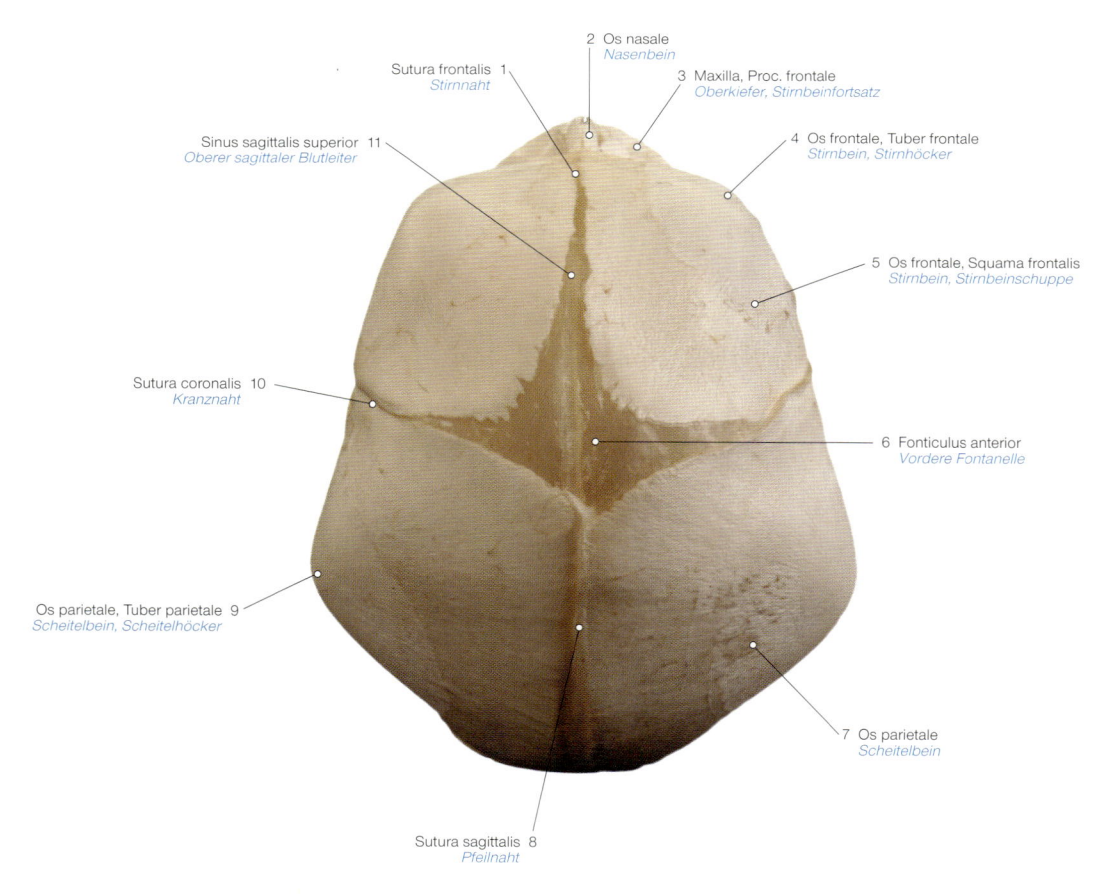

Abb. 149   Schädel, Cranium, im pränatalen Stadium (ca. 6. – 7. Monat); von oben

Abb. 148

1 Sutura sagittalis
2 Fonticulus posterior
3 Os parietale
4 Os temporale, Pars mastoidea
5 Fonticulus mastoideus
6 Os occipitale, Pars lateralis
7 Protuberantia occipitalis externa
8 Os occipitale, Squama occipitalis
9 Fonticulus mastoideus
10 Sutura lambdoidea
11 Os parietale, Tuber parietale

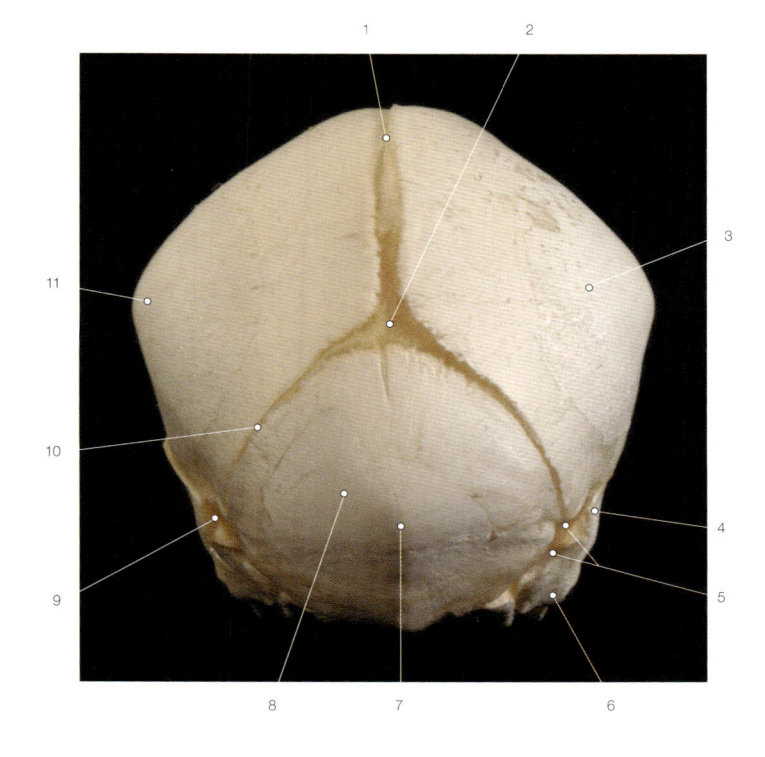

Abb. 149

1 Sutura frontalis
2 Os nasale
3 Maxilla, Proc. frontalis
4 Os frontale, Tuber frontale
5 Os frontale, Squama frontalis
6 Fonticulus anterior
7 Os parietale
8 Sutura sagittalis
9 Os parietale, Tuber parietale
10 Sutura coronalis
11 Sinus sagittalis superior

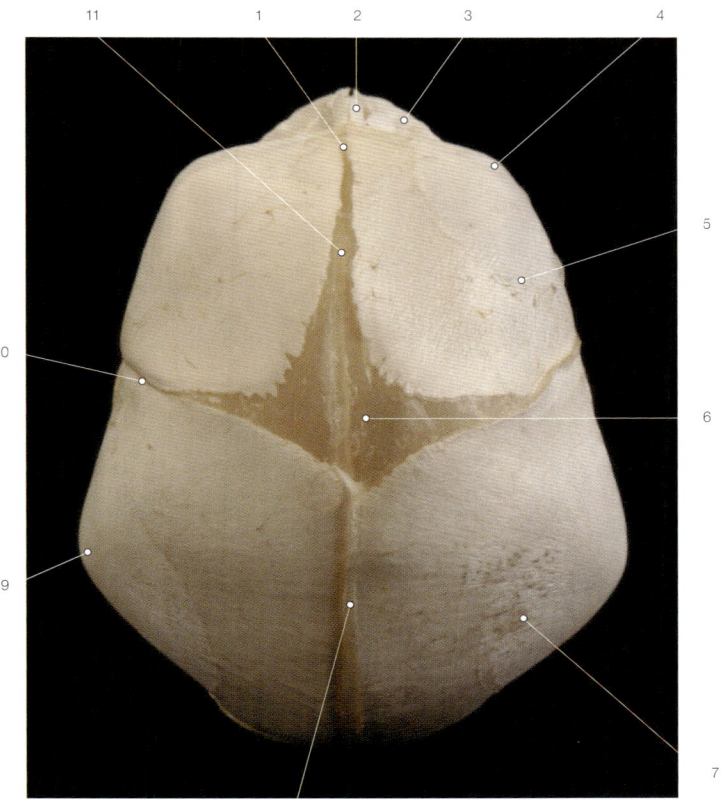

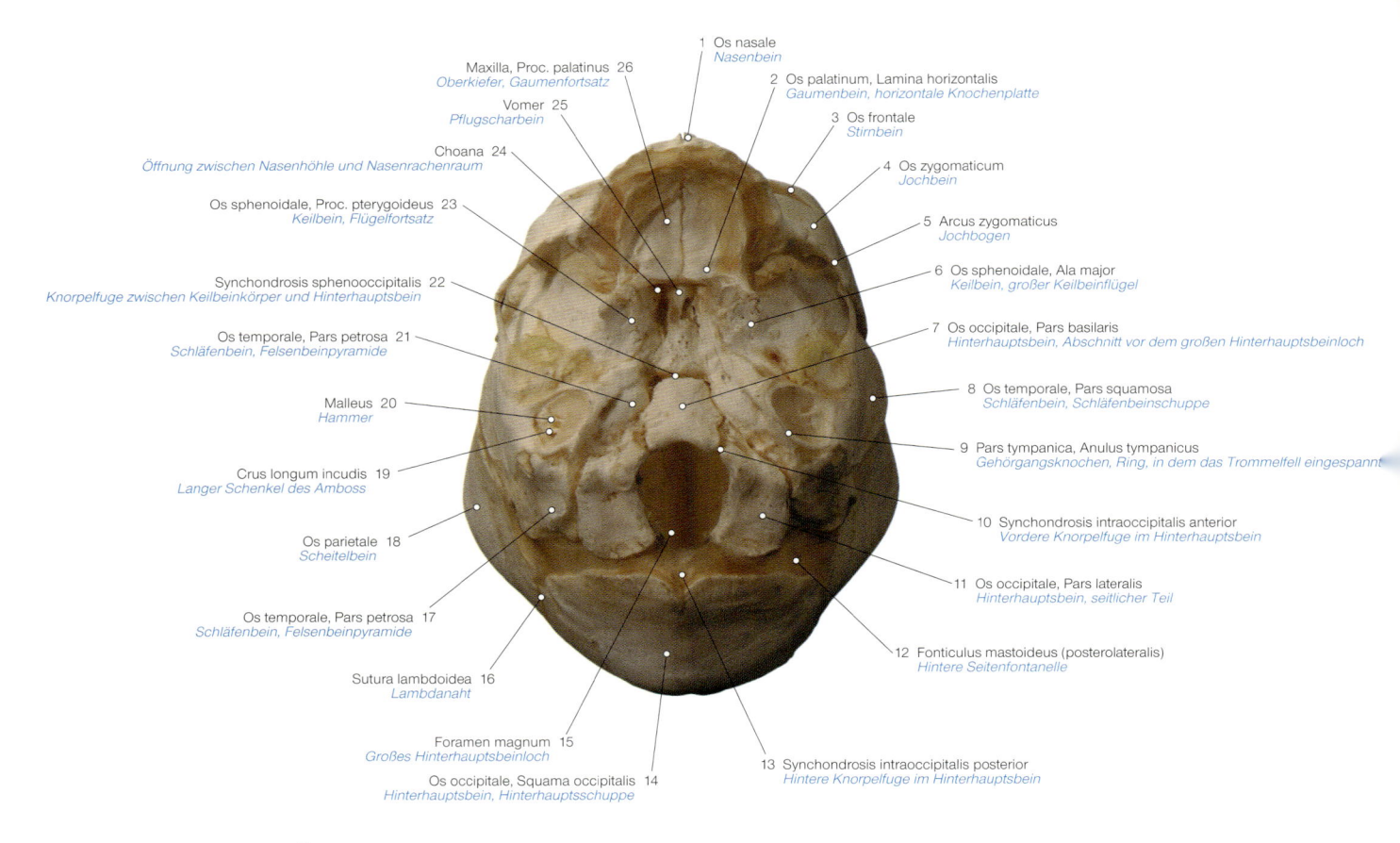

Knöcherner Schädel, Cranium

Abb. 150   Äußere Schädelbasis, Basis cranii externa, im pränatalen Stadium (ca. 6. – 7. Monat); von unten

Beschriftung:
1. Os nasale – Nasenbein
2. Os palatinum, Lamina horizontalis – Gaumenbein, horizontale Knochenplatte
3. Os frontale – Stirnbein
4. Os zygomaticum – Jochbein
5. Arcus zygomaticus – Jochbogen
6. Os sphenoidale, Ala major – Keilbein, großer Keilbeinflügel
7. Os occipitale, Pars basilaris – Hinterhauptsbein, Abschnitt vor dem großen Hinterhauptsbeinloch
8. Os temporale, Pars squamosa – Schläfenbein, Schläfenbeinschuppe
9. Pars tympanica, Anulus tympanicus – Gehörgangsknochen, Ring, in dem das Trommelfell eingespannt
10. Synchondrosis intraoccipitalis anterior – Vordere Knorpelfuge im Hinterhauptsbein
11. Os occipitale, Pars lateralis – Hinterhauptsbein, seitlicher Teil
12. Fonticulus mastoideus (posterolateralis) – Hintere Seitenfontanelle
13. Synchondrosis intraoccipitalis posterior – Hintere Knorpelfuge im Hinterhauptsbein
14. Os occipitale, Squama occipitalis – Hinterhauptsbein, Hinterhauptsschuppe
15. Foramen magnum – Großes Hinterhauptsbeinloch
16. Sutura lambdoidea – Lambdanaht
17. Os temporale, Pars petrosa – Schläfenbein, Felsenbeinpyramide
18. Os parietale – Scheitelbein
19. Crus longum incudis – Langer Schenkel des Amboss
20. Malleus – Hammer
21. Os temporale, Pars petrosa – Schläfenbein, Felsenbeinpyramide
22. Synchondrosis sphenooccipitalis – Knorpelfuge zwischen Keilbeinkörper und Hinterhauptsbein
23. Os sphenoidale, Proc. pterygoideus – Keilbein, Flügelfortsatz
24. Choana – Öffnung zwischen Nasenhöhle und Nasenrachenraum
25. Vomer – Pflugscharbein
26. Maxilla, Proc. palatinus – Oberkiefer, Gaumenfortsatz

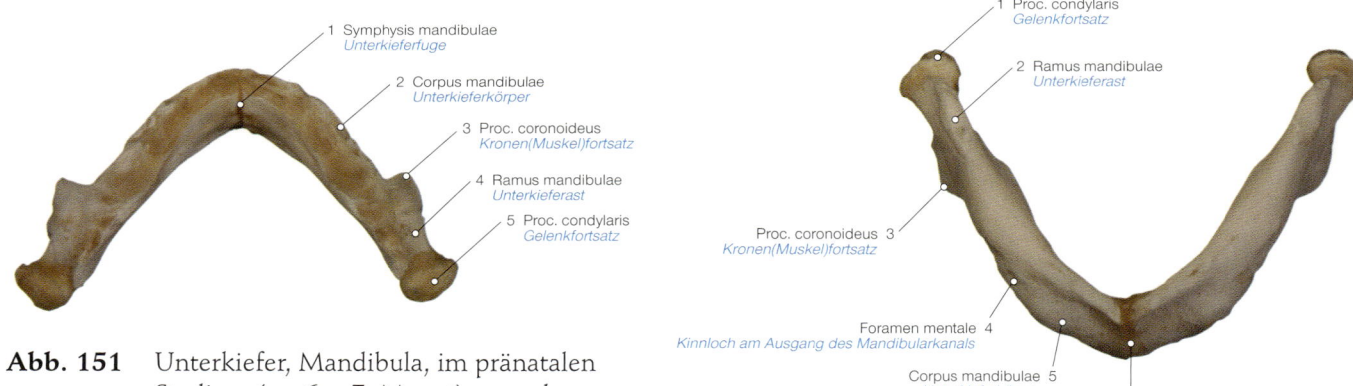

Abb. 151   Unterkiefer, Mandibula, im pränatalen Stadium (ca. 6. – 7. Monat); von oben

1. Symphysis mandibulae – Unterkieferfuge
2. Corpus mandibulae – Unterkieferkörper
3. Proc. coronoideus – Kronen(Muskel)fortsatz
4. Ramus mandibulae – Unterkieferast
5. Proc. condylaris – Gelenkfortsatz

Abb. 152   Unterkiefer, Mandibula, im pränatalen Stadium (ca. 6. – 7. Monat); von unten

1. Proc. condylaris – Gelenkfortsatz
2. Ramus mandibulae – Unterkieferast
3. Proc. coronoideus – Kronen(Muskel)fortsatz
4. Foramen mentale – Kinnloch am Ausgang des Mandibularkanals
5. Corpus mandibulae – Unterkieferkörper
6. Symphysis mandibulae – Unterkieferfuge

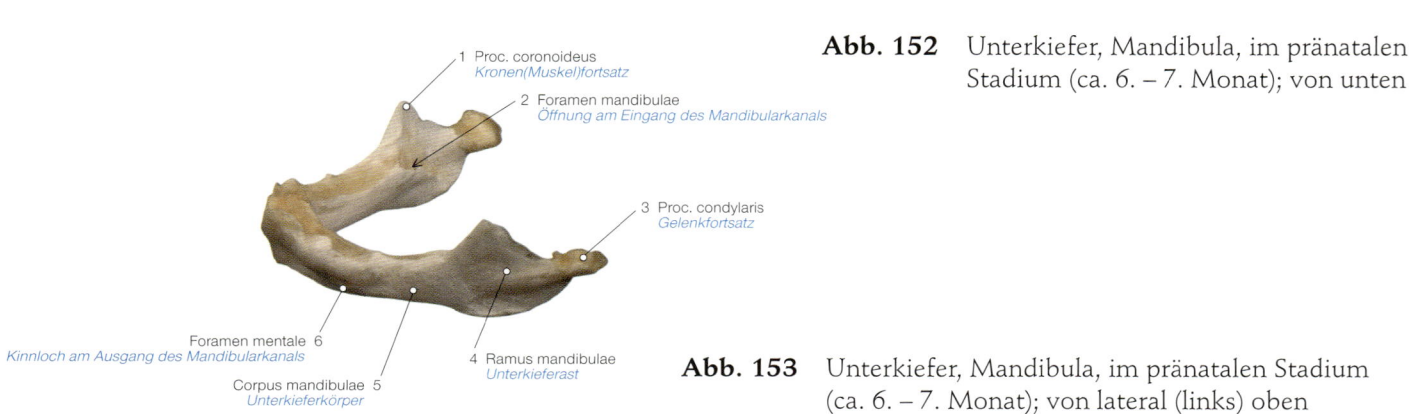

Abb. 153   Unterkiefer, Mandibula, im pränatalen Stadium (ca. 6. – 7. Monat); von lateral (links) oben

1. Proc. coronoideus – Kronen(Muskel)fortsatz
2. Foramen mandibulae – Öffnung am Eingang des Mandibularkanals
3. Proc. condylaris – Gelenkfortsatz
4. Ramus mandibulae – Unterkieferast
5. Corpus mandibulae – Unterkieferkörper
6. Foramen mentale – Kinnloch am Ausgang des Mandibularkanals

Äußere Schädelbasis, Basis cranii externa; Unterkiefer, Mandibula; im pränatalen Stadium

Abb. 150

1 Os nasale
2 Os palatinum, Lamina horizontalis
3 Os frontale
4 Os zygomaticum
5 Arcus zygomaticus
6 Os sphenoidale, Ala major
7 Os occipitale, Pars basilaris
8 Os temporale, Pars squamosa
9 Pars tympanica, Anulus tympanicus
10 Synchondrosis intraoccipitalis anterior
11 Os occipitale, Pars lateralis
12 Fonticulus mastoideus (posterolateralis)
13 Synchondrosis intraoccipitalis posterior
14 Os occipitale, Squama occipitalis
15 Foramen magnum
16 Sutura lambdoidea
17 Os temporale, Pars petrosa
18 Os parietale
19 Crus longum incudis
20 Malleus
21 Os temporale, Pars petrosa
22 Synchondrosis sphenooccipitalis
23 Os sphenoidale, Proc. pterygoideus
24 Choana
25 Vomer
26 Maxilla, Proc. palatinus

Abb. 151

1 Symphysis mandibulae
2 Corpus mandibulae
3 Proc. coronoideus
4 Ramus mandibulae
5 Proc. condylaris

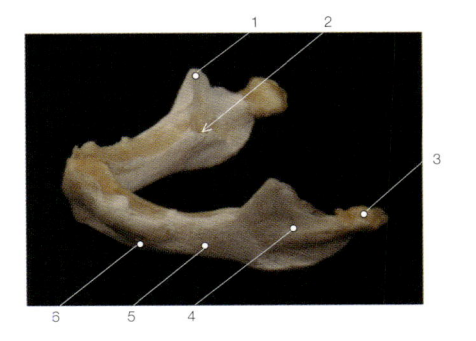

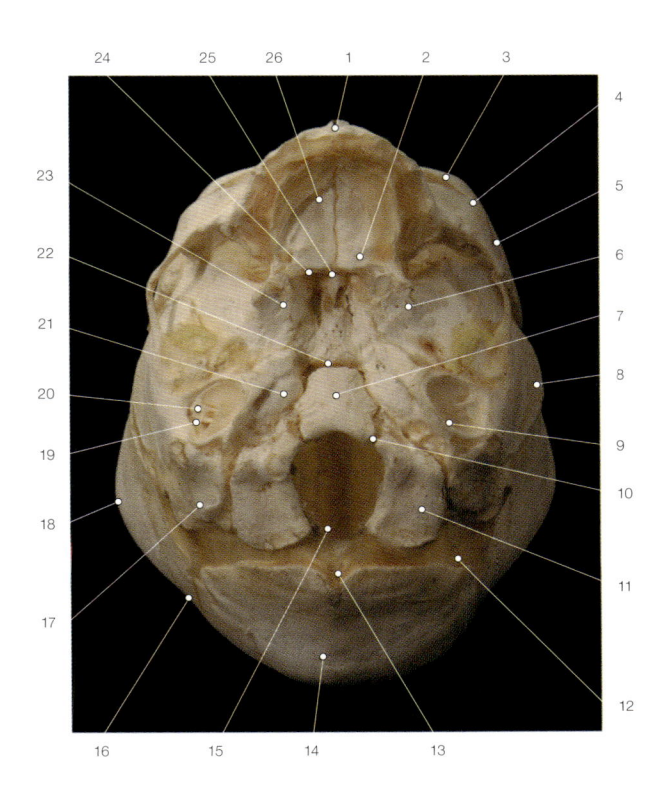

Abb. 152

1 Proc. condylaris
2 Ramus mandibulae
3 Proc. coronoideus
4 Foramen mentale
5 Corpus mandibulae
6 Symphysis mandibulae

Abb. 153

1 Proc. coronoideus
2 Foramen mandibulae
3 Proc. condylaris
4 Ramus mandibulae
5 Corpus mandibulae
6 Foramen mentale

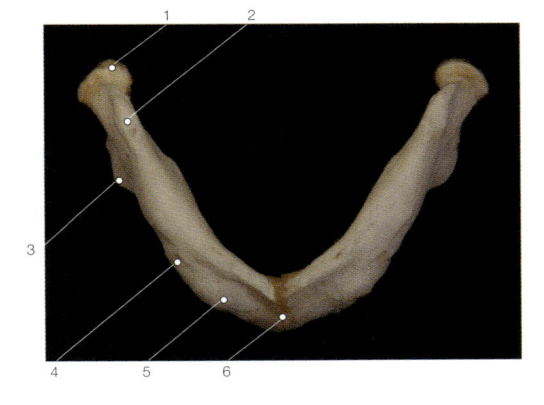

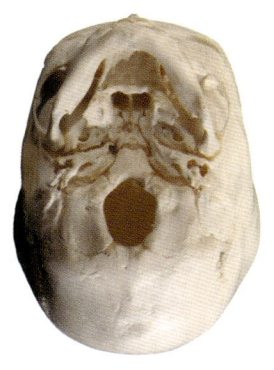

Abb. 154 Schädel, Cranium, eines Neugeborenen (ca. 4 Monate); von unten

Knöcherner Schädel, Cranium

Abb. 155 Schädel, Cranium, eines Neugeborenen (ca. 4 Monate); von vorne

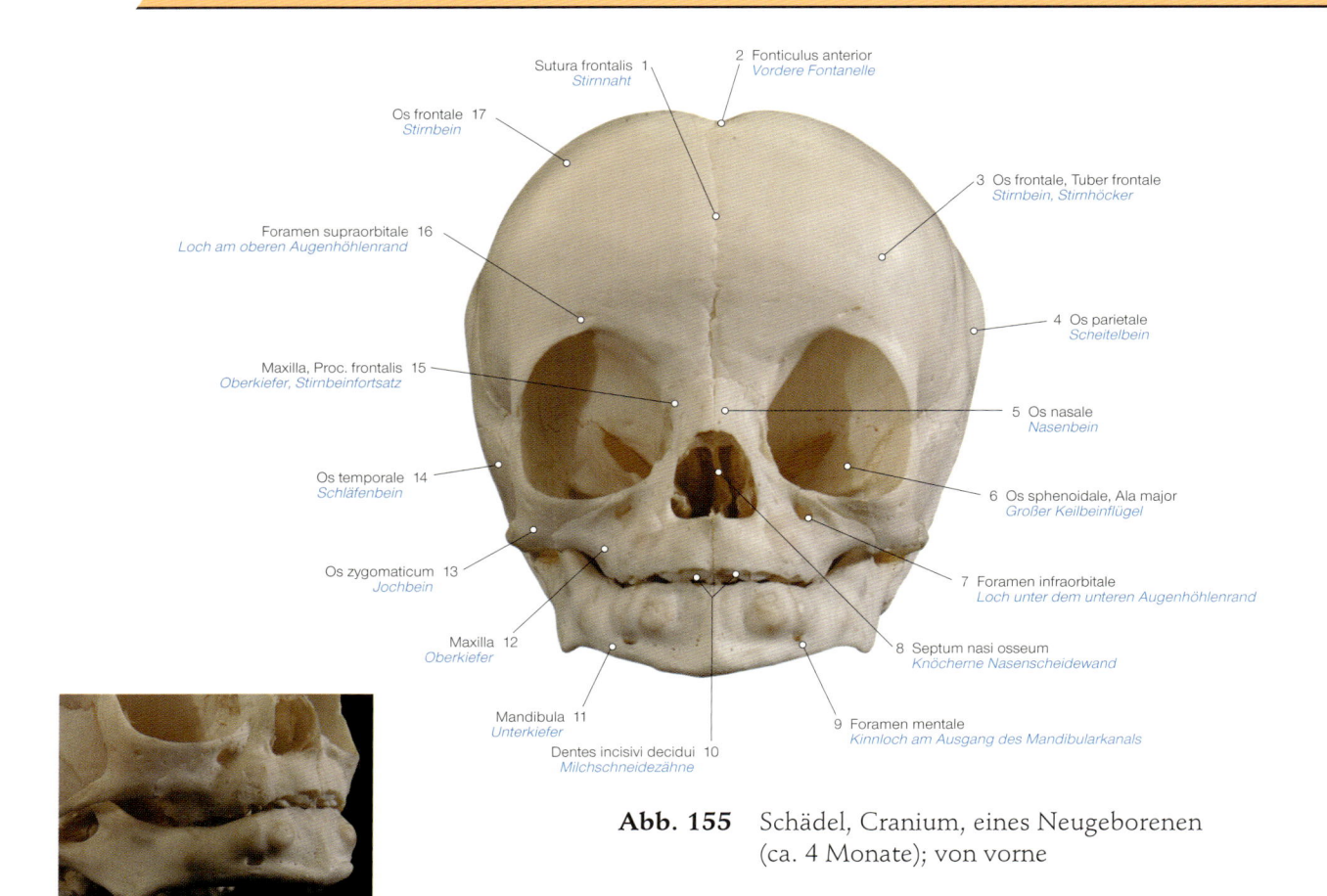

1 Sutura frontalis / *Stirnnaht*
2 Fonticulus anterior / *Vordere Fontanelle*
3 Os frontale, Tuber frontale / *Stirnbein, Stirnhöcker*
4 Os parietale / *Scheitelbein*
5 Os nasale / *Nasenbein*
6 Os sphenoidale, Ala major / *Großer Keilbeinflügel*
7 Foramen infraorbitale / *Loch unter dem unteren Augenhöhlenrand*
8 Septum nasi osseum / *Knöcherne Nasenscheidewand*
9 Foramen mentale / *Kinnloch am Ausgang des Mandibularkanals*
10 Dentes incisivi decidui / *Milchschneidezähne*
11 Mandibula / *Unterkiefer*
12 Maxilla / *Oberkiefer*
13 Os zygomaticum / *Jochbein*
14 Os temporale / *Schläfenbein*
15 Maxilla, Proc. frontalis / *Oberkiefer, Stirnbeinfortsatz*
16 Foramen supraorbitale / *Loch am oberen Augenhöhlenrand*
17 Os frontale / *Stirnbein*

Abb. 156 Schädel, Cranium, eines Neugeborenen (ca. 4 Monate); Ausschnitt von lateral (rechts) vorne

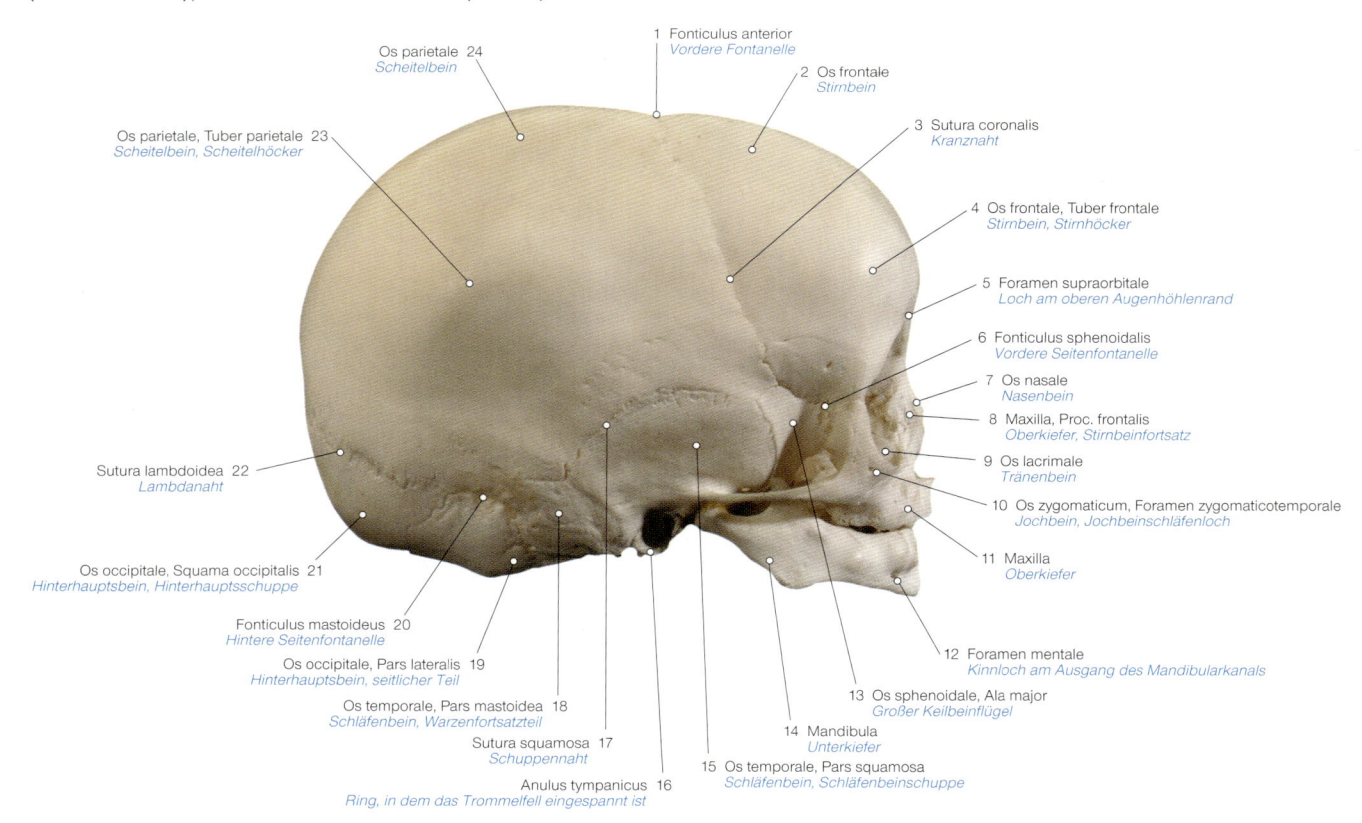

Abb. 157 Schädel, Cranium, eines Neugeborenen (ca. 4 Monate); rechte Seite von lateral

1 Fonticulus anterior / *Vordere Fontanelle*
2 Os frontale / *Stirnbein*
3 Sutura coronalis / *Kranznaht*
4 Os frontale, Tuber frontale / *Stirnbein, Stirnhöcker*
5 Foramen supraorbitale / *Loch am oberen Augenhöhlenrand*
6 Fonticulus sphenoidalis / *Vordere Seitenfontanelle*
7 Os nasale / *Nasenbein*
8 Maxilla, Proc. frontalis / *Oberkiefer, Stirnbeinfortsatz*
9 Os lacrimale / *Tränenbein*
10 Os zygomaticum, Foramen zygomaticotemporale / *Jochbein, Jochbeinschläfenloch*
11 Maxilla / *Oberkiefer*
12 Foramen mentale / *Kinnloch am Ausgang des Mandibularkanals*
13 Os sphenoidale, Ala major / *Großer Keilbeinflügel*
14 Mandibula / *Unterkiefer*
15 Os temporale, Pars squamosa / *Schläfenbein, Schläfenbeinschuppe*
16 Anulus tympanicus / *Ring, in dem das Trommelfell eingespannt ist*
17 Sutura squamosa / *Schuppennaht*
18 Os temporale, Pars mastoidea / *Schläfenbein, Warzenfortsatzteil*
19 Os occipitale, Pars lateralis / *Hinterhauptsbein, seitlicher Teil*
20 Fonticulus mastoideus / *Hintere Seitenfontanelle*
21 Os occipitale, Squama occipitalis / *Hinterhauptsbein, Hinterhauptsschuppe*
22 Sutura lambdoidea / *Lambdanaht*
23 Os parietale, Tuber parietale / *Scheitelbein, Scheitelhöcker*
24 Os parietale / *Scheitelbein*

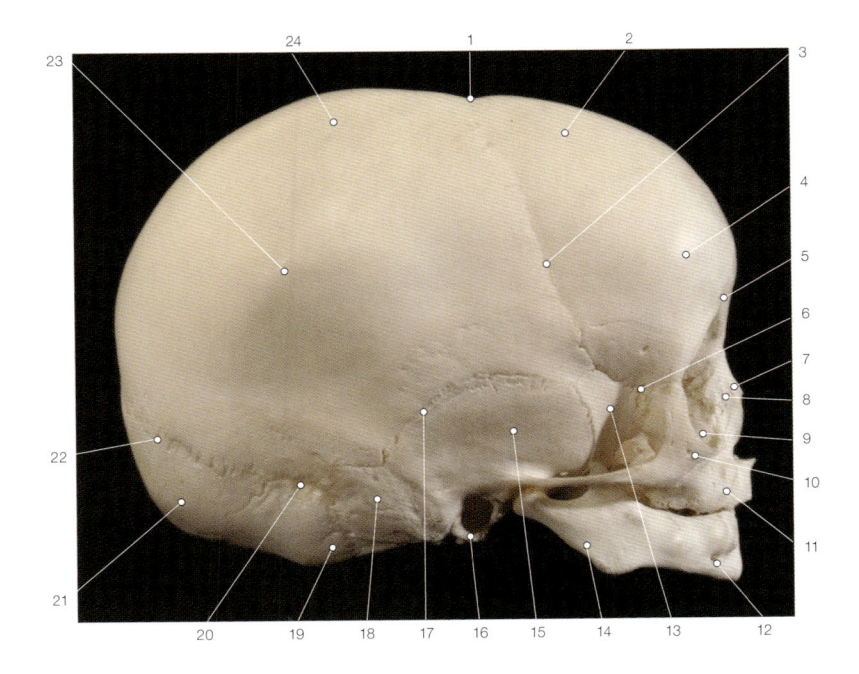

Schädel, Cranium, eines Neugeborenen

Abb. 155

1. Sutura frontalis
2. Fonticulus anterior
3. Os frontale, Tuber frontale
4. Os parietale
5. Os nasale
6. Os sphenoidale, Ala major
7. Foramen infraorbitale
8. Septum nasi osseum
9. Foramen mentale
10. Dentes incisivi decidui
11. Mandibula
12. Maxilla
13. Os zygomaticum
14. Os temporale
15. Maxilla, Proc. frontalis
16. Foramen supraorbitale
17. Os frontale

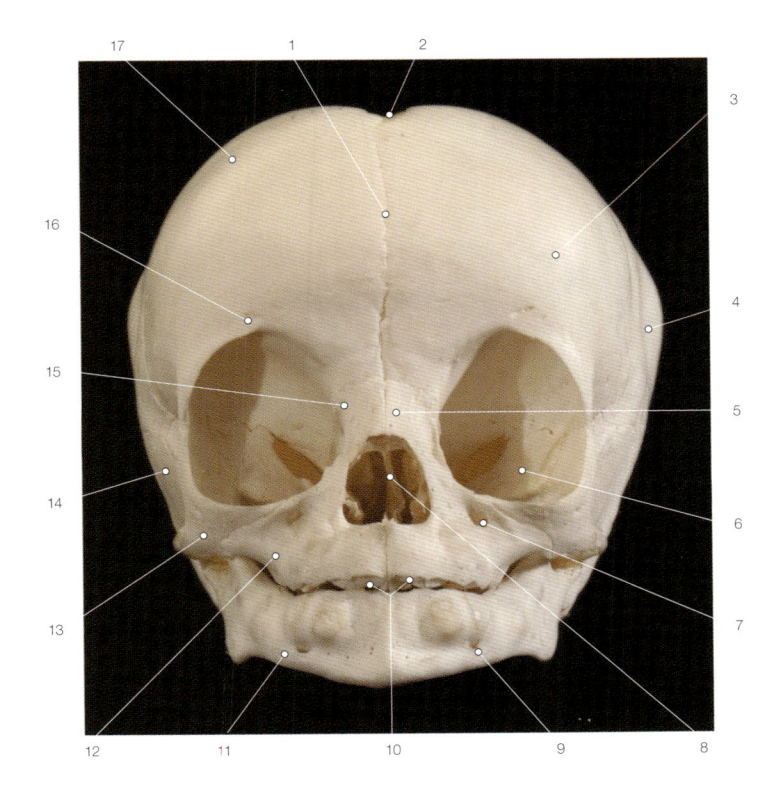

Abb. 157

1. Fonticulus anterior
2. Os frontale
3. Sutura coronalis
4. Os frontale, Tuber frontale
5. Foramen supraorbitale
6. Fonticulus sphenoidalis
7. Os nasale
8. Maxilla, Proc. frontalis
9. Os lacrimale
10. Os zygomaticum, Foramen zygomaticotemporale
11. Maxilla
12. Foramen mentale
13. Os sphenoidale, Ala major
14. Mandibula
15. Os temporale, Pars squamosa
16. Anulus tympanicus
17. Sutura squamosa
18. Os temporale, Pars mastoidea
19. Os occipitale, Pars lateralis
20. Fonticulus mastoideus
21. Os occipitale, Squama occipitalis
22. Sutura lambdoidea
23. Os parietale, Tuber parietale
24. Os parietale

104 Knöcherner Schädel, Cranium — Schädel, Cranium, eines Kleinkindes

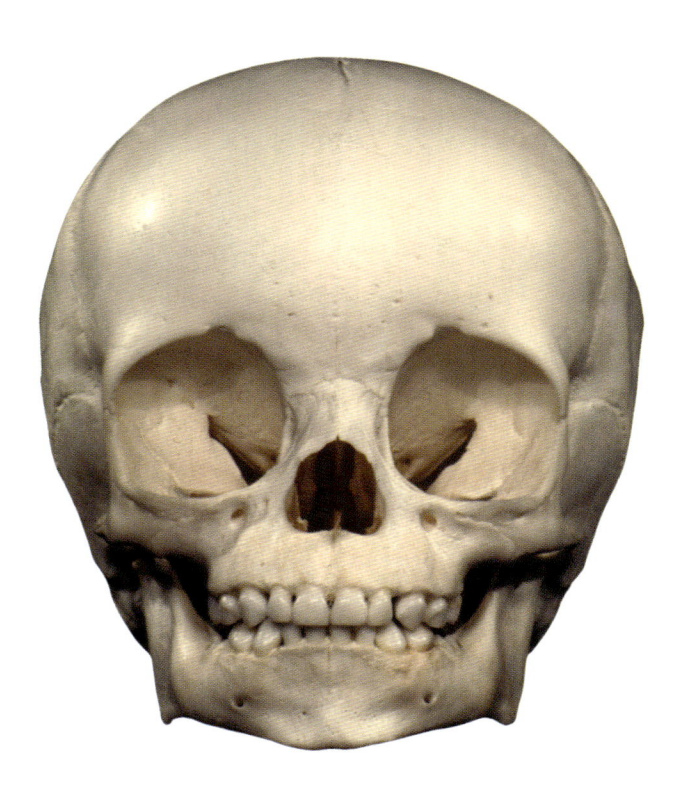

Abb. 158 Schädel, Cranium, eines Kleinkindes (ca. 28 Monate); von vorne

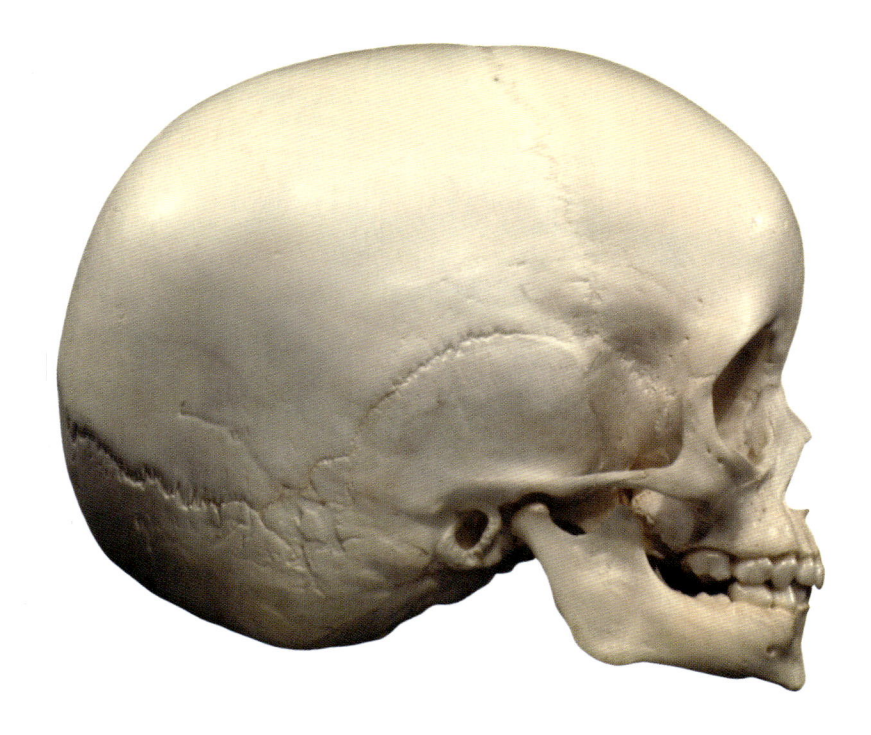

Abb. 159 Schädel, Cranium, eines Kleinkindes (ca. 28 Monate); rechte Seite von lateral

Schädelentwicklung 105

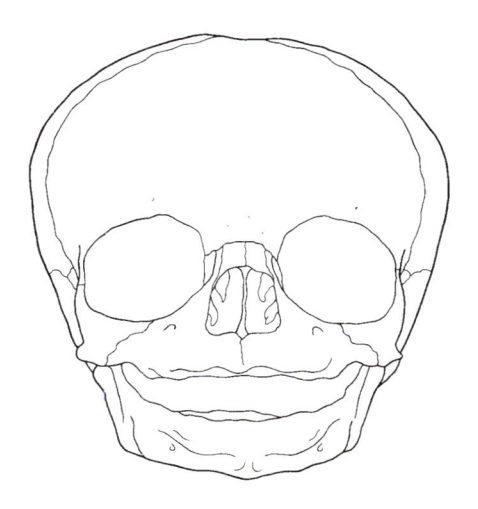

Abb. 160a Schädel eines Neugeborenen; von vorne

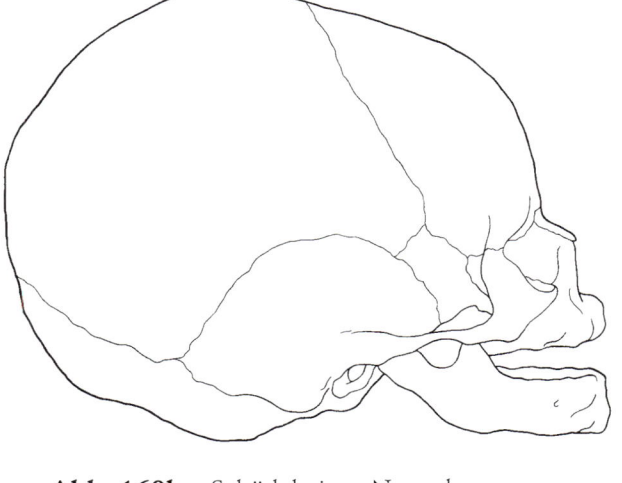

Abb. 160b Schädel eines Neugeborenen; rechte Seite von lateral

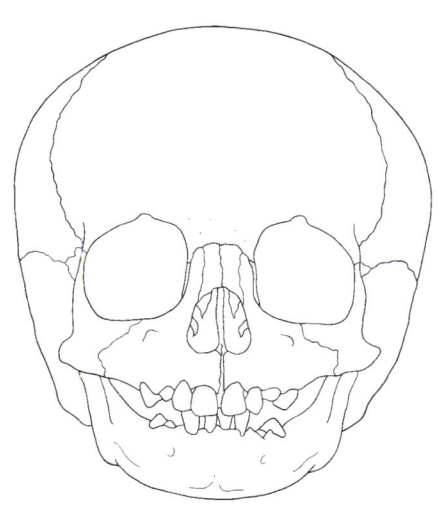

Abb. 160c Schädel eines Kleinkindes im Alter von ca. 16 Monaten; von vorne

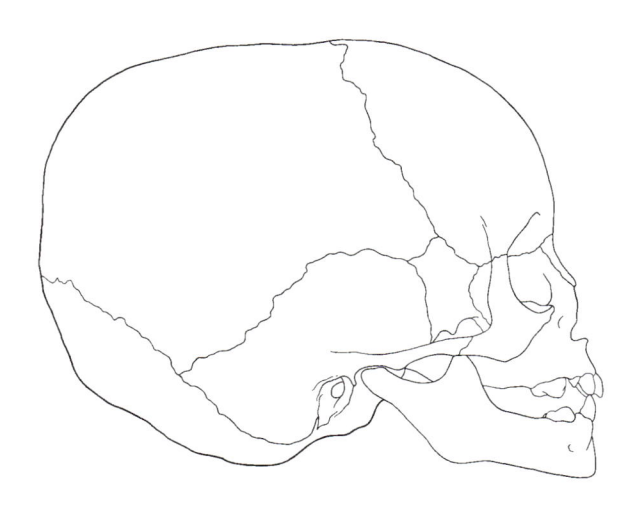

Abb. 160d Schädel eines Kleinkindes im Alter von ca. 16 Monaten; rechte Seite von lateral

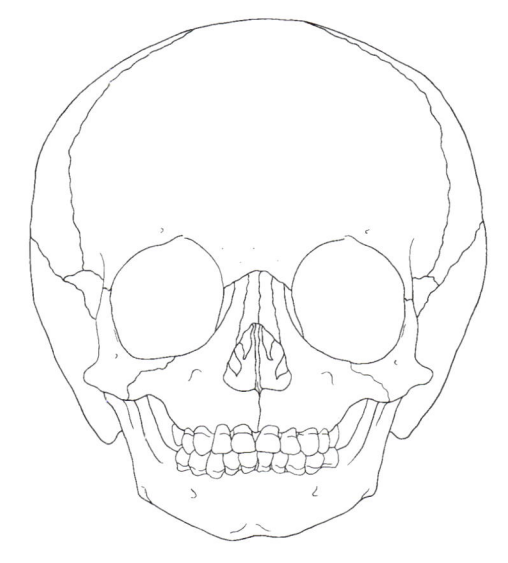

Abb. 160e Schädel eines Kindes im Alter von ca. 2½ Jahren; von vorne

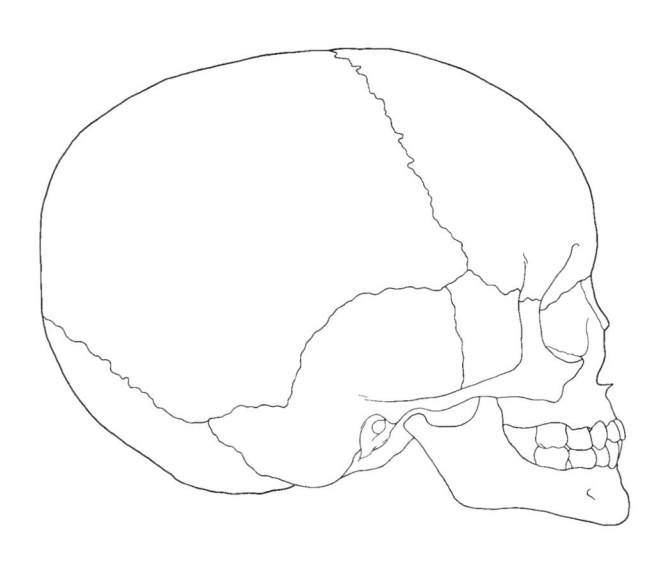

Abb. 160f Schädel eines Kindes im Alter von ca. 2½ Jahren; rechte Seite von lateral

Knöcherner Schädel, Cranium

- 40 Os frontale, Squama frontalis — *Stirnbein, Stirnbeinschuppe*
- 39 Os nasale — *Nasenbein*
- 38 Sutura nasomaxillaris — *Nasenbein-Oberkiefernaht*
- 37 Sutura frontolacrimalis — *Stirnbein-Tränenbeinnaht*
- 36 Os lacrimale — *Tränenbein*
- 35 Foramen supraorbitale — *Loch am oberen Augenhöhlenrand*
- 34 Os frontale, Pars orbitalis — *Stirnbein, Dach der Augenhöhle*
- 33 Sutura squamosa — *Schuppennaht*
- 32 Os frontale, Proc. zygomaticus — *Stirnbein, Jochbeinfortsatz*
- 31 Sutura sphenofrontalis — *Keilbein-Stirnbeinnaht*
- 30 Fissura orbitalis superior — *Obere Augenhöhlenspalte*
- 29 Os sphenoidale, Ala minor — *Kleiner Keilbeinflügel*
- 28 Os sphenoidale, Ala major — *Großer Keilbeinflügel*
- 27 Fissura orbitalis inferior — *Untere Augenhöhlenspalte*
- 26 Margo infraorbitalis — *Unterer Augenhöhlenrand*
- 25 Os ethmoidale — *Siebbein*
- 24 Os ethmoidale, Lamina perpendicularis — *Siebbein, mediane Platte*
- 23 Ramus mandibulae — *Unterkieferast*
- 22 Maxilla, Procc. alveolares — *Oberkiefer, Alveolarfortsätze*
- 21 Foramen mentale — *Kinnloch am Ausgang des Mandibularkanals*
- 20 Corpus mandibulae — *Unterkieferkörper*
- 41 Sutura sagittalis — *Pfeilnaht*
- 42 Sutura internasalis — *Naht zwischen den Nasenbeinen*
- 1 Sutura coronalis — *Kranznaht*
- 2 Sutura frontonasalis — *Stirnbein-Nasenbeinnaht*
- 3 Sutura frontomaxillaris — *Stirnbein-Oberkiefernaht*
- 4 Maxilla, Proc. frontalis — *Oberkiefer, Stirnbeinfortsatz*
- 5 Margo supraorbitalis — *Oberer Augenhöhlenrand*
- 6 Os parietale — *Scheitelbein*
- 7 Sutura sphenoparietalis — *Keilbein-Scheitelbeinnaht*
- 8 Os sphenoidale, Ala major — *Großer Keilbeinflügel*
- 9 Sutura frontozygomatica — *Stirnbein-Jochbeinnaht*
- 10 Os temporale — *Schläfenbein*
- 11 Os sphenoidale, Ala major, Facies orbitalis — *Großer Keilbeinflügel, Augenhöhlenfläche*
- 12 Sutura sphenozygomatica — *Keilbein-Jochbeinnaht*
- 13 Os zygomaticum — *Jochbein*
- 14 Sutura zygomaticomaxillaris — *Jochbein-Oberkiefernaht*
- 15 Foramen infraorbitale — *Loch unter dem unteren Augenhöhlenrand*
- 16 Conchae nasales media et inferior — *Mittlere und untere Nasenmuschel*
- 17 Vomer, Septum nasi osseum — *Pflugscharbein, knöcherne Nasenscheidewand*
- 18 Spina nasalis anterior — *Vorderer Nasendorn*
- 19 Sutura intermaxillaris — *Naht zwischen den Oberkieferknochen*

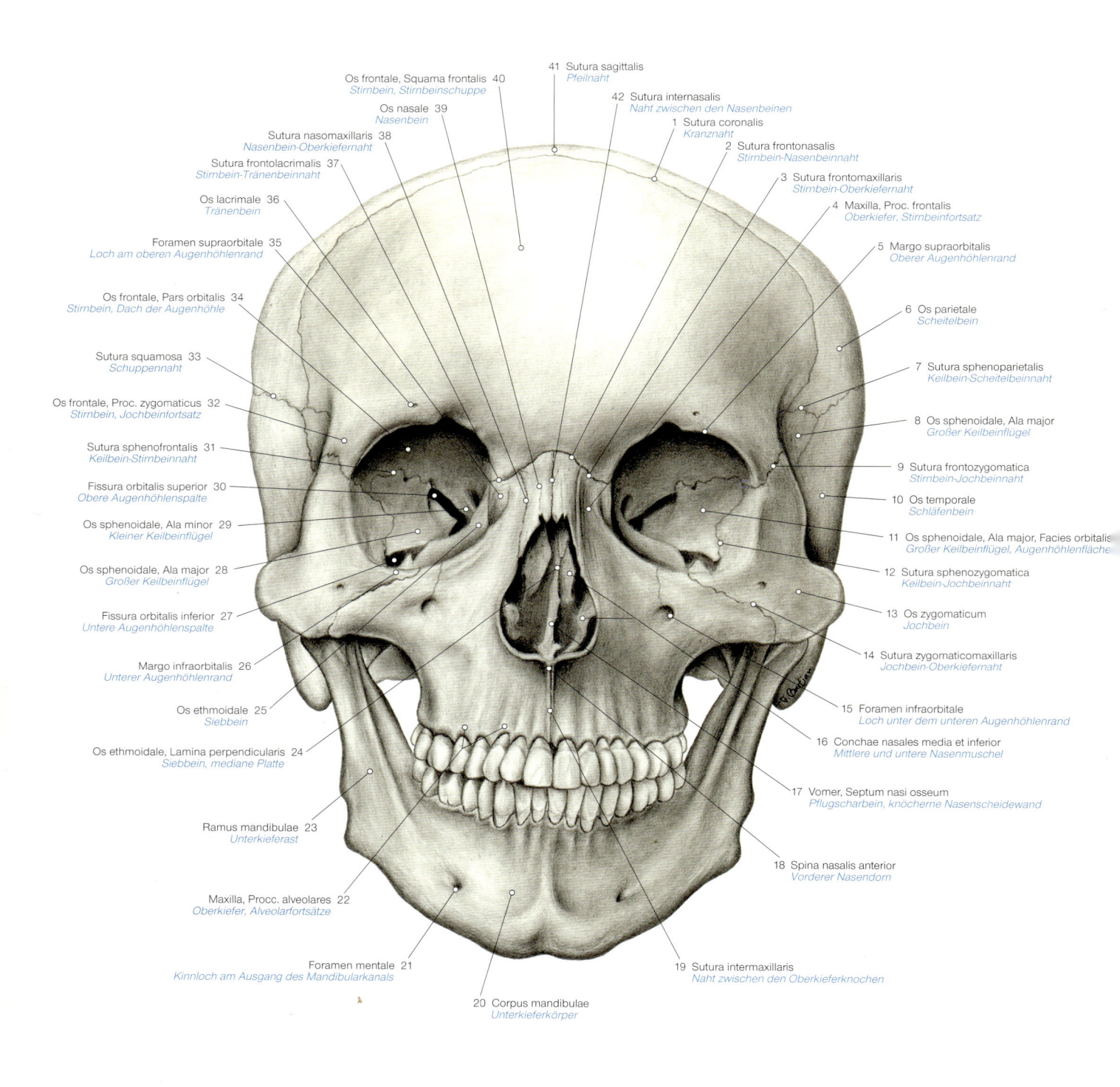

Abb. 161 Schädel, Cranium; von vorne

Frontalansicht

Abb. 161

1 Sutura coronalis
2 Sutura frontonasalis
3 Sutura frontomaxillaris
4 Maxilla, Proc. frontalis
5 Margo supraorbitais
6 Os parietale
7 Sutura sphenoparietalis
8 Os sphenoidale, Ala major
9 Sutura frontozygomatica
10 Os temporale
11 Os sphenoidale, Ala major, Facies orbitalis
12 Sutura sphenozygomatica
13 Os zygomaticum
14 Sutura zygomaticomaxillaris
15 Foramen infraorbitale
16 Conchae nasales media et inferior
17 Vomer, Septum nasi osseum
18 Spina nasalis anterior
19 Sutura intermaxillaris
20 Corpus mandibulae
21 Foramen mentale
22 Maxilla, Procc. alveolares
23 Ramus mandibulae
24 Os ethmoidale, Lamina perpendicularis
25 Os ethmoidale
26 Margo infraorbitalis
27 Fissura orbitalis inferior
28 Os sphenoidale, Ala major
29 Os sphenoidale, Ala minor
30 Fissura orbitalis superior
31 Sutura sphenofrontalis
32 Os frontale, Proc. zygomaticus
33 Sutura squamosa
34 Os frontale, Pars orbitalis
35 Foramen supraorbitale
36 Os lacrimale
37 Sutura frontolacrimalis
38 Sutura nasomaxillaris
39 Os nasale
40 Os frontale, Squama frontalis
41 Sutura sagittalis
42 Sutura internasalis

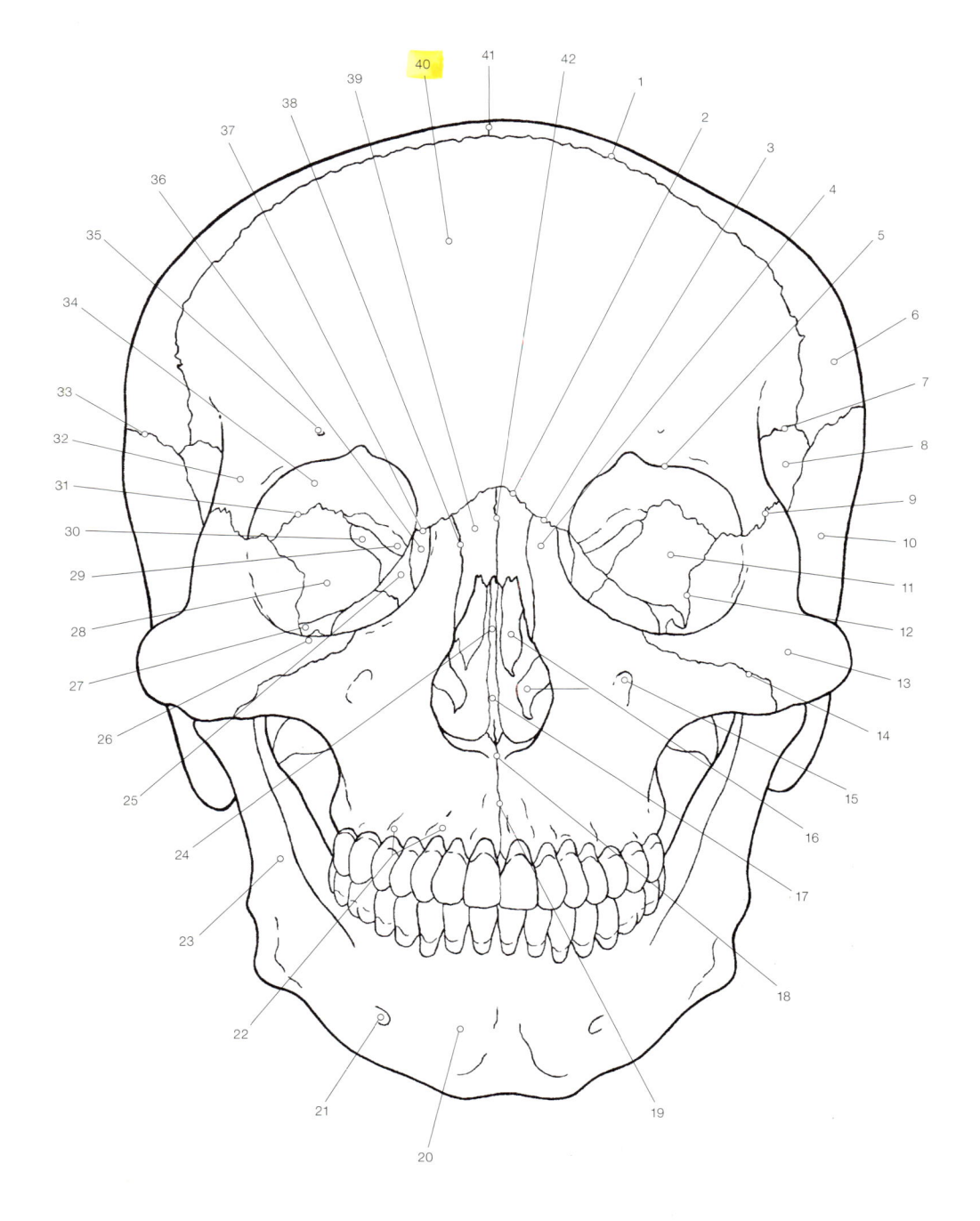

Knöcherner Schädel, Cranium — Frontalansicht

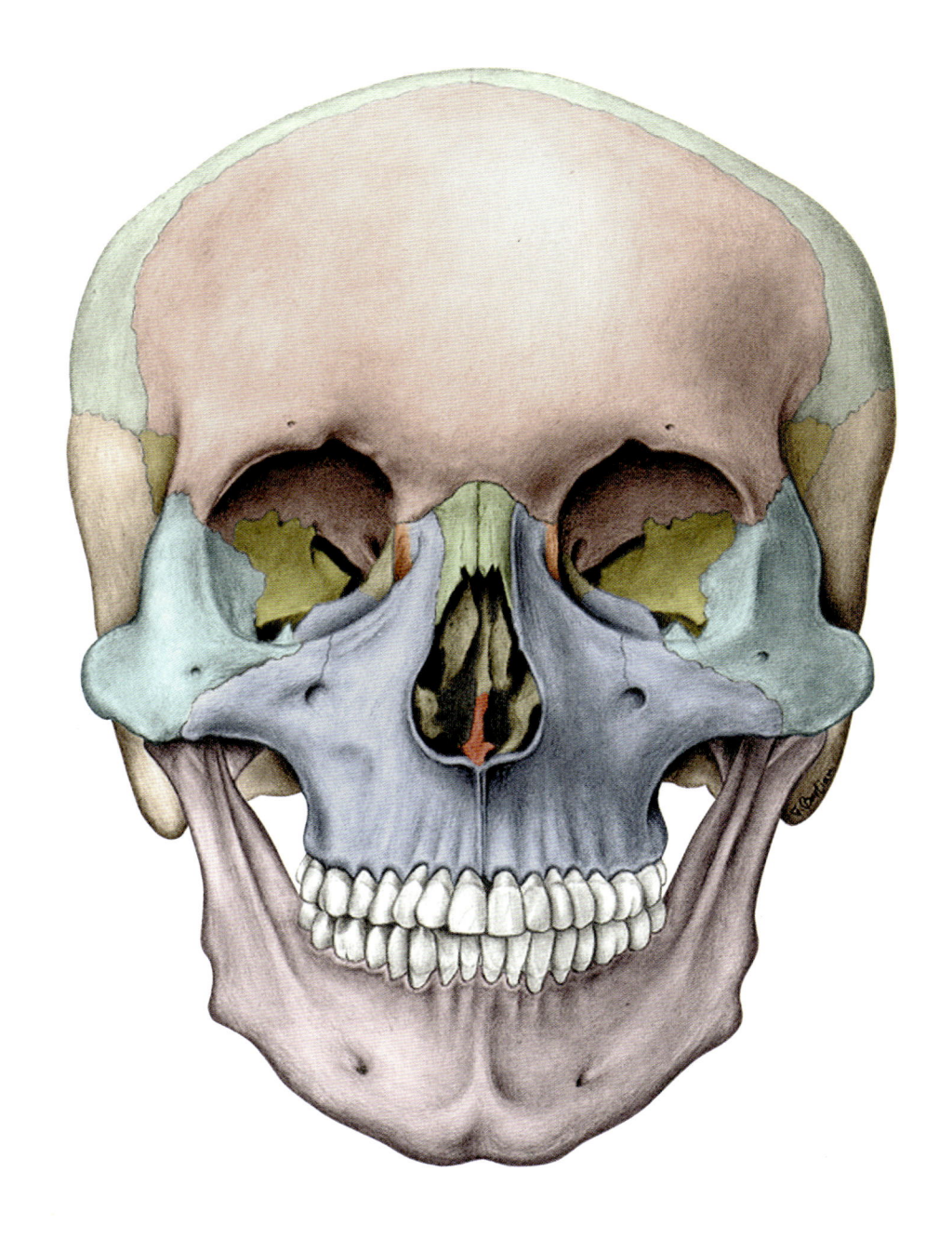

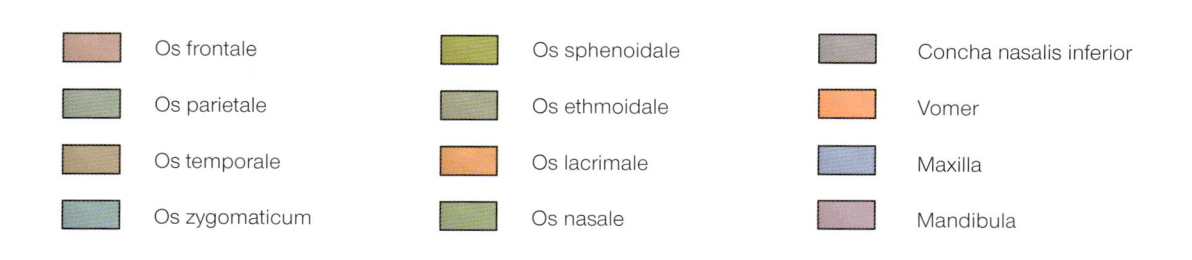

▭ Os frontale	▭ Os sphenoidale	▭ Concha nasalis inferior
▭ Os parietale	▭ Os ethmoidale	▭ Vomer
▭ Os temporale	▭ Os lacrimale	▭ Maxilla
▭ Os zygomaticum	▭ Os nasale	▭ Mandibula

Abb. 162 Schädel, Cranium; coloriert, von vorne

Lateralansicht

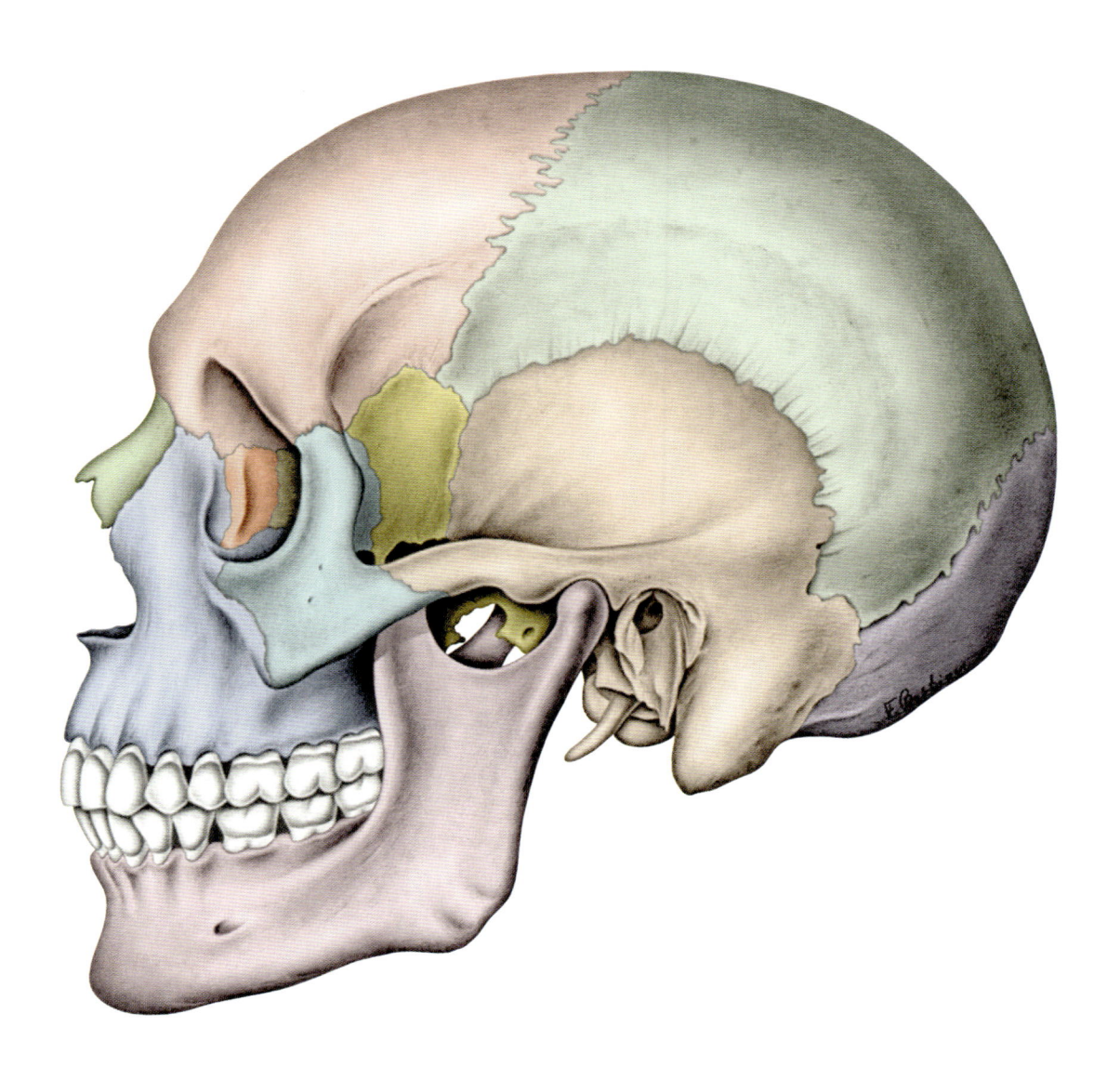

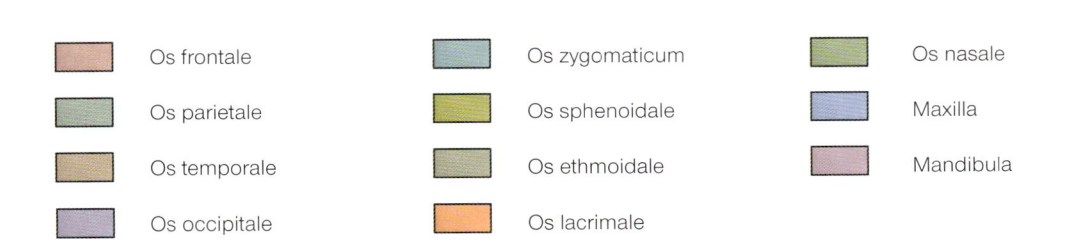

▭ Os frontale	▭ Os zygomaticum	▭ Os nasale
▭ Os parietale	▭ Os sphenoidale	▭ Maxilla
▭ Os temporale	▭ Os ethmoidale	▭ Mandibula
▭ Os occipitale	▭ Os lacrimale	

Abb. 163 Schädel, Cranium; coloriert, linke Seite von lateral

110 Knöcherner Schädel, Cranium

- 37 Os sphenoidale, Ala major — *Großer Keilbeinflügel*
- 36 Sutura sphenofrontalis — *Keilbein-Stirnbeinnaht*
- 35 Os frontale, Squama frontalis — *Stirnbein, Stirnbeinschuppe*
- 34 Linea temporalis — *Schläfenlinie*
- 33 Sutura sphenozygomatica — *Keilbein-Jochbeinnaht*
- 32 Sutura frontozygomatica — *Stirnbein-Jochbeinnaht*
- 31 Sutura frontolacrimalis — *Stirnbein-Tränenbeinnaht*
- 30 Os ethmoidale, Lamina orbitalis — *Siebbein, dünne Knochenwand zur Augenhöhle*
- 29 Sutura nasomaxillaris — *Nasenbein-Oberkiefernaht*
- 28 Os nasale — *Nasenbein*
- 27 Os lacrimale — *Tränenbein*
- 26 Sutura lacrimomaxillaris — *Tränenbein-Oberkiefernaht*
- 25 Os zygomaticum — *Jochbein*
- 24 Spina nasalis anterior — *Vorderer Nasendorn*
- 23 Sutura zygomaticomaxillaris — *Jochbein-Oberkiefernaht*
- 22 Maxilla, Procc. alveolares — *Oberkiefer, Alveolarfortsätze*
- 21 Protuberantia mentalis — *Kinnvorsprung*
- 20 Mandibula — *Unterkiefer*
- 19 Foramen mentale — *Kinnloch am Ausgang des Mandibularkanals*
- 18 Corpus mandibulae — *Unterkieferkörper*
- 17 Basis mandibulae — *Unterfläche des Unterkieferkörpers*
- 16 Mandibula, Proc. coronoideus — *Unterkiefer, Kronen(Muskel)fortsatz*
- 15 Angulus mandibulae — *Unterkieferwinkel*
- 14 Sutura temporozygomatica — *Schläfenbein-Jochbeinnaht*
- 13 Os temporale, Proc. styloideus — *Schläfenbein, Griffelfortsatz*
- 12 Mandibula, Proc. condylaris — *Unterkiefer, Gelenkfortsatz*
- 11 Condylus occipitalis — *Gelenkkopf für das obere Kopfgelenk*
- 10 Porus acusticus externus — *Äußere Öffnung des äußeren Gehörganges*
- 9 Sutura squamomastoidea — *Naht zwischen Schläfenbeinschuppe und Warzenfortsatz*
- 8 Sutura occipitomastoidea — *Naht zwischen Hinterhauptsbein und Warzenfortsatz*
- 7 Os occipitale — *Hinterhauptsbein*
- 6 Sutura parietomastoidea — *Naht zwischen Scheitelbein und Warzenfortsatz*
- 5 Sutura lambdoidea — *Lambdanaht*
- 4 Sutura squamosa — *Schuppennaht*
- 3 Os temporale — *Schläfenbein*
- 2 Linea temporalis superior — *Obere Schläfenlinie*
- 1 Linea temporalis inferior — *Untere Schläfenlinie*
- 41 Os parietale — *Scheitelbein*
- 40 Sutura sphenosquamosa — *Naht zwischen Keilbein und Schläfenbeinschuppe*
- 39 Sutura coronalis — *Kranznaht*
- 38 Os frontale — *Stirnbein*

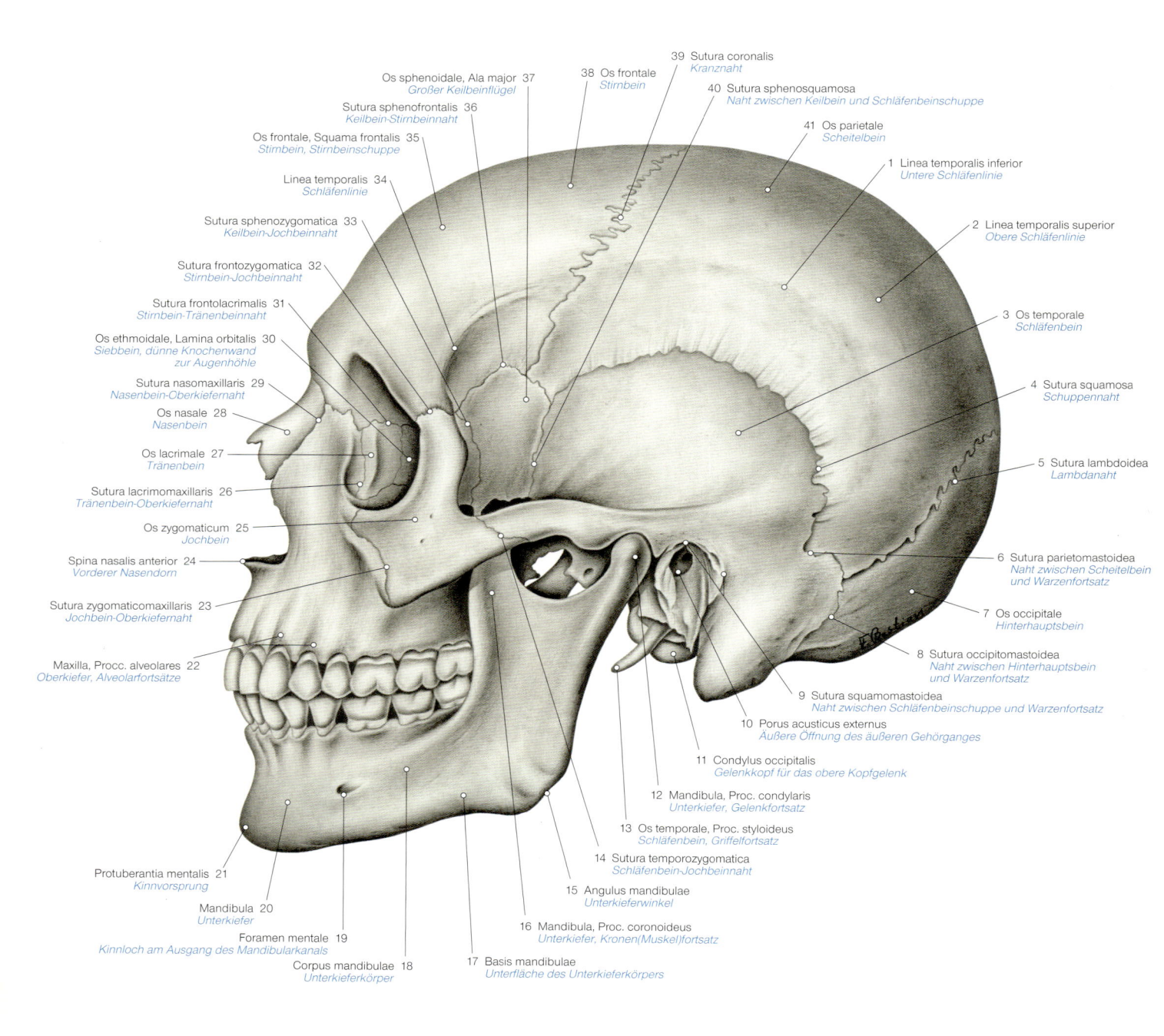

Abb. 164 Schädel, Cranium; linke Seite von lateral

Lateralansicht

Abb. 164

1 Linea temporalis inferior
2 Linea temporalis superior
3 Os temporale
4 Sutura squamosa
5 Sutura lambdoidea
6 Sutura parietomastoidea
7 Os occipitale
8 Sutura occipitomastoidea
9 Sutura squamomastoidea
10 Porus acusticus externus
11 Condylus occipitalis
12 Mandibula, Proc. condylaris
13 Os temporale, Proc. styloideus
14 Sutura temporozygomatica
15 Angulus mandibulae
16 Mandibula, Proc. coronoideus
17 Basis mandibulae
18 Corpus mandibulae
19 Foramen mentale
20 Mandibula
21 Protuberantia mentalis
22 Maxilla, Procc. alveolares
23 Sutura zygomaticomaxillaris
24 Spina nasalis anterior
25 Os zygomaticum
26 Sutura lacrimomaxillaris
27 Os lacrimale
28 Os nasale
29 Sutura nasomaxillaris
30 Os ethmoidale, Lamina orbitalis
31 Sutura frontolacrimalis
32 Sutura frontozygomatica
33 Sutura sphenozygomatica
34 Linea temporalis
35 Os frontale, Squama frontalis
36 Sutura sphenofrontalis
37 Os sphenoidale, Ala major
38 Os frontale
39 Sutura coronalis
40 Sutura sphenosquamosa
41 Os parietale

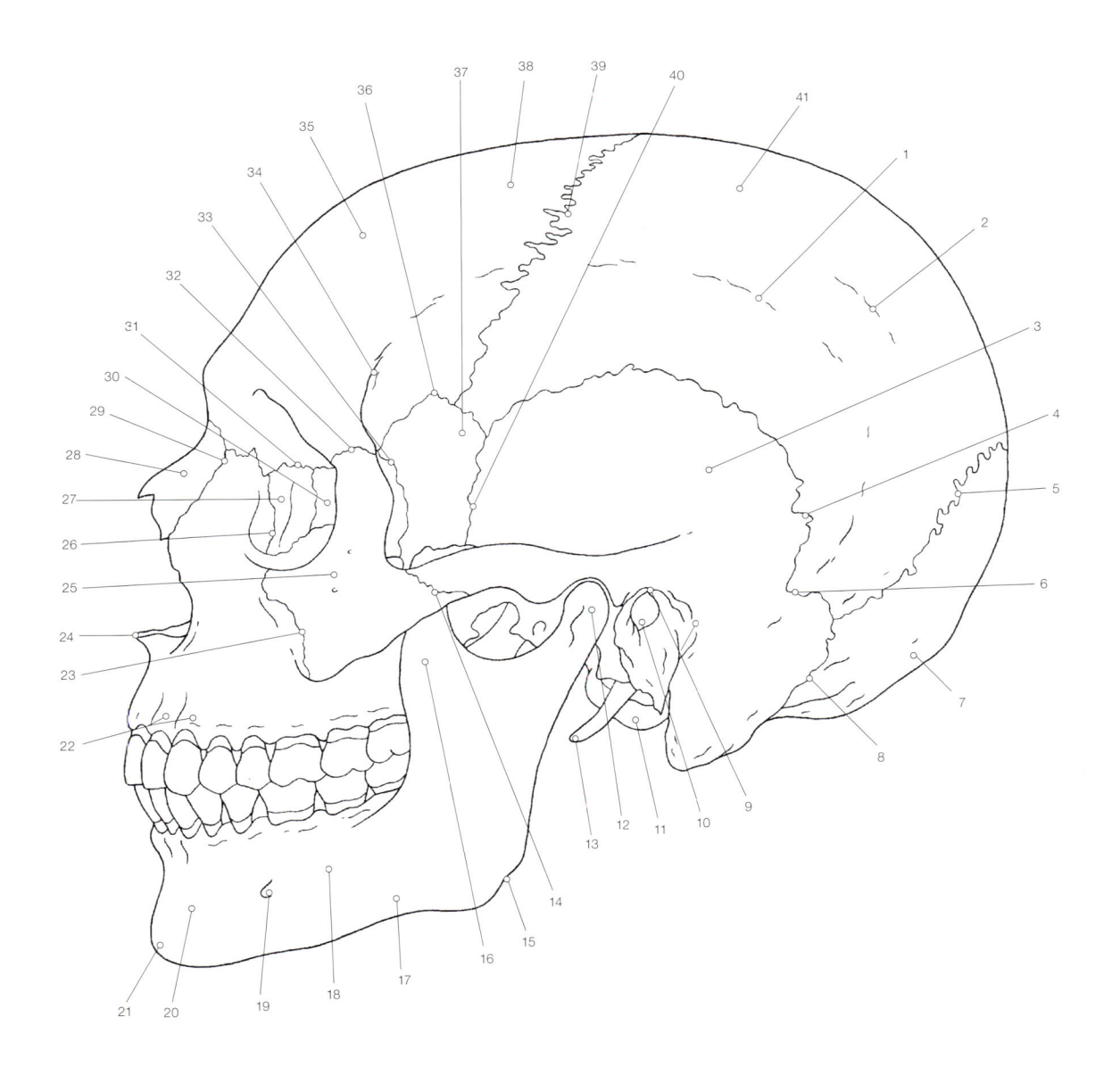

Knöcherner Schädel, Cranium

41 Cellulae ethmoidales posteriores / Hintere Siebbeinzellen
42 Canalis opticus / Sehnervkanal
40 Margo supraorbitalis / Oberer Augenhöhlenrand
43 Fissura orbitalis superior / Obere Augenhöhlenspalte
39 Impressio digita / Furche, hervorgerufen durch Hirnwindungen
44 Sutura frontozygomatica / Stirnbein-Jochbeinnaht
38 Cellulae ethmoidales anteriores et medii / Vordere und mittlere Siebbeinzellen
1 Linea temporalis / Schläfenlinie
37 Sutura frontolacrimalis / Stirnbein-Tränenbeinnaht
2 Sutura coronalis / Kranznaht
36 Sinus frontalis / Stirnhöhle
3 Sutura sphenoparietalis / Keilbein-Scheitelbeinnaht
35 Sutura frontonasalis / Stirnbein-Nasenbeinnaht
34 Incisura supraorbitalis / Einkerbung am oberen Augenhöhlenrand
4 Linea temporalis inferior / Untere Schläfenlinie
33 Sutura sphenofrontalis / Keilbein-Stirnbeinnaht
32 Sutura lacrimomaxillaris / Tränenbein-Oberkiefernaht
5 Sutura squamosa / Schuppennaht
31 Sutura frontozygomatica / Stirnbein-Jochbeinnaht
30 Sutura sphenozygomatica / Keilbein-Jochbeinnaht
6 Sutura sphenosquamosa / Naht zwischen Keilbein und Schläfenbeinschuppe
29 Sutura nasomaxillaris / Nasenbein-Oberkiefernaht
28 Sutura zygomaticomaxillaris / Jochbein-Oberkiefernaht
7 Sutura parietomastoidea / Naht zwischen Scheitelbein und Warzenfortsatz
27 Foramen infraorbitale / Loch unter dem unteren Augenhöhlenrand
8 Sutura squamomastoidea / Naht zwischen Schläfenbeinschuppe und Warzenfortsatz
26 Canaliculi alveolares superiores anteriores / Kanälchen für die vorderen oberen Alveolararterien
9 Porus acusticus externus / Äußere Öffnung des äußeren Gehörganges
10 Sutura temporozygomatica / Schläfenbein-Jochbeinnaht
11 Sutura sphenotemporalis / Keilbein-Schläfenbeinnaht
25 Mandibula, Proc. coronoideus / Unterkiefer, Kronen(Muskel)fortsatz
12 Condylus occipitalis / Gelenkkopf für das obere Kopfgelenk
13 Substantia spongiosa / Knochenbälkchen, Knochen-Schwammwerk
14 Ramus mandibulae / Unterkieferast
24 Juga alveolaria / Knöcherne Erhebungen, bedingt durch die Zahnwurzeln
15 Mandibula, Proc. condylaris / Unterkiefer, Gelenkfortsatz
16 Angulus mandibulae / Unterkieferwinkel
23 Protuberantia mentalis / Kinnvorsprung
17 Basis mandibulae / Unterfläche des Unterkieferkörpers
22 Septa interalveolaria / Knochenscheidewände zwischen den Zahnfächern
18 Canalis mandibulae / Mandibularkanal
19 Septum interradiculare / Knochenscheidewand zwischen den Zahnwurzeln eines Zahnes
21 Substantia spongiosa / Knochenbälkchen, Knochen-Schwammwerk
20 Foramen mentale / Kinnloch am Ausgang des Mandibularkanals

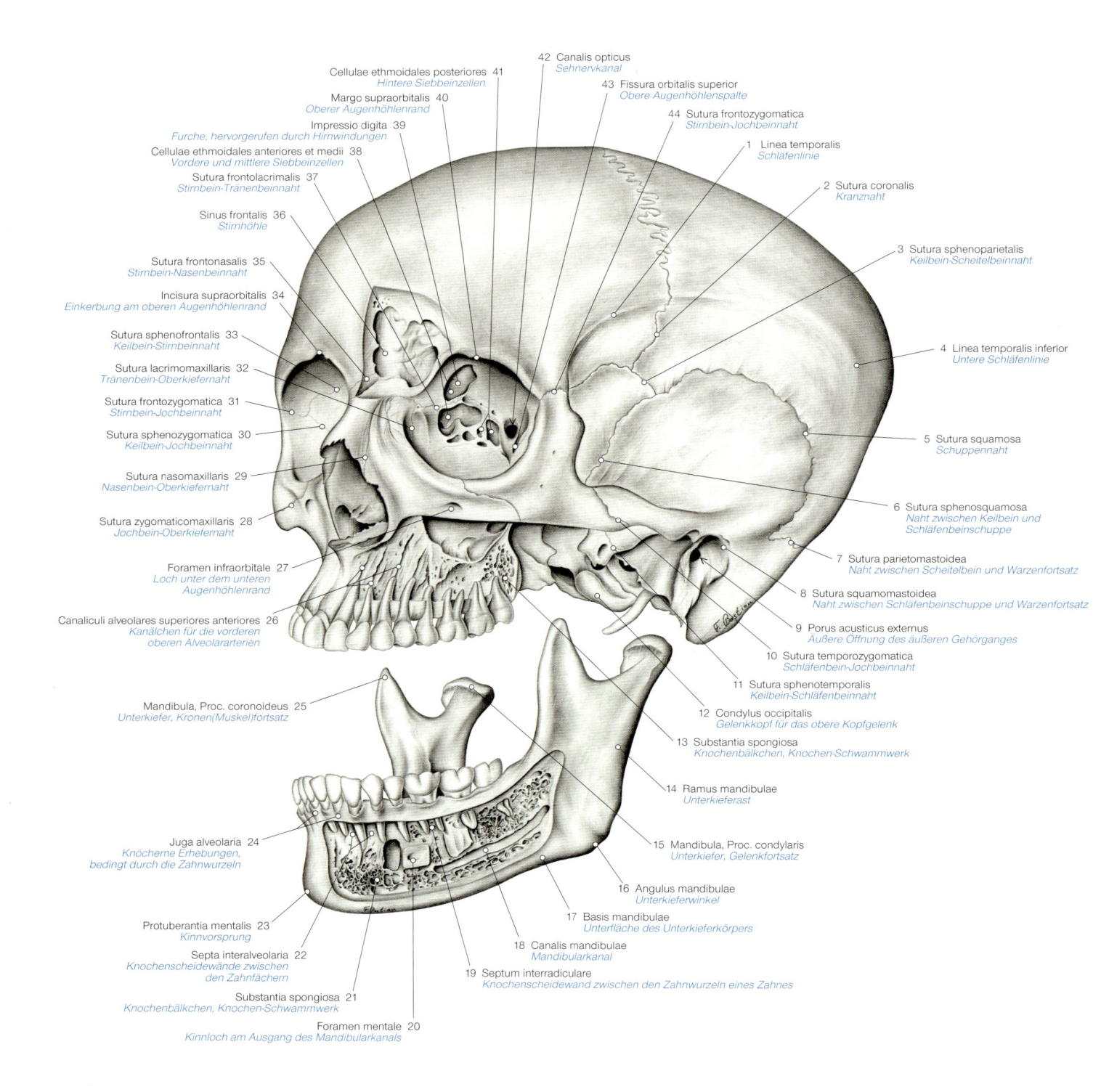

Abb. 165 Schädel, Cranium; freigelegte Siebbeinzellen (durch Abtragen der Lamina papyracea) und Zahnwurzeln (durch Entfernen der Zahnfachwände), Öffnung im Stirnbein (durch horizontalen und paramedianen Sägeschnitt); Unterkiefer, Mandibula; Zahnwurzeln durch Entfernen der Zahnfachwände freigelegt; linke Seite von lateral vorne

Laterofrontalansicht

Abb. 165

1. Linea temporalis
2. Sutura coronalis
3. Sutura sphenoparietalis
4. Linea temporalis inferior
5. Sutura squamosa
6. Sutura sphenosquamosa
7. Sutura parietomastoidea
8. Sutura squamomastoidea
9. Porus acusticus externus
10. Sutura temporozygomatica
11. Sutura sphenotemporalis
12. Condylus occipitalis
13. Substantia spongiosa
14. Ramus mandibulae
15. Mandibula, Proc. condylaris
16. Angulus mandibulae
17. Basis mandibulae
18. Canalis mandibulae
19. Septum interradiculare
20. Foramen mentale
21. Substantia spongiosa
22. Septa interalveolaria
23. Protuberantia mentalis
24. Juga alveolaria
25. Mandibula, Proc. coronoideus
26. Canaliculi alveolares superiores anteriores
27. Foramen infraorbitale
28. Sutura zygomaticomaxillaris
29. Sutura nasomaxillaris
30. Sutura sphenozygomatica
31. Sutura frontozygomatica
32. Sutura lacrimomaxillaris
33. Sutura sphenofrontalis
34. Incisura supraorbitalis
35. Sutura frontonasalis
36. Sinus frontalis
37. Sutura frontolacrimalis
38. Cellulae ethmoidales anteriores et medii
39. Impressio digita
40. Margo supraorbitalis
41. Cellulae ethmoidales posteriores
42. Canalis opticus
43. Fissura orbitalis superior
44. Sutura frontozygomatica

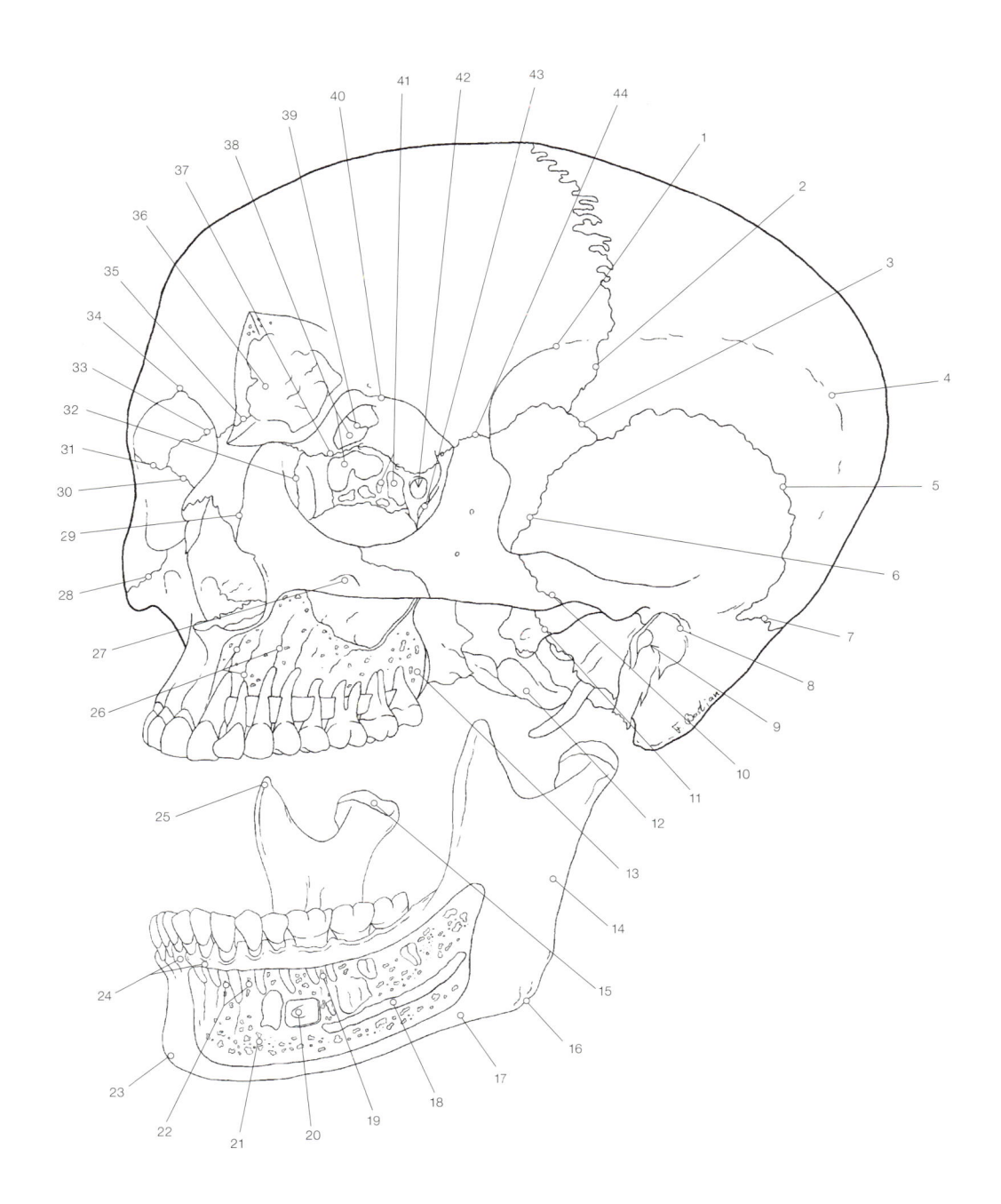

114 Knöcherner Schädel, Cranium — Laterofrontalansicht

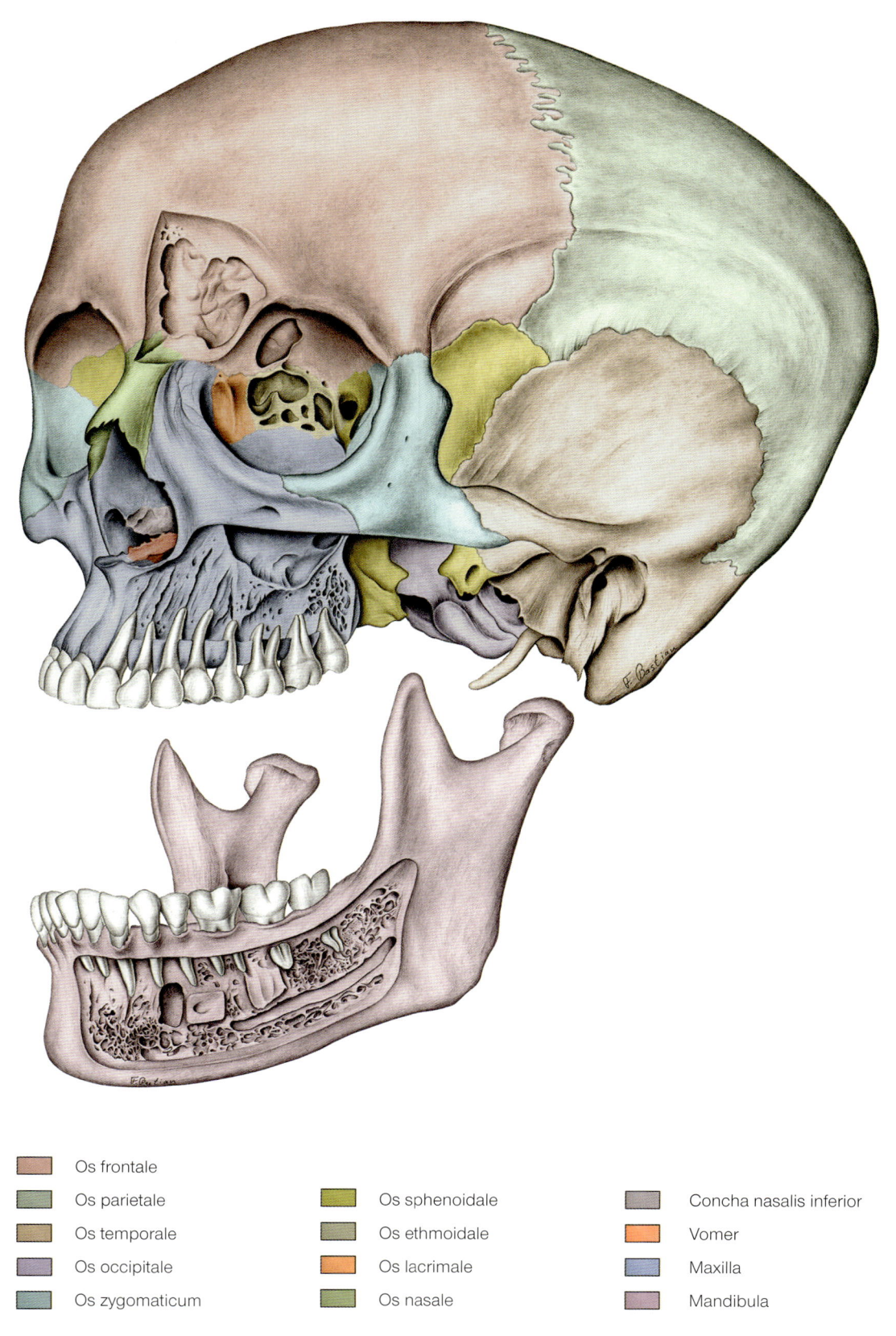

▪ Os frontale	▪ Os sphenoidale	▪ Concha nasalis inferior
▪ Os parietale	▪ Os ethmoidale	▪ Vomer
▪ Os temporale	▪ Os lacrimale	▪ Maxilla
▪ Os occipitale	▪ Os nasale	▪ Mandibula
▪ Os zygomaticum		

Abb. 166 Schädel, Cranium; freigelegte Siebbeinzellen (durch Abtragen der Lamina papyracea) und Zahnwurzeln (durch Entfernen der Zahnfachwände), Öffnung im Stirnbein (durch horizontalen und paramedianen Sägeschnitt); Unterkiefer, Mandibula; Zahnwurzeln durch Entfernen der Zahnfachwände freigelegt; coloriert, linke Seite von lateral vorne

Innenansicht

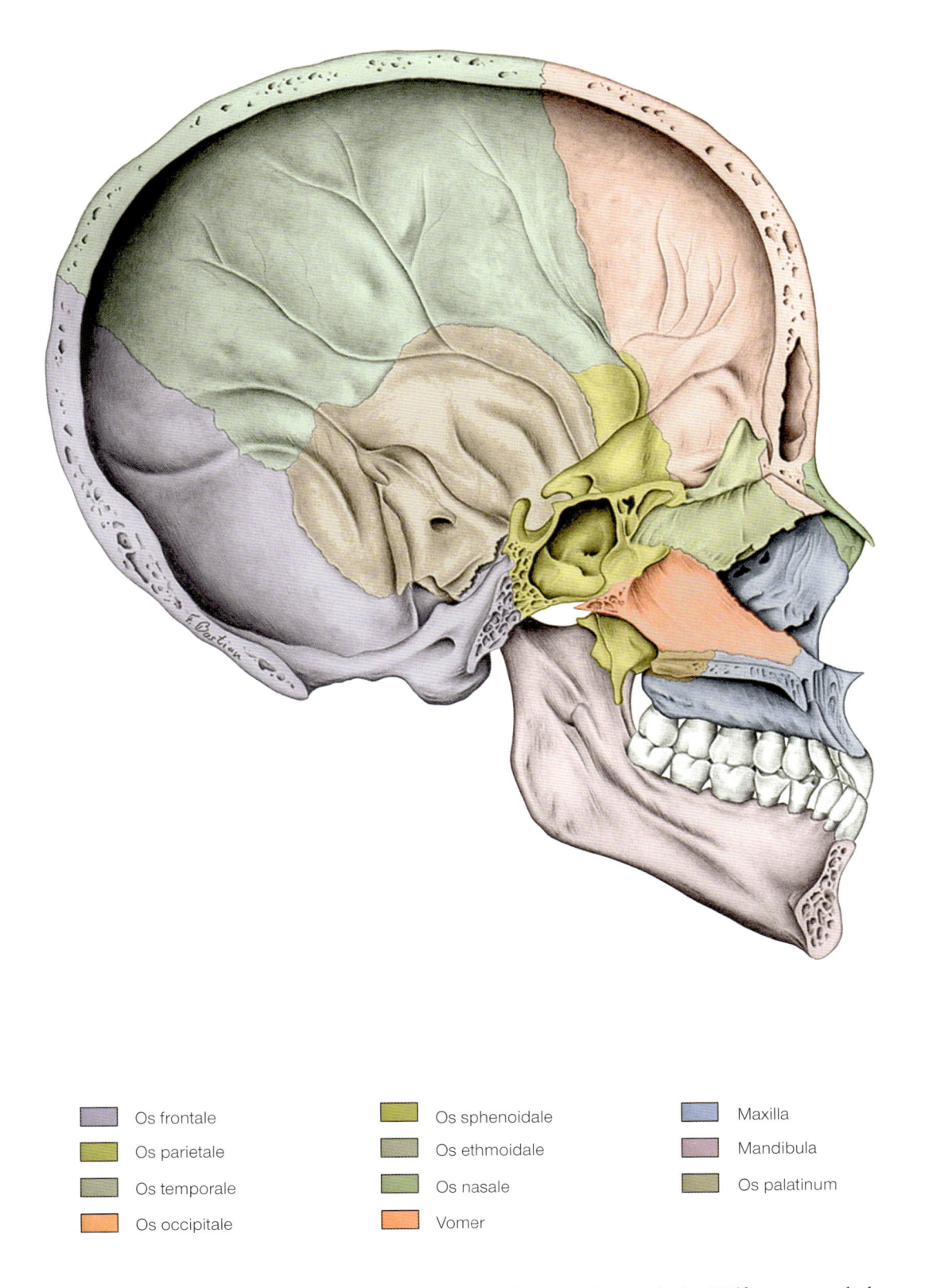

▨ Os frontale	▨ Os sphenoidale	▨ Maxilla
▨ Os parietale	▨ Os ethmoidale	▨ Mandibula
▨ Os temporale	▨ Os nasale	▨ Os palatinum
▨ Os occipitale	▨ Vomer	

Abb. 167   Schädel, Cranium; Median-Sagittalschnitt; coloriert, linke Hälfte von medial

Knöcherner Schädel, Cranium

- 1 Os parietale — *Scheitelbein*
- 2 Sutura squamosa — *Schuppennaht*
- 3 Dorsum sellae — *Sattelrücken des Türkensattels*
- 4 Sutura coronalis — *Kranznaht*
- 5 Sella turcica — *Türkensattel*
- 6 Os frontale — *Stirnbein*
- 7 Sinus sphenoidalis — *Keilbeinhöhle*
- 8 Os ethmoidale, Lamina et Foramina cribrosa — *Siebbein, horizontale durchlöcherte Platte*
- 9 Sinus frontalis — *Stirnhöhle*
- 10 Crista galli — *Hahnenkamm*
- 11 Foramen caecum — *Blind verschlossenes Emissarium*
- 12 Os nasale — *Nasenbein*
- 13 Os ethmoidale, Lamina perpendicularis — *Siebbein, mediane Platte*
- 14 Vomer — *Pflugscharbein*
- 15 Maxilla, Proc. palatinus, Crista nasalis — *Oberkiefer, Gaumenfortsatz, nasale Knochenleiste*
- 16 Canalis incisivus — *Kanal für den Nasen-Gaumennerv*
- 17 Corpus mandibulae — *Unterkieferkörper*
- 18 Hamulus pterygoideus — *Hakenfortsatz der Lamina medialis des Flügelfortsatzes*
- 19 Ramus mandibulae — *Unterkieferast*
- 20 Clivus — *Abhang*
- 21 Canalis hypoglossalis — *Kanal für den Zungenfleischnerv*
- 22 Foramen mastoideum — *Venöses Emissarium hinter dem Warzenfortsatz*
- 23 Porus et Meatus acusticus internus — *Öffnung und innerer Gehörgang*
- 24 Sutura occipitomastoidea — *Naht zwischen Hinterhauptsbein und Warzenfortsatz*
- 25 Protuberantia occipitalis externa — *Äußerer Knochenvorsprung am Hinterhauptsbein*
- 26 Os occipitale — *Hinterhauptsbein*
- 27 Sutura lambdoidea — *Lambdanaht*
- 28 Apex partis petrosae — *Spitze des Felsenbeins*
- 29 Eminentia arcuata — *Vorwölbung an der Vorderseite der Felsenbeinpyramide*
- 30 Os temporale, Pars squamosa — *Schläfenbein, Schläfenbeinschuppe*
- 31 Sulci arteriosi — *Arterienrinnen*

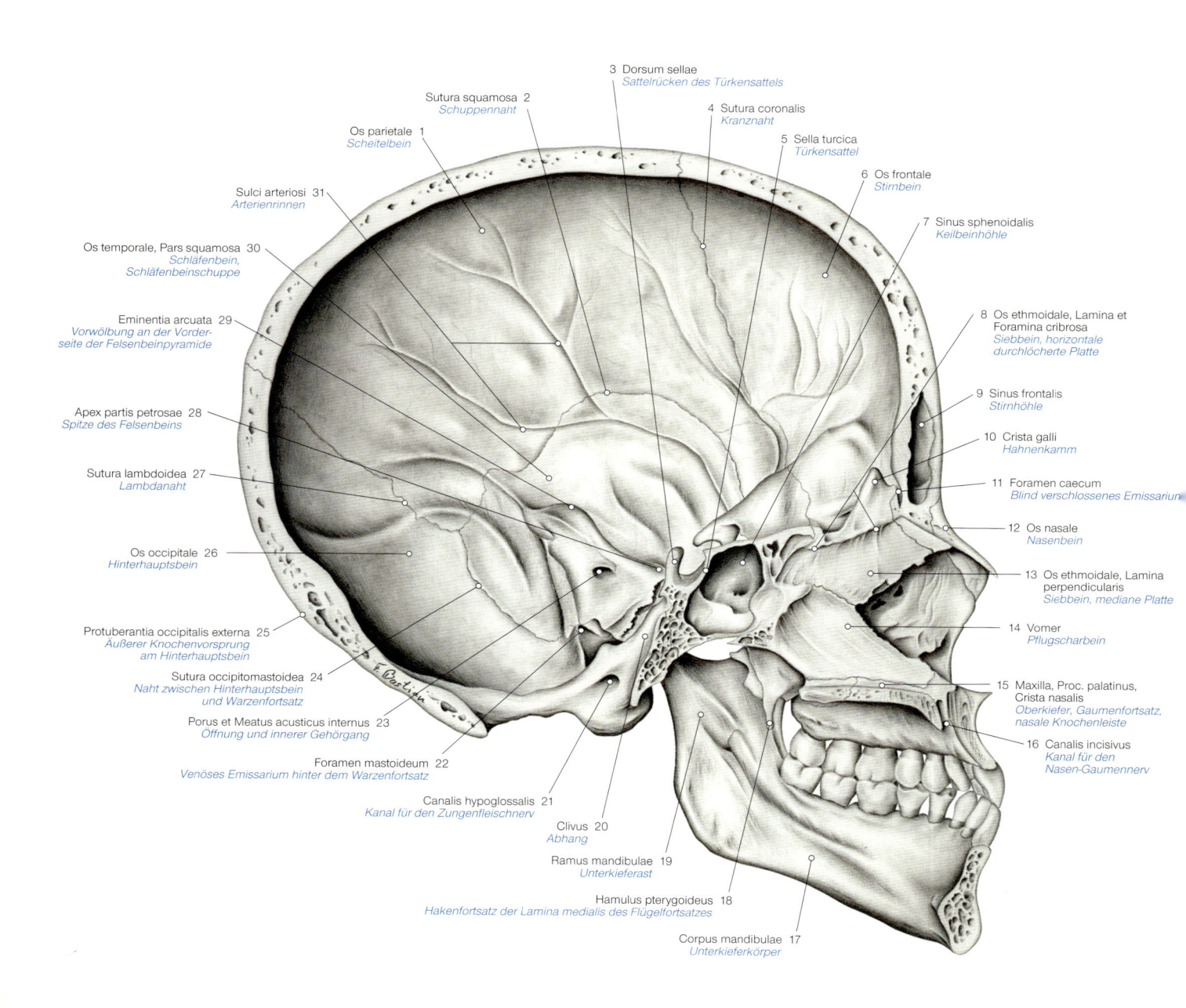

Abb. 168 Schädel, Cranium; Median-Sagittalschnitt; linke Hälfte von medial

Innenansicht

Abb. 168

1 Os parietale
2 Sutura squamosa
3 Dorsum sellae
4 Sutura coronalis
5 Sella turcica
6 Os frontale
7 Sinus sphenoidalis
8 Os ethmoidale, Lamina et Foramina cribrosa
9 Sinus frontalis
10 Crista galli
11 Foramen caecum
12 Os nasale
13 Os ethmoidale, Lamina perpendicularis
14 Vomer
15 Maxilla, Proc. palatinus, Crista nasalis
16 Canalis incisivus
17 Corpus mandibulae
18 Hamulus pterygoideus
19 Ramus mandibulae
20 Clivus
21 Canalis hypoglossalis
22 Foramen mastoideum
23 Porus et Meatus acusticus internus
24 Sutura occipitomastoidea
25 Protuberantia occipitalis externa
26 Os occipitale
27 Sutura lambdoidea
28 Apex partis petrosae
29 Eminentia arcuata
30 Os temporale, Pars squamosa
31 Sulci arteriosi

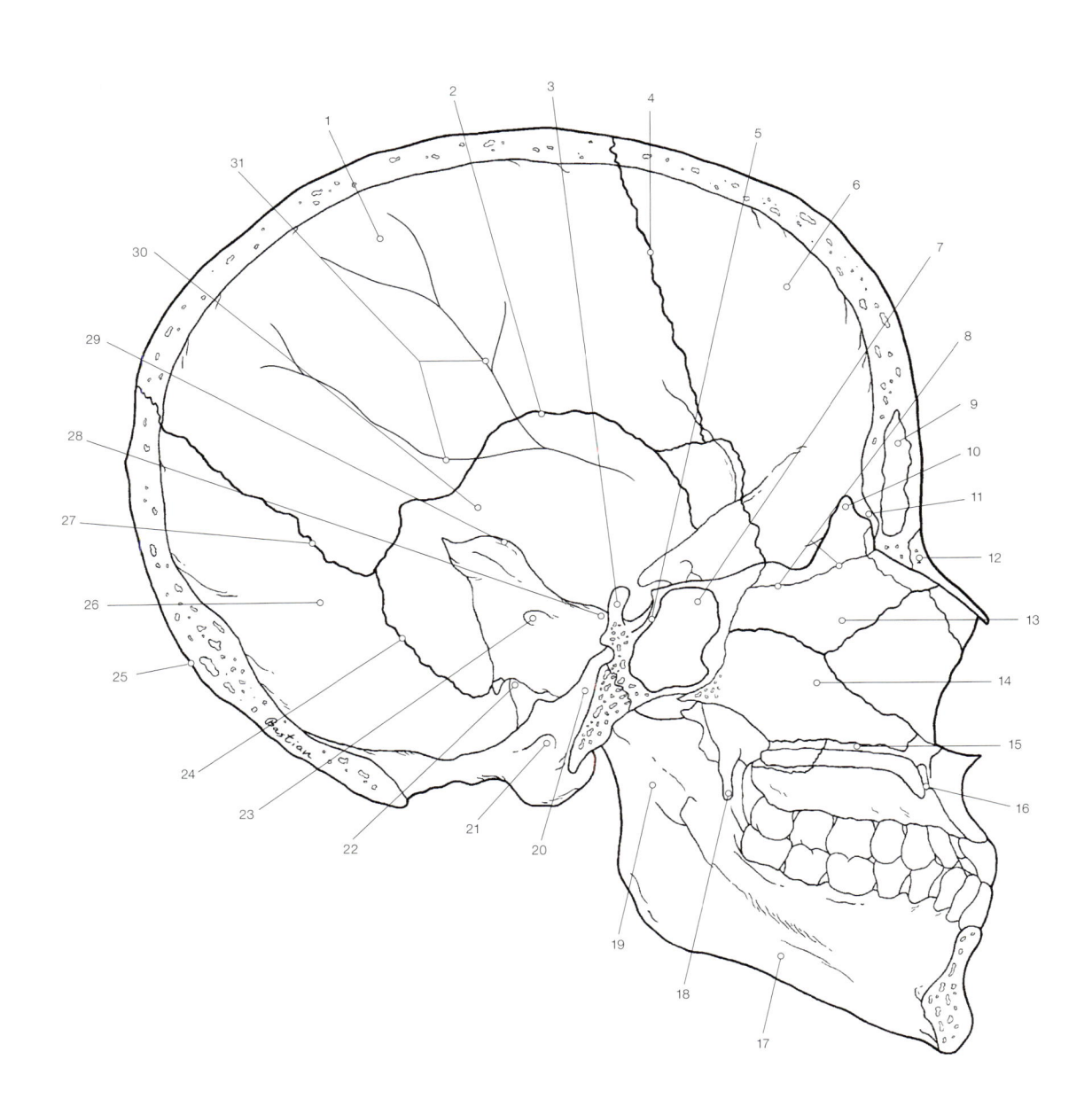

Knöcherner Schädel, Cranium

- 1 Foramina parietalia
  Äußere Öffnungen der Vv. emissaria
- 2 Sutura sagittalis
  Pfeilnaht
- 3 Sutura lambdoidea
  Lambdanaht
- 4 Sutura squamosa
  Schuppennaht
- 5 Sutura parietomastoid
  Naht zwischen Scheitelbein und Warzenfortsatz
- 6 Os occipitale
  Hinterhauptsbein
- 7 Os temporale, Proc. mastoideus
  Schläfenbein, Warzenfortsatz
- 8 Protuberantia occipitalis externa
  Äußerer Knochenvorsprung am Hinterhauptsbein
- 9 Crista occipitalis externa
  Knochenleiste an der Außenfläche der Hinterhauptsschuppe
- 10 Linea nuchalis inferior
  Untere quere Knochenleiste am Hinterhauptsbein
- 11 Linea nuchalis superior
  Obere quere Knochenleiste am Hinterhauptsbein
- 12 Incisura mastoidea
  Einschnitt hinter dem Warzenfortsatz
- 13 Foramen mastoideum
  Venöses Emissarium hinter dem Warzenfortsatz
- 14 Sutura occipitomastoidea
  Naht zwischen Hinterhauptsbein und Warzenfortsatz
- 15 Os temporale
  Schläfenbein
- 16 Os parietale
  Scheitelbein

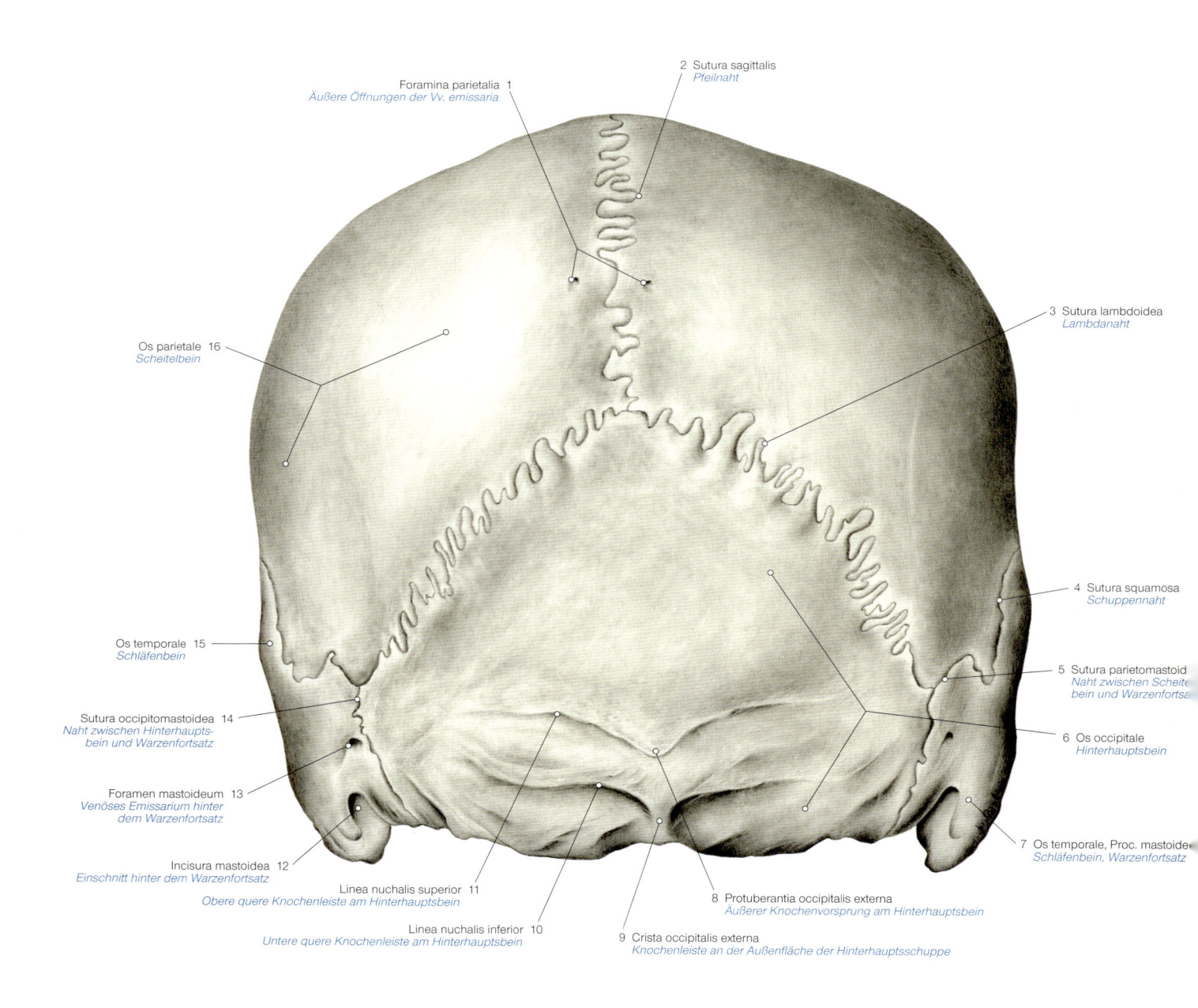

Abb. 169 Schädel, Cranium; von hinten

Dorsalansicht

Abb. 169

1 Foramina parietalia
2 Sutura sagittalis
3 Sutura lambdoidea
4 Sutura squamosa
5 Sutura parietomastoidea
6 Os occipitale
7 Os temporale, Proc. mastoideus
8 Protuberantia occipitalis externa
9 Crista occipitalis externa
10 Linea nuchalis inferior
11 Linea nuchalis superior
12 Incisura mastoidea
13 Foramen mastoideum
14 Sutura occipitomastoidea
15 Os temporale
16 Os parietale

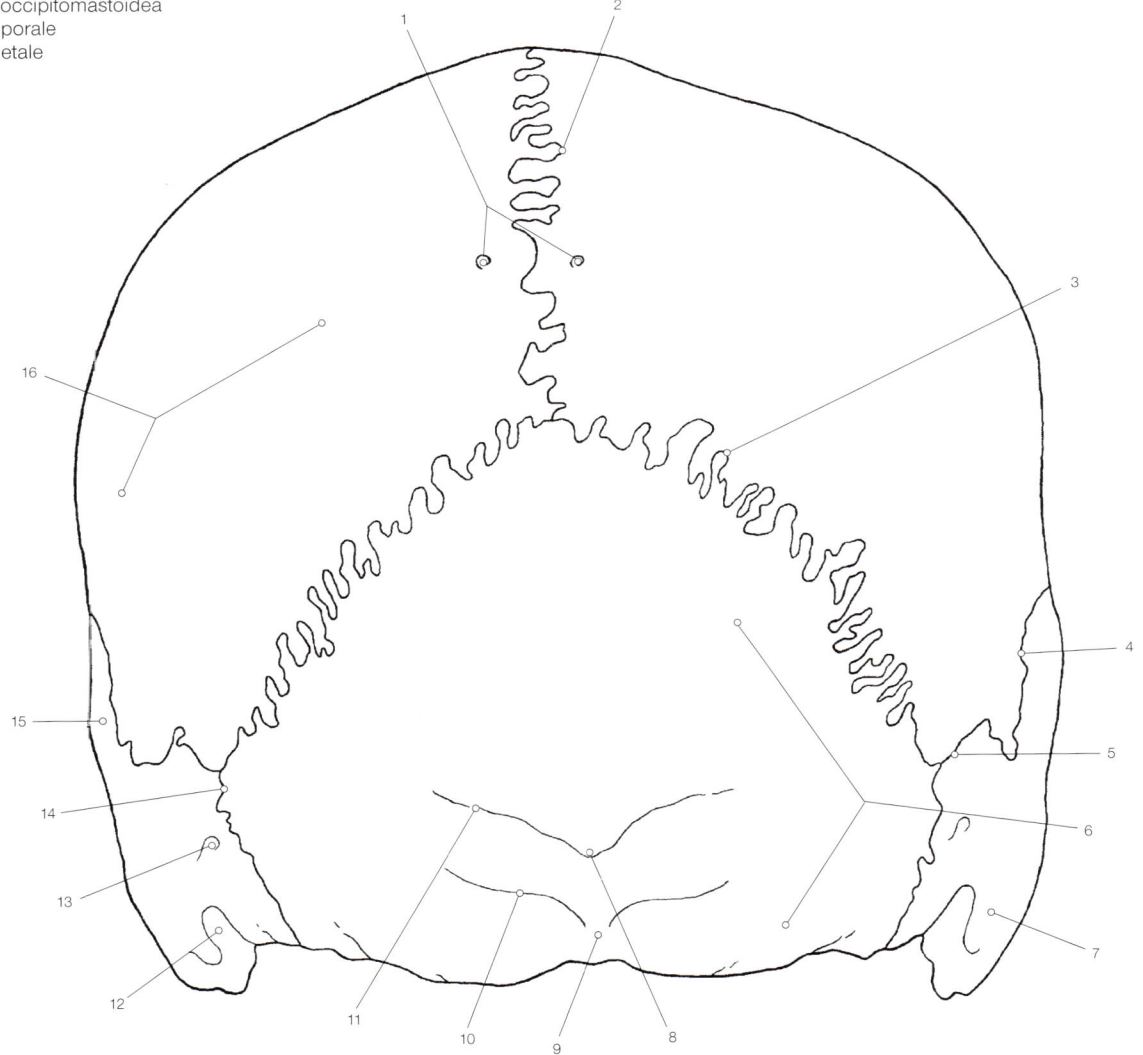

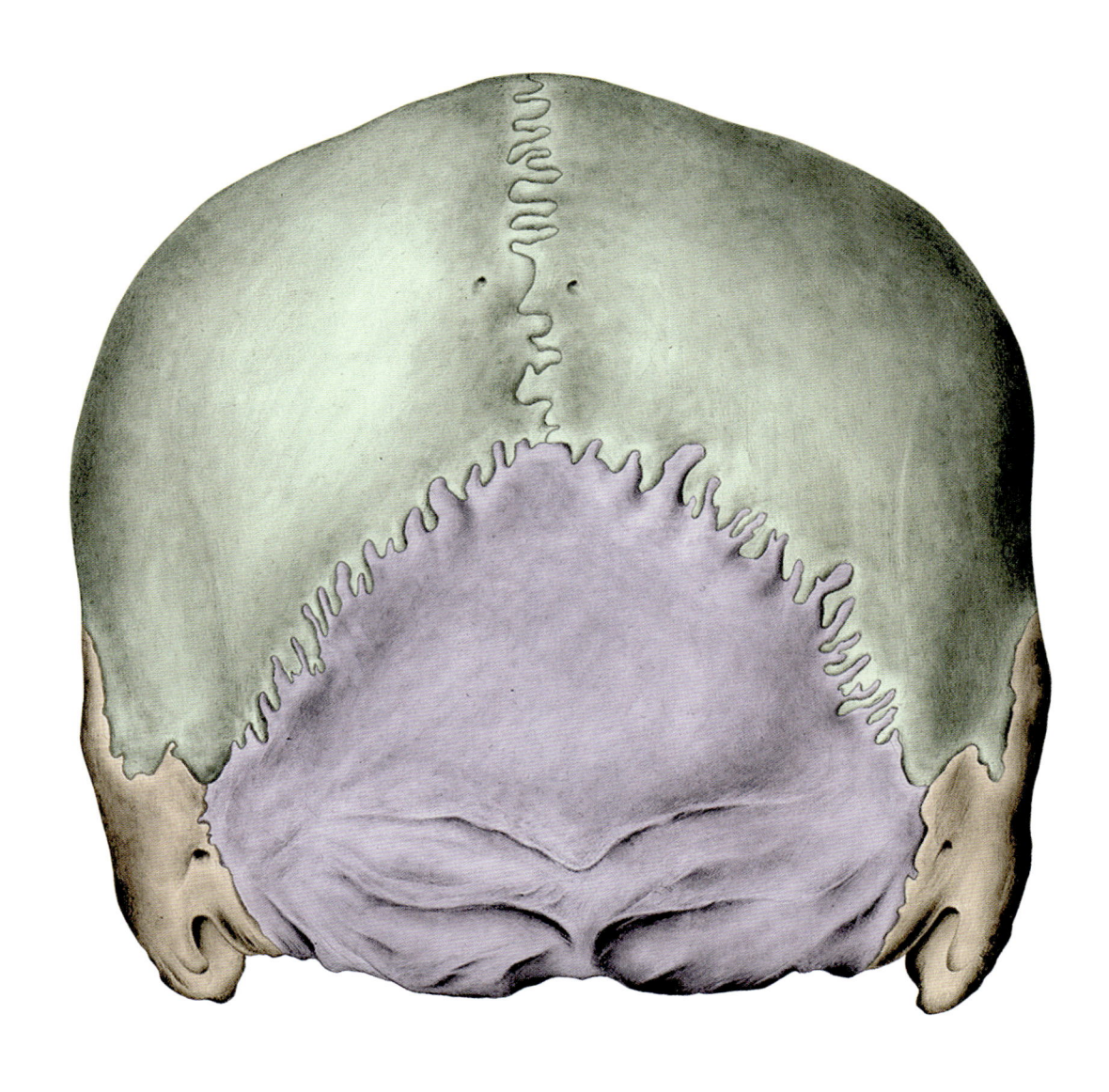

120 Knöcherner Schädel, Cranium — Dorsalansicht

Os parietale Os temporale Os occipitale

Abb. 170 Schädel, Cranium; coloriert, von hinten

Schädeldach, Calvaria 121

| Os frontale | Os parietale | Os occipitale |

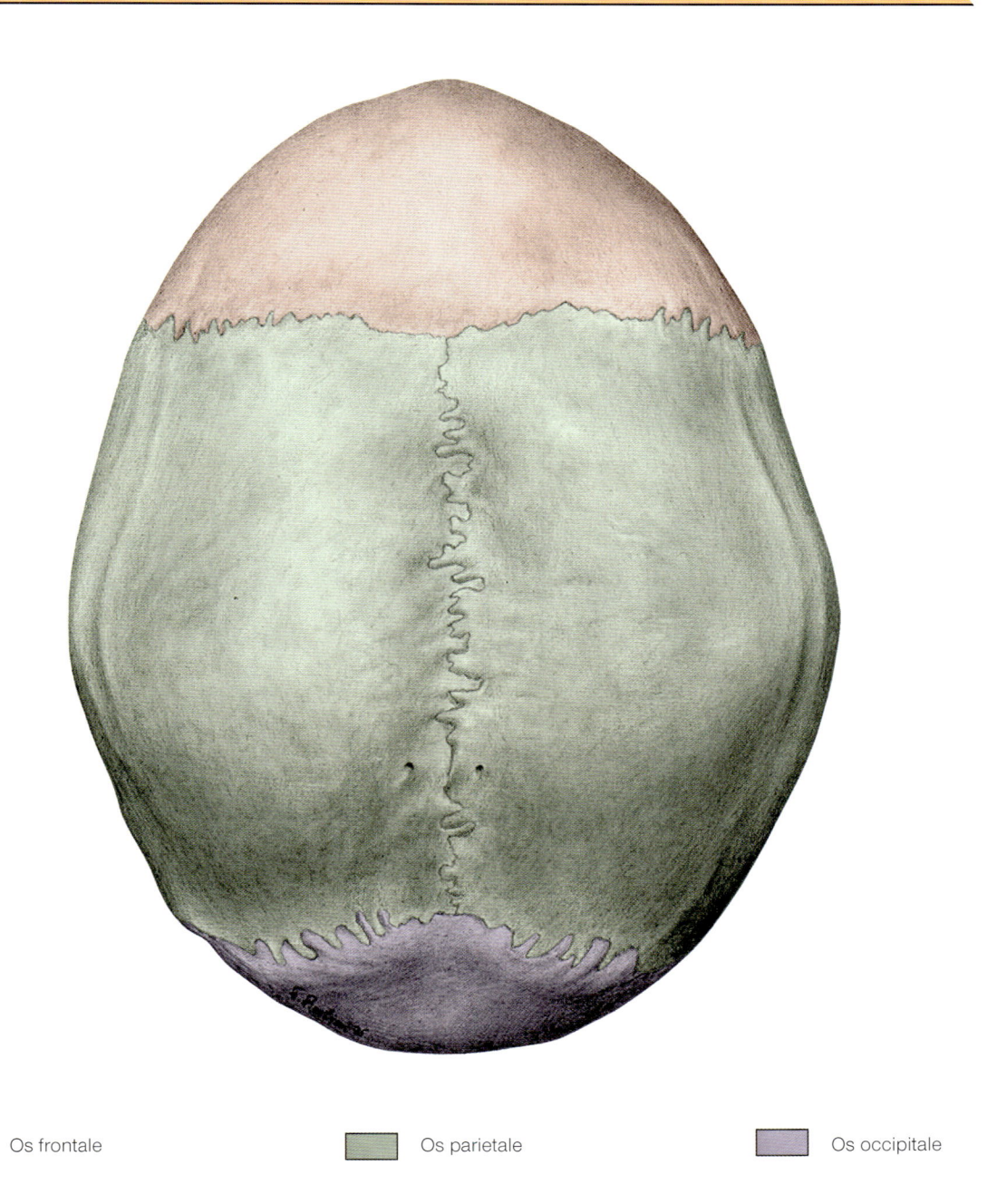

Abb. 171 Schädeldach, Calvaria; coloriert, von oben

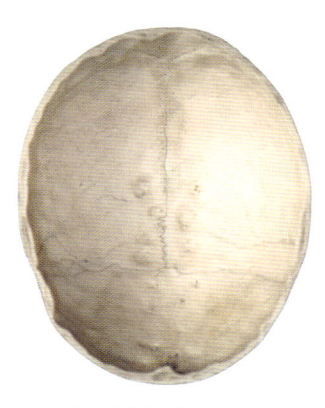

Abb. 172 Schädeldach, Calvaria; von innen

Knöcherner Schädel, Cranium

Bregma 12
Schnittpunkt von Kranz- und Pfeilnaht

1 Os frontale
Stirnbein

Sutura coronalis 11
Kranznaht

Linea temporalis inferior 10
Untere Schläfenlinie

2 Sutura sagittalis
Pfeilnaht

Os parietale 9
Scheitelbein

3 Linea temporalis superior
Obere Schläfenlinie

Tuber parietale 8
Scheitelhöcker

4 Foramina parietalia
Äußere Öffnungen der Vv. emissaria

Sutura lambdoidea 7
Lambdanaht

5 Squama occipitalis
Hinterhauptsschuppe

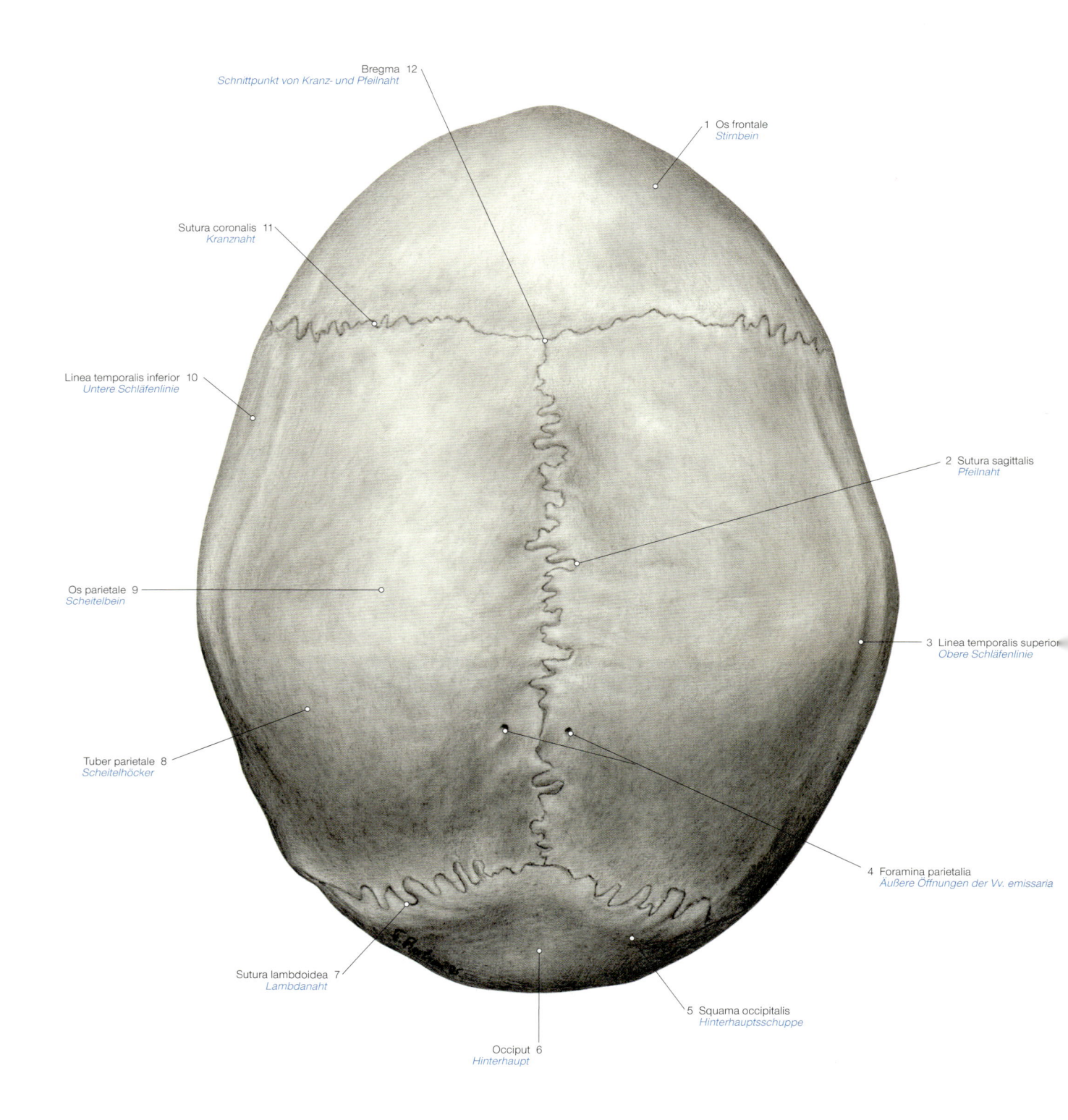

Occiput 6
Hinterhaupt

Abb. 173 Schädeldach, Calvaria; von oben

Schädeldach, Calvaria 123

Abb. 173

1 Os frontale
2 Sutura sagittalis
3 Linea temporalis superior
4 Foramina parietalia
5 Squama occipitalis
6 Occiput
7 Sutura lambdoidea
8 Tuber parietale
9 Os parietale
10 Linea temporalis inferior
11 Sutura coronalis
12 Bregma

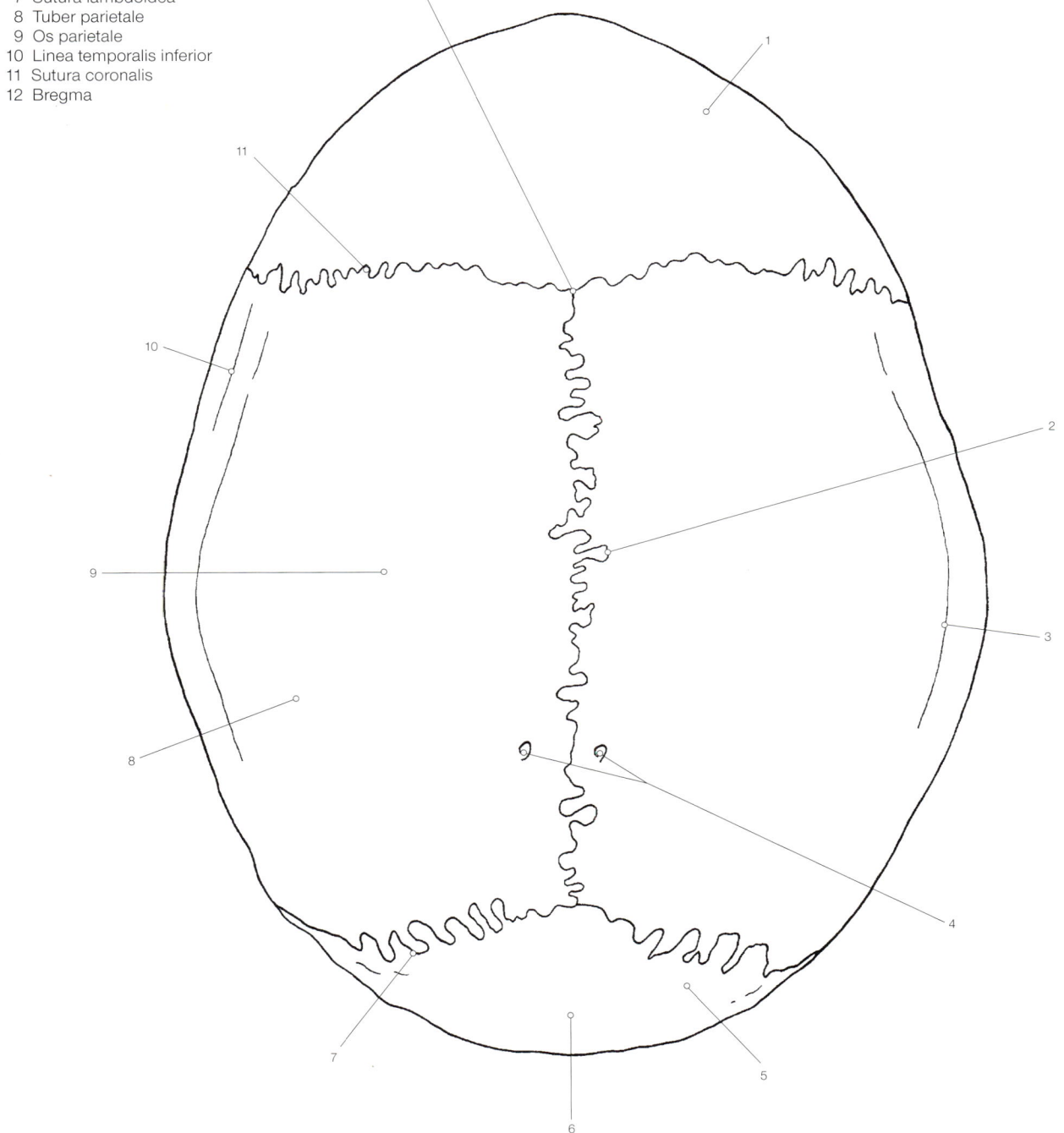

Knöcherner Schädel, Cranium

1 Sutura palatina mediana
Mittlere Gaumennaht

2 Foramen incisivum
Vordere Mündung des Canalis incisivus

3 Maxilla, Proc. palatinus
Oberkiefer, Gaumenfortsatz

4 Sutura palatina transversa
Quere Gaumennaht

5 Os palatinum, Lamina horizontalis
Gaumenbein, horizontale Knochenplatte

6 Foramen palatinum majus
Großes Gaumenloch

7 Os frontale
Stirnbein

8 Fissura orbitalis inferior
Untere Augenhöhlenspalte

9 Os zygomaticum
Jochbein

10 Crista infratemporalis
Leiste an der Unterfläche des großen Keilbeinflügels

11 Os frontale
Stirnbein

12 Os parietale
Scheitelbein

13 Os temporale, Proc. zygomaticus
Schläfenbein, Jochbeinfortsatz

14 Foramen ovale
Ovales Loch im großen Keilbeinflügel

15 Tuberculum articulare
Gelenkhöckerchen

16 Fossa mandibularis
Gelenkgrube für das Kiefergelenk

17 Canaliculus mastoideus
Kleiner Kanal im Warzenfortsatz

18 Fossa jugularis, Foramen jugulare
Drosselgrube, Drosselloch

19 Foramen stylomastoideum
Äußere Öffnung des Fazialiskanals am Schläfenbein

20 Incisura mastoidea
Einschnitt hinter dem Warzenfortsa

21 Os temporale, Proc. mastoideus
Schläfenbein, Warzenfortsatz

22 Os parietale
Scheitelbein

23 Canalis condylaris
Kondylarkanal

24 Foramen magnum
Großes Hinterhauptsbeinloch

25 Os occipitale
Hinterhauptsbein

26 Linea nuchalis inferior
Untere quere Knochenleiste am Hinterhauptsbein

27 Protuberantia occipitalis externa
Äußerer Knochenvorsprung am Hinterhauptsbein

28 Linea nuchalis superior
Obere quere Knochenleiste am Hinterhauptsbein

29 Tuberculum pharyngeum
Höcker an der Außenfläche der Pars basilaris des Hinterhauptsbeins

30 Condylus occipitalis
Gelenkkopf für das obere Kopfgelenk

31 Foramen mastoideum
Venöses Emissarium hinter dem Warzenfortsatz

32 Fossula petrosa
Flache Grube an der äußeren Schädelbasis

33 Canalis caroticus
Kanal für die innere Kopfarterie

34 Os temporale, Proc. styloideus
Schläfenbein, Griffelfortsatz

35 Meatus acusticus externus
Äußerer Gehörgang

36 Foramen spinosum
Loch im großen Keilbeinflügel

37 Spina ossis sphenoidalis
Keilbeindorn

38 Foramen lacerum
Zerrissenes Loch

39 Os sphenoidale
Keilbein

40 Os sphenoidale, Proc. pterygoideus, Lamina lateralis
Keilbein, seitliche Knochenplatte des Flügelfortsatzes

41 Os sphenoidale, Ala major
Großer Keilbeinflügel

42 Os sphenoidale, Proc. pterygoideus, Lamina medialis
Keilbein, mittlere Knochenlamelle des Flügelfortsatzes

43 Hamulus pterygoideus
Hakenfortsatz der Lamina medialis des Flügelfortsatzes

44 Arcus zygomaticus
Jochbogen

45 Maxilla, Proc. zygomaticus
Oberkiefer, Jochbeinfortsatz

46 Os palatinum, Proc. pyramidalis
Gaumenbein, pyramidenförmiger Fortsatz

47 Vomer
Pflugscharbein

48 Spina nasalis posterior
Hinterer Nasendorn

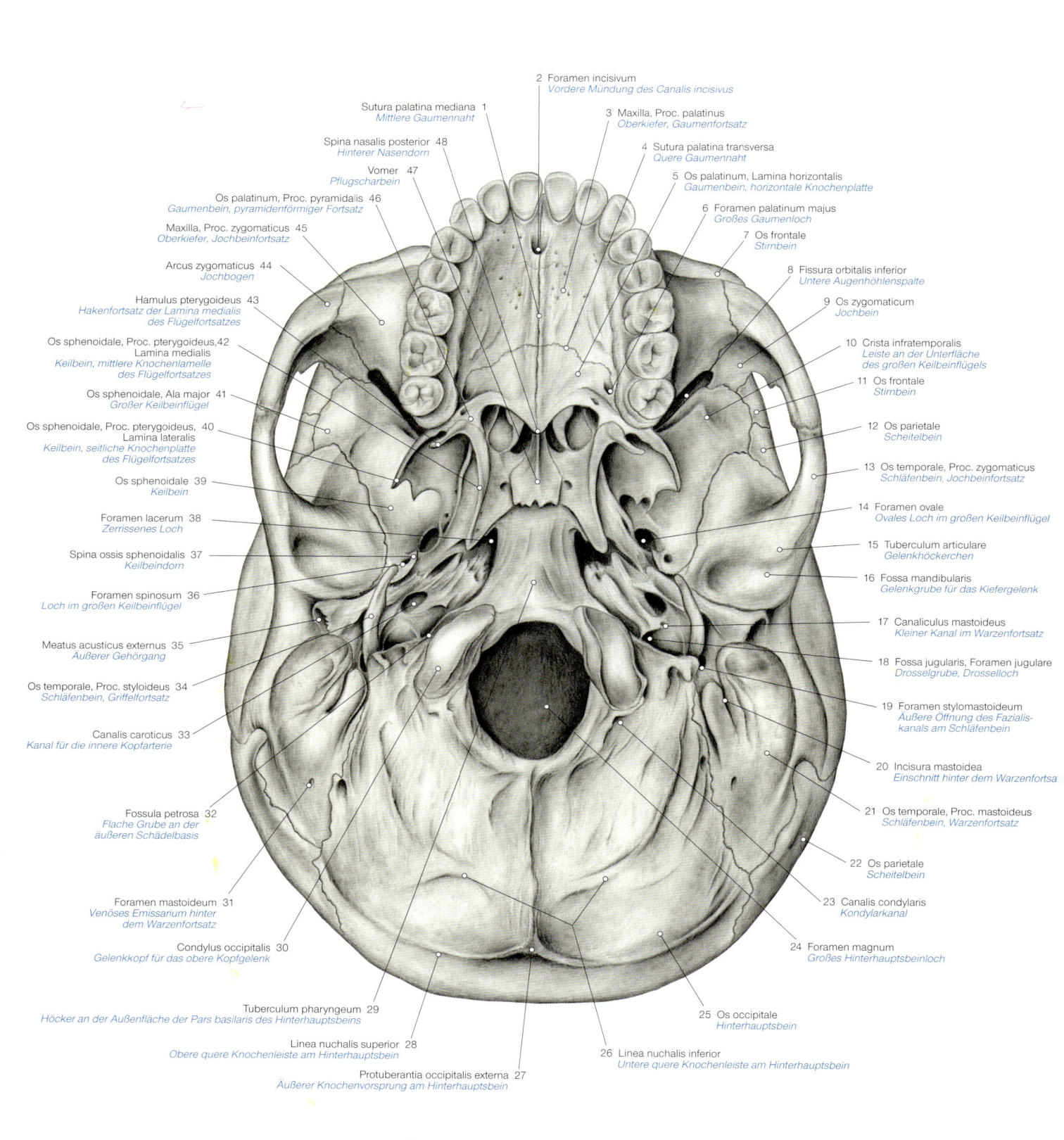

Abb. 174 Äußere Schädelbasis, Basis cranii externa; von unten

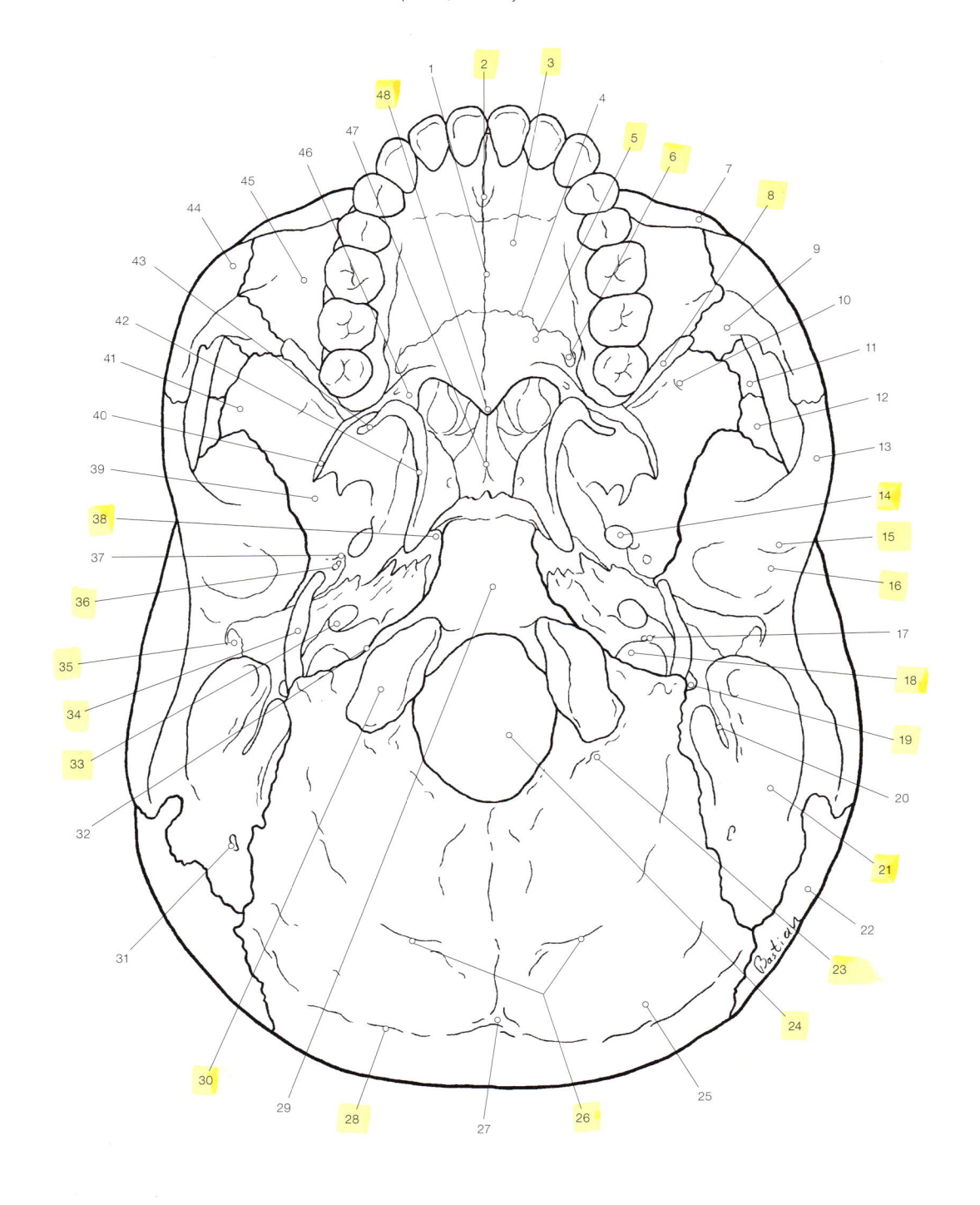

Äußere Schädelbasis, Basis cranii externa

Abb. 174

1 Sutura palatina mediana
2 Foramen incisivum
3 Maxilla, Proc. palatinus
4 Sutura palatina transversa
5 Os palatinum, Lamina horizontalis
6 Foramen palatinum majus
7 Os frontale
8 Fissura orbitalis inferior
9 Os zygomaticum
10 Crista infratemporalis
11 Os frontale
12 Os parietale
13 Os temporale, Proc. zygomaticus
14 Foramen ovale
15 Tuberculum articulare
16 Fossa mandibularis
17 Canaliculus mastoideus
18 Fossa jugularis, Foramen jugulare
19 Foramen stylomastoideum
20 Incisura mastoidea
21 Os temporale, Proc. mastoideus
22 Os parietale
23 Canalis condylaris
24 Foramen magnum
25 Os occipitale
26 Linea nuchalis inferior
27 Protuberantia occipitalis externa
28 Linea nuchalis superior
29 Tuberculum pharyngeum
30 Condylus occipitalis
31 Foramen mastoideum
32 Fossula petrosa
33 Canalis caroticus
34 Os temporale, Proc. styloideus
35 Meatus acusticus externus
36 Foramen spinosum
37 Spina ossis sphenoidalis
38 Foramen lacerum
39 Os sphenoidale
40 Os sphenoidale, Proc. pterygoideus, Lamina lateralis
41 Os sphenoidale, Ala major
42 Os sphenoidale, Proc. pterygoideus, Lamina medialis
43 Hamulus pterygoideus
44 Arcus zygomaticus
45 Maxilla, Proc. zygomaticus
46 Os palatinum, Proc. pyramidalis
47 Vomer
48 Spina nasalis posterior

126 Knöcherner Schädel, Cranium — Äußere Schädelbasis, Basis cranii externa

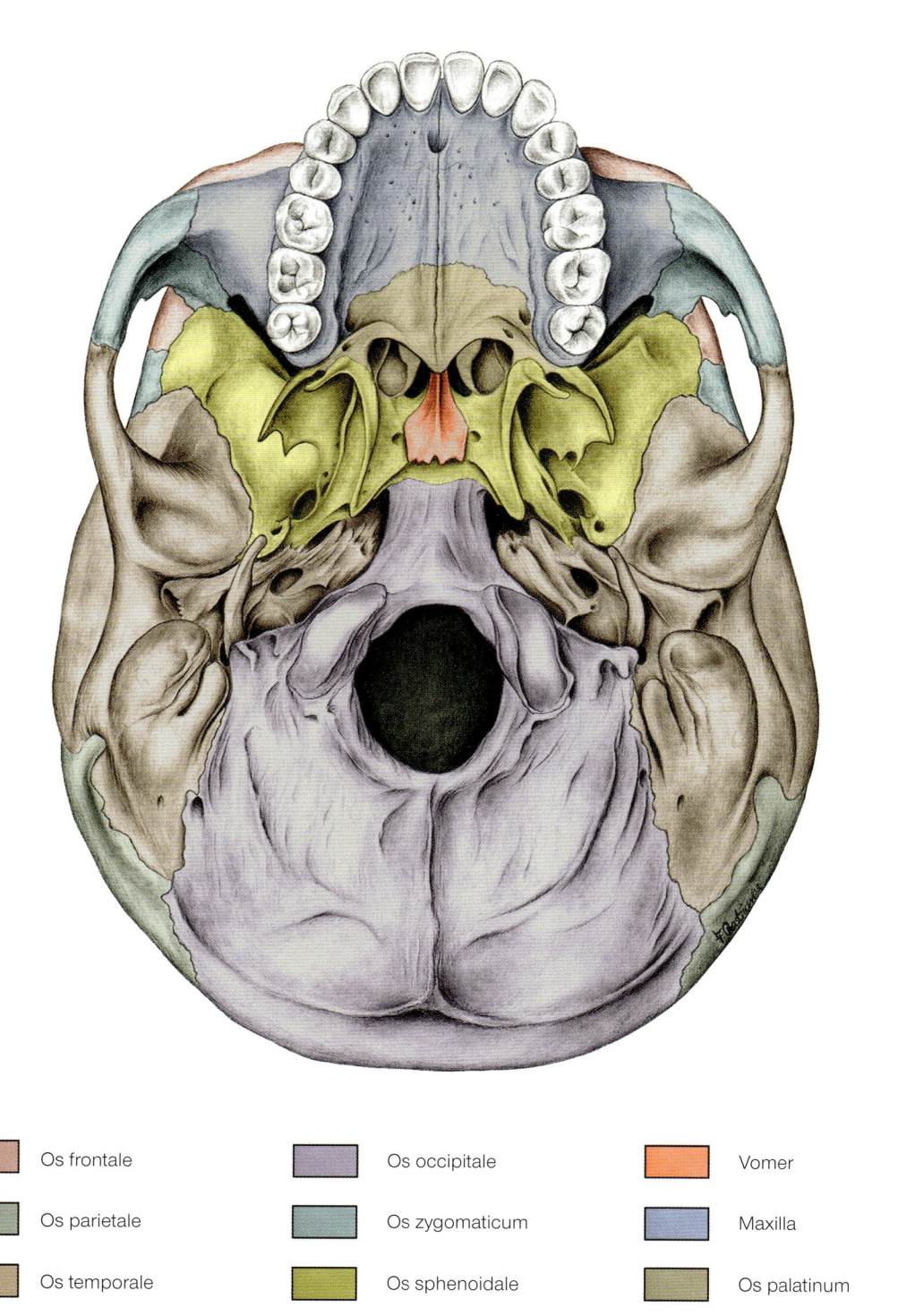

- Os frontale
- Os parietale
- Os temporale
- Os occipitale
- Os zygomaticum
- Os sphenoidale
- Vomer
- Maxilla
- Os palatinum

Abb. 175 Äußere Schädelbasis, Basis cranii externa; coloriert, von unten

Innere Schädelbasis, Basis cranii interna

▭ Os frontale	▭ Os temporale	▭ Os sphenoidale
▭ Os parietale	▭ Os occipitale	▭ Os ethmoidale

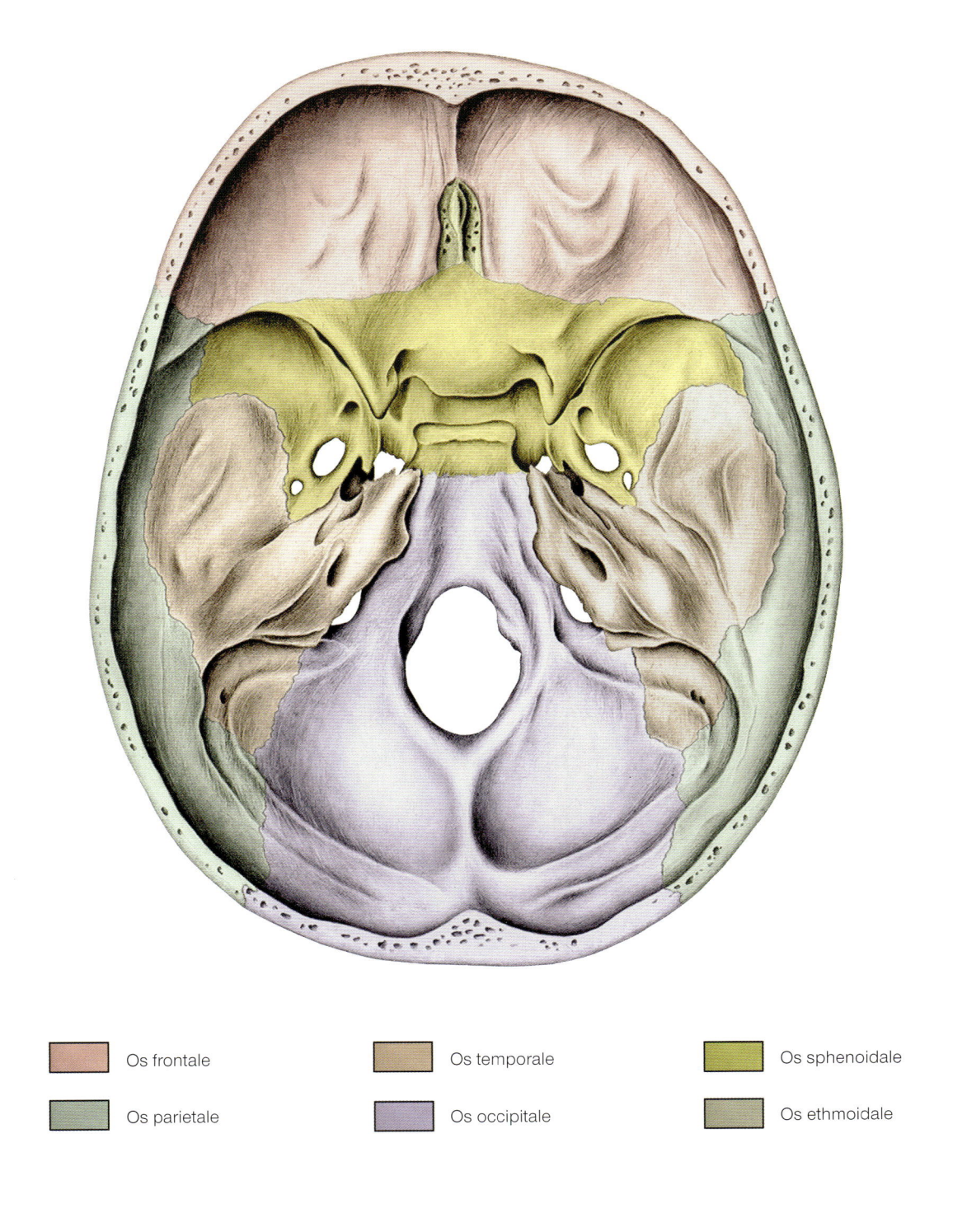

Abb. 176 Innere Schädelbasis, Basis cranii interna; coloriert, von oben

Knöcherner Schädel, Cranium

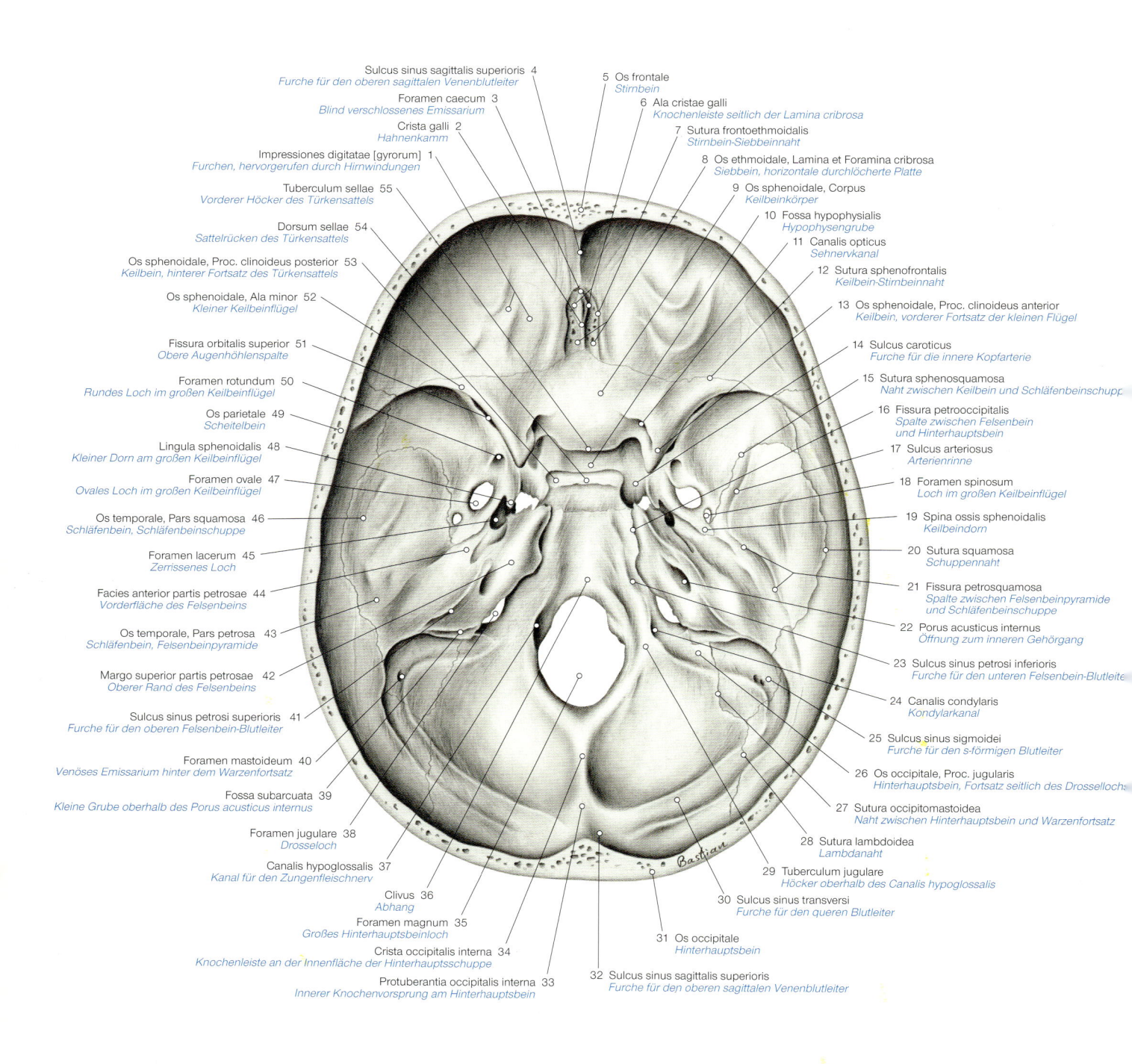

Abb. 177 Innere Schädelbasis, Basis cranii interna; von oben

- 1 Impressiones digitatae [gyrorum] — *Furchen, hervorgerufen durch Hirnwindungen*
- 2 Crista galli — *Hahnenkamm*
- 3 Foramen caecum — *Blind verschlossenes Emissarium*
- 4 Sulcus sinus sagittalis superioris — *Furche für den oberen sagittalen Venenblutleiter*
- 5 Os frontale — *Stirnbein*
- 6 Ala cristae galli — *Knochenleiste seitlich der Lamina cribrosa*
- 7 Sutura frontoethmoidalis — *Stirnbein-Siebbeinnaht*
- 8 Os ethmoidale, Lamina et Foramina cribrosa — *Siebbein, horizontale durchlöcherte Platte*
- 9 Os sphenoidale, Corpus — *Keilbeinkörper*
- 10 Fossa hypophysialis — *Hypophysengrube*
- 11 Canalis opticus — *Sehnervkanal*
- 12 Sutura sphenofrontalis — *Keilbein-Stirnbeinnaht*
- 13 Os sphenoidale, Proc. clinoideus anterior — *Keilbein, vorderer Fortsatz der kleinen Flügel*
- 14 Sulcus caroticus — *Furche für die innere Kopfarterie*
- 15 Sutura sphenosquamosa — *Naht zwischen Keilbein und Schläfenbeinschuppe*
- 16 Fissura petrooccipitalis — *Spalte zwischen Felsenbein und Hinterhauptsbein*
- 17 Sulcus arteriosus — *Arterienrinne*
- 18 Foramen spinosum — *Loch im großen Keilbeinflügel*
- 19 Spina ossis sphenoidalis — *Keilbeindorn*
- 20 Sutura squamosa — *Schuppennaht*
- 21 Fissura petrosquamosa — *Spalte zwischen Felsenbeinpyramide und Schläfenbeinschuppe*
- 22 Porus acusticus internus — *Öffnung zum inneren Gehörgang*
- 23 Sulcus sinus petrosi inferioris — *Furche für den unteren Felsenbein-Blutleiter*
- 24 Canalis condylaris — *Kondylarkanal*
- 25 Sulcus sinus sigmoidei — *Furche für den s-förmigen Blutleiter*
- 26 Os occipitale, Proc. jugularis — *Hinterhauptsbein, Fortsatz seitlich des Drossellochs*
- 27 Sutura occipitomastoidea — *Naht zwischen Hinterhauptsbein und Warzenfortsatz*
- 28 Sutura lambdoidea — *Lambdanaht*
- 29 Tuberculum jugulare — *Höcker oberhalb des Canalis hypoglossalis*
- 30 Sulcus sinus transversi — *Furche für den queren Blutleiter*
- 31 Os occipitale — *Hinterhauptsbein*
- 32 Sulcus sinus sagittalis superioris — *Furche für den oberen sagittalen Venenblutleiter*
- 33 Protuberantia occipitalis interna — *Innerer Knochenvorsprung am Hinterhauptsbein*
- 34 Crista occipitalis interna — *Knochenleiste an der Innenfläche der Hinterhauptsschuppe*
- 35 Foramen magnum — *Großes Hinterhauptsbeinloch*
- 36 Clivus — *Abhang*
- 37 Canalis hypoglossalis — *Kanal für den Zungenfleischnerv*
- 38 Foramen jugulare — *Drosselloch*
- 39 Fossa subarcuata — *Kleine Grube oberhalb des Porus acusticus internus*
- 40 Foramen mastoideum — *Venöses Emissarium hinter dem Warzenfortsatz*
- 41 Sulcus sinus petrosi superioris — *Furche für den oberen Felsenbein-Blutleiter*
- 42 Margo superior partis petrosae — *Oberer Rand des Felsenbeins*
- 43 Os temporale, Pars petrosa — *Schläfenbein, Felsenbeinpyramide*
- 44 Facies anterior partis petrosae — *Vorderfläche des Felsenbeins*
- 45 Foramen lacerum — *Zerrissenes Loch*
- 46 Os temporale, Pars squamosa — *Schläfenbein, Schläfenbeinschuppe*
- 47 Foramen ovale — *Ovales Loch im großen Keilbeinflügel*
- 48 Lingula sphenoidalis — *Kleiner Dorn am großen Keilbeinflügel*
- 49 Os parietale — *Scheitelbein*
- 50 Foramen rotundum — *Rundes Loch im großen Keilbeinflügel*
- 51 Fissura orbitalis superior — *Obere Augenhöhlenspalte*
- 52 Os sphenoidale, Ala minor — *Kleiner Keilbeinflügel*
- 53 Os sphenoidale, Proc. clinoideus posterior — *Keilbein, hinterer Fortsatz des Türkensattels*
- 54 Dorsum sellae — *Sattelrücken des Türkensattels*
- 55 Tuberculum sellae — *Vorderer Höcker des Türkensattels*

Abb. 177

1. Impressiones digitatae [gyrorum]
2. Crista galli
3. Foramen caecum
4. Sulcus sinus sagittalis superioris
5. Os frontale
6. Ala cristae galli
7. Sutura frontoethmoidalis
8. Os ethmoidale, Lamina et Foramina cribrosa
9. Os sphenoidale, Corpus
10. Fossa hypophysialis
11. Canalis opticus
12. Sutura sphenofrontalis
13. Os sphenoidale, Proc. clinoideus anterior
14. Sulcus caroticus
15. Sutura sphenosquamosa
16. Fissura petrooccipitalis
17. Sulcus arteriosus
18. Foramen spinosum
19. Spina ossis sphenoidalis
20. Sutura squamosa
21. Fissura petrosquamosa
22. Porus acusticus internus
23. Sulcus sinus petrosi inferioris
24. Canalis condylaris
25. Sulcus sinus sigmoidei
26. Os occipitale, Proc. jugularis
27. Sutura occipitomastoidea
28. Sutura lambdoidea
29. Tuberculum jugulare
30. Sulcus sinus transversi
31. Os occipitale
32. Sulcus sinus sagittalis superioris
33. Protuberantia occipitalis interna
34. Crista occipitalis interna
35. Foramen magnum
36. Clivus
37. Canalis hypoglossalis
38. Foramen jugulare
39. Fossa subarcuata
40. Foramen mastoideum
41. Sulcus sinus petrosi superioris
42. Margo superior partis petrosae
43. Os temporale, Pars petrosa
44. Facies anterior partis petrosae
45. Foramen lacerum
46. Os temporale, Pars squamosa
47. Foramen ovale
48. Lingula sphenoidalis
49. Os parietale
50. Foramen rotundum
51. Fissura orbitalis superior
52. Os sphenoidale, Ala minor
53. Os sphenoidale, Proc. clinoideus posterior
54. Dorsum sellae
55. Tuberculum sellae

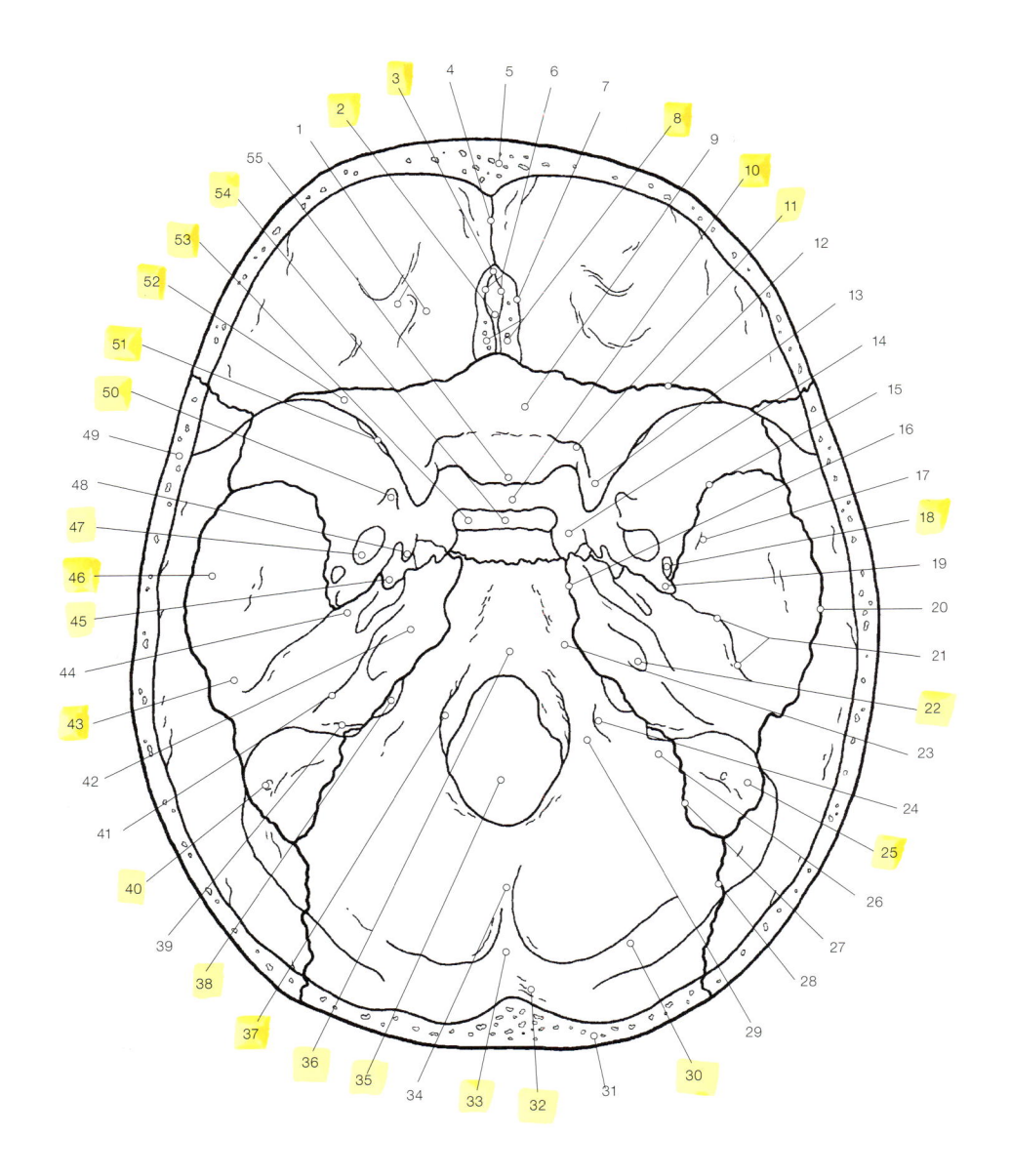

Knöcherner Schädel, Cranium

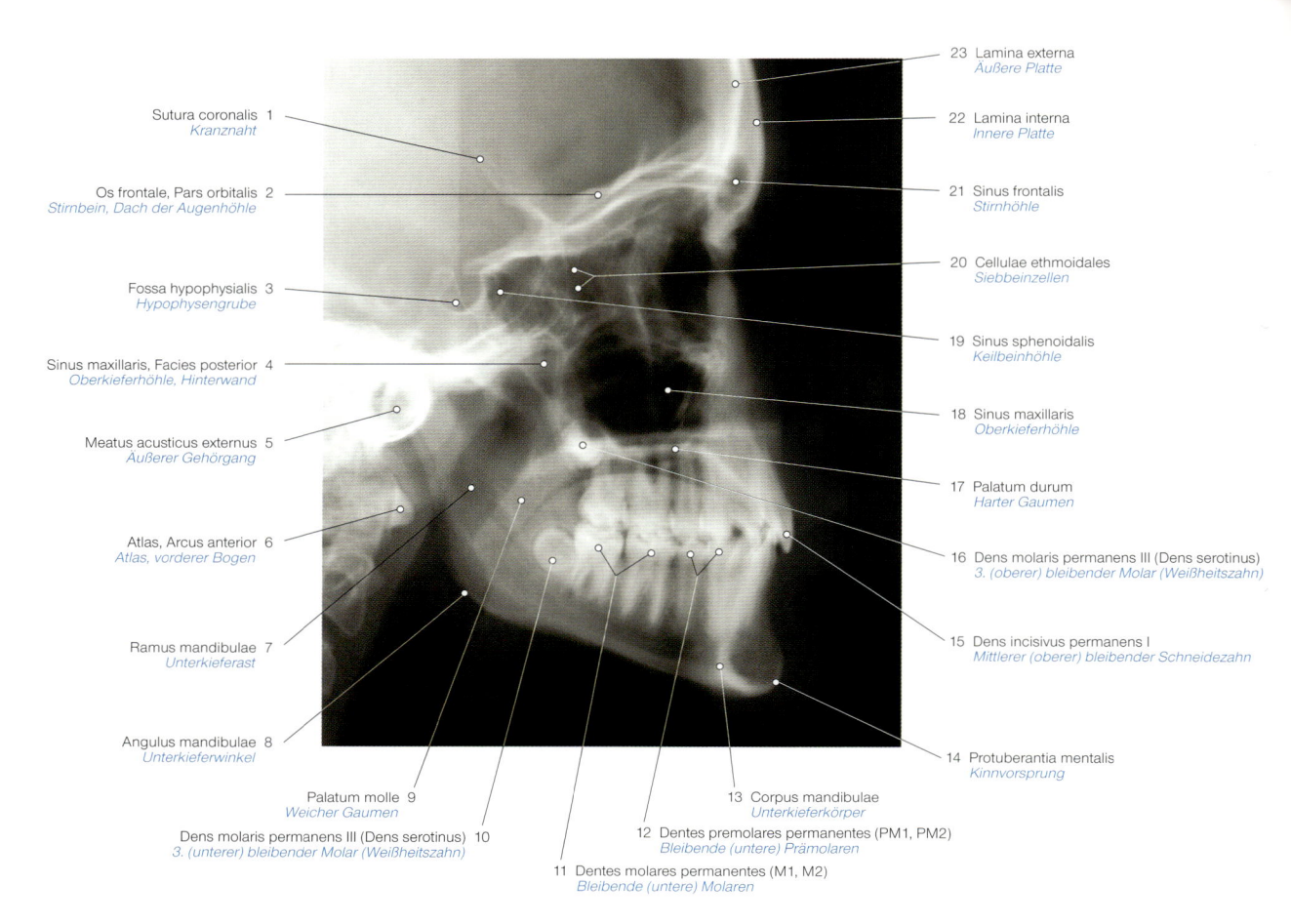

Abb. 178 Schädel, Cranium; Neutralbiss (Zahnstellung Klasse I); Fernröntgenaufnahme, seitlicher Strahlengang; von lateral

1 Sutura coronalis / Kranznaht
2 Os frontale, Pars orbitalis / Stirnbein, Dach der Augenhöhle
3 Fossa hypophysialis / Hypophysengrube
4 Sinus maxillaris, Facies posterior / Oberkieferhöhle, Hinterwand
5 Meatus acusticus externus / Äußerer Gehörgang
6 Atlas, Arcus anterior / Atlas, vorderer Bogen
7 Ramus mandibulae / Unterkieferast
8 Angulus mandibulae / Unterkieferwinkel
9 Palatum molle / Weicher Gaumen
10 Dens molaris permanens III (Dens serotinus) / 3. (unterer) bleibender Molar (Weißheitszahn)
11 Dentes molares permanentes (M1, M2) / Bleibende (untere) Molaren
12 Dentes premolares permanentes (PM1, PM2) / Bleibende (untere) Prämolaren
13 Corpus mandibulae / Unterkieferkörper
14 Protuberantia mentalis / Kinnvorsprung
15 Dens incisivus permanens I / Mittlerer (oberer) bleibender Schneidezahn
16 Dens molaris permanens III (Dens serotinus) / 3. (oberer) bleibender Molar (Weißheitszahn)
17 Palatum durum / Harter Gaumen
18 Sinus maxillaris / Oberkieferhöhle
19 Sinus sphenoidalis / Keilbeinhöhle
20 Cellulae ethmoidales / Siebbeinzellen
21 Sinus frontalis / Stirnhöhle
22 Lamina interna / Innere Platte
23 Lamina externa / Äußere Platte

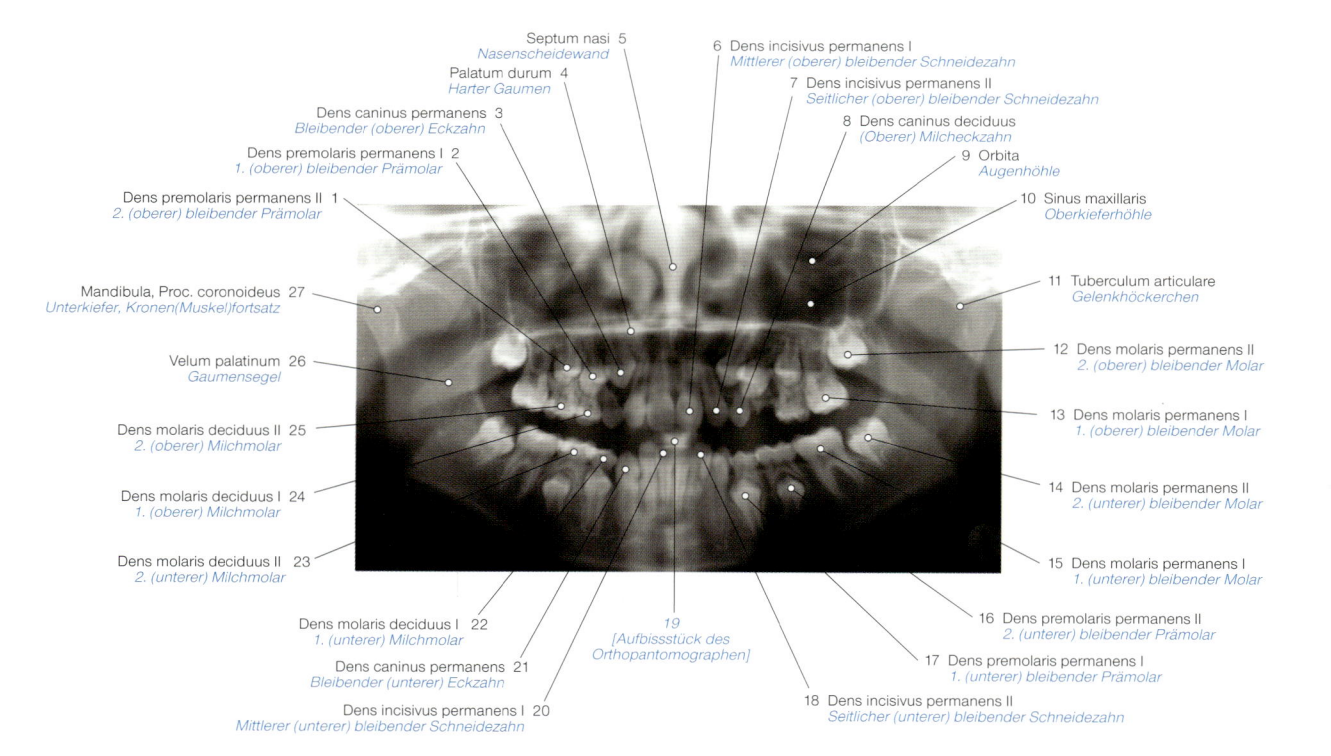

Abb. 179 Ober- und Unterkiefer, Maxilla et Mandibula; Milchzähne und Anlagen der bleibenden Zähne, Dentes decidui et permanentes; Panoramaröntgenaufnahme im frühen Zahnwechselstadium; von vorne

1 Dens premolaris permanens II / 2. (oberer) bleibender Prämolar
2 Dens premolaris permanens I / 1. (oberer) bleibender Prämolar
3 Dens caninus permanens / Bleibender (oberer) Eckzahn
4 Palatum durum / Harter Gaumen
5 Septum nasi / Nasenscheidewand
6 Dens incisivus permanens I / Mittlerer (oberer) bleibender Schneidezahn
7 Dens incisivus permanens II / Seitlicher (oberer) bleibender Schneidezahn
8 Dens caninus deciduus / (Oberer) Milcheckzahn
9 Orbita / Augenhöhle
10 Sinus maxillaris / Oberkieferhöhle
11 Tuberculum articulare / Gelenkhöckerchen
12 Dens molaris permanens II / 2. (oberer) bleibender Molar
13 Dens molaris permanens I / 1. (oberer) bleibender Molar
14 Dens molaris permanens II / 2. (unterer) bleibender Molar
15 Dens molaris permanens I / 1. (unterer) bleibender Molar
16 Dens premolaris permanens II / 2. (unterer) bleibender Prämolar
17 Dens premolaris permanens I / 1. (unterer) bleibender Prämolar
18 Dens incisivus permanens II / Seitlicher (unterer) bleibender Schneidezahn
19 [Aufbissstück des Orthopantomographen]
20 Dens incisivus permanens I / Mittlerer (unterer) bleibender Schneidezahn
21 Dens caninus permanens / Bleibender (unterer) Eckzahn
22 Dens molaris deciduus I / 1. (unterer) Milchmolar
23 Dens molaris deciduus II / 2. (unterer) Milchmolar
24 Dens molaris deciduus I / 1. (oberer) Milchmolar
25 Dens molaris deciduus II / 2. (oberer) Milchmolar
26 Velum palatinum / Gaumensegel
27 Mandibula, Proc. coronoideus / Unterkiefer, Kronen(Muskel)fortsatz

Fernröntgenaufnahmen des Schädels

Abb. 178

1. Sutura coronalis
2. Os frontale, Pars orbitalis
3. Fossa hypophysialis
4. Sinus maxillaris, Facies posterior
5. Meatus acusticus externus
6. Atlas, Arcus anterior
7. Ramus mandibulae
8. Angulus mandibulae
9. Palatum molle
10. Dens molaris permanens III (Dens serotinus)
11. Dentes molares permanentes (M1, M2)
12. Dentes premolares permanentes (PM1, PM2)
13. Corpus mandibulae
14. Protuberantia mentalis
15. Dens incisivus permanens I
16. Dens molaris permanens III (Dens serotinus)
17. Palatum durum
18. Sinus maxillaris
19. Sinus sphenoidalis
20. Cellulae ethmoidales
21. Sinus frontalis
22. Lamina interna
23. Lamina externa

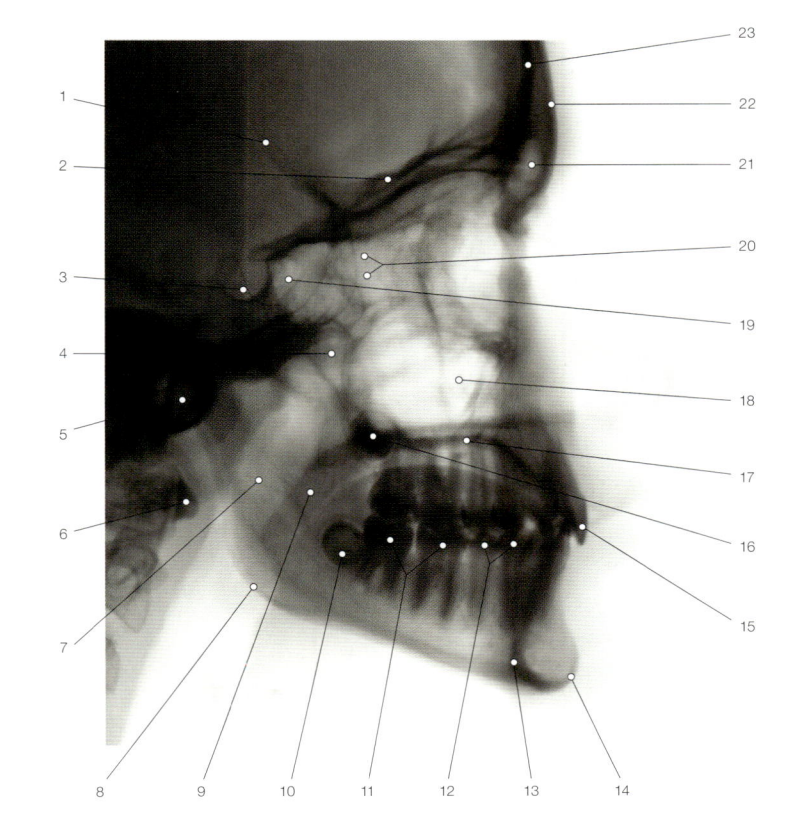

Abb. 179

1. Dens premolaris permanens II
2. Dens premolaris permanens I
3. Dens caninus permanens
4. Palatum durum
5. Septum nasi
6. Dens incisivus permanens I
7. Dens incisivus permanens II
8. Dens caninus deciduus
9. Orbita
10. Sinus maxillaris
11. Tuberculum articulare
12. Dens molaris permanens II
13. Dens molaris permanens I
14. Dens molaris permanens II
15. Dens molaris permanens I
16. Dens premolaris permanens II
17. Dens premolaris permanens I
18. Dens incisivus permanens II
19. [Aufbissstück des Orthopantomographen]
20. Dens incisivus permanens I
21. Dens caninus permanens
22. Dens molaris deciduus I
23. Dens molaris deciduus II
24. Dens molaris deciduus I
25. Dens molaris deciduus II
26. Velum palatinum
27. Mandibula, Proc. coronoideus

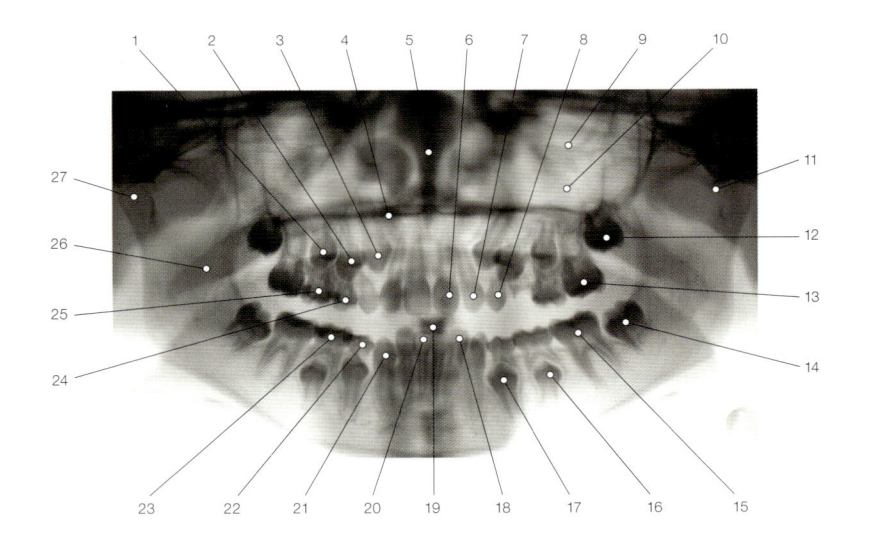

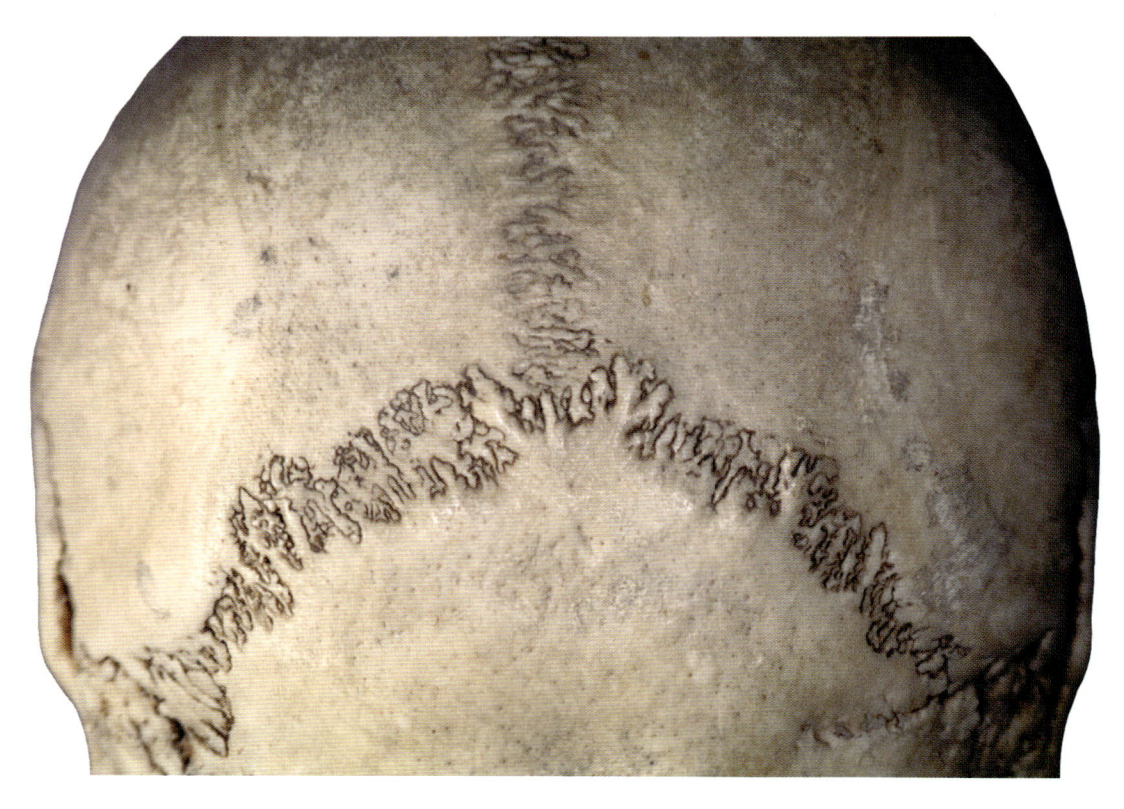

Abb. 180 Schädel, Cranium; von hinten: Pfeilnaht, Sutura sagittalis; Lambdanaht, Sutura lambdoidea mit Schädelnahtknochen, Ossa suturalia (vorwiegend an der linken Naht ausgebildet)

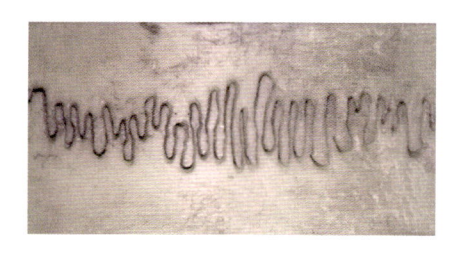

a Pfeilnaht, Sutura sagittalis; von hinten, links: posterior, rechts: anterior

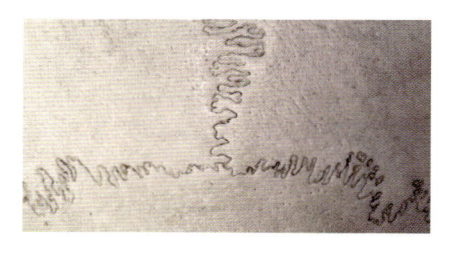

b Kranz- und Pfeilnaht, Suturae coronalis et sagittalis; von oben

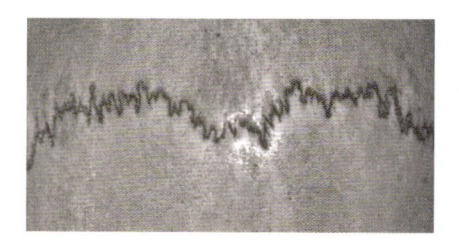

c Lambdanaht, Sutura lambdoidea; vollständige Synosthose der Sutura sagittalis; von hinten

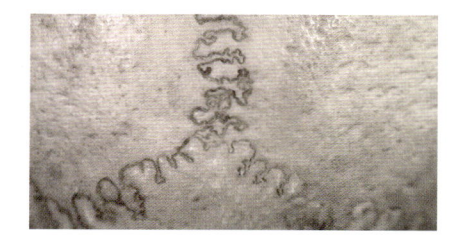

d Pfeil- und Lambdanaht, Suturae sagittalis et lambdoidea; von hinten

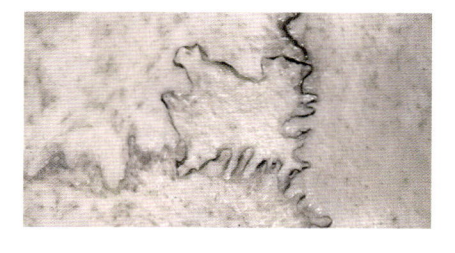

e Pfeil- und Lambdanaht, Suturae sagittalis et lambdoidea; Os suturale im Kreuzungsbereich der Nähte; von hinten

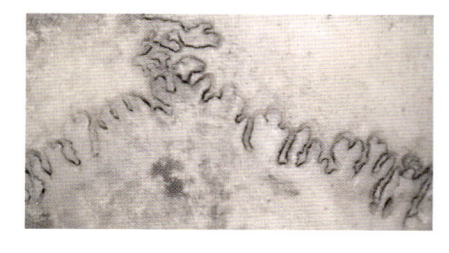

f Pfeil- und Lambdanaht, Suturae sagittalis et lambdoidea; von hinten

Abb. 181a–f Varianten der Schädelnähte

Zusammensetzung des knöchernen Schädels (zersprengter Schädel)

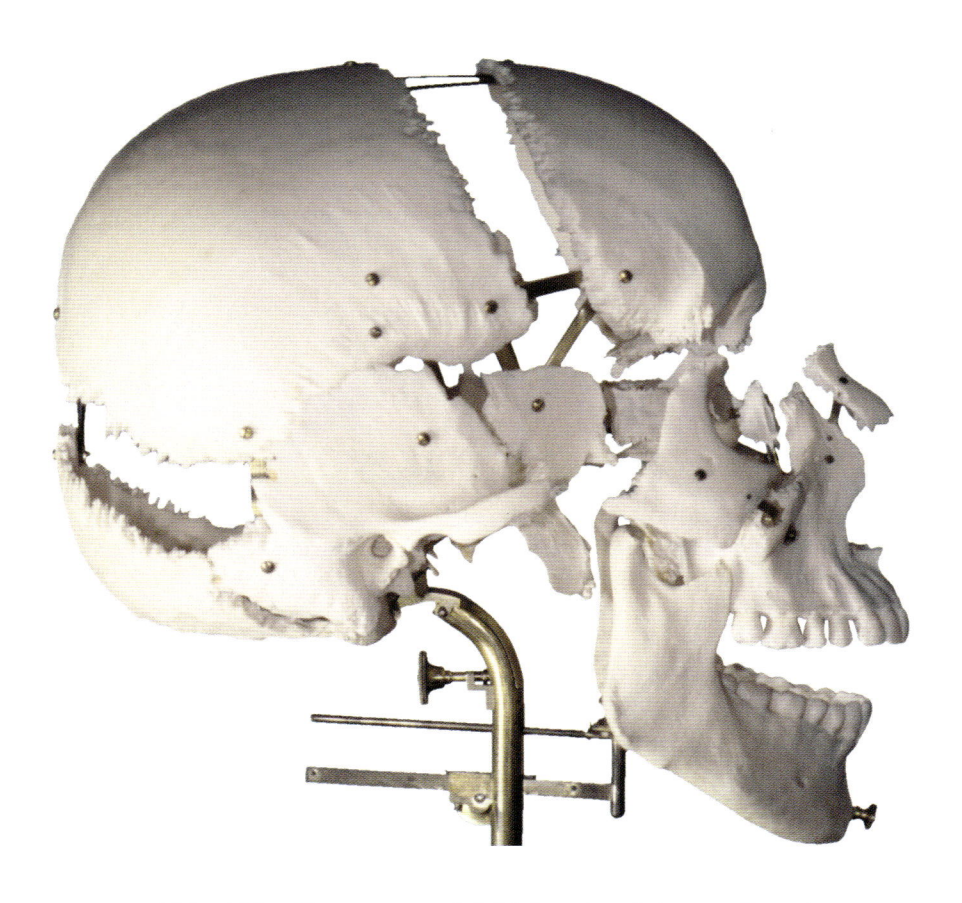

Abb. 182 Zersprengter Schädel; rechte Seite von lateral

- Os frontale
- Os parietale
- Os temporale
- Os occipitale
- Os zygomaticum
- Os sphenoidale
- Os ethmoidale
- Os lacrimale
- Os nasale
- Maxilla
- Mandibula
- Vomer

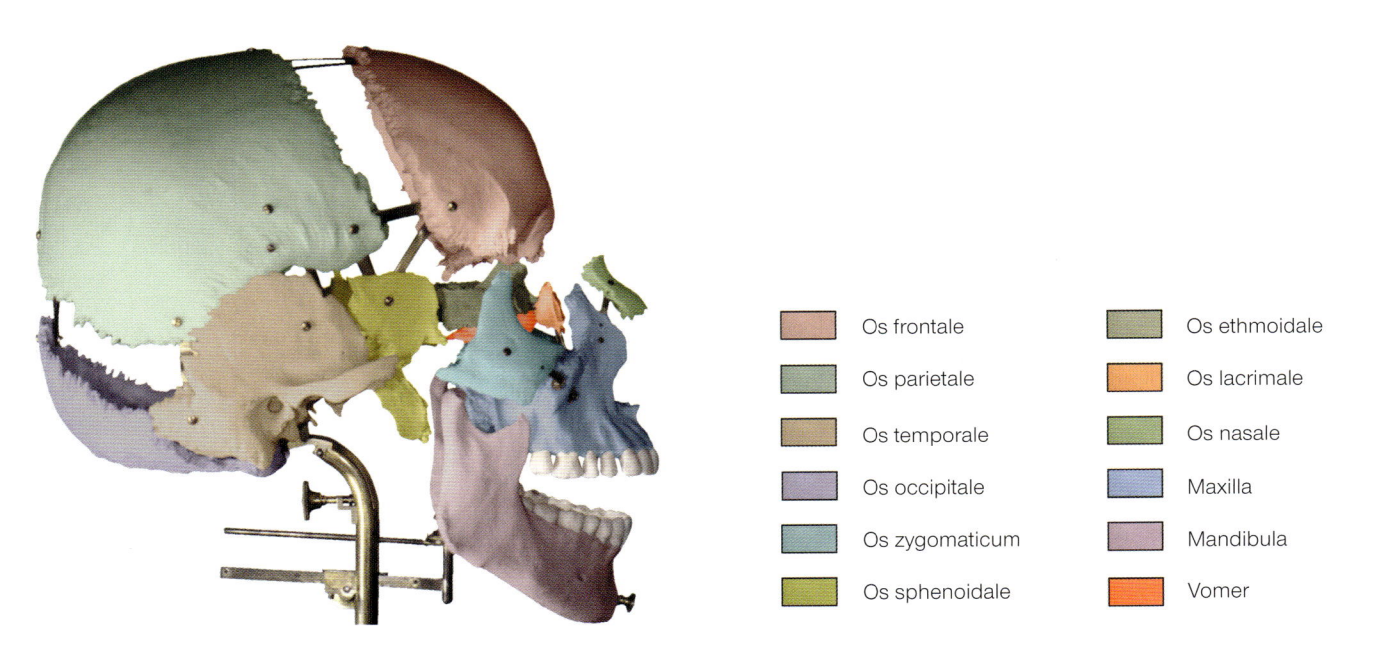

Abb. 183 Zersprengter Schädel; coloriert, rechte Seite von lateral

134 Zusammensetzung des knöchernen Schädels

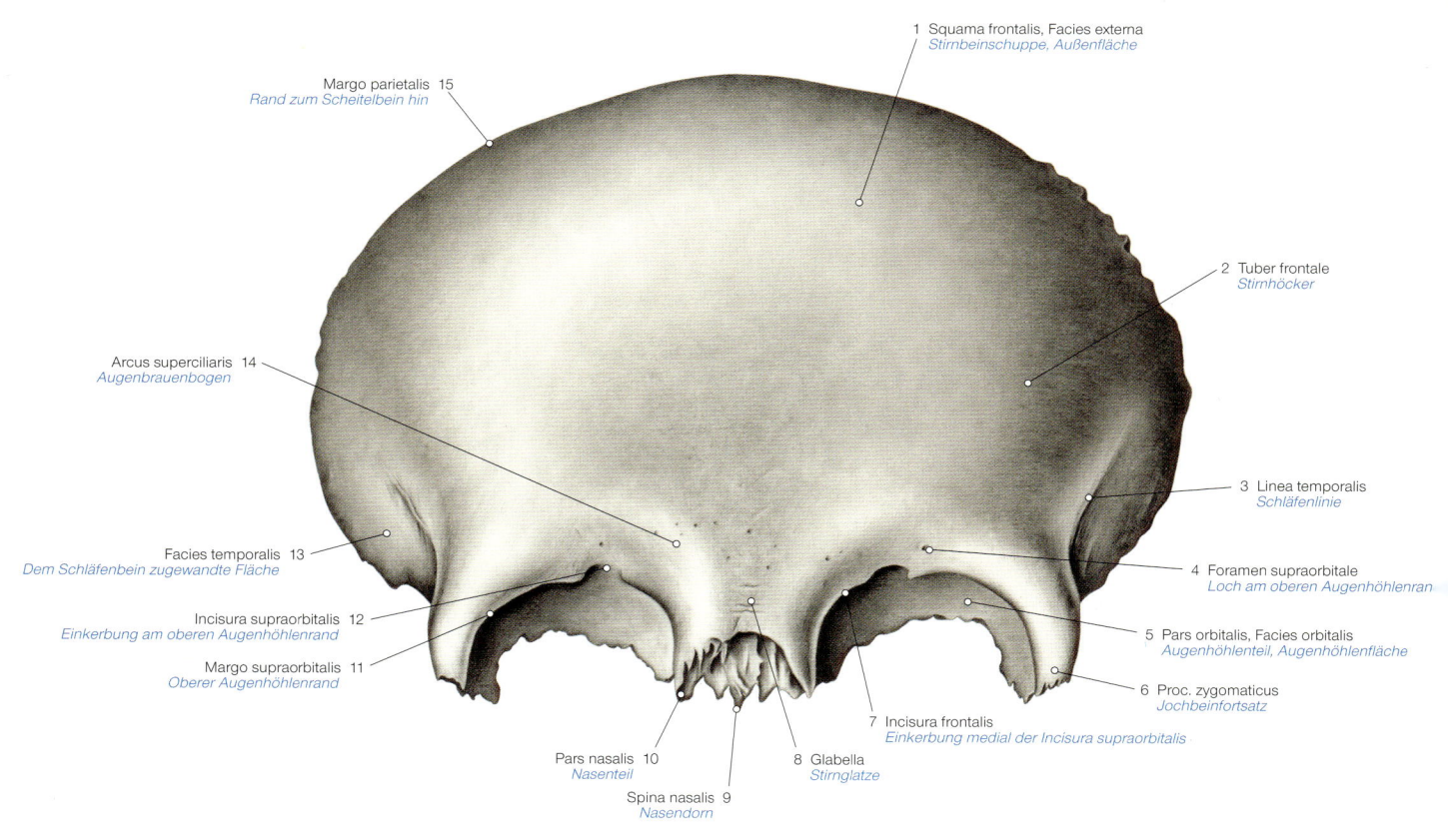

Abb. 184 Stirnbein, Os frontale; von vorne

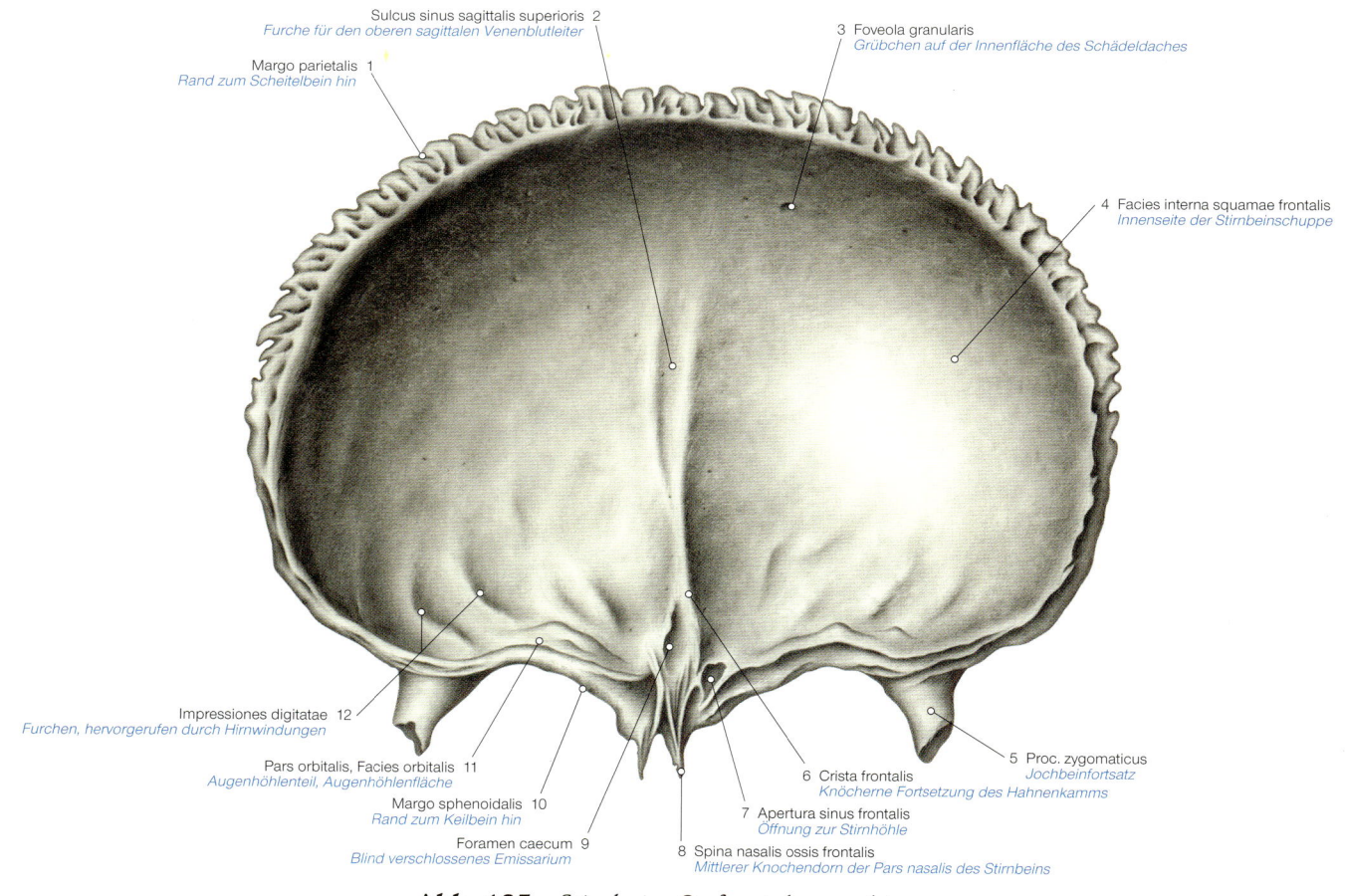

- 1 Squama frontalis, Facies externa — *Stirnbeinschuppe, Außenfläche*
- 2 Tuber frontale — *Stirnhöcker*
- 3 Linea temporalis — *Schläfenlinie*
- 4 Foramen supraorbitale — *Loch am oberen Augenhöhlenran*
- 5 Pars orbitalis, Facies orbitalis — *Augenhöhlenteil, Augenhöhlenfläche*
- 6 Proc. zygomaticus — *Jochbeinfortsatz*
- 7 Incisura frontalis — *Einkerbung medial der Incisura supraorbitalis*
- 8 Glabella — *Stirnglatze*
- 9 Spina nasalis — *Nasendorn*
- 10 Pars nasalis — *Nasenteil*
- 11 Margo supraorbitalis — *Oberer Augenhöhlenrand*
- 12 Incisura supraorbitalis — *Einkerbung am oberen Augenhöhlenrand*
- 13 Facies temporalis — *Dem Schläfenbein zugewandte Fläche*
- 14 Arcus superciliaris — *Augenbrauenbogen*
- 15 Margo parietalis — *Rand zum Scheitelbein hin*

Abb. 185 Stirnbein, Os frontale; von hinten

- 1 Margo parietalis — *Rand zum Scheitelbein hin*
- 2 Sulcus sinus sagittalis superioris — *Furche für den oberen sagittalen Venenblutleiter*
- 3 Foveola granularis — *Grübchen auf der Innenfläche des Schädeldaches*
- 4 Facies interna squamae frontalis — *Innenseite der Stirnbeinschuppe*
- 5 Proc. zygomaticus — *Jochbeinfortsatz*
- 6 Crista frontalis — *Knöcherne Fortsetzung des Hahnenkamms*
- 7 Apertura sinus frontalis — *Öffnung zur Stirnhöhle*
- 8 Spina nasalis ossis frontalis — *Mittlerer Knochendorn der Pars nasalis des Stirnbeins*
- 9 Foramen caecum — *Blind verschlossenes Emissarium*
- 10 Margo sphenoidalis — *Rand zum Keilbein hin*
- 11 Pars orbitalis, Facies orbitalis — *Augenhöhlenteil, Augenhöhlenfläche*
- 12 Impressiones digitatae — *Furchen, hervorgerufen durch Hirnwindungen*

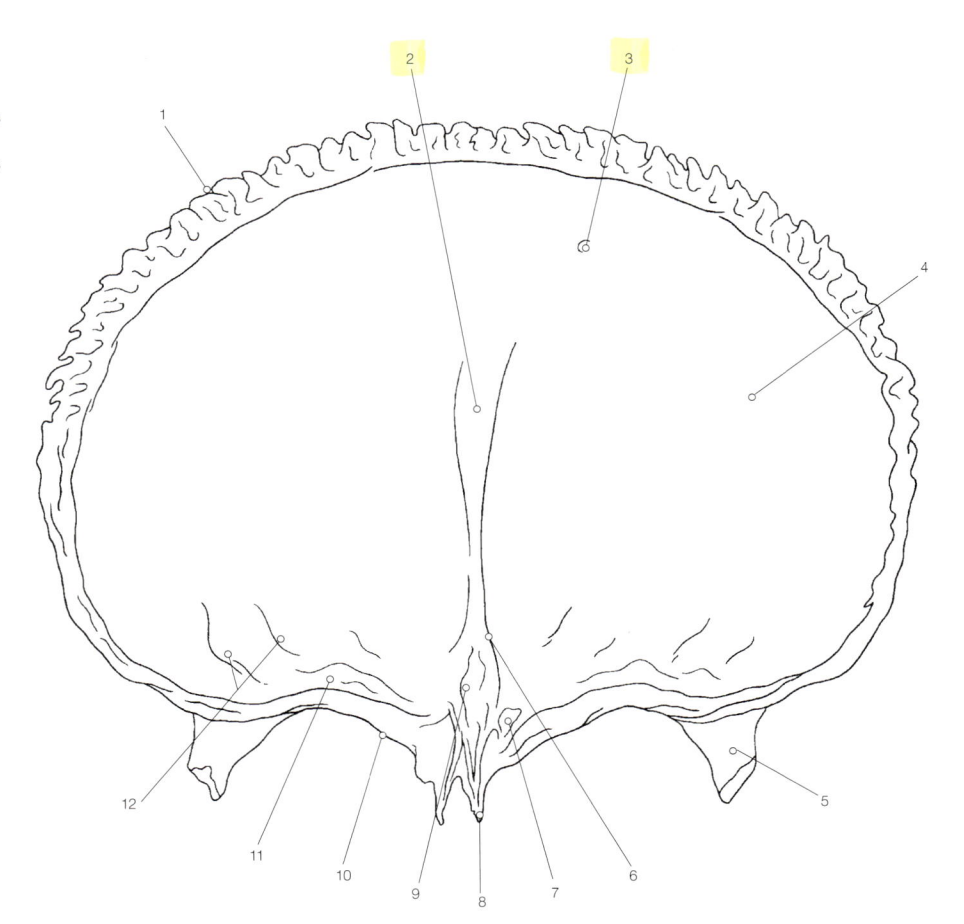

Stirnbein, Os frontale 135

Abb. 184

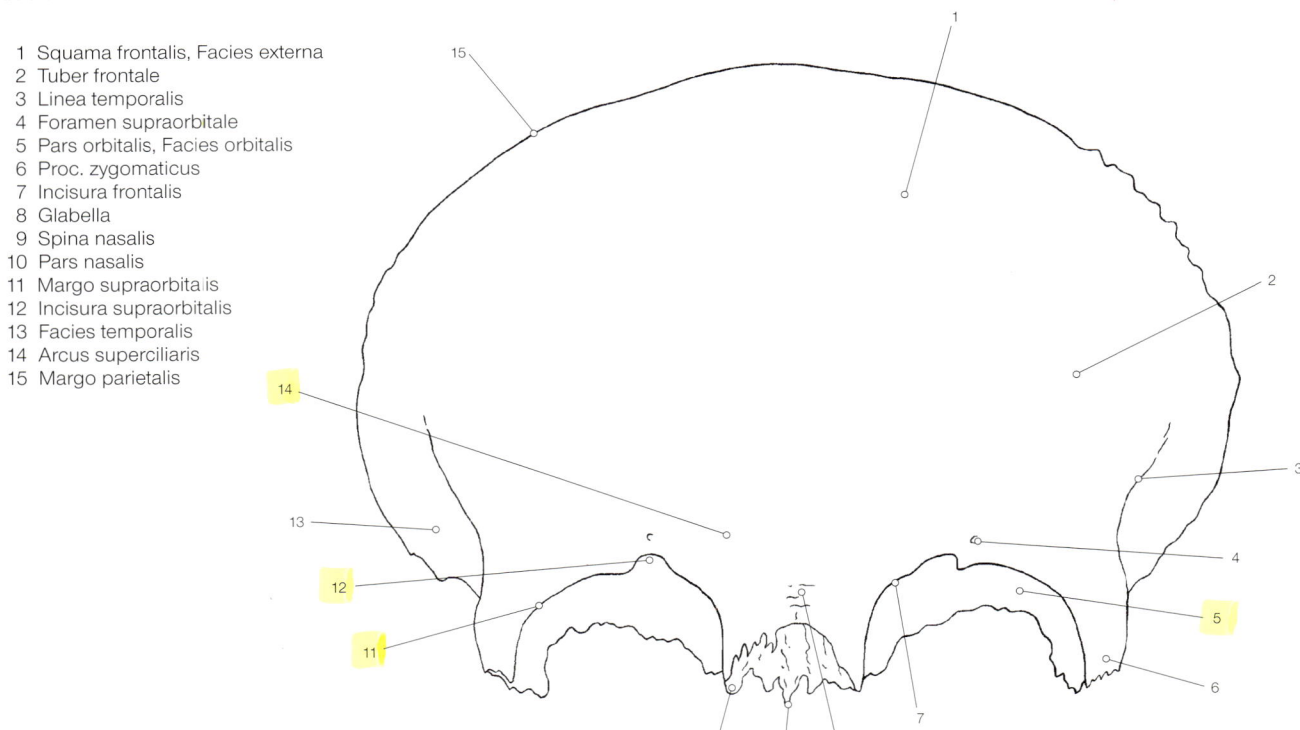

1 Squama frontalis, Facies externa
2 Tuber frontale
3 Linea temporalis
4 Foramen supraorbitale
5 Pars orbitalis, Facies orbitalis
6 Proc. zygomaticus
7 Incisura frontalis
8 Glabella
9 Spina nasalis
10 Pars nasalis
11 Margo supraorbitalis
12 Incisura supraorbitalis
13 Facies temporalis
14 Arcus superciliaris
15 Margo parietalis

Abb. 185

1 Margo parietalis
2 Sulcus sinus sagittalis superioris
3 Foveola granularis
4 Facies interna squamae frontalis
5 Proc. zygomaticus
6 Crista frontalis
7 Apertura sinus frontalis
8 Spina nasalis ossis frontalis
9 Foramen caecum
10 Margo sphenoidalis
11 Pars orbitalis, Facies orbitalis
12 Impressiones digitatae

Zusammensetzung des knöchernen Schädels

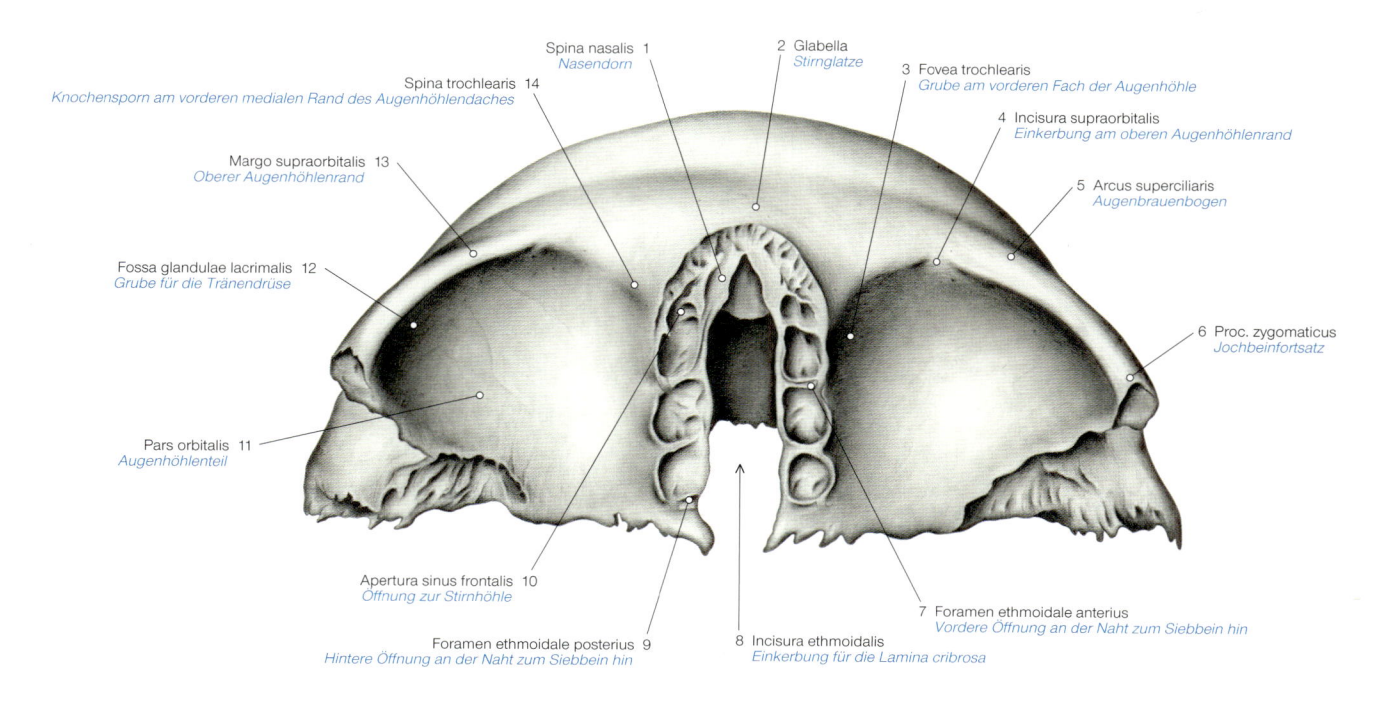

Abb. 186 Stirnbein, Os frontale; von unten

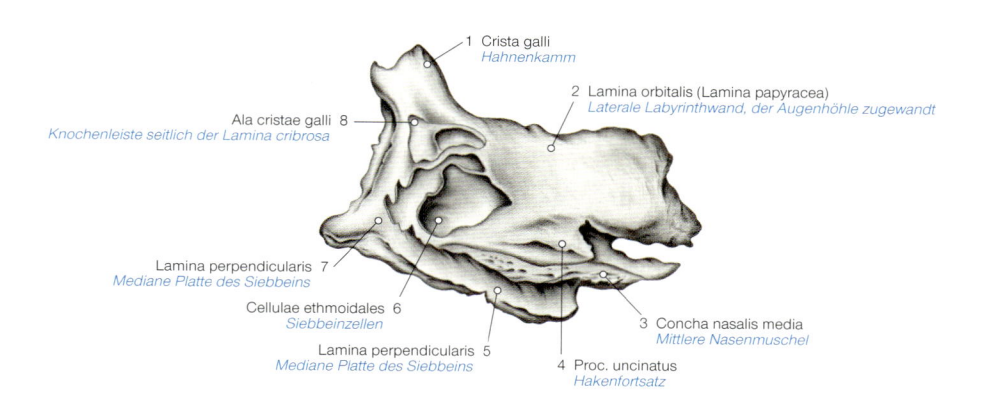

- 1 Spina nasalis — *Nasendorn*
- 2 Glabella — *Stirnglatze*
- 3 Fovea trochlearis — *Grube am vorderen Fach der Augenhöhle*
- 4 Incisura supraorbitalis — *Einkerbung am oberen Augenhöhlenrand*
- 5 Arcus superciliaris — *Augenbrauenbogen*
- 6 Proc. zygomaticus — *Jochbeinfortsatz*
- 7 Foramen ethmoidale anterius — *Vordere Öffnung an der Naht zum Siebbein hin*
- 8 Incisura ethmoidalis — *Einkerbung für die Lamina cribrosa*
- 9 Foramen ethmoidale posterius — *Hintere Öffnung an der Naht zum Siebbein hin*
- 10 Apertura sinus frontalis — *Öffnung zur Stirnhöhle*
- 11 Pars orbitalis — *Augenhöhlenteil*
- 12 Fossa glandulae lacrimalis — *Grube für die Tränendrüse*
- 13 Margo supraorbitalis — *Oberer Augenhöhlenrand*
- 14 Spina trochlearis — *Knochensporn am vorderen medialen Rand des Augenhöhlendaches*

Abb. 187 Siebbein, Os ethmoidale; linke Seite von lateral

- 1 Crista galli — *Hahnenkamm*
- 2 Lamina orbitalis (Lamina papyracea) — *Laterale Labyrinthwand, der Augenhöhle zugewandt*
- 3 Concha nasalis media — *Mittlere Nasenmuschel*
- 4 Proc. uncinatus — *Hakenfortsatz*
- 5 Lamina perpendicularis — *Mediane Platte des Siebbeins*
- 6 Cellulae ethmoidales — *Siebbeinzellen*
- 7 Lamina perpendicularis — *Mediane Platte des Siebbeins*
- 8 Ala cristae galli — *Knochenleiste seitlich der Lamina cribrosa*

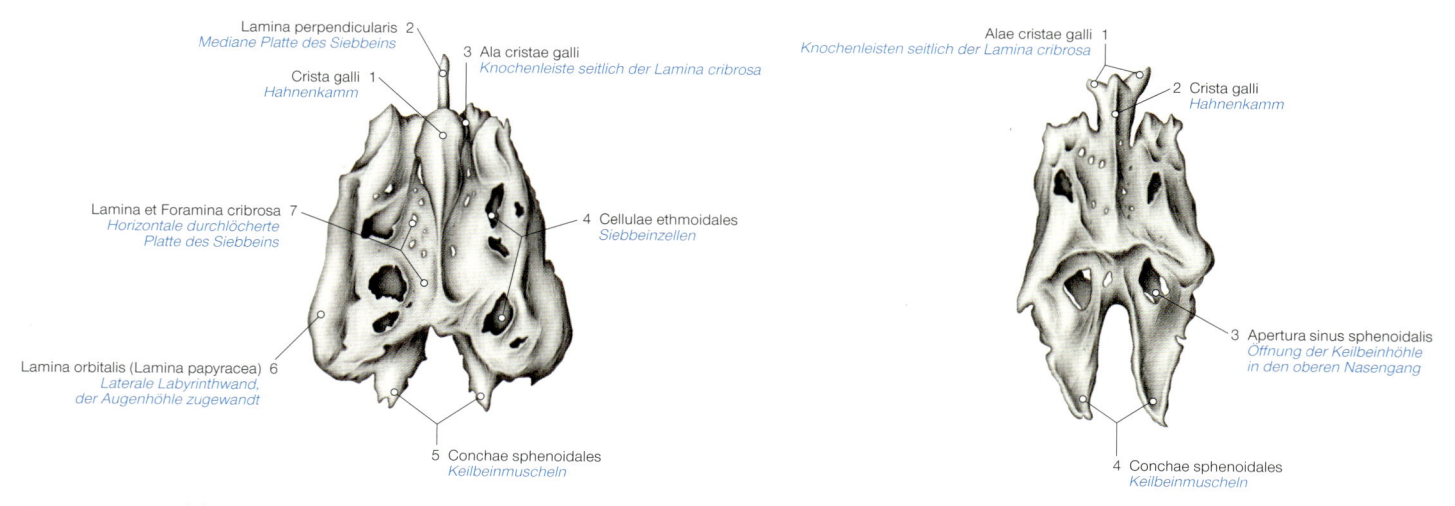

Abb. 188 Siebbein, Os ethmoidale; von oben

- 1 Crista galli — *Hahnenkamm*
- 2 Lamina perpendicularis — *Mediane Platte des Siebbeins*
- 3 Ala cristae galli — *Knochenleiste seitlich der Lamina cribrosa*
- 4 Cellulae ethmoidales — *Siebbeinzellen*
- 5 Conchae sphenoidales — *Keilbeinmuscheln*
- 6 Lamina orbitalis (Lamina papyracea) — *Laterale Labyrinthwand, der Augenhöhle zugewandt*
- 7 Lamina et Foramina cribrosa — *Horizontale durchlöcherte Platte des Siebbeins*

Abb. 189 Siebbein, Os ethmoidale, von hinten oben

- 1 Alae cristae galli — *Knochenleisten seitlich der Lamina cribrosa*
- 2 Crista galli — *Hahnenkamm*
- 3 Apertura sinus sphenoidalis — *Öffnung der Keilbeinhöhle in den oberen Nasengang*
- 4 Conchae sphenoidales — *Keilbeinmuscheln*

Stirnbein, Os frontale; Siebbein, Os ethmoidale

Abb. 186

1. Spina nasalis
2. Glabella
3. Fovea trochlearis
4. Incisura supraorbitalis
5. Arcus superciliaris
6. Proc. zygomaticus
7. Foramen ethmoidale anterius
8. Incisura ethmoidalis
9. Foramen ethmoidale posterius
10. Apertura sinus frontalis
11. Pars orbitalis
12. Fossa glandulae lacrimalis
13. Margo supraorbitalis
14. Spina trochlearis

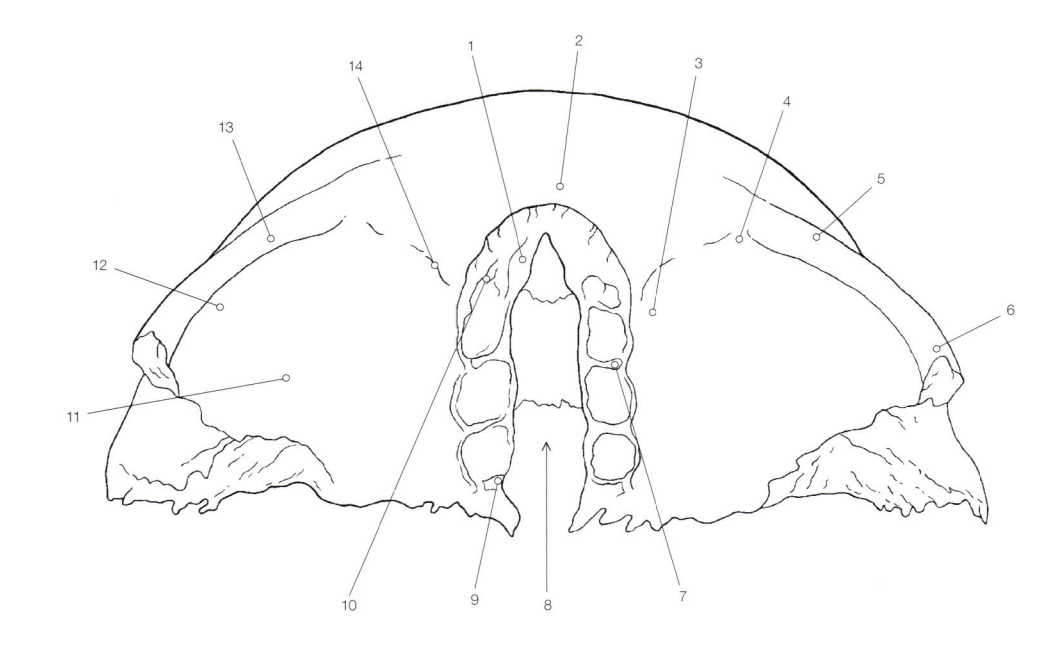

Abb. 187

1. Crista galli
2. Lamina orbitalis (Lamina papyracea)
3. Concha nasalis media
4. Proc. uncinatus
5. Lamina perpendicularis
6. Cellulae ethmoidales
7. Lamina perpendicularis
8. Ala cristae galli

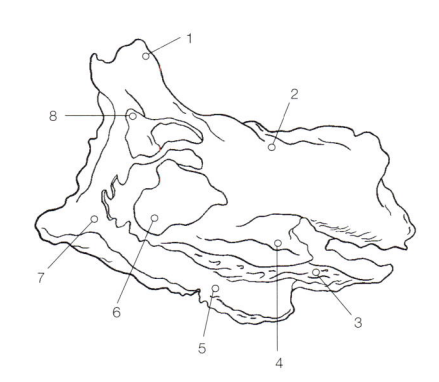

Abb. 188

1. Crista galli
2. Lamina perpendicularis
3. Ala cristae galli
4. Cellulae ethmoidales
5. Conchae sphenoidales
6. Lamina orbitalis (Lamina papyracea)
7. Lamina et Foramina cribrosa

Abb. 189

1. Alae cristae galli
2. Crista galli
3. Apertura sinus sphenoidalis
4. Conchae sphenoidales

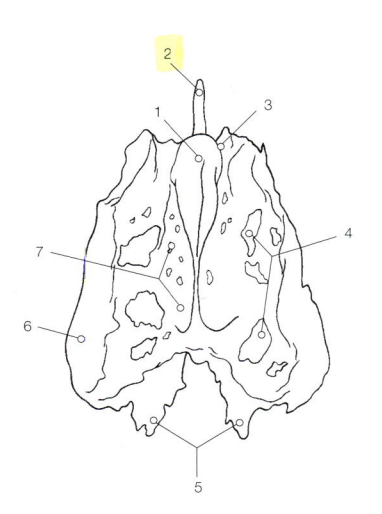

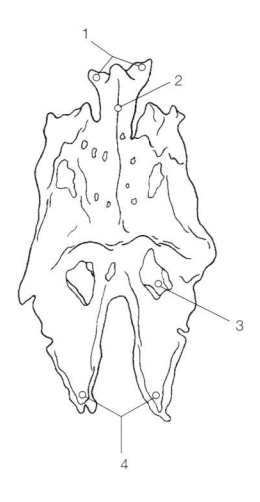

Zusammensetzung des knöchernen Schädels

Margo sagittalis 1
Rand zur Pfeilnaht hin

2 Facies externa
Außenfläche des Scheitelbeins

Tuber parietale 13
Scheitelhöcker

3 Foramen parietale
Loch am Oberrand des Scheitelbeins

Angulus frontalis 12
Winkel zum Stirnbein hin

4 Angulus occipitalis
Winkel zum Hinterhauptsbein hin

Margo frontalis 11
Rand zum Stirnbein hin

5 Margo occipitalis
Rand zum Hinterhauptsbein hin

6 Linea temporalis superior
Obere Schläfenlinie

7 Linea temporalis inferior
Untere Schläfenlinie

Angulus sphenoidalis 10
Winkel zum Keilbein hin

Margo squamosus 9
Rand zur Schläfenbeinschuppe hin

8 Angulus mastoideus
Winkel zum Warzenfortsatz hin

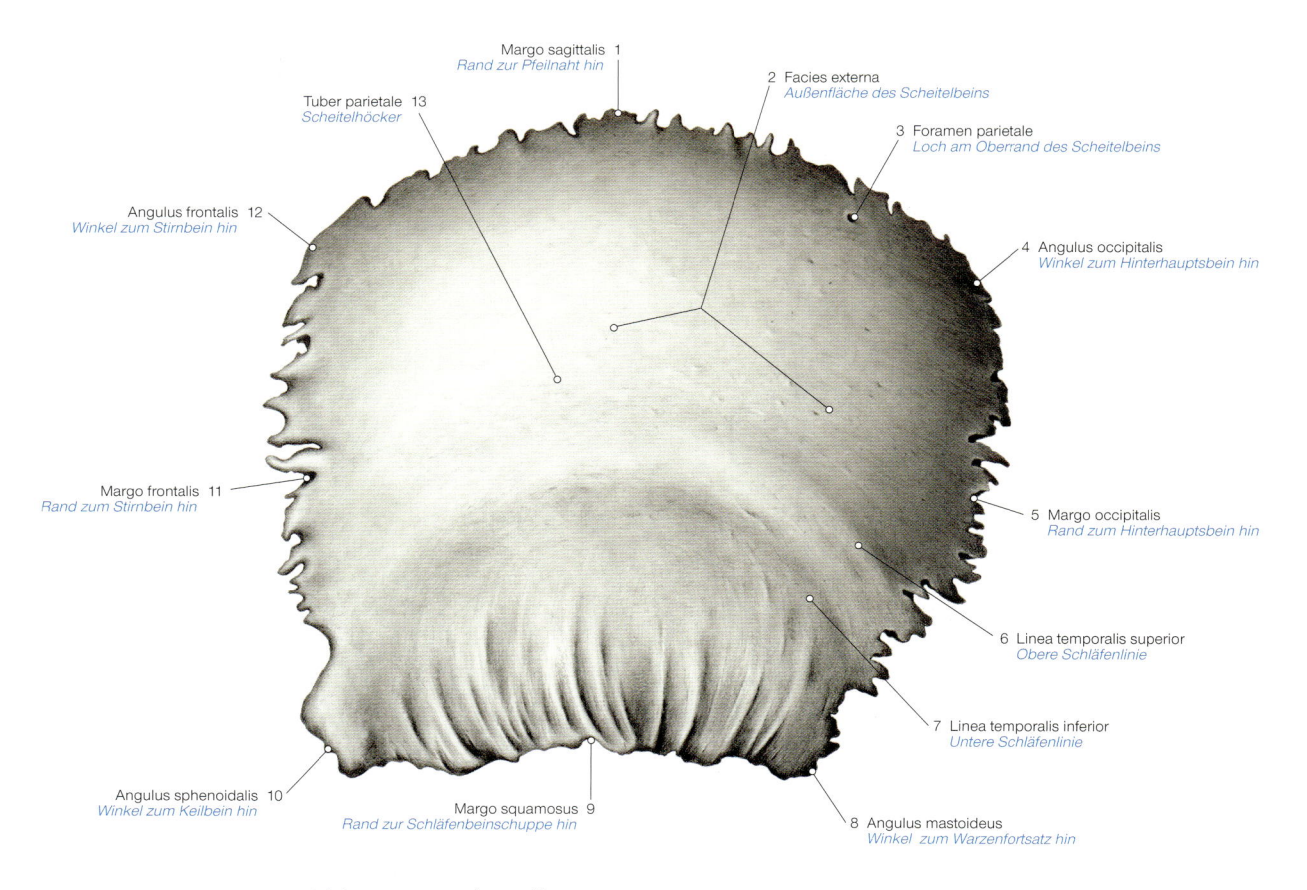

Abb. 190   Scheitelbein, Os parietale; von lateral (links)

1 Margo sagittalis
Rand zur Pfeilnaht hin

2 Facies interna
Innenfläche des Scheitelbeins

Foramen parietale 12
Loch am Oberrand des Scheitelbeins

3 Angulus frontalis
Winkel zum Stirnbein hin

Angulus occipitalis 11
Winkel zum Hinterhauptsbein hin

4 Margo frontalis
Rand zum Stirnbein hin

Margo occipitalis 10
Rand zum Hinterhauptsbein hin

5 Sulcus arteriae meningeae mediae
Furche für die mittlere Hirnhautarterie

Sulcus sinus sigmoidei 9
Furche für den s-förmigen Blutleiter

6 Angulus sphenoidalis
Winkel zum Keilbein hin

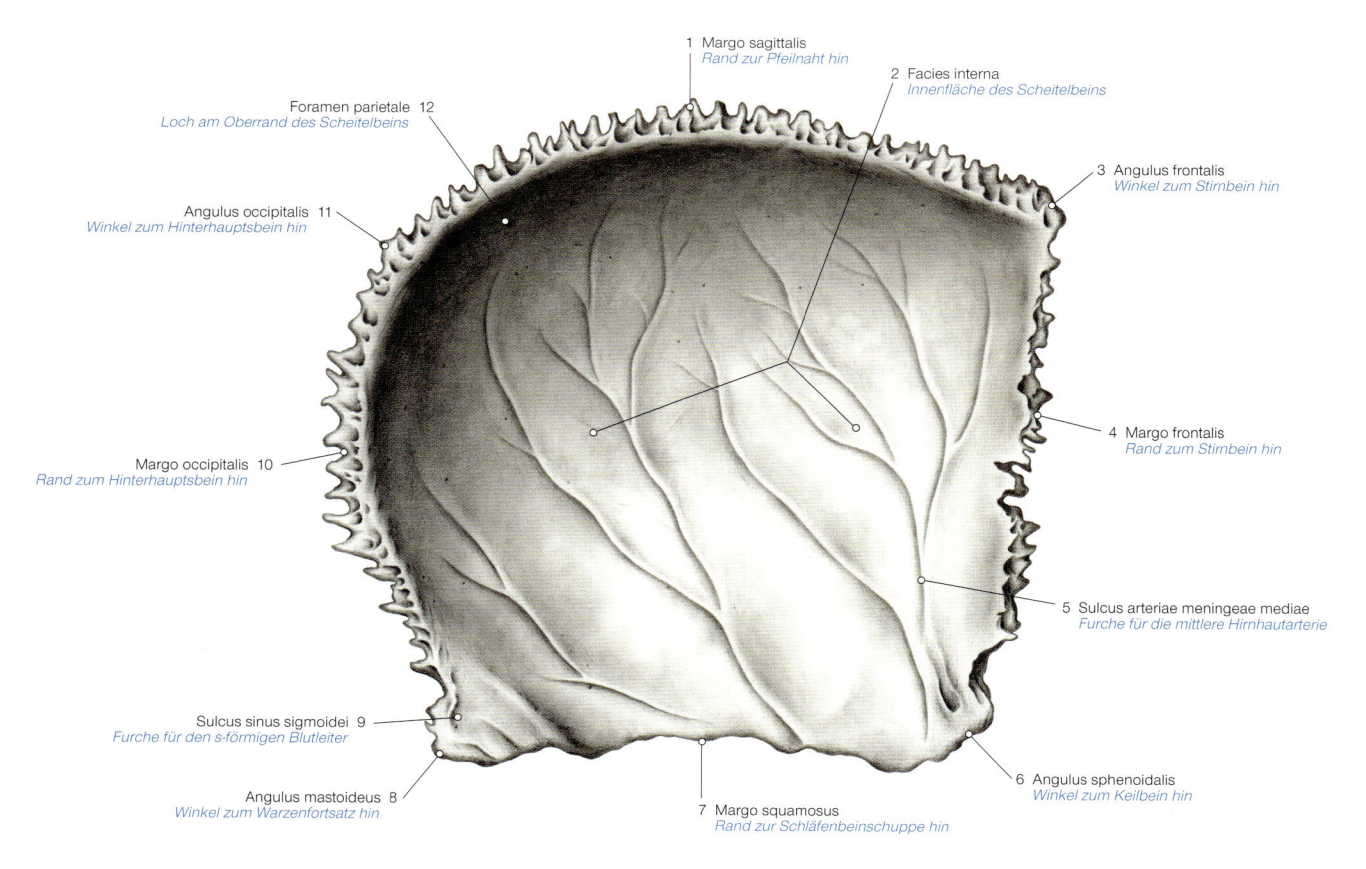

Angulus mastoideus 8
Winkel zum Warzenfortsatz hin

7 Margo squamosus
Rand zur Schläfenbeinschuppe hin

Abb. 191   Scheitelbein, Os parietale; von medial (links)

Scheitelbein, Os parietale 139

Abb. 190

1 Margo sagittalis
2 Facies externa
3 Foramen parietale
4 Angulus occipitalis
5 Margo occipitalis
6 Linea temporalis superior
7 Linea temporalis inferior
8 Angulus mastoideus
9 Margo squamosus
10 Angulus sphenoidalis
11 Margo frontalis
12 Angulus frontalis
13 Tuber parietale

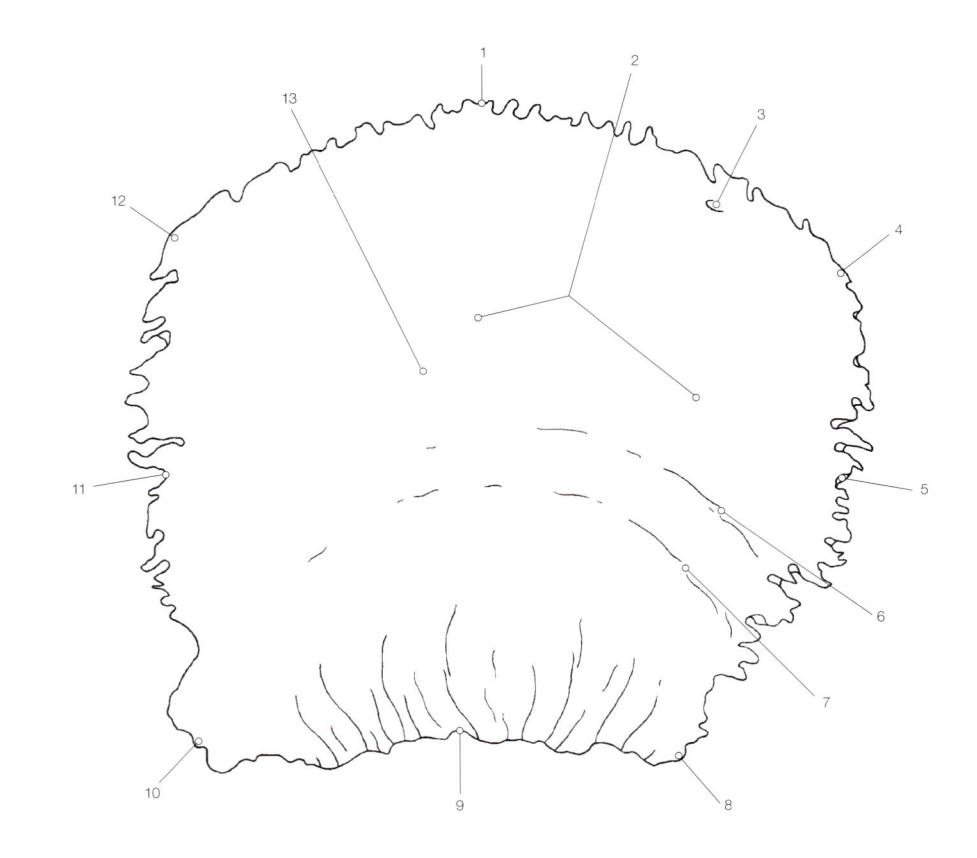

Abb. 191

1 Margo sagittalis
2 Facies interna
3 Angulus frontalis
4 Margo frontalis
5 Sulcus arteriae meningeae mediae
6 Angulus sphenoidalis
7 Margo squamosus
8 Angulus mastoideus
9 Sulcus sinus sigmoidei
10 Margo occipitalis
11 Angulus occipitalis
12 Foramen parietale

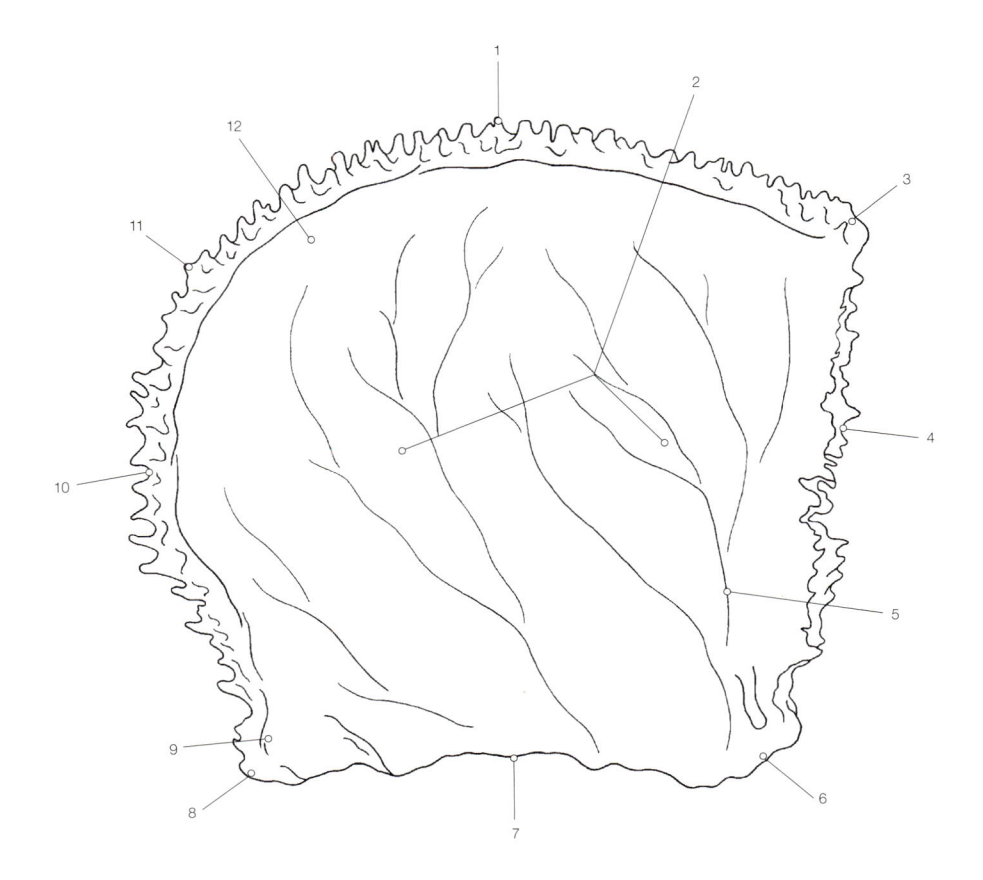

140 Zusammensetzung des knöchernen Schädels

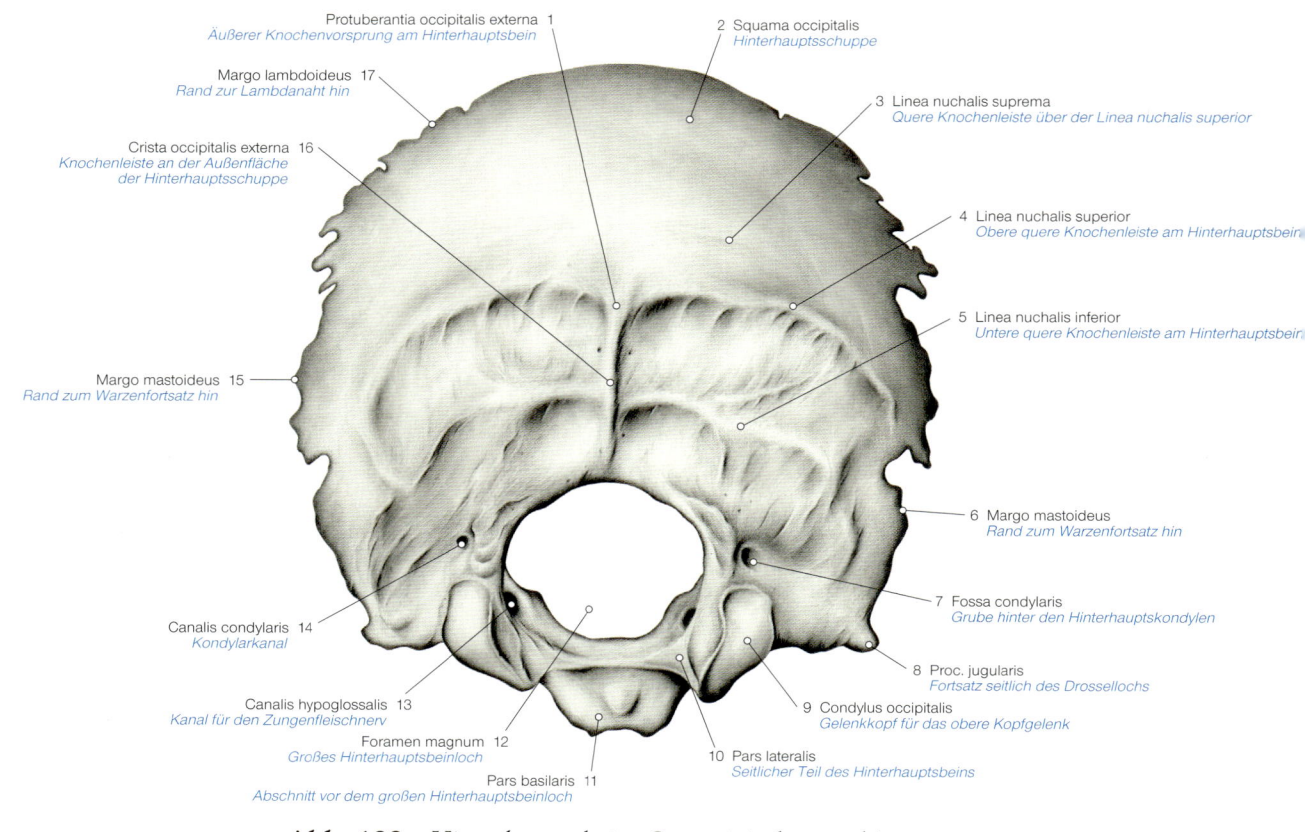

Abb. 192 Hinterhauptsbein, Os occipitale; von hinten

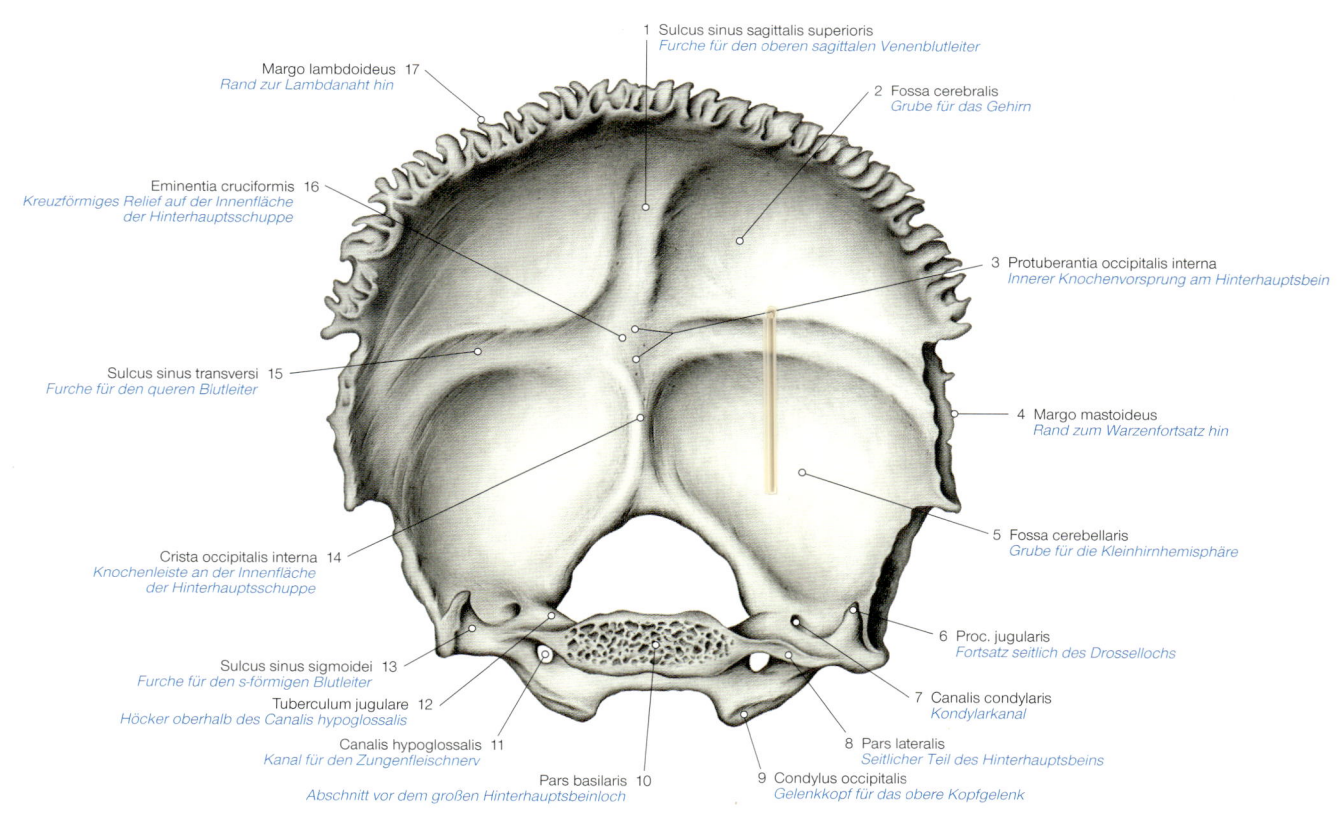

1 Protuberantia occipitalis externa
  Äußerer Knochenvorsprung am Hinterhauptbein
2 Squama occipitalis
  Hinterhauptsschuppe
3 Linea nuchalis suprema
  Quere Knochenleiste über der Linea nuchalis superior
4 Linea nuchalis superior
  Obere quere Knochenleiste am Hinterhauptbein
5 Linea nuchalis inferior
  Untere quere Knochenleiste am Hinterhauptbein
6 Margo mastoideus
  Rand zum Warzenfortsatz hin
7 Fossa condylaris
  Grube hinter den Hinterhauptskondylen
8 Proc. jugularis
  Fortsatz seitlich des Drossellochs
9 Condylus occipitalis
  Gelenkkopf für das obere Kopfgelenk
10 Pars lateralis
  Seitlicher Teil des Hinterhauptsbeins
11 Pars basilaris
  Abschnitt vor dem großen Hinterhauptsbeinloch
12 Foramen magnum
  Großes Hinterhauptsbeinloch
13 Canalis hypoglossalis
  Kanal für den Zungenfleischnerv
14 Canalis condylaris
  Kondylarkanal
15 Margo mastoideus
  Rand zum Warzenfortsatz hin
16 Crista occipitalis externa
  Knochenleiste an der Außenfläche der Hinterhauptsschuppe
17 Margo lambdoideus
  Rand zur Lambdanaht hin

Abb. 193 Hinterhauptsbein, Os occipitale; von vorne

1 Sulcus sinus sagittalis superioris
  Furche für den oberen sagittalen Venenblutleiter
2 Fossa cerebralis
  Grube für das Gehirn
3 Protuberantia occipitalis interna
  Innerer Knochenvorsprung am Hinterhauptbein
4 Margo mastoideus
  Rand zum Warzenfortsatz hin
5 Fossa cerebellaris
  Grube für die Kleinhirnhemisphäre
6 Proc. jugularis
  Fortsatz seitlich des Drossellochs
7 Canalis condylaris
  Kondylarkanal
8 Pars lateralis
  Seitlicher Teil des Hinterhauptsbeins
9 Condylus occipitalis
  Gelenkkopf für das obere Kopfgelenk
10 Pars basilaris
  Abschnitt vor dem großen Hinterhauptsbeinloch
11 Canalis hypoglossalis
  Kanal für den Zungenfleischnerv
12 Tuberculum jugulare
  Höcker oberhalb des Canalis hypoglossalis
13 Sulcus sinus sigmoidei
  Furche für den s-förmigen Blutleiter
14 Crista occipitalis interna
  Knochenleiste an der Innenfläche der Hinterhauptsschuppe
15 Sulcus sinus transversi
  Furche für den queren Blutleiter
16 Eminentia cruciformis
  Kreuzförmiges Relief auf der Innenfläche der Hinterhauptsschuppe
17 Margo lambdoideus
  Rand zur Lambdanaht hin

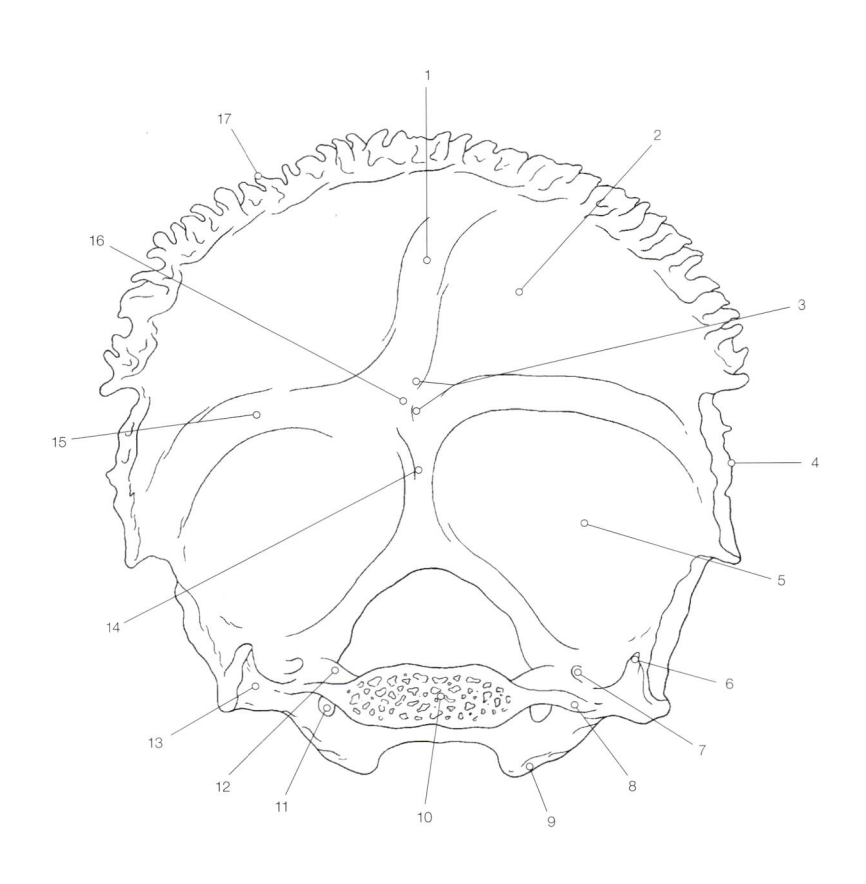

Hinterhauptsbein, Os occipitale

Abb. 192

1. Protuberantia occipitalis externa
2. Squama occipitalis
3. Linea nuchalis suprema
4. Linea nuchalis superior
5. Linea nuchalis inferior
6. Margo mastoideus
7. Fossa condylaris
8. Proc. jugularis
9. Condylus occipitalis
10. Pars lateralis
11. Pars basilaris
12. Foramen magnum
13. Canalis hypoglossalis
14. Canalis condylaris
15. Margo mastoideus
16. Crista occipitalis externa
17. Margo lambdoideus

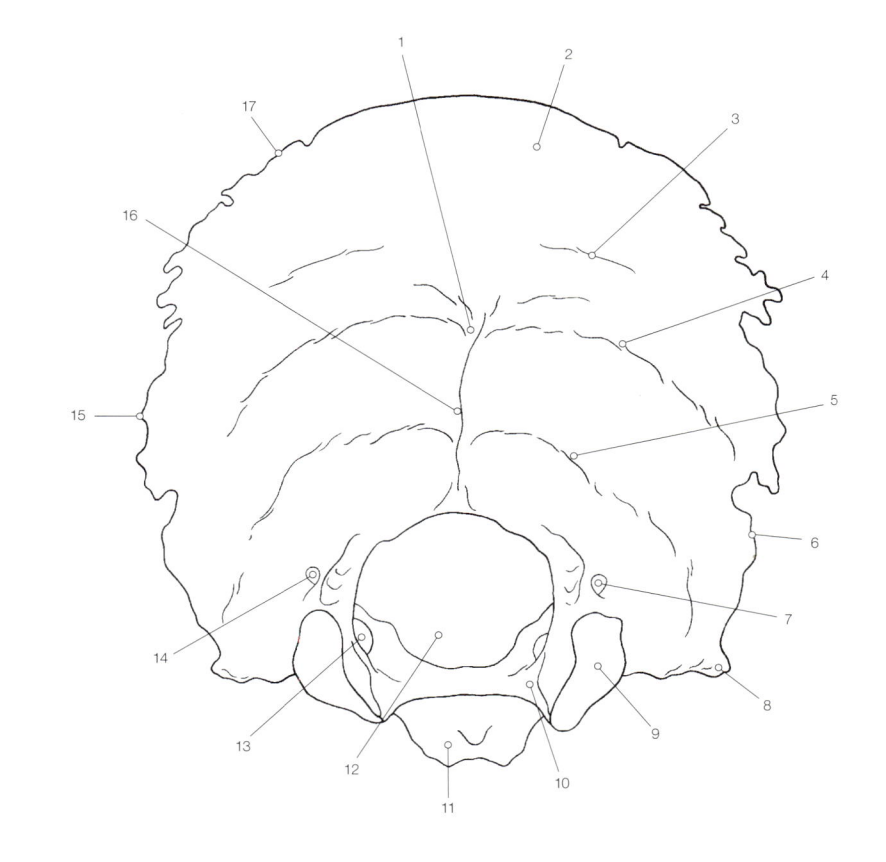

Abb. 193

1. Sulcus sinus sagittalis superioris
2. Fossa cerebralis
3. Protuberantia occipitalis interna
4. Margo mastoideus
5. Fossa cerebellaris
6. Proc. jugularis
7. Canalis condylaris
8. Pars lateralis
9. Condylus occipitalis
10. Pars basilaris
11. Canalis hypoglossalis
12. Tuberculum jugulare
13. Sulcus sinus sigmoidei
14. Crista occipitalis interna
15. Sulcus sinus transversi
16. Eminentia cruciformis
17. Margo lambdoideus

142 Zusammensetzung des knöchernen Schädels

1 **Protuberantia occipitalis externa**
  Äußerer Knochenvorsprung am Hinterhauptsbein
2 **Squama occipitalis**
  Hinterhauptsschuppe
3 **Linea nuchalis inferior**
  Untere quere Knochenleiste am Hinterhauptsbein
4 **Linea nuchalis superior**
  Obere quere Knochenleiste am Hinterhauptsbein
5 **Margo mastoideus**
  Rand zum Warzenfortsatz hin
6 **Fossa condylaris**
  Grube hinter den Hinterhauptskondylen
7 **Incisura jugularis**
  Einkerbung lateral des Proc. intrajugularis
8 **Proc. intrajugularis**
  Knochensporn, der das Drosselloch unterteilt
9 **Foramen magnum**
  Großes Hinterhauptsbeinloch
10 **Tuberculum pharyngeum**
  Höcker an der Außenfläche der Pars basilaris
11 **Pars basilaris**
  Abschnitt vor dem großen Hinterhauptsbeinloch
12 **Pars lateralis**
  Seitlicher Teil des Hinterhauptsbeins
13 **Canalis hypoglossalis**
  Kanal für den Zungenfleischnerv
14 **Condylus occipitalis**
  Gelenkkopf für das obere Kopfgelenk
15 **Proc. jugularis**
  Fortsatz seitlich des Drossellochs
16 **Canalis condylaris**
  Kondylarkanal
17 **Margo lambdoideus**
  Rand zur Lambdanaht hin
18 **Planum nuchale**
  Fläche unterhalb der Linea nuchalis inferior
19 **Crista occipitalis externa**
  Knochenleiste an der Außenfläche der Hinterhauptsschuppe

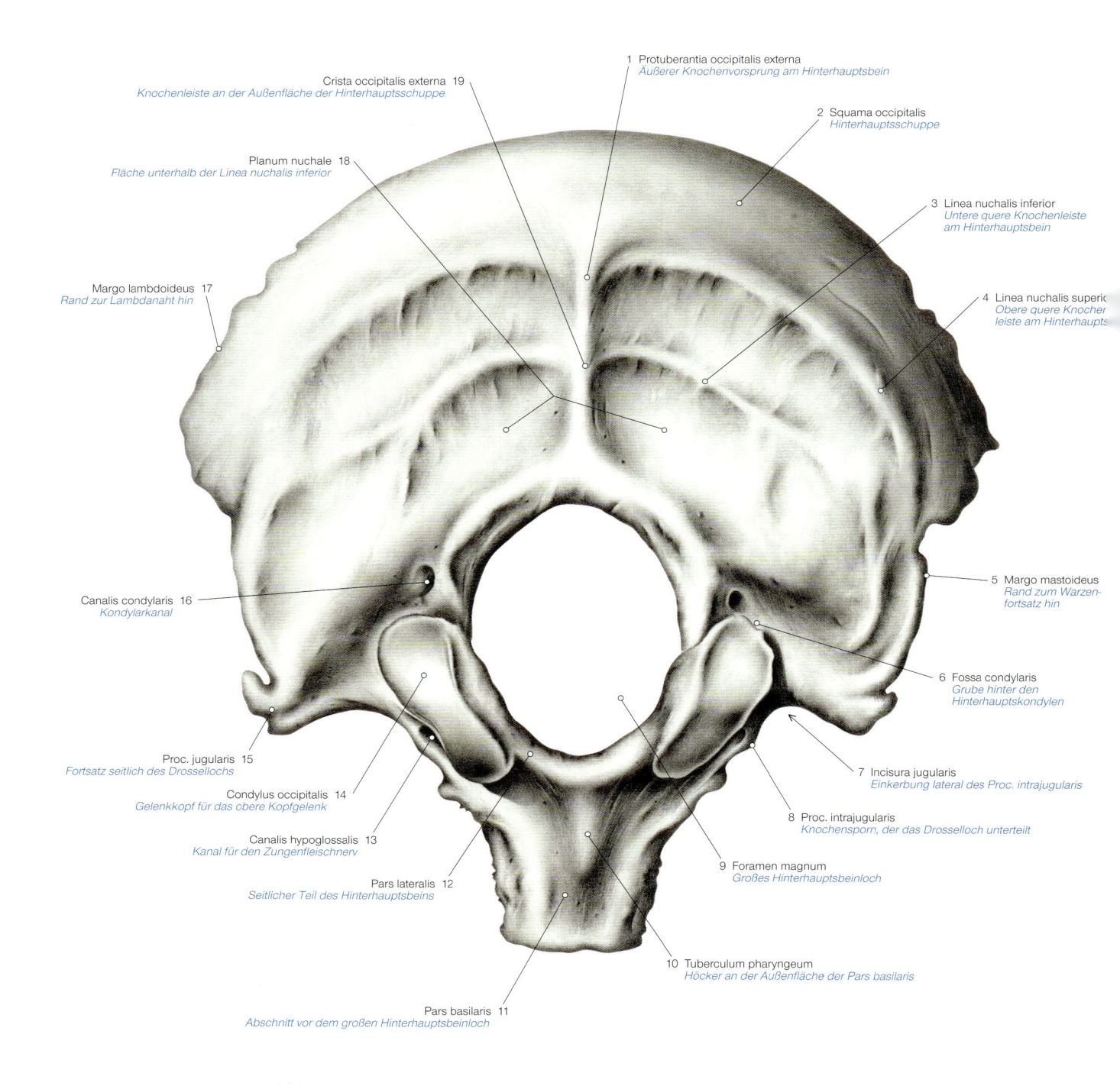

Abb. 194 Hinterhauptsbein, Os occipitale; von hinten unten

Hinterhauptsbein, Os occipitale

Abb. 194

1 Protuberantia occipitalis externa
2 Squama occipitalis
3 Linea nuchalis inferior
4 Linea nuchalis superior
5 Margo mastoideus
6 Fossa condylaris
7 Incisura jugularis
8 Proc. intrajugularis
9 Foramen magnum
10 Tuberculum pharyngeum
11 Pars basilaris
12 Pars lateralis
13 Canalis hypoglossalis
14 Condylus occipitalis
15 Proc. jugularis
16 Canalis condylaris
17 Margo lambdoideus
18 Planum nuchale
19 Crista occipitalis externa

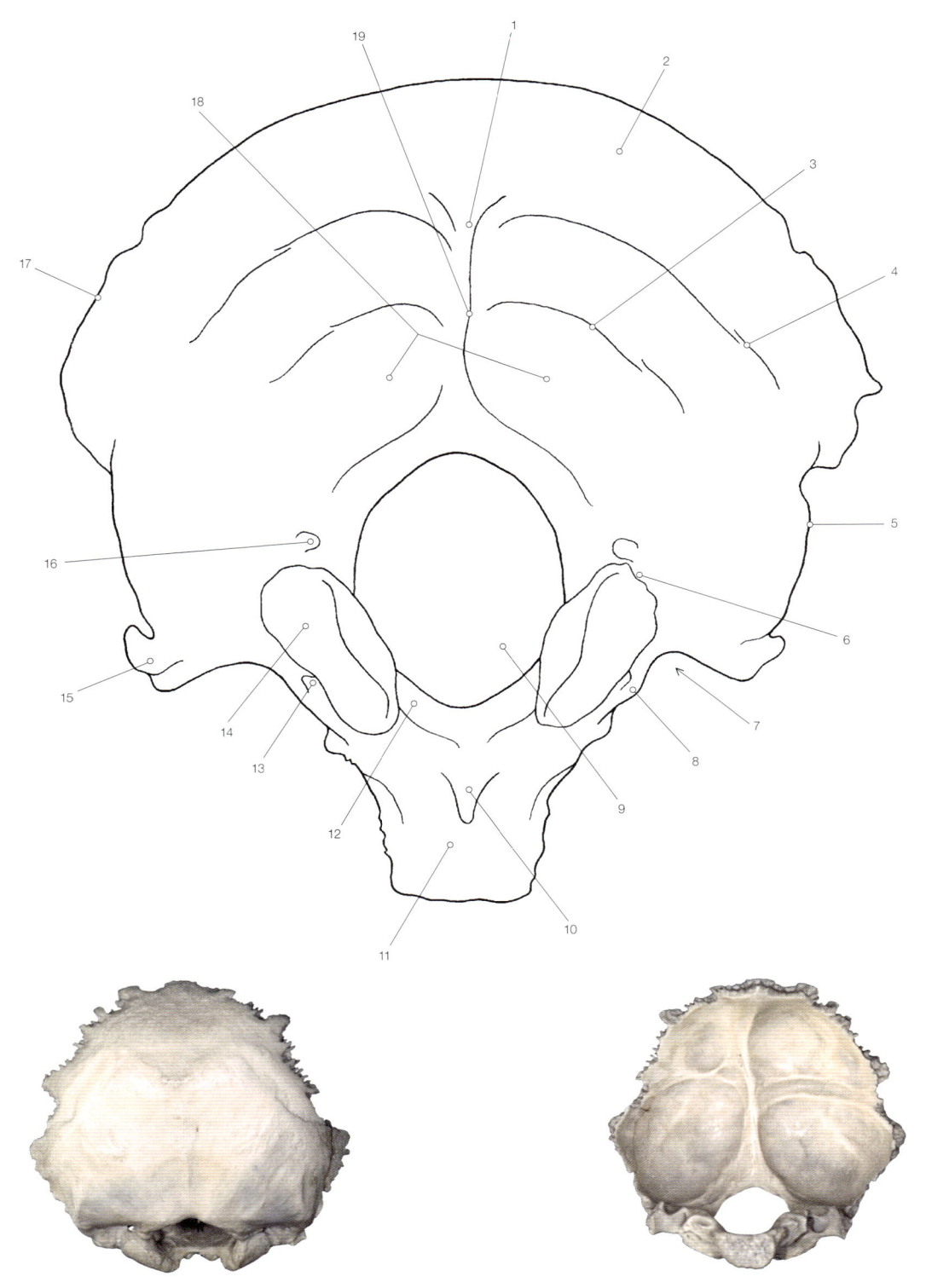

Abb. 195 Hinterhauptsbein, Os occipitale; von hinten

Abb. 196 Hinterhauptsbein, Os occipitale; von vorne

Zusammensetzung des knöchernen Schädels

- 5 Sulcus prechiasmaticus
Furche vor dem Proc. clinoideus medius
- 6 Tuberculum sellae
Vorderer Höcker des Türkensattels
- 4 Proc. clinoideus medius
Mittlerer Fortsatz an der Vorderwand der Hypophysengrube
- 7 Sella turcica, Fossa hypophysialis
Türkensattel, Hypophysengrube
- 3 Proc. clinoideus anterior
Vorderer Fortsatz der kleinen Keilbeinflügel
- 8 Proc. clinoideus posterior
Hinterer Fortsatz des Türkensattels
- 2 Os sphenoidale, Ala minor
Kleiner Keilbeinflügel
- 9 Canalis opticus
Sehnervkanal
- 10 Os sphenoidale, Ala major, Margo frontalis
Großer Keilbeinflügel, Rand zum Stirnbein hin
- 1 Os sphenoidale, Ala major, Margo parietalis
Großer Keilbeinflügel, Rand zum Scheitelbein hin
- 11 Fissura orbitalis superior
Obere Augenhöhlenspalte
- 12 Os sphenoidale, Ala major
Großer Keilbeinflügel
- 32 Os sphenoidale, Ala major, Margo squamosus
Großer Keilbeinflügel, Rand zur Schläfenbeinschuppe hin
- 13 Foramen rotundum
Rundes Loch im großen Keilbeinflügel
- 31 Sulcus caroticus
Furche für die innere Kopfarterie
- 14 Foramen ovale
Ovales Loch im großen Keilbeinflügel
- 30 Foramen spinosum
Loch im großen Keilbeinflügel
- 15 Lingula sphenoidalis
Kleiner Dorn am großen Keilbeinflügel
- 29 Synchondrosis sphenooccipitalis
Knorpelfuge zwischen Keilbeinkörper und Hinterhauptsbein
- 16 Proc. intrajugularis
Knochensporn, der das Drosselloch unterteilt
- 28 Proc. jugularis
Fortsatz seitlich des Drossellochs
- 17 Tuberculum jugulare
Höcker oberhalb des Canalis hypoglossalis
- 27 Incisura jugularis
Einkerbung lateral des Proc. intrajugularis
- 26 Sulcus sinus sigmoidei
Furche für den s-förmigen Blutleiter
- 18 Margo mastoideus
Rand zum Warzenfortsatz hin
- 25 Foramen magnum
Großes Hinterhauptsbeinloch
- 19 Os occipitale, Pars lateralis
Hinterhauptsbein, seitlicher Teil
- 24 Sulcus sinus transversi
Furche für den queren Blutleiter
- 20 Fossa cerebellaris
Grube für die Kleinhirnhemisphäre
- 23 Margo lambdoideus
Rand zur Lambdanaht hin
- 22 Protuberantia occipitalis interna
Innerer Knochenvorsprung am Hinterhauptsbein
- 21 Crista occipitalis interna
Knochenleiste an der Innenfläche der Hinterhauptsschuppe

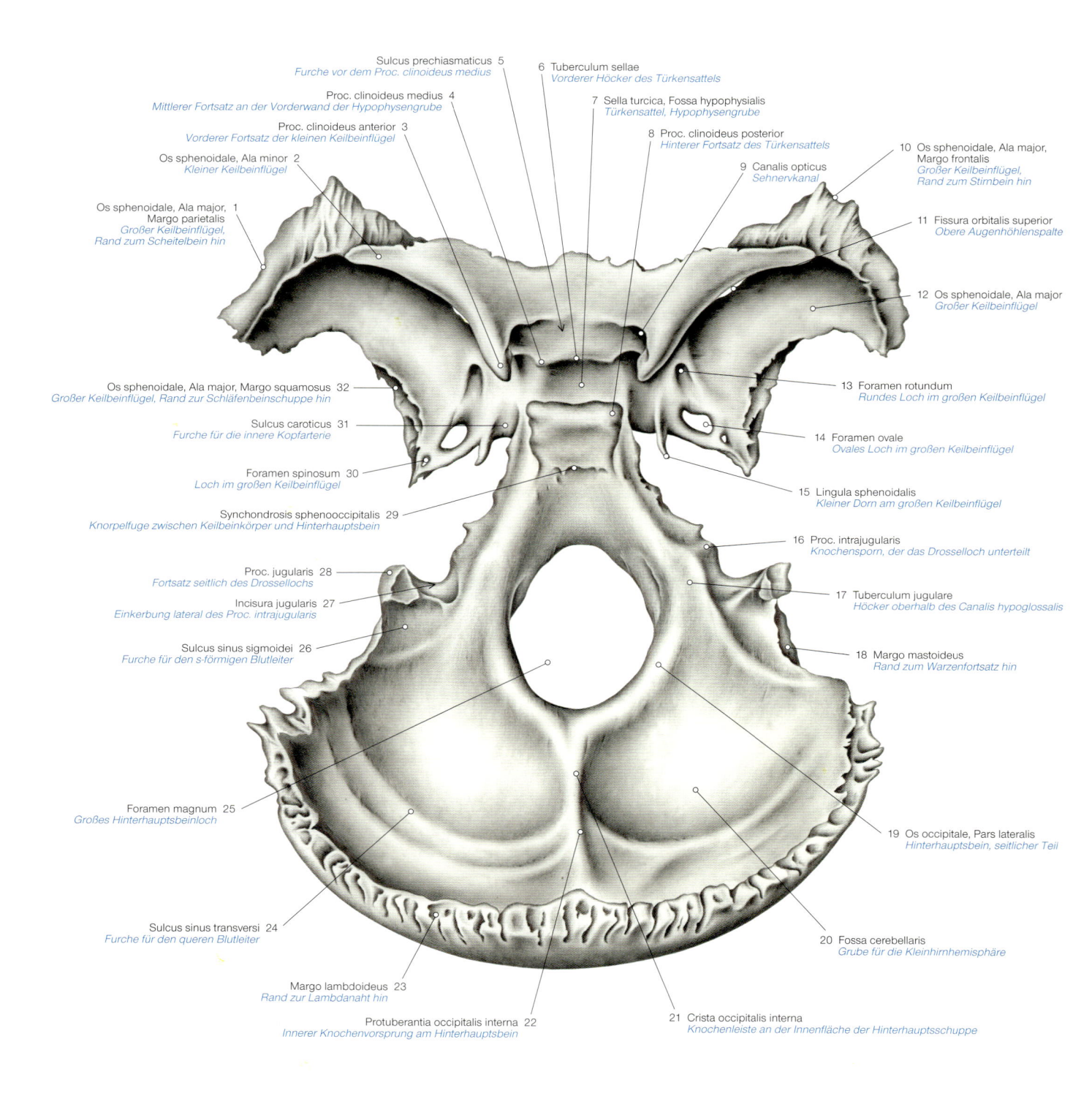

Abb. 197 Hinterhauptsbein, Os occipitale; Keilbein, Os sphenoidale; von oben

Hinterhauptsbein, Os occipitale; Keilbein, Os sphenoidale

Abb. 197

1 Os sphenoidale, Ala major, Margo parietalis
2 Os sphenoidale, Ala minor
3 Proc. clinoideus anterior
4 Proc. clinoideus medius
5 Sulcus prechiasmaticus
6 Tuberculum sellae
7 Sella turcica, Fossa hypophysialis
8 Proc. clinoideus posterior
9 Canalis opticus
10 Os sphenoidale, Ala major, Margo frontalis
11 Fissura orbitalis superior
12 Os sphenoidale, Ala major
13 Foramen rotundum
14 Foramen ovale
15 Lingula sphenoidalis
16 Proc. intrajugularis
17 Tuberculum jugulare
18 Margo mastoideus
19 Os occipitale, Pars lateralis
20 Fossa cerebellaris
21 Crista occipitalis interna
22 Protuberantia occipitalis interna
23 Margo lambdoideus
24 Sulcus sinus transversi
25 Foramen magnum
26 Sulcus sinus sigmoidei
27 Incisura jugularis
28 Proc. jugularis
29 Synchondrosis sphenooccipitalis
30 Foramen spinosum
31 Sulcus caroticus
32 Os sphenoidale, Ala major, Margo squamosus

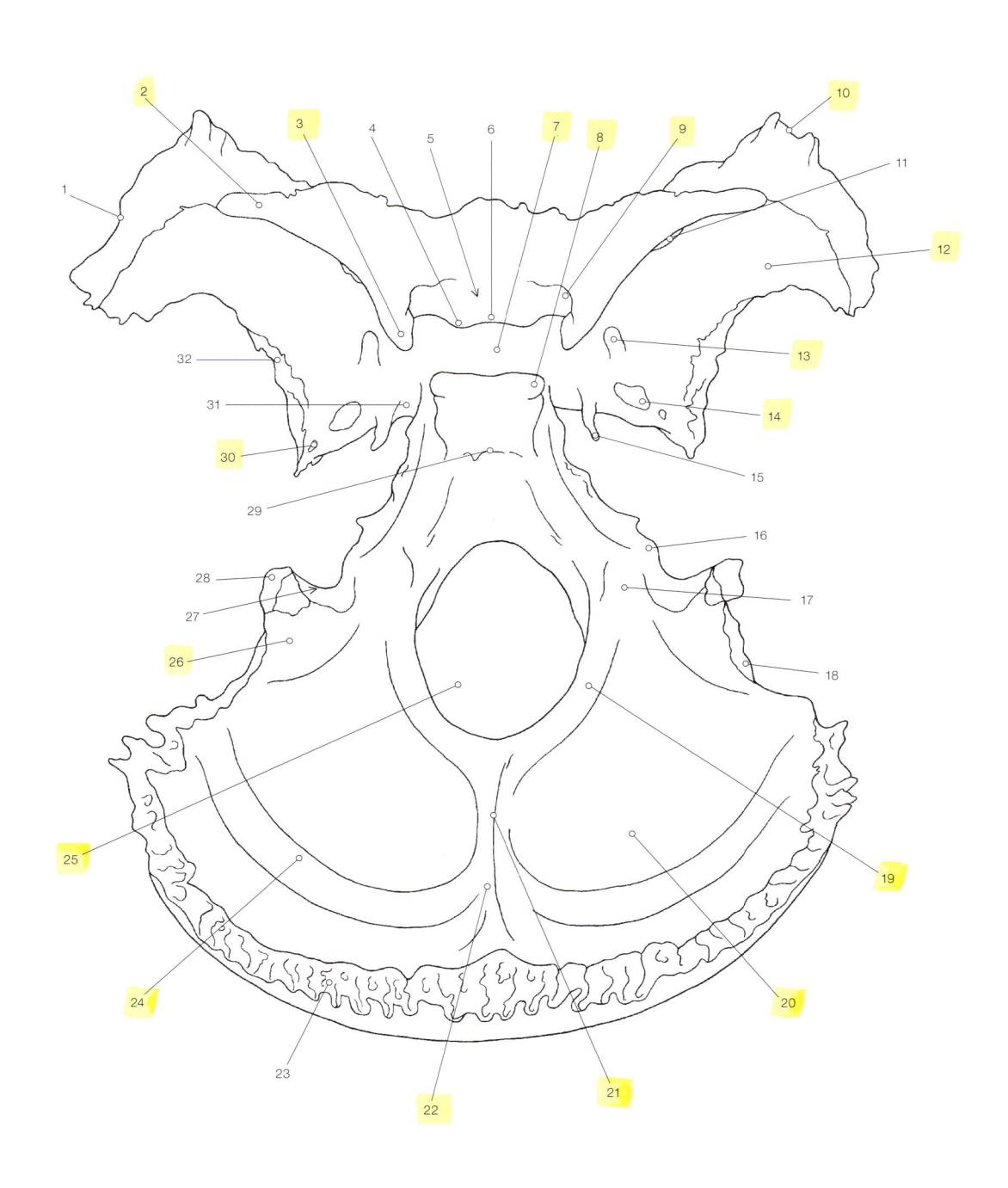

Zusammensetzung des knöchernen Schädels

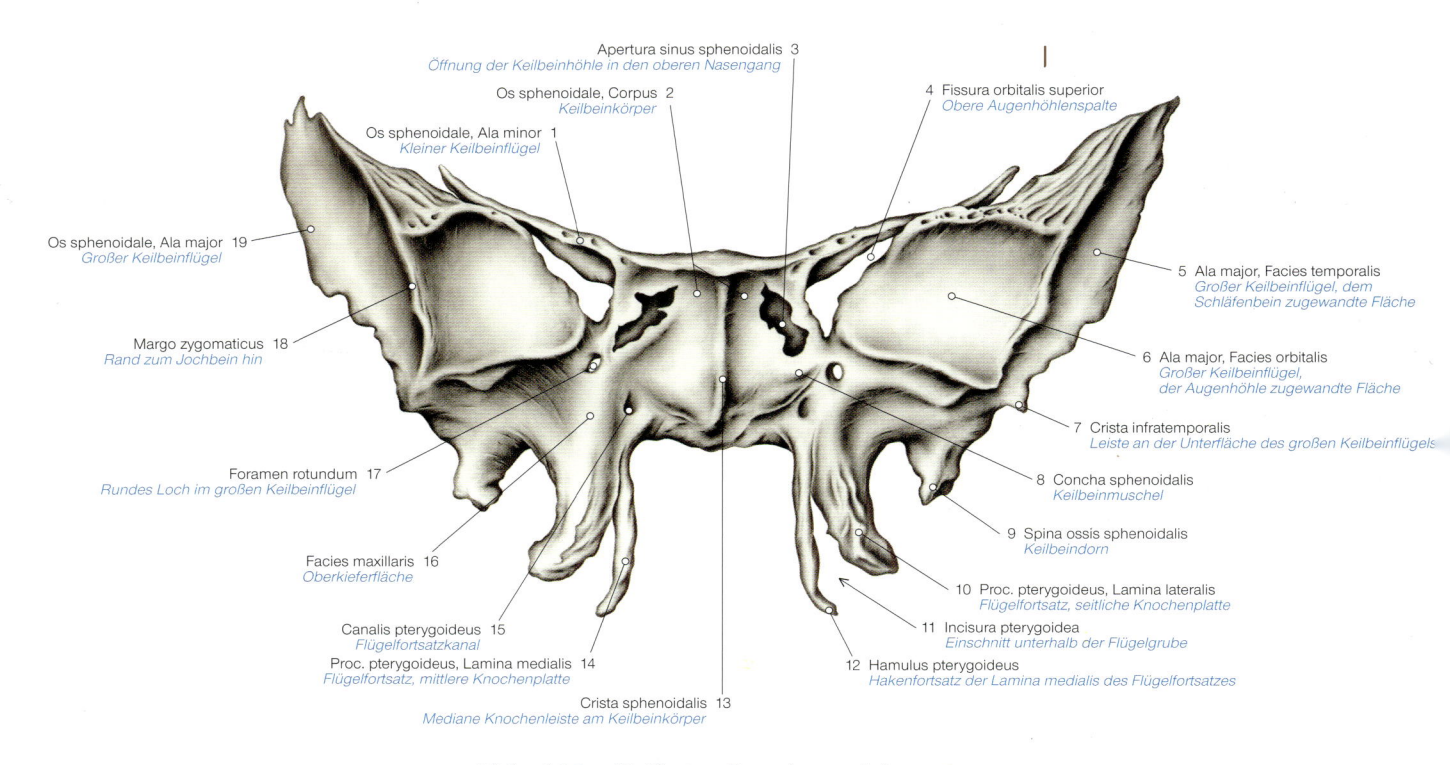

Abb. 198   Keilbein, Os sphenoidale; von vorne

- Os sphenoidale, Ala minor 1 — *Kleiner Keilbeinflügel*
- Os sphenoidale, Corpus 2 — *Keilbeinkörper*
- Apertura sinus sphenoidalis 3 — *Öffnung der Keilbeinhöhle in den oberen Nasengang*
- Fissura orbitalis superior 4 — *Obere Augenhöhlenspalte*
- Ala major, Facies temporalis 5 — *Großer Keilbeinflügel, dem Schläfenbein zugewandte Fläche*
- Ala major, Facies orbitalis 6 — *Großer Keilbeinflügel, der Augenhöhle zugewandte Fläche*
- Crista infratemporalis 7 — *Leiste an der Unterfläche des großen Keilbeinflügels*
- Concha sphenoidalis 8 — *Keilbeinmuschel*
- Spina ossis sphenoidalis 9 — *Keilbeindorn*
- Proc. pterygoideus, Lamina lateralis 10 — *Flügelfortsatz, seitliche Knochenplatte*
- Incisura pterygoidea 11 — *Einschnitt unterhalb der Flügelgrube*
- Hamulus pterygoideus 12 — *Hakenfortsatz der Lamina medialis des Flügelfortsatzes*
- Crista sphenoidalis 13 — *Mediane Knochenleiste am Keilbeinkörper*
- Proc. pterygoideus, Lamina medialis 14 — *Flügelfortsatz, mittlere Knochenplatte*
- Canalis pterygoideus 15 — *Flügelfortsatzkanal*
- Facies maxillaris 16 — *Oberkieferfläche*
- Foramen rotundum 17 — *Rundes Loch im großen Keilbeinflügel*
- Margo zygomaticus 18 — *Rand zum Jochbein hin*
- Os sphenoidale, Ala major 19 — *Großer Keilbeinflügel*

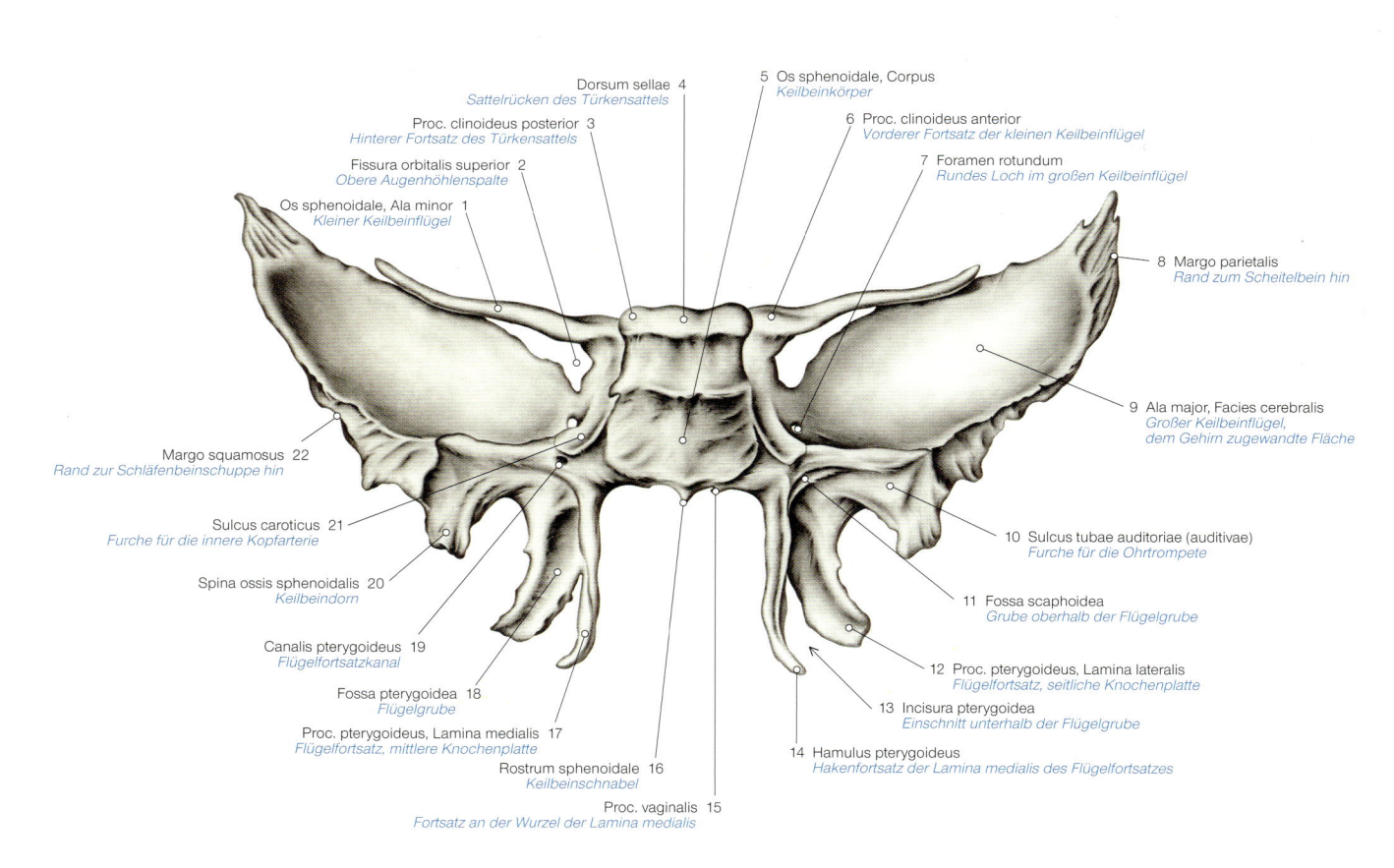

Abb. 199   Keilbein, Os sphenoidale; von hinten

- Os sphenoidale, Ala minor 1 — *Kleiner Keilbeinflügel*
- Fissura orbitalis superior 2 — *Obere Augenhöhlenspalte*
- Proc. clinoideus posterior 3 — *Hinterer Fortsatz des Türkensattels*
- Dorsum sellae 4 — *Sattelrücken des Türkensattels*
- Os sphenoidale, Corpus 5 — *Keilbeinkörper*
- Proc. clinoideus anterior 6 — *Vorderer Fortsatz der kleinen Keilbeinflügel*
- Foramen rotundum 7 — *Rundes Loch im großen Keilbeinflügel*
- Margo parietalis 8 — *Rand zum Scheitelbein hin*
- Ala major, Facies cerebralis 9 — *Großer Keilbeinflügel, dem Gehirn zugewandte Fläche*
- Sulcus tubae auditoriae (auditivae) 10 — *Furche für die Ohrtrompete*
- Fossa scaphoidea 11 — *Grube oberhalb der Flügelgrube*
- Proc. pterygoideus, Lamina lateralis 12 — *Flügelfortsatz, seitliche Knochenplatte*
- Incisura pterygoidea 13 — *Einschnitt unterhalb der Flügelgrube*
- Hamulus pterygoideus 14 — *Hakenfortsatz der Lamina medialis des Flügelfortsatzes*
- Proc. vaginalis 15 — *Fortsatz an der Wurzel der Lamina medialis*
- Rostrum sphenoidale 16 — *Keilbeinschnabel*
- Proc. pterygoideus, Lamina medialis 17 — *Flügelfortsatz, mittlere Knochenplatte*
- Fossa pterygoidea 18 — *Flügelgrube*
- Canalis pterygoideus 19 — *Flügelfortsatzkanal*
- Spina ossis sphenoidalis 20 — *Keilbeindorn*
- Sulcus caroticus 21 — *Furche für die innere Kopfarterie*
- Margo squamosus 22 — *Rand zur Schläfenbeinschuppe hin*

Keilbein, Os sphenoidale

Abb. 198

1. Os sphenoidale, Ala minor
2. Os sphenoidale, Corpus
3. Apertura sinus sphenoidalis
4. Fissura orbitalis superior
5. Ala major, Facies temporalis
6. Ala major, Facies orbitalis
7. Crista infratemporalis
8. Concha sphenoidalis
9. Spina ossis sphenoidalis
10. Proc. pterygoideus, Lamina lateralis
11. Incisura pterygoidea
12. Hamulus pterygoideus
13. Crista sphenoidalis
14. Proc. pterygoideus, Lamina medialis
15. Canalis pterygoideus
16. Facies maxillaris
17. Foramen rotundum
18. Margo zygomaticus
19. Os sphenoidale, Ala major

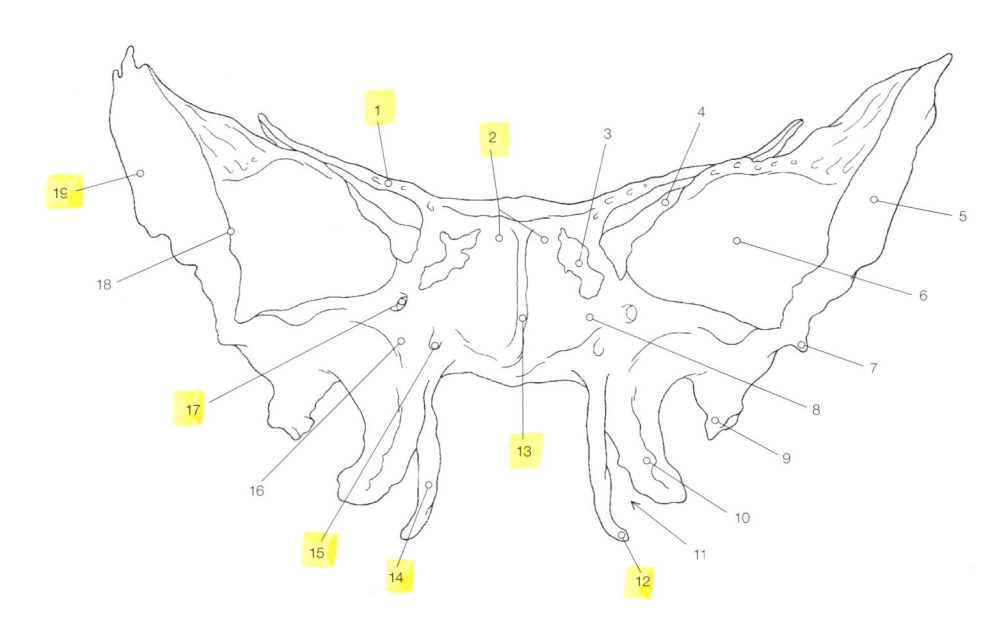

Abb. 199

1. Os sphenoidale, Ala minor
2. Fissura orbitalis superior
3. Proc. clinoideus posterior
4. Dorsum sellae
5. Os sphenoidale, Corpus
6. Proc. clinoideus anterior
7. Foramen rotundum
8. Margo parietalis
9. Ala major, Facies cerebralis
10. Sulcus tubae auditoriae (auditivae)
11. Fossa scaphoidea
12. Proc. pterygoideus, Lamina lateralis
13. Incisura pterygoidea
14. Hamulus pterygoideus
15. Proc. vaginalis
16. Rostrum sphenoidale
17. Proc. pterygoideus, Lamina medialis
18. Fossa pterygoidea
19. Canalis pterygoideus
20. Spina ossis sphenoidalis
21. Sulcus caroticus
22. Margo squamosus

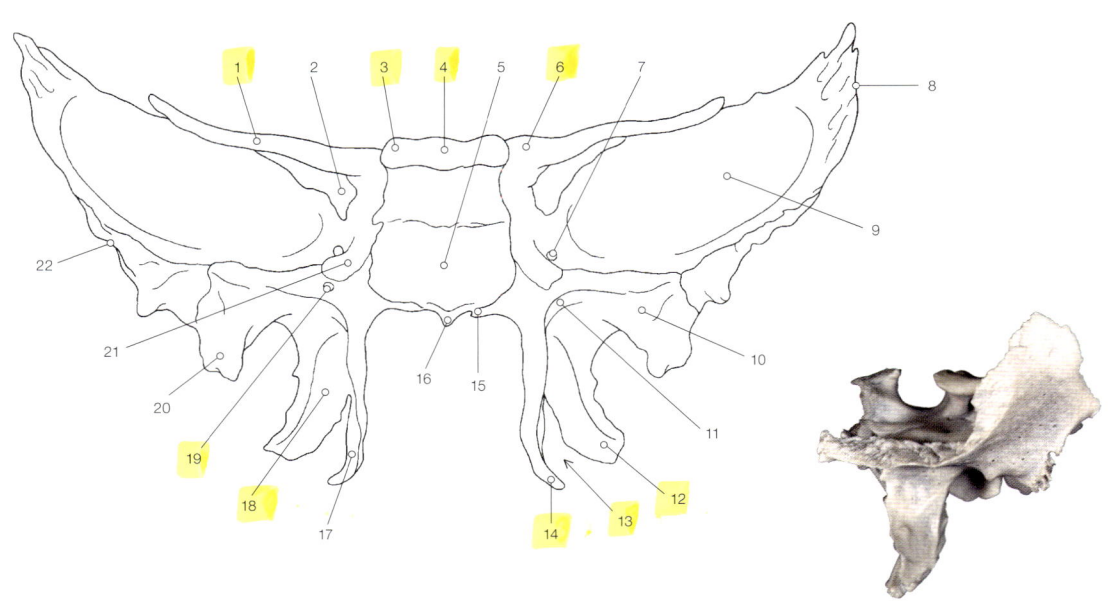

Abb. 200 Keilbein, Os sphenoidale; rechte Seite von lateral

Zusammensetzung des knöchernen Schädels

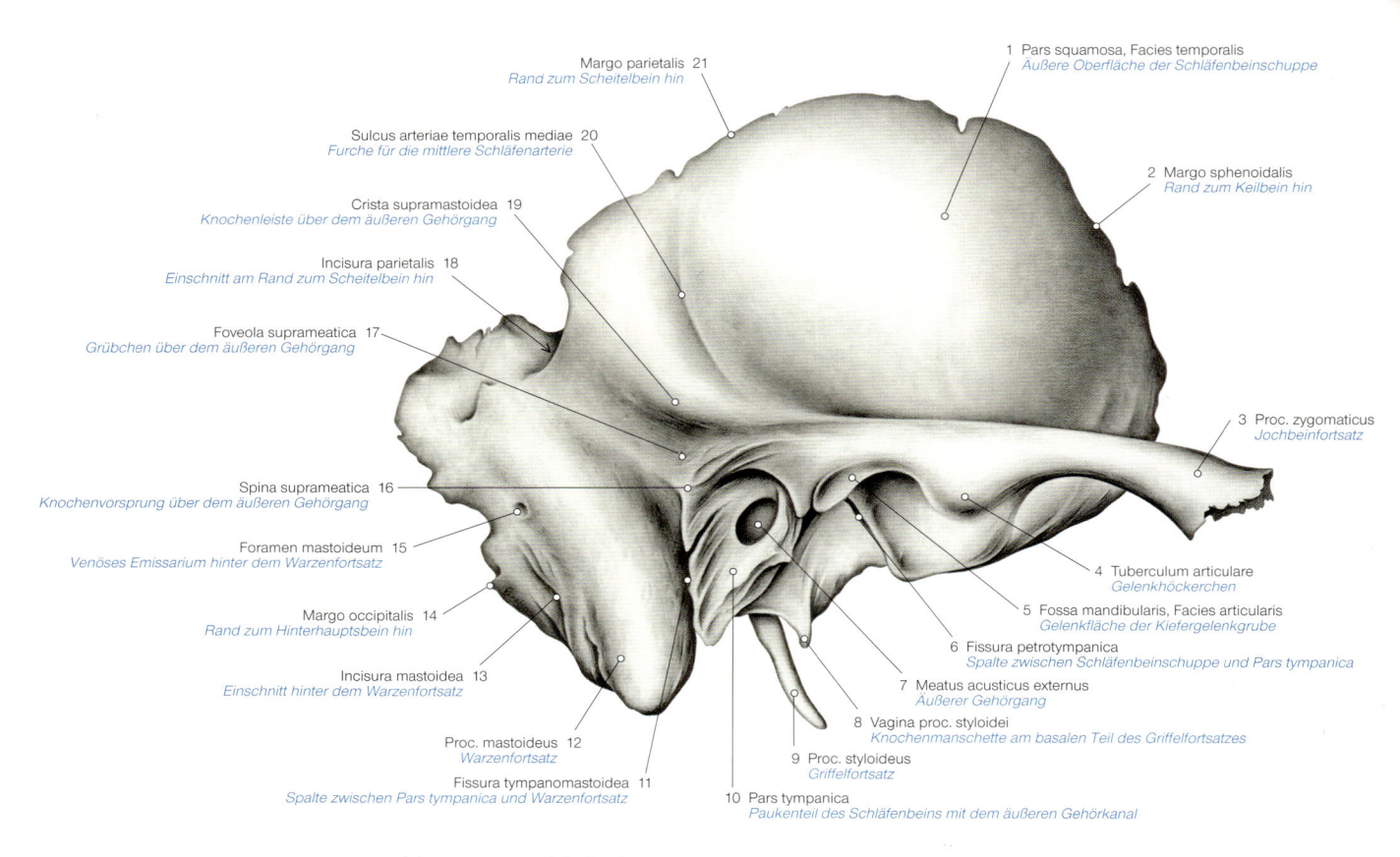

Abb. 201 Schläfenbein, Os temporale; von lateral (rechts)

1 Pars squamosa, Facies temporalis — *Äußere Oberfläche der Schläfenbeinschuppe*
2 Margo sphenoidalis — *Rand zum Keilbein hin*
3 Proc. zygomaticus — *Jochbeinfortsatz*
4 Tuberculum articulare — *Gelenkhöckerchen*
5 Fossa mandibularis, Facies articularis — *Gelenkfläche der Kiefergelenkgrube*
6 Fissura petrotympanica — *Spalte zwischen Schläfenbeinschuppe und Pars tympanica*
7 Meatus acusticus externus — *Äußerer Gehörgang*
8 Vagina proc. styloidei — *Knochenmanschette am basalen Teil des Griffelfortsatzes*
9 Proc. styloideus — *Griffelfortsatz*
10 Pars tympanica — *Paukenteil des Schläfenbeins mit dem äußeren Gehörkanal*
11 Fissura tympanomastoidea — *Spalte zwischen Pars tympanica und Warzenfortsatz*
12 Proc. mastoideus — *Warzenfortsatz*
13 Incisura mastoidea — *Einschnitt hinter dem Warzenfortsatz*
14 Margo occipitalis — *Rand zum Hinterhauptsbein hin*
15 Foramen mastoideum — *Venöses Emissarium hinter dem Warzenfortsatz*
16 Spina suprameatica — *Knochenvorsprung über dem äußeren Gehörgang*
17 Foveola suprameatica — *Grübchen über dem äußeren Gehörgang*
18 Incisura parietalis — *Einschnitt am Rand zum Scheitelbein hin*
19 Crista supramastoidea — *Knochenleiste über dem äußeren Gehörgang*
20 Sulcus arteriae temporalis mediae — *Furche für die mittlere Schläfenarterie*
21 Margo parietalis — *Rand zum Scheitelbein hin*

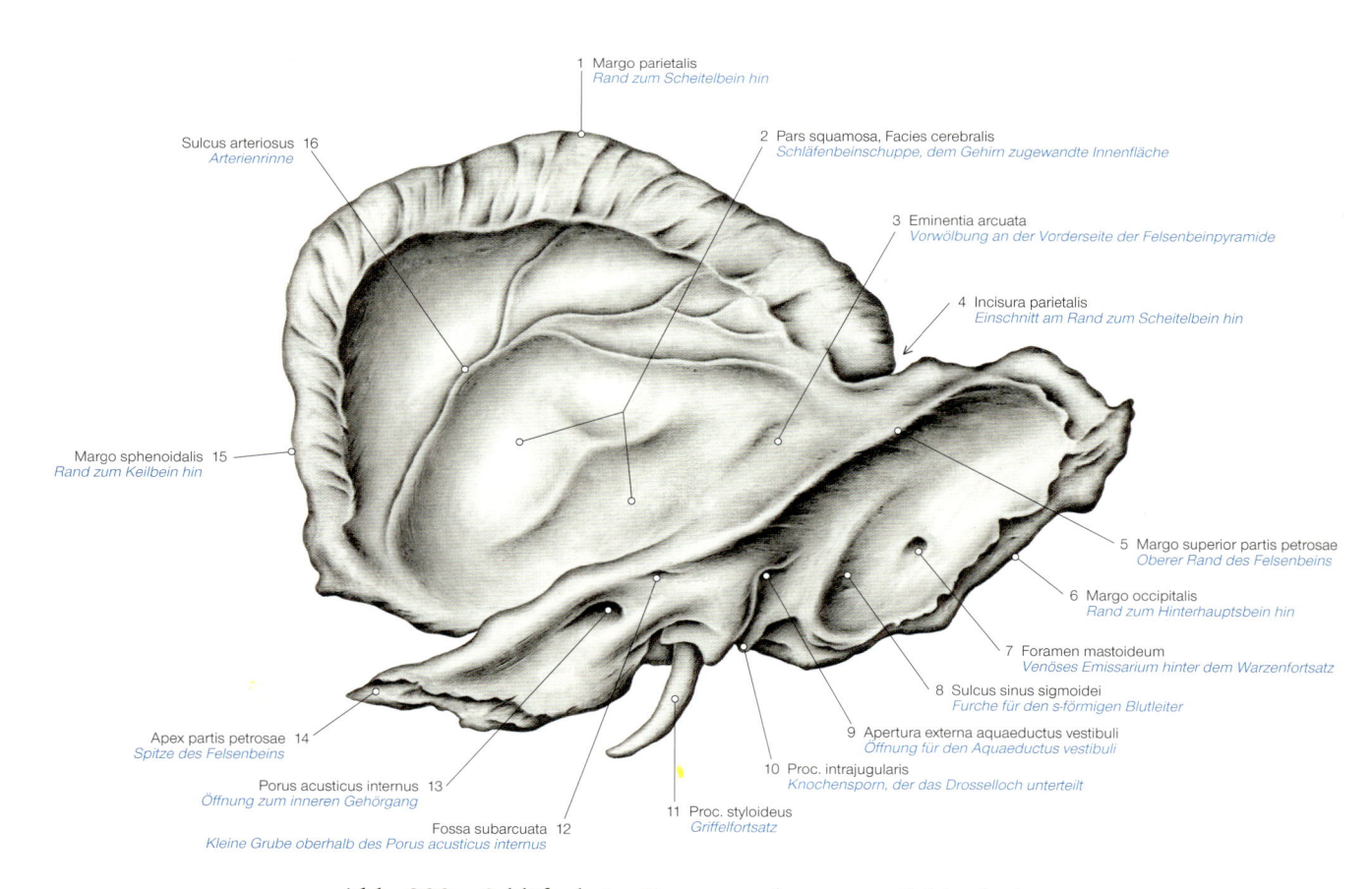

Abb. 202 Schläfenbein, Os temporale; von medial (rechts)

1 Margo parietalis — *Rand zum Scheitelbein hin*
2 Pars squamosa, Facies cerebralis — *Schläfenbeinschuppe, dem Gehirn zugewandte Innenfläche*
3 Eminentia arcuata — *Vorwölbung an der Vorderseite der Felsenbeinpyramide*
4 Incisura parietalis — *Einschnitt am Rand zum Scheitelbein hin*
5 Margo superior partis petrosae — *Oberer Rand des Felsenbeins*
6 Margo occipitalis — *Rand zum Hinterhauptsbein hin*
7 Foramen mastoideum — *Venöses Emissarium hinter dem Warzenfortsatz*
8 Sulcus sinus sigmoidei — *Furche für den s-förmigen Blutleiter*
9 Apertura externa aquaeductus vestibuli — *Öffnung für den Aquaeductus vestibuli*
10 Proc. intrajugularis — *Knochensporn, der das Drosselloch unterteilt*
11 Proc. styloideus — *Griffelfortsatz*
12 Fossa subarcuata — *Kleine Grube oberhalb des Porus acusticus internus*
13 Porus acusticus internus — *Öffnung zum inneren Gehörgang*
14 Apex partis petrosae — *Spitze des Felsenbeins*
15 Margo sphenoidalis — *Rand zum Keilbein hin*
16 Sulcus arteriosus — *Arterienrinne*

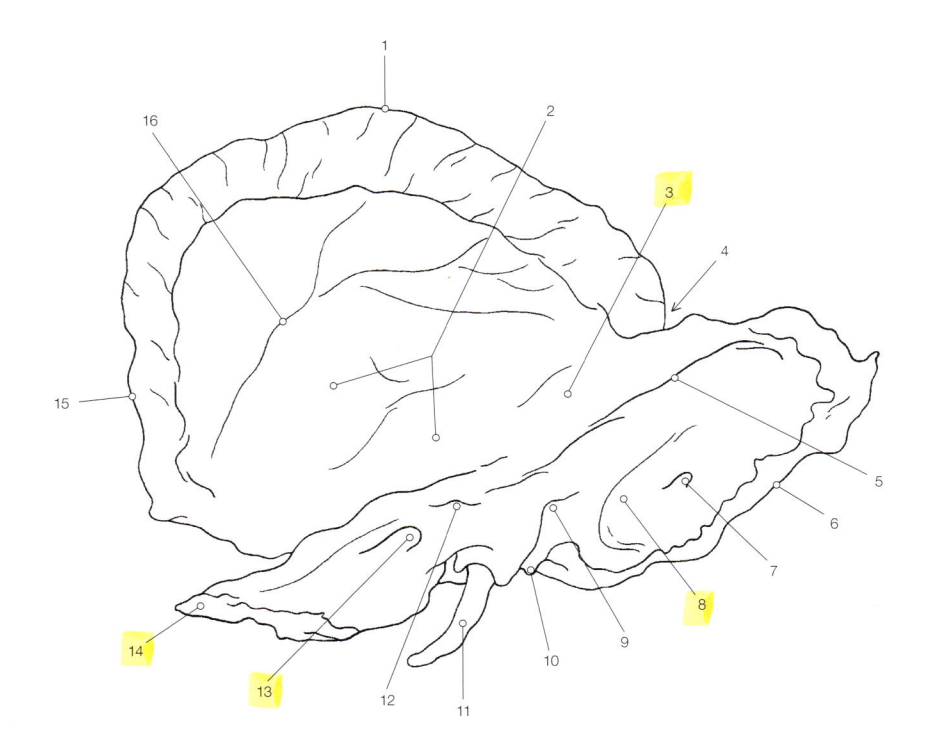

Schläfenbein, Os temporale

Abb. 201

1. Pars squamosa, Facies temporalis
2. Margo sphenoidalis
3. Proc. zygomaticus
4. Tuberculum articulare
5. Fossa mandibularis, Facies articularis
6. Fissura petrotympanica
7. Meatus acusticus externus
8. Vagina proc. styloidei
9. Proc. styloideus
10. Pars tympanica
11. Fissura tympanomastoidea
12. Proc. mastoideus
13. Incisura mastoidea
14. Margo occipitalis
15. Foramen mastoideum
16. Spina suprameatica
17. Foveola suprameatica
18. Incisura parietalis
19. Crista supramastoidea
20. Sulcus arteriae temporalis mediae
21. Margo parietalis
22. Pars petrosa

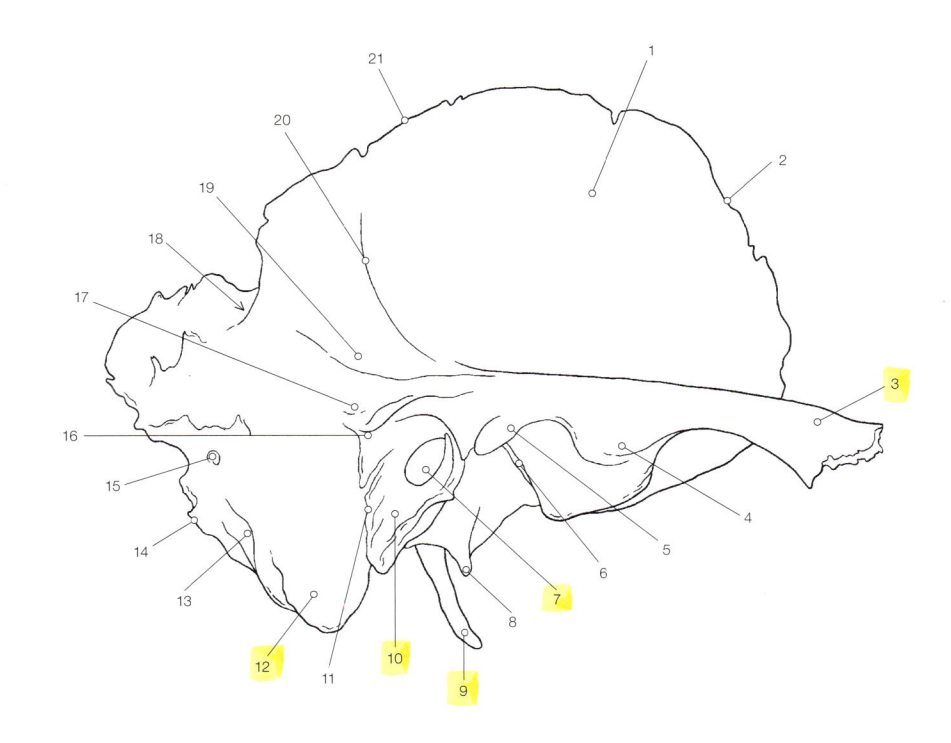

Abb. 202

1. Margo parietalis
2. Pars squamosa, Facies cerebralis
3. Eminentia arcuata
4. Incisura parietalis
5. Margo superior partis petrosae
6. Margo occipitalis
7. Foramen mastoideum
8. Sulcus sinus sigmoidei
9. Apertura externa aquaeductus vestibuli
10. Proc. intrajugularis
11. Proc. styloideus
12. Fossa subarcuata
13. Porus acusticus internus
14. Apex partis petrosae
15. Margo sphenoidalis
16. Sulcus arteriosus

Zusammensetzung des knöchernen Schädels

17 Proc. zygomaticus
Jochbeinfortsatz

1 Pars squamosa, Facies cerebralis
Schläfenbeinschuppe, dem Gehirn zugewandte Innenfläche

2 Sulcus arteriosus
Arterienrinne

16 Margo sphenoidalis
Rand zum Keilbein hin

3 Incisura parietalis
Einschnitt am Rand zum Scheitelbein hin

15 Fissura petrosquamosa
Spalte zwischen Schläfenbeinschuppe und Felsenbeinpyramide

14 Canalis musculotubarius
Kanal zwischen vorderer Paukenhöhle und Rachen

13 Canalis caroticus
Kanal für die innere Kopfarterie

4 Pars mastoidea
Warzenfortsatzteil

12 Apex partis petrosae
Spitze des Felsenbeins

11 Facies anterior partis petrosae
Vorderfläche des Felsenbeins

5 Sulcus sinus sigmoidei
Furche für den s-förmigen Blutleiter

10 Hiatus canalis nervi petrosi minoris
Öffnung für den kleinen Felsenbeinnerv

6 Foramen mastoideum
Venöses Emissarium hinter dem Warzenfortsatz

9 Hiatus canalis nervi petrosi majoris
Öffnung für den großen Felsenbeinnerv

8 Fossa subarcuata
Kleine Grube oberhalb des Porus acusticus internus

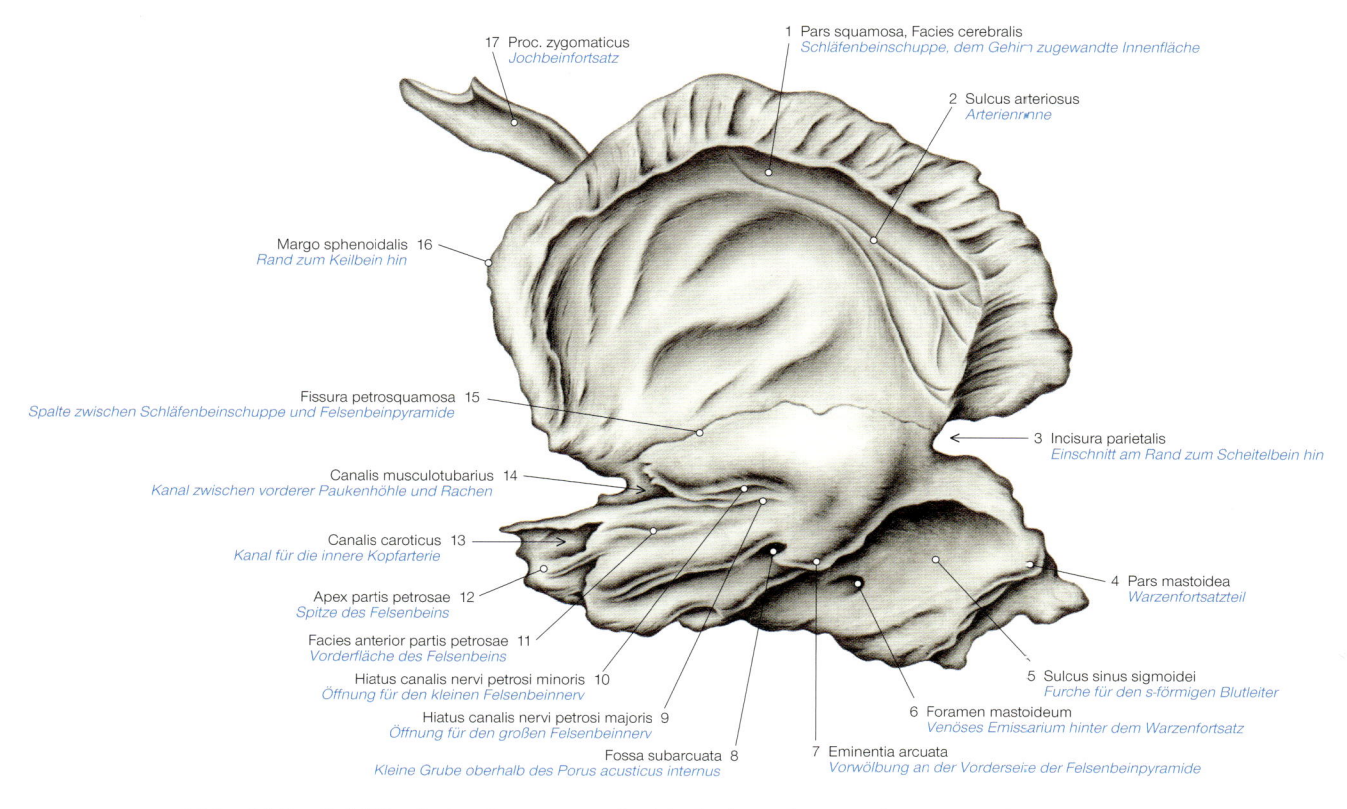

7 Eminentia arcuata
Vorwölbung an der Vorderseite der Felsenbeinpyramide

Abb. 203 Schläfenbein, Os temporale; Medialansicht von der Pyramidenspitze (rechts)

2 Vagina proc. styloidei
Knochenmanschette am basalen Teil des Griffelfortsatzes

3 Margo sphenoidalis
Rand zum Keilbein hin

1 Tuberculum articulare
Gelenkhöckerchen

4 Canalis musculotubarius
Kanal zwischen vorderer Paukenhöhle und Rachen

5 Canalis caroticus
Kanal für die innere Kopfarterie

22 Proc. zygomaticus
Jochbeinfortsatz

6 Apex partis petrosae
Spitze des Felsenbeins

7 Canalis caroticus
Kanal für die innere Kopfarterie

21 Fossa mandibularis
Gelenkgrube für das Kiefergelenk

8 Fossula petrosa
Flache Grube an der äußeren Schädelbasis

20 Fissura petrotympanica
Spalte zwischen Schläfenbeinschuppe und Pars tympanica

9 Apertura externa canaliculi cochleae
Öffnung des Schneckenkanals an der äußeren Schädelbasis

19 Meatus acusticus externus
Äußerer Gehörgang

10 Fossa jugularis
Drosselgrube

11 Proc. styloideus
Griffelfortsatz

18 Pars tympanica
Paukenteil des Schläfenbeins mit dem äußeren Gehörkanal

12 Foramen stylomastoideum
Äußere Öffnung des Fazialiskanals am Schläfenbein

17 Proc. mastoideus
Warzenfortsatz

13 Sulcus arteriae occipitalis
Furche für die Hinterhauptsarterie

14 Margo occipitalis
Rand zum Hinterhauptsbein hin

16 Incisura mastoidea
Einschnitt hinter dem Warzenfortsatz

15 Foramen mastoideum
Venöses Emissarium hinter dem Warzenfortsatz

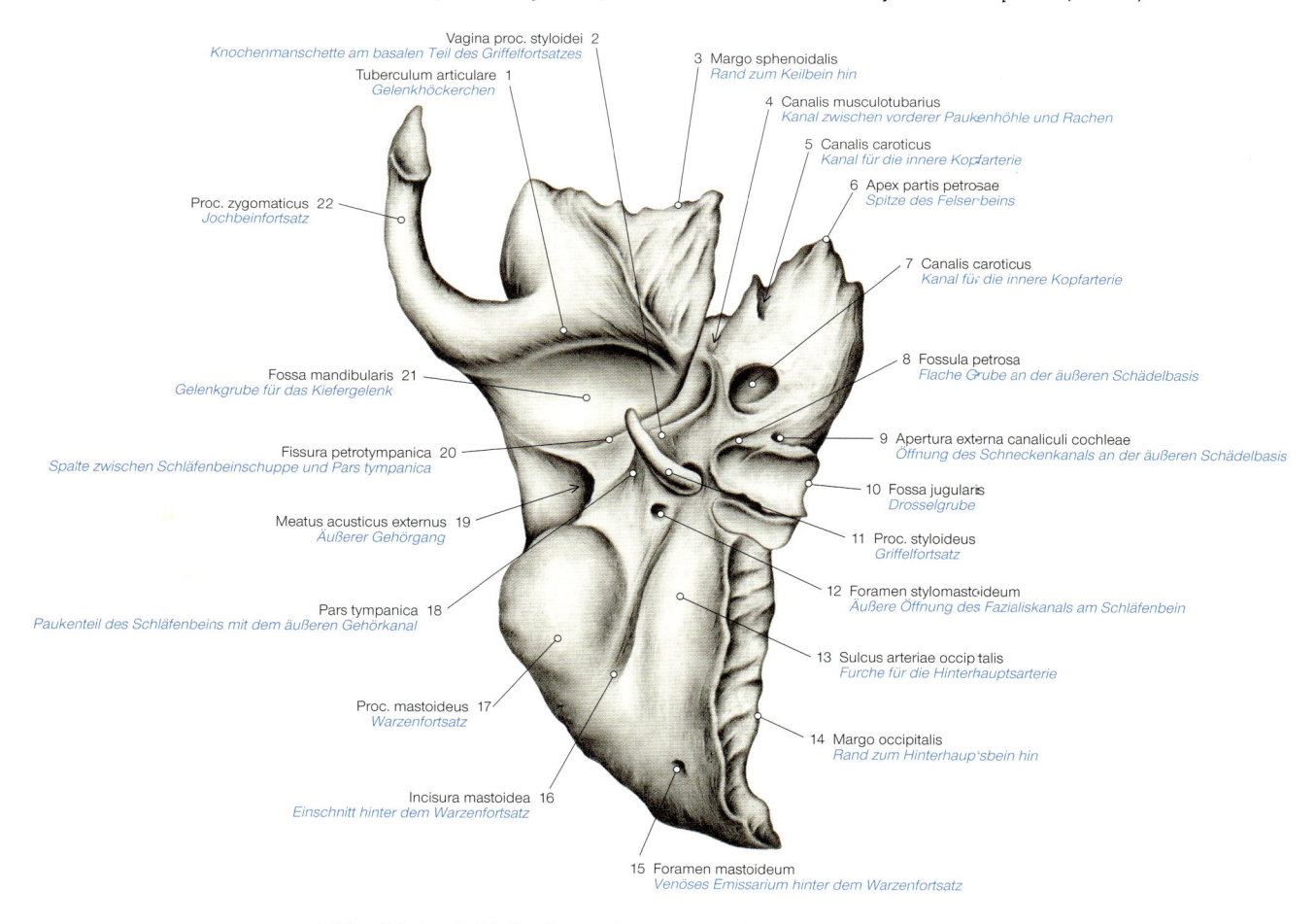

Abb. 204 Schläfenbein, Os temporale; von unten (rechts)

Schläfenbein, Os temporale

Abb. 203

1. Pars squamosa, Facies cerebralis
2. Sulcus arteriosus
3. Incisura parietalis
4. Pars mastoidea
5. Sulcus sinus sigmoidei
6. Foramen mastoideum
7. Eminentia arcuata
8. Fossa subarcuata
9. Hiatus canalis nervi petrosi majoris
10. Hiatus canalis nervi petrosi minoris
11. Facies anterior partis petrosae
12. Apex partis petrosae
13. Canalis caroticus
14. Canalis musculotubarius
15. Fissura petrosquamosa
16. Margo sphenoidalis
17. Proc. zygomaticus

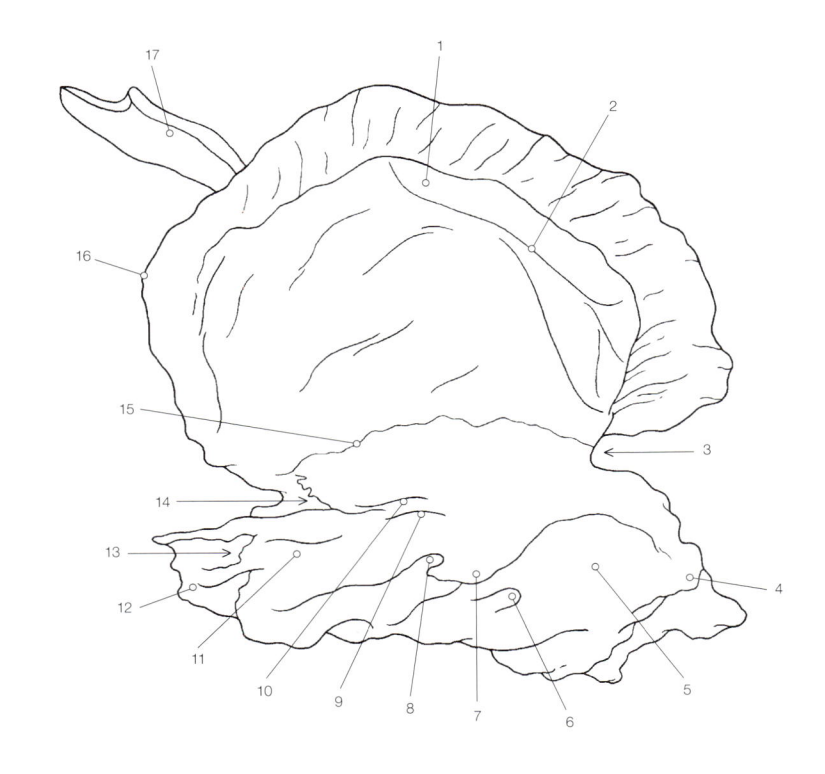

Abb. 204

1. Tuberculum articulare
2. Vagina proc. styloidei
3. Margo sphenoidalis
4. Canalis musculotubarius
5. Canalis caroticus
6. Apex partis petrosae
7. Canalis caroticus
8. Fossula petrosa
9. Apertura externa canaliculi cochleae
10. Fossa jugularis
11. Proc. styloideus
12. Foramen stylomastoideum
13. Sulcus arteriae occipitalis
14. Margo occipitalis
15. Foramen mastoideum
16. Incisura mastoidea
17. Proc. mastoideus
18. Pars tympanica
19. Meatus acusticus externus
20. Fissura petrotympanica
21. Fossa mandibularis
22. Proc. zygomaticus

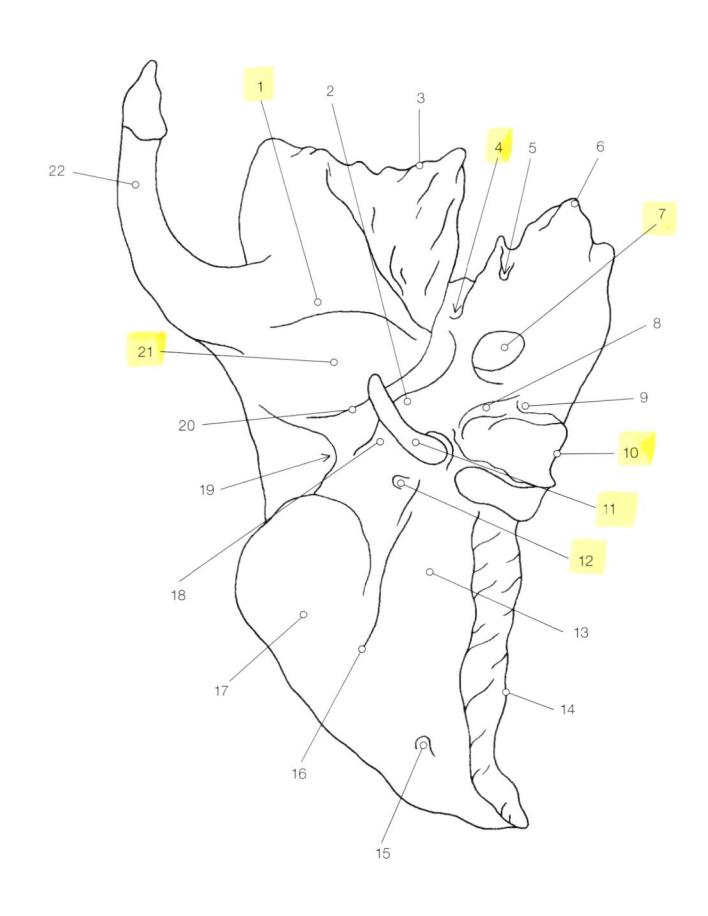

Zusammensetzung des knöchernen Schädels

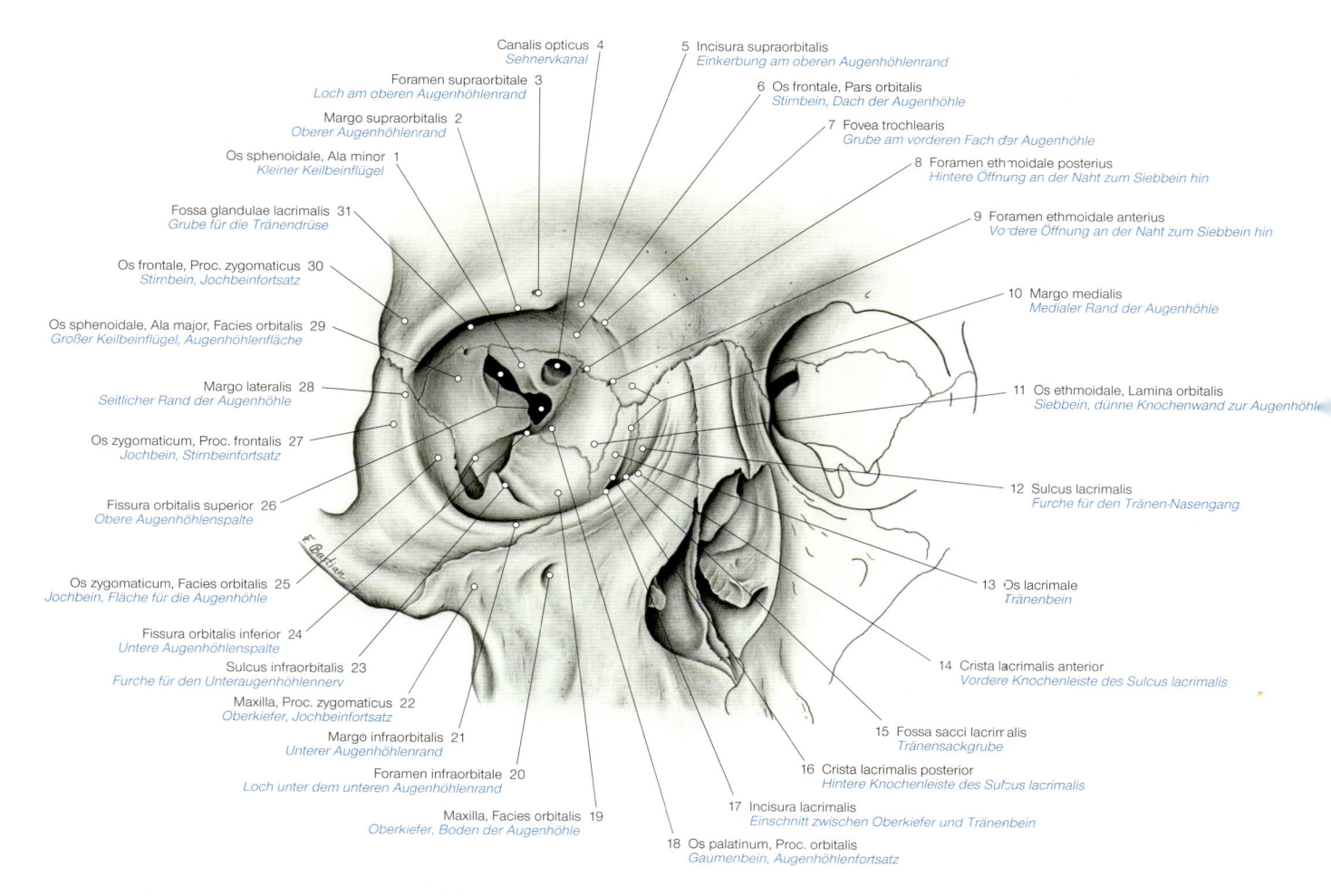

Abb. 205 Augenhöhle, Orbita; Nasenbein, Os nasale; und angrenzende Knochen; von lateral (rechts) vorne

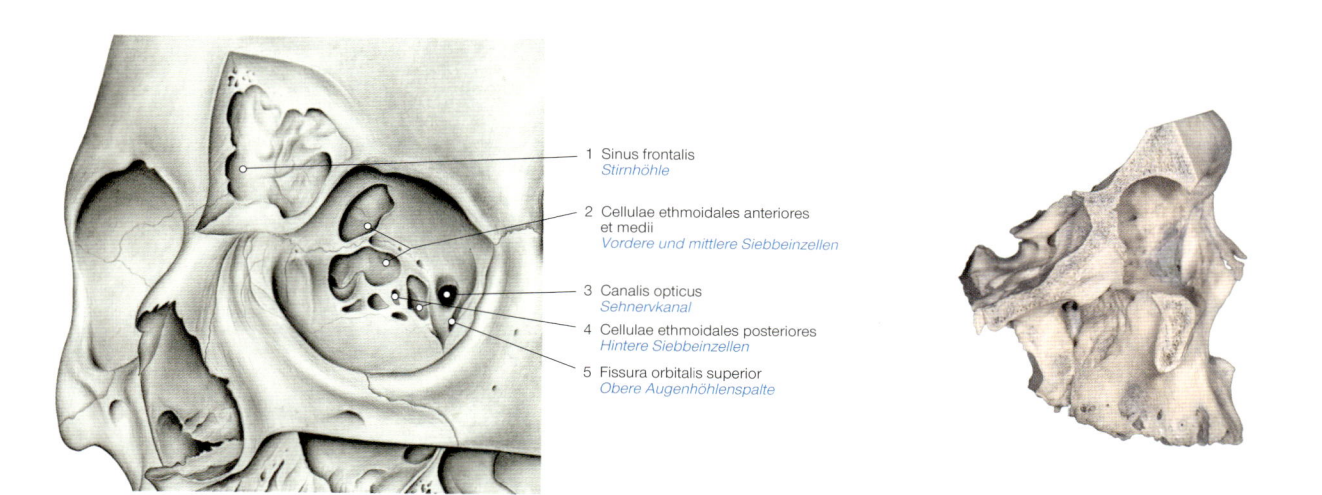

Labels:
1. Os sphenoidale, Ala minor — Kleiner Keilbeinflügel
2. Margo supraorbitalis — Oberer Augenhöhlenrand
3. Foramen supraorbitale — Loch am oberen Augenhöhlenrand
4. Canalis opticus — Sehnervkanal
5. Incisura supraorbitalis — Einkerbung am oberen Augenhöhlenrand
6. Os frontale, Pars orbitalis — Stirnbein, Dach der Augenhöhle
7. Fovea trochlearis — Grube am vorderen Fach der Augenhöhle
8. Foramen ethmoidale posterius — Hintere Öffnung an der Naht zum Siebbein hin
9. Foramen ethmoidale anterius — Vordere Öffnung an der Naht zum Siebbein hin
10. Margo medialis — Medialer Rand der Augenhöhle
11. Os ethmoidale, Lamina orbitalis — Siebbein, dünne Knochenwand zur Augenhöhle
12. Sulcus lacrimalis — Furche für den Tränen-Nasengang
13. Os lacrimale — Tränenbein
14. Crista lacrimalis anterior — Vordere Knochenleiste des Sulcus lacrimalis
15. Fossa sacci lacrimalis — Tränensackgrube
16. Crista lacrimalis posterior — Hintere Knochenleiste des Sulcus lacrimalis
17. Incisura lacrimalis — Einschnitt zwischen Oberkiefer und Tränenbein
18. Os palatinum, Proc. orbitalis — Gaumenbein, Augenhöhlenfortsatz
19. Maxilla, Facies orbitalis — Oberkiefer, Boden der Augenhöhle
20. Foramen infraorbitale — Loch unter dem unteren Augenhöhlenrand
21. Margo infraorbitalis — Unterer Augenhöhlenrand
22. Maxilla, Proc. zygomaticus — Oberkiefer, Jochbeinfortsatz
23. Sulcus infraorbitalis — Furche für den Unteraugenhöhlennerv
24. Fissura orbitalis inferior — Untere Augenhöhlenspalte
25. Os zygomaticum, Facies orbitalis — Jochbein, Fläche für die Augenhöhle
26. Fissura orbitalis superior — Obere Augenhöhlenspalte
27. Os zygomaticum, Proc. frontalis — Jochbein, Stirnbeinfortsatz
28. Margo lateralis — Seitlicher Rand der Augenhöhle
29. Os sphenoidale, Ala major, Facies orbitalis — Großer Keilbeinflügel, Augenhöhlenfläche
30. Os frontale, Proc. zygomaticus — Stirnbein, Jochbeinfortsatz
31. Fossa glandulae lacrimalis — Grube für die Tränendrüse

Abb. 206 Augenhöhle, Orbita mit freigelegten Siebbeinzellen; Stirnbein, Os frontale mit freigelegter Stirnhöhle; Ausschnitt der linken Schädelseite von lateral vorne

1. Sinus frontalis — Stirnhöhle
2. Cellulae ethmoidales anteriores et medii — Vordere und mittlere Siebbeinzellen
3. Canalis opticus — Sehnervkanal
4. Cellulae ethmoidales posteriores — Hintere Siebbeinzellen
5. Fissura orbitalis superior — Obere Augenhöhlenspalte

Abb. 207 Gesichtsschädel, Viscerocranium; sagittaler Sägeschnitt durch die Mitte der Orbita; rechte Seite von lateral

Augenhöhle, Orbita; Gesichtsschädel, Viscerocranium

Abb. 205

1 Os sphenoidale, Ala minor
2 Margo supraorbitalis
3 Foramen supraorbitale
4 Canalis opticus
5 Incisura supraorbitalis
6 Os frontale, Pars orbitalis
7 Fovea trochlearis
8 Foramen ethmoidale posterius
9 Foramen ethmoidale anterius
10 Margo medialis
11 Os ethmoidale, Lamina orbitalis
12 Sulcus lacrimalis
13 Os lacrimale
14 Crista lacrimalis anterior
15 Fossa sacci lacrimalis
16 Crista lacrimalis posterior
17 Incisura lacrimalis
18 Os palatinum, Proc. orbitalis
19 Maxilla, Facies orbitalis
20 Foramen infraorbitale
21 Margo infraorbitalis
22 Maxilla, Proc. zygomaticus
23 Sulcus infraorbitalis
24 Fissura orbitalis inferior
25 Os zygomaticum, Facies orbitalis
26 Fissura orbitalis superior
27 Os zygomaticum, Proc. frontalis
28 Margo lateralis
29 Os sphenoidale, Ala major, Facies orbitalis
30 Os frontale, Proc. zygomaticus
31 Fossa glandulae lacrimalis

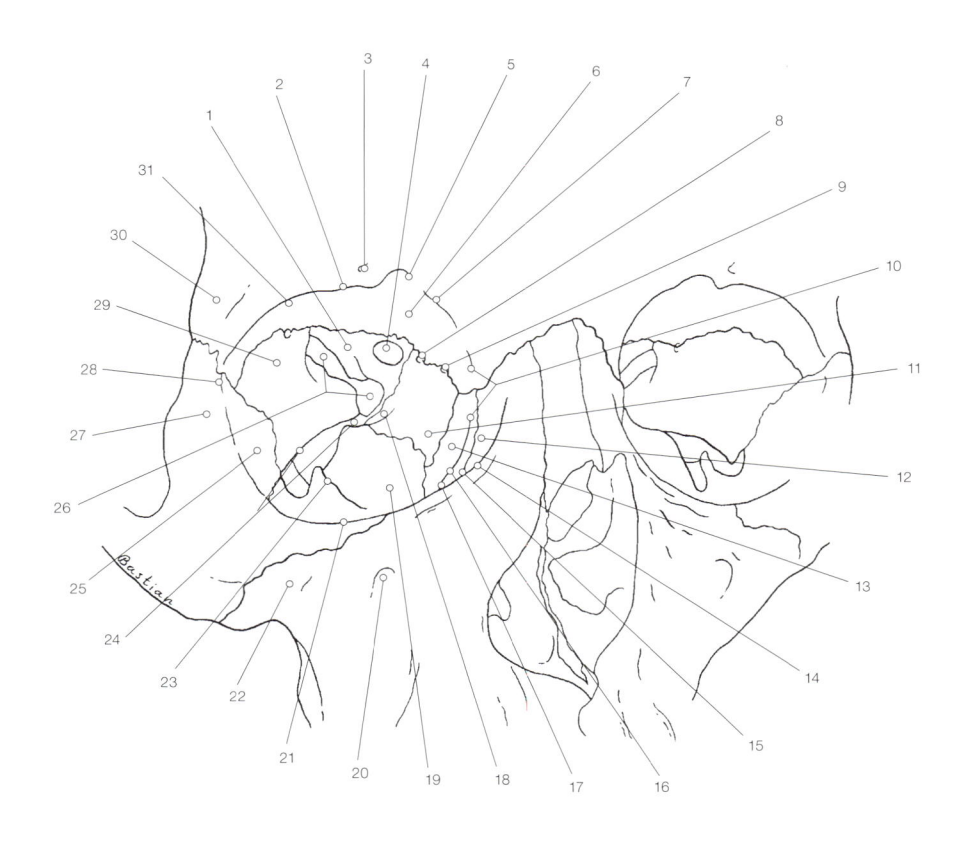

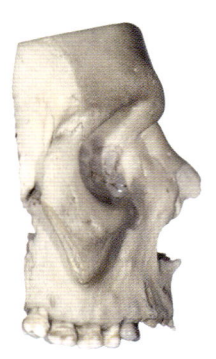

Abb. 208 Gesichtsschädel, Viscerocranium; frontaler Sägeschnitt durch den hinteren Teil der Orbita (Teile des Stirnbeins und der Schädelbasis wurden entfernt); rechte Seite von lateral

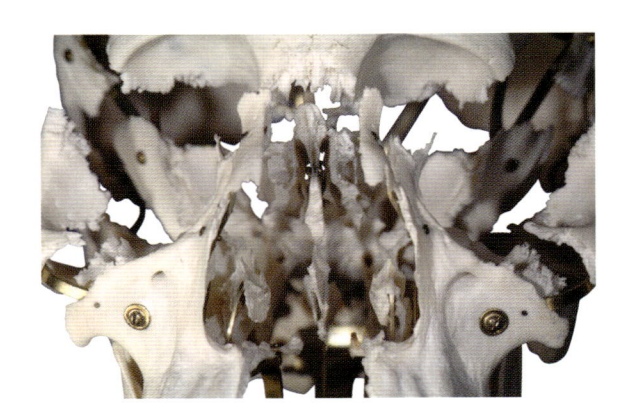

Abb. 209 Gesichtsschädel, Viscerocranium am zersprengten Schädel; Ausschnitt von vorne

Zusammensetzung des knöchernen Schädels

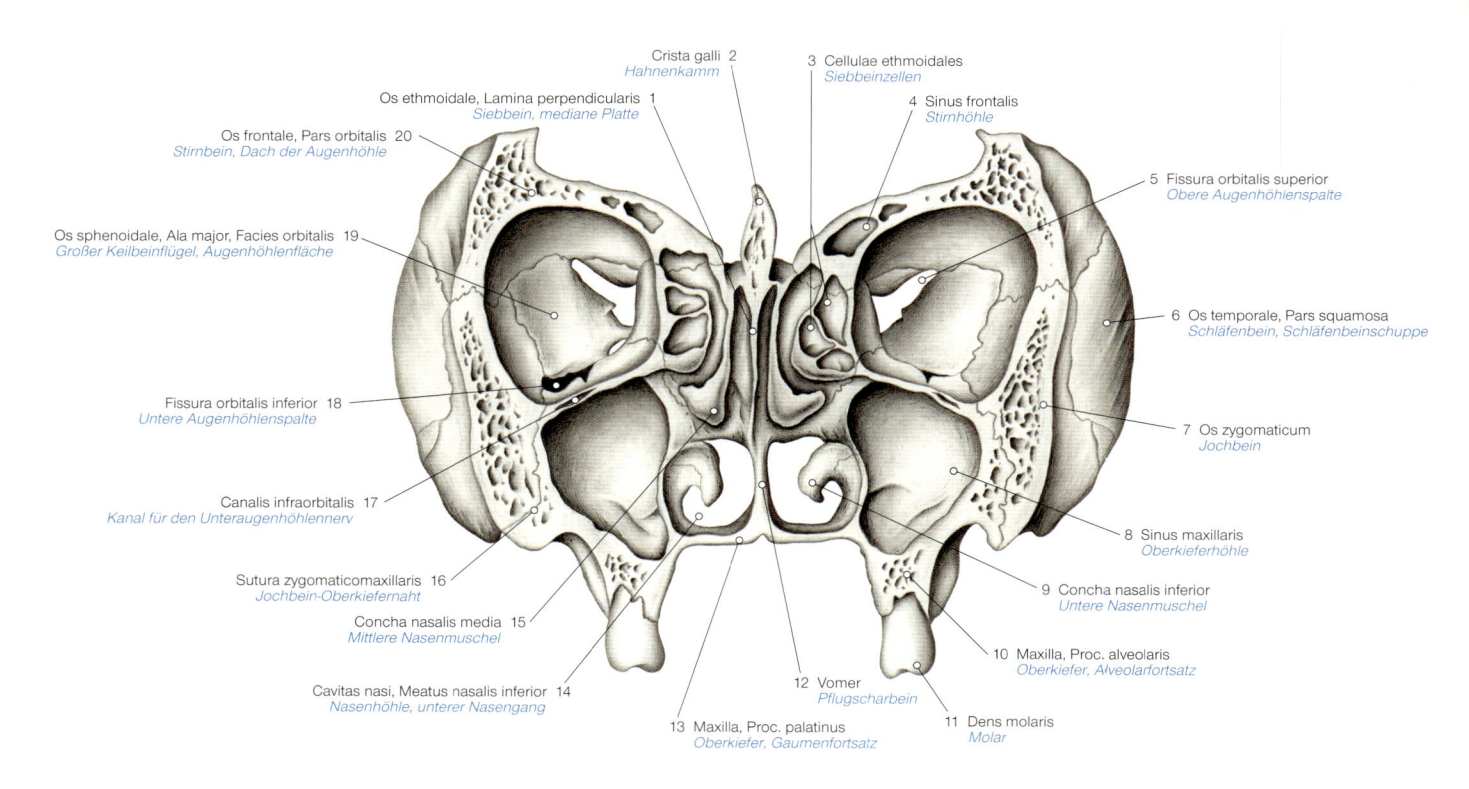

Abb. 210 Gesichtsschädel, Viscerocranium; Frontalschnitt durch die Mitte der Orbita; von vorne

1 Os ethmoidale, Lamina perpendicularis — *Siebbein, mediane Platte*
2 Crista galli — *Hahnenkamm*
3 Cellulae ethmoidales — *Siebbeinzellen*
4 Sinus frontalis — *Stirnhöhle*
5 Fissura orbitalis superior — *Obere Augenhöhlenspalte*
6 Os temporale, Pars squamosa — *Schläfenbein, Schläfenbeinschuppe*
7 Os zygomaticum — *Jochbein*
8 Sinus maxillaris — *Oberkieferhöhle*
9 Concha nasalis inferior — *Untere Nasenmuschel*
10 Maxilla, Proc. alveolaris — *Oberkiefer, Alveolarfortsatz*
11 Dens molaris — *Molar*
12 Vomer — *Pflugscharbein*
13 Maxilla, Proc. palatinus — *Oberkiefer, Gaumenfortsatz*
14 Cavitas nasi, Meatus nasalis inferior — *Nasenhöhle, unterer Nasengang*
15 Concha nasalis media — *Mittlere Nasenmuschel*
16 Sutura zygomaticomaxillaris — *Jochbein-Oberkiefernaht*
17 Canalis infraorbitalis — *Kanal für den Unteraugenhöhlennerv*
18 Fissura orbitalis inferior — *Untere Augenhöhlenspalte*
19 Os sphenoidale, Ala major, Facies orbitalis — *Großer Keilbeinflügel, Augenhöhlenfläche*
20 Os frontale, Pars orbitalis — *Stirnbein, Dach der Augenhöhle*

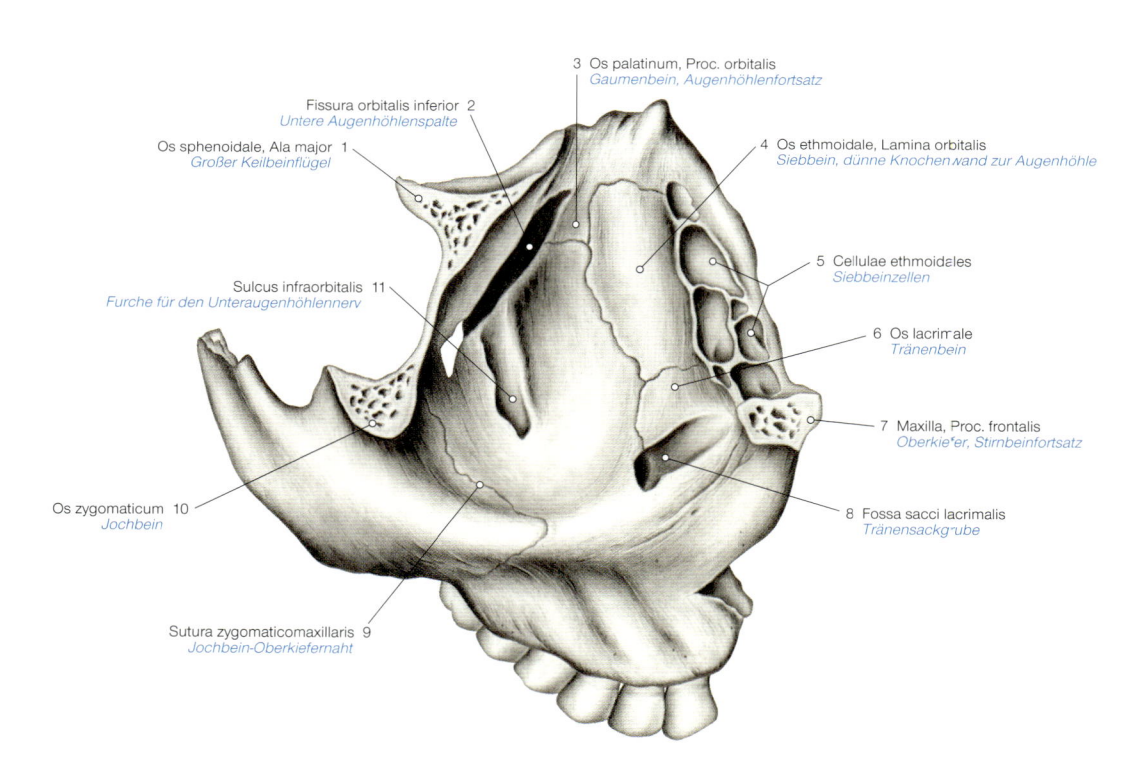

Abb. 211 Gesichtsschädel, Viscerocranium; Transversalschnitt durch die Mitte der Orbita; rechte Seite von oben

1 Os sphenoidale, Ala major — *Großer Keilbeinflügel*
2 Fissura orbitalis inferior — *Untere Augenhöhlenspalte*
3 Os palatinum, Proc. orbitalis — *Gaumenbein, Augenhöhlenfortsatz*
4 Os ethmoidale, Lamina orbitalis — *Siebbein, dünne Knochenwand zur Augenhöhle*
5 Cellulae ethmoidales — *Siebbeinzellen*
6 Os lacrimale — *Tränenbein*
7 Maxilla, Proc. frontalis — *Oberkiefer, Stirnbeinfortsatz*
8 Fossa sacci lacrimalis — *Tränensackgrube*
9 Sutura zygomaticomaxillaris — *Jochbein-Oberkiefernaht*
10 Os zygomaticum — *Jochbein*
11 Sulcus infraorbitalis — *Furche für den Unteraugenhöhlennerv*

Augenhöhle, Orbita; Gesichtsschädel, Viscerocranium

Abb. 210

1 Os ethmoidale, Lamina perpendicularis
2 Crista galli
3 Cellulae ethmoidales
4 Sinus frontalis
5 Fissura orbitalis superior
6 Os temporale, Pars squamosa
7 Os zygomaticum
8 Sinus maxillaris
9 Concha nasalis inferior
10 Maxilla, Proc. alveolaris
11 Dens molaris
12 Vomer
13 Maxilla, Proc. palatinus
14 Cavitas nasi, Meatus nasalis inferior
15 Concha nasalis media
16 Sutura zygomaticomaxillaris
17 Canalis infraorbitalis
18 Fissura orbitalis inferior
19 Os sphenoidale, Ala major, Facies orbitalis
20 Os frontale, Pars orbitalis

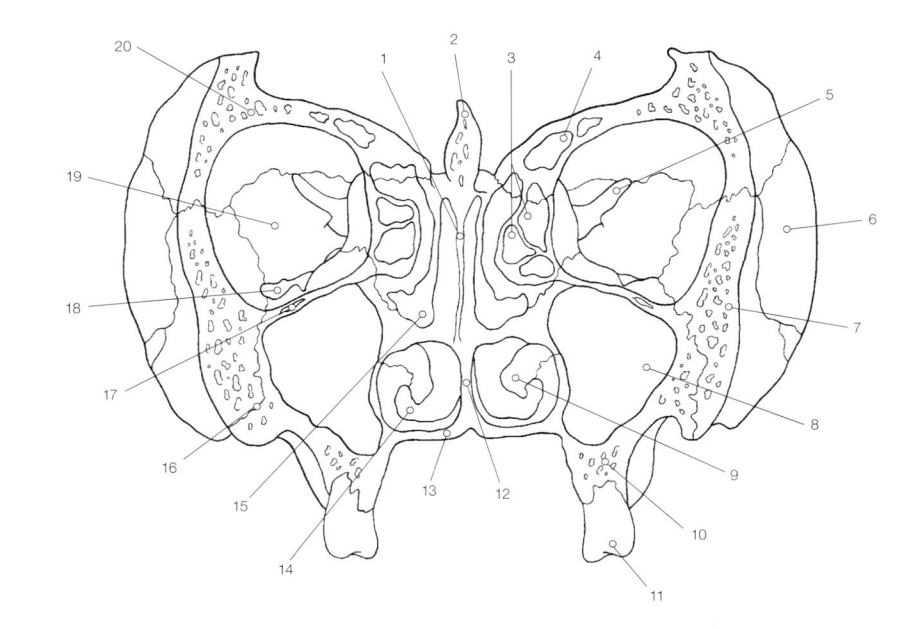

Abb. 211

1 Os sphenoidale, Ala major
2 Fissura orbitalis inferior
3 Os palatinum, Proc. orbitalis
4 Os ethmoidale, Lamina orbitalis
5 Cellulae ethmoidales
6 Os lacrimale
7 Maxilla, Proc. frontalis
8 Fossa sacci lacrimalis
9 Sutura zygomaticomaxillaris
10 Os zygomaticum
11 Sulcus infraorbitalis

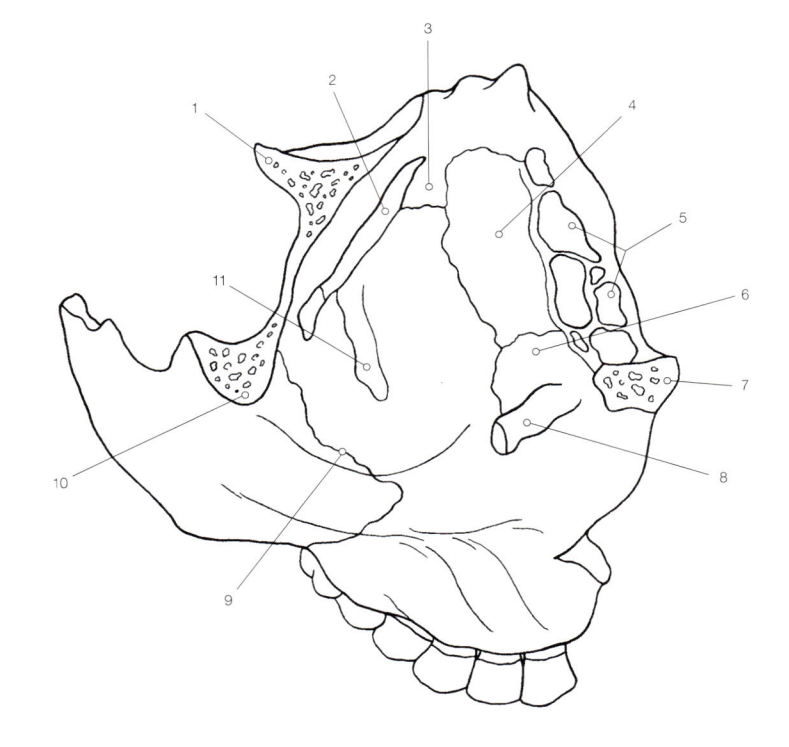

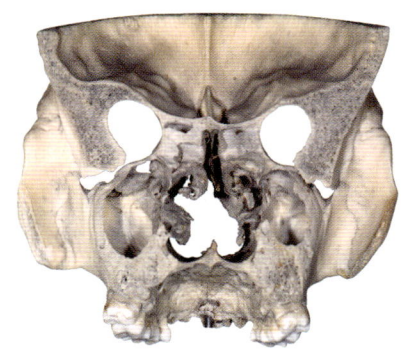

Abb. 212 Gesichtsschädel, Viscerocranium; Frontalschnitt durch die Molarenregion; von hinten

156 Zusammensetzung des knöchernen Schädels

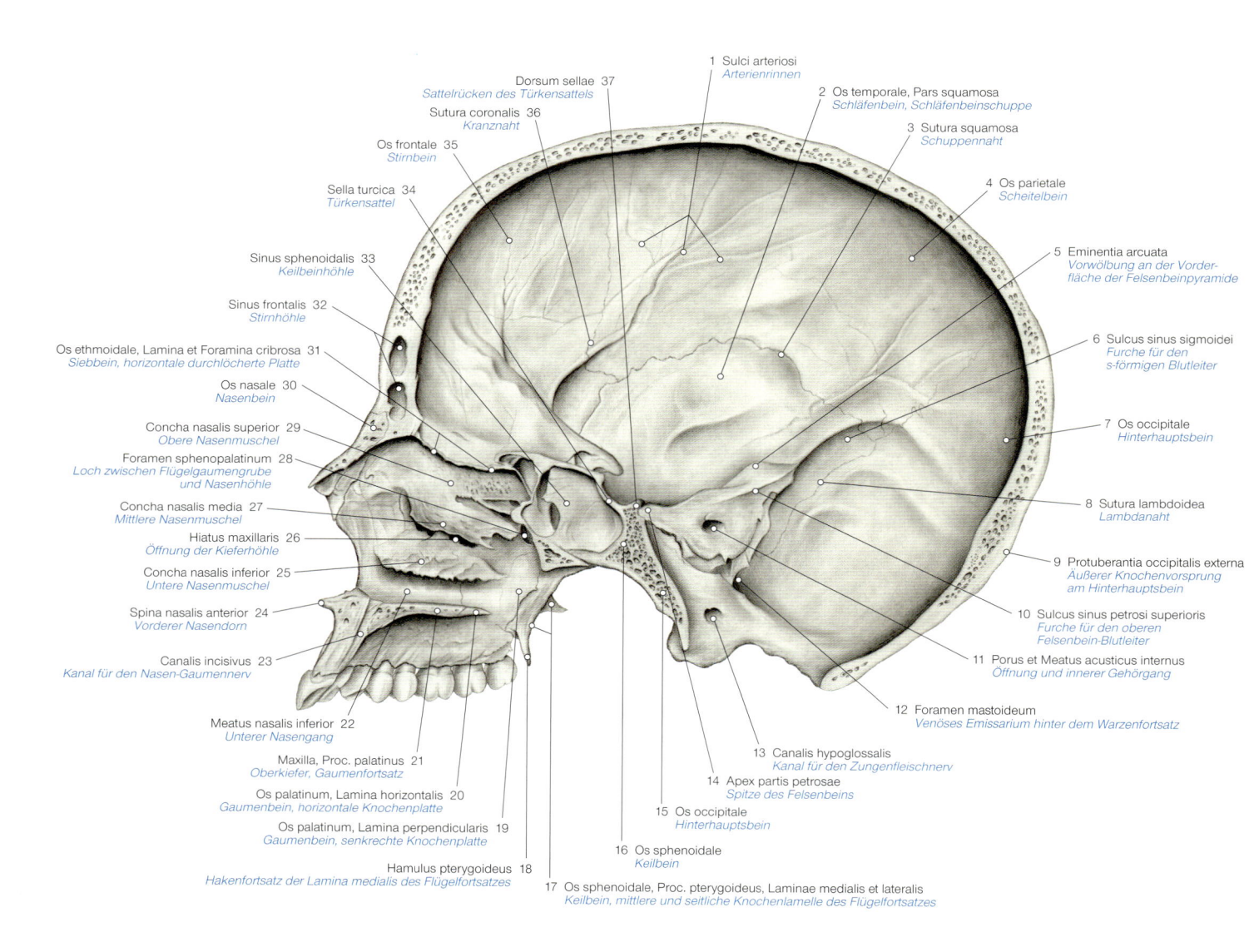

1 Sulci arteriosi
 Arterienrinnen
2 Os temporale, Pars squamosa
 Schläfenbein, Schläfenbeinschuppe
3 Sutura squamosa
 Schuppennaht
4 Os parietale
 Scheitelbein
5 Eminentia arcuata
 Vorwölbung an der Vorderfläche der Felsenbeinpyramide
6 Sulcus sinus sigmoidei
 Furche für den s-förmigen Blutleiter
7 Os occipitale
 Hinterhauptsbein
8 Sutura lambdoidea
 Lambdanaht
9 Protuberantia occipitalis externa
 Äußerer Knochenvorsprung am Hinterhauptsbein
10 Sulcus sinus petrosi superioris
 Furche für den oberen Felsenbein-Blutleiter
11 Porus et Meatus acusticus internus
 Öffnung und innerer Gehörgang
12 Foramen mastoideum
 Venöses Emissarium hinter dem Warzenfortsatz
13 Canalis hypoglossalis
 Kanal für den Zungenfleischnerv
14 Apex partis petrosae
 Spitze des Felsenbeins
15 Os occipitale
 Hinterhauptsbein
16 Os sphenoidale
 Keilbein
17 Os sphenoidale, Proc. pterygoideus, Laminae medialis et lateralis
 Keilbein, mittlere und seitliche Knochenlamelle des Flügelfortsatzes
18 Hamulus pterygoideus
 Hakenfortsatz der Lamina medialis des Flügelfortsatzes
19 Os palatinum, Lamina perpendicularis
 Gaumenbein, senkrechte Knochenplatte
20 Os palatinum, Lamina horizontalis
 Gaumenbein, horizontale Knochenplatte
21 Maxilla, Proc. palatinus
 Oberkiefer, Gaumenfortsatz
22 Meatus nasalis inferior
 Unterer Nasengang
23 Canalis incisivus
 Kanal für den Nasen-Gaumennerv
24 Spina nasalis anterior
 Vorderer Nasendorn
25 Concha nasalis inferior
 Untere Nasenmuschel
26 Hiatus maxillaris
 Öffnung der Kieferhöhle
27 Concha nasalis media
 Mittlere Nasenmuschel
28 Foramen sphenopalatinum
 Loch zwischen Flügelgaumengrube und Nasenhöhle
29 Concha nasalis superior
 Obere Nasenmuschel
30 Os nasale
 Nasenbein
31 Os ethmoidale, Lamina et Foramina cribrosa
 Siebbein, horizontale durchlöcherte Platte
32 Sinus frontalis
 Stirnhöhle
33 Sinus sphenoidalis
 Keilbeinhöhle
34 Sella turcica
 Türkensattel
35 Os frontale
 Stirnbein
36 Sutura coronalis
 Kranznaht
37 Dorsum sellae
 Sattelrücken des Türkensattels

Abb. 213 Schädel, Cranium; Mediansagittalschnitt; rechte Hälfte von medial

Sagittalschnitt durch den Schädel

Abb. 213

1. Sulci arteriosi
2. Os temporale, Pars squamosa
3. Sutura squamosa
4. Os parietale
5. Eminentia arcuata
6. Sulcus sinus sigmoidei
7. Os occipitale
8. Sutura lambdoidea
9. Protuberantia occipitalis externa
10. Sulcus sinus petrosi superioris
11. Porus et Meatus acusticus internus
12. Foramen mastoideum
13. Canalis hypoglossalis
14. Apex partis petrosae
15. Os occipitale
16. Os sphenoidale
17. Os sphenoidale, Proc. pterygoideus, Laminae medialis et lateralis
18. Hamulus pterygoideus
19. Os palatinum, Lamina perpendicularis
20. Os palatinum, Lamina horizontalis
21. Maxilla, Proc. palatinus
22. Canalis incisivus
23. Canalis incisivus
24. Spina nasalis anterior
25. Concha nasalis inferior
26. Hiatus maxillaris
27. Concha nasalis media
28. Foramen sphenopalatinum
29. Concha nasalis superior
30. Os nasale
31. Os ethmoidale, Lamina et Foramina cribrosa
32. Sinus frontalis
33. Sinus sphenoidalis
34. Sella turcica
35. Os frontale
36. Sutura coronalis
37. Dorsum sellae

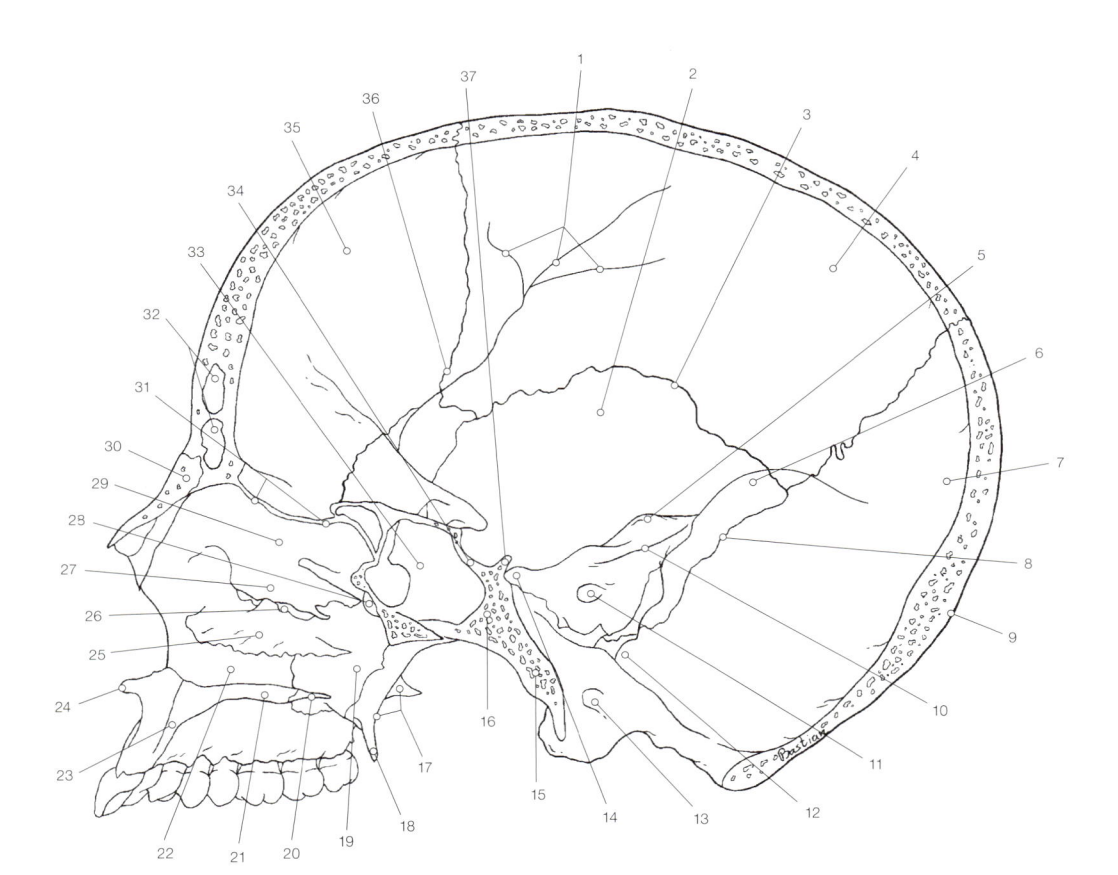

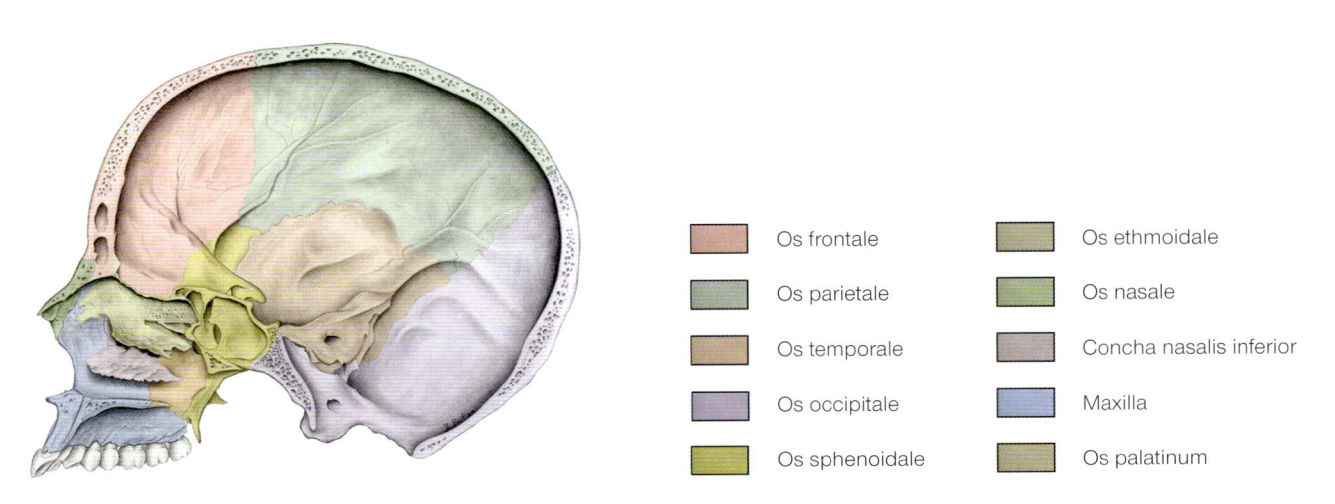

Abb. 214 Schädel, Cranium; Mediansagittalschnitt; coloriert, rechte Hälfte von medial

- Os frontale
- Os parietale
- Os temporale
- Os occipitale
- Os sphenoidale
- Os ethmoidale
- Os nasale
- Concha nasalis inferior
- Maxilla
- Os palatinum

Zusammensetzung des knöchernen Schädels

Abb. 215 Jochbein, Os zygomaticum; von lateral (rechts)

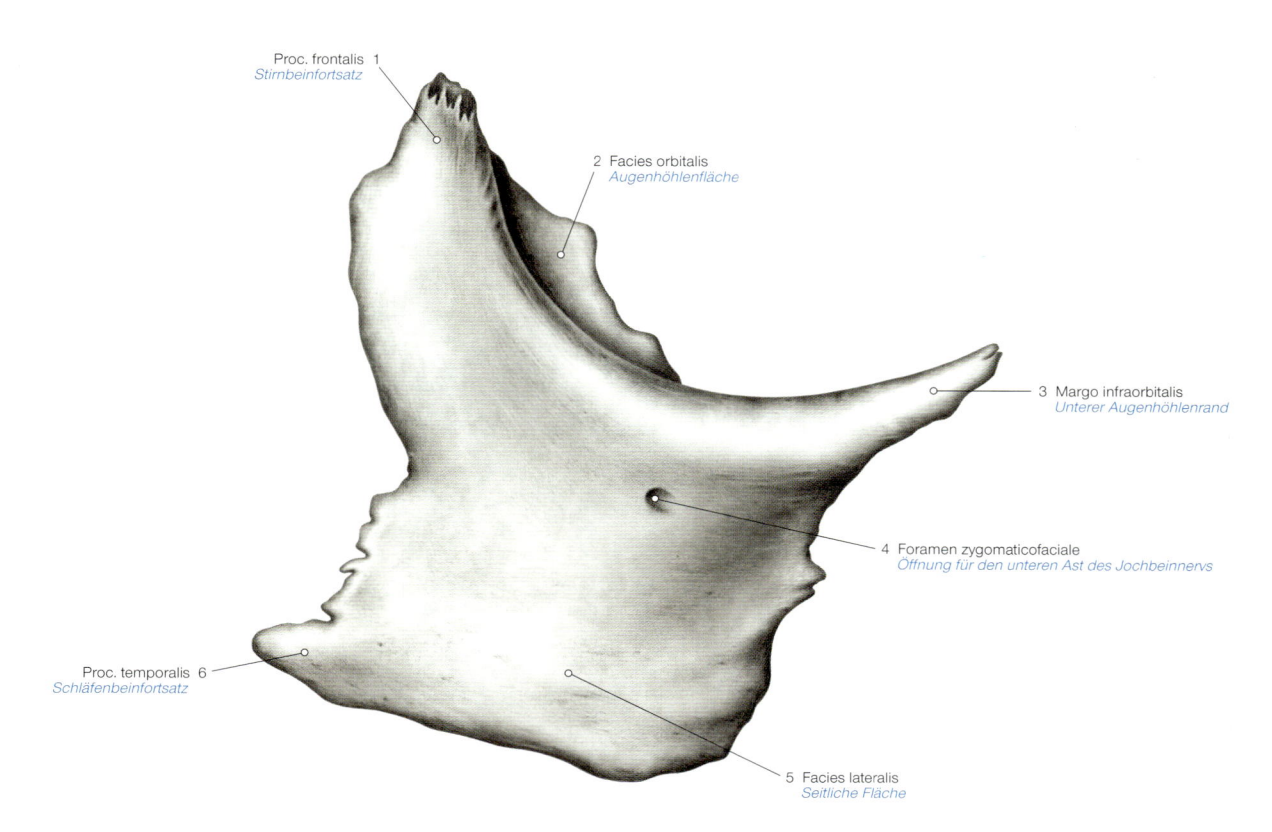

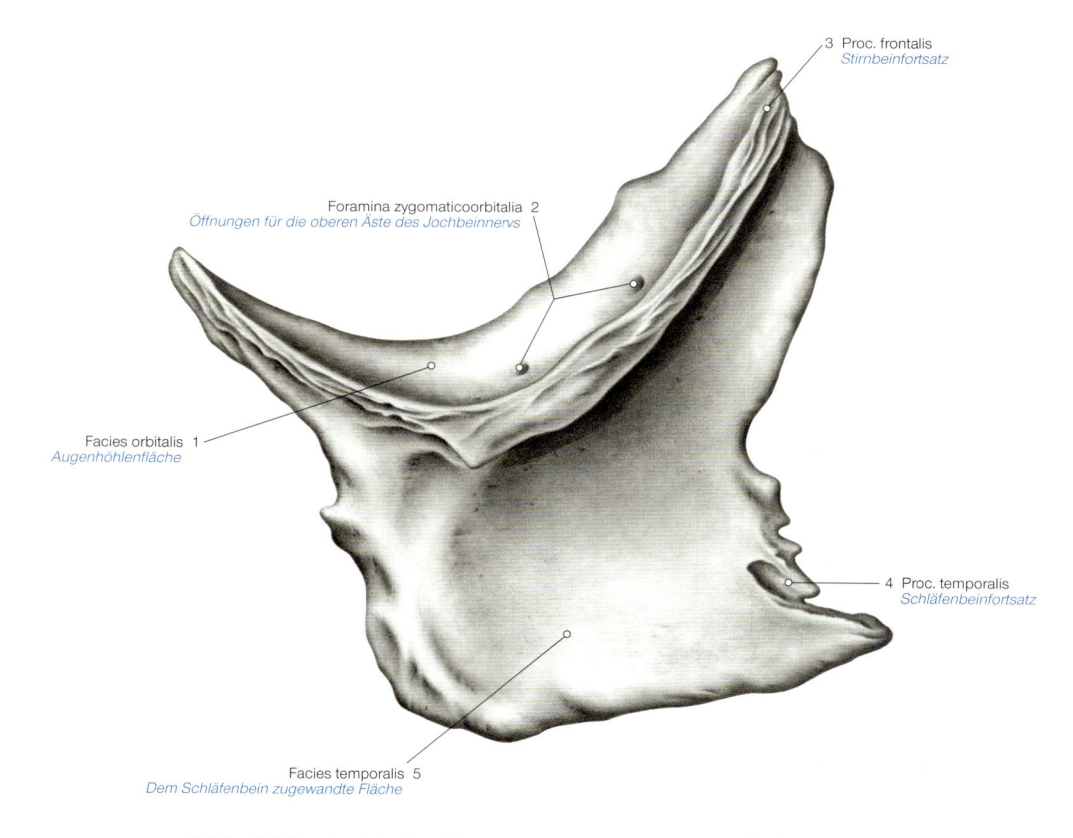

1 Proc. frontalis – *Stirnbeinfortsatz*
2 Facies orbitalis – *Augenhöhlenfläche*
3 Margo infraorbitalis – *Unterer Augenhöhlenrand*
4 Foramen zygomaticofaciale – *Öffnung für den unteren Ast des Jochbeinnervs*
5 Facies lateralis – *Seitliche Fläche*
6 Proc. temporalis – *Schläfenbeinfortsatz*

Abb. 216 Jochbein, Os zygomaticum; von medial (rechts)

1 Facies orbitalis – *Augenhöhlenfläche*
2 Foramina zygomaticoorbitalia – *Öffnungen für die oberen Äste des Jochbeinnervs*
3 Proc. frontalis – *Stirnbeinfortsatz*
4 Proc. temporalis – *Schläfenbeinfortsatz*
5 Facies temporalis – *Dem Schläfenbein zugewandte Fläche*

Jochbein, Os zygomaticum

Abb. 215

1 Proc. frontalis
2 Facies orbitalis
3 Margo infraorbitalis
4 Foramen zygomaticofaciale
5 Facies lateralis
6 Proc. temporalis

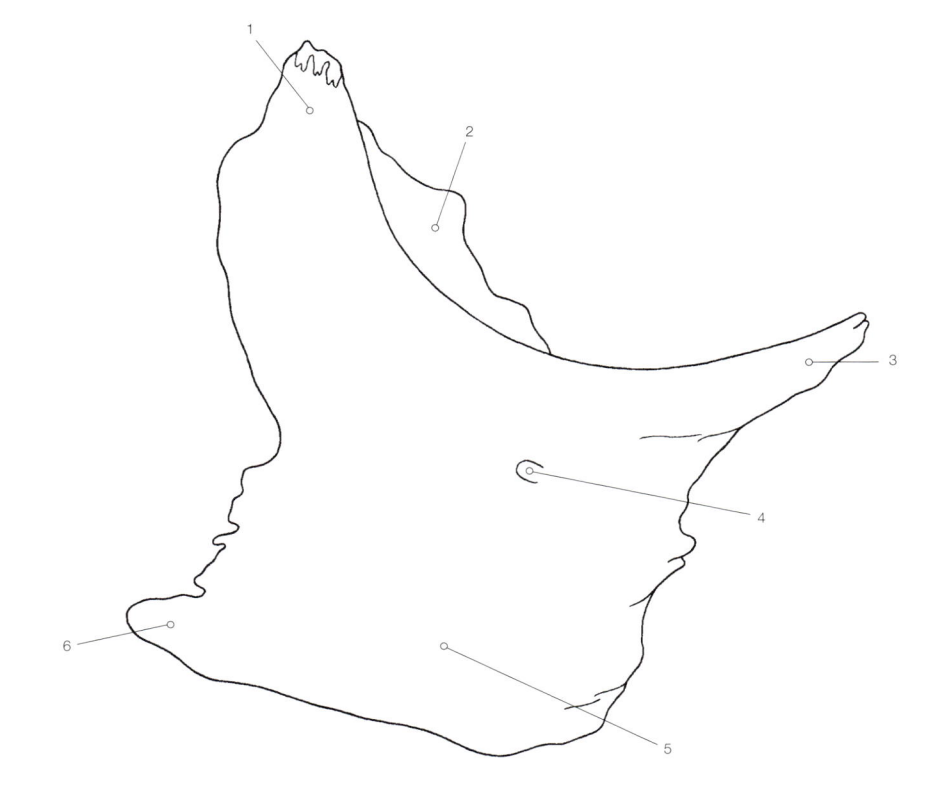

Abb. 216

1 Facies orbitalis
2 Foramina zygomaticoorbitalia
3 Proc. frontalis
4 Proc. temporalis
5 Facies temporalis

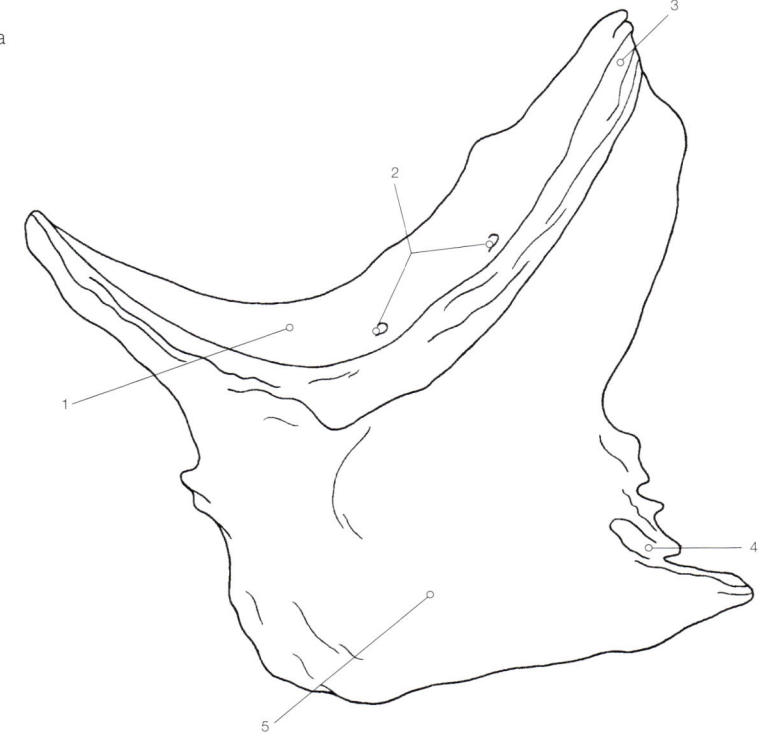

Zusammensetzung des knöchernen Schädels

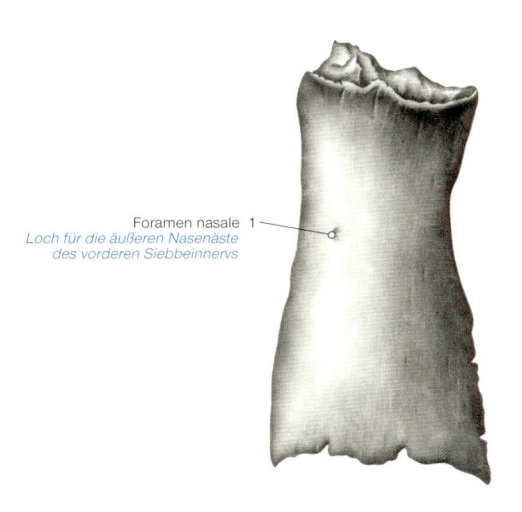

Abb. 217 Nasenbein, Os nasale; von außen (links)

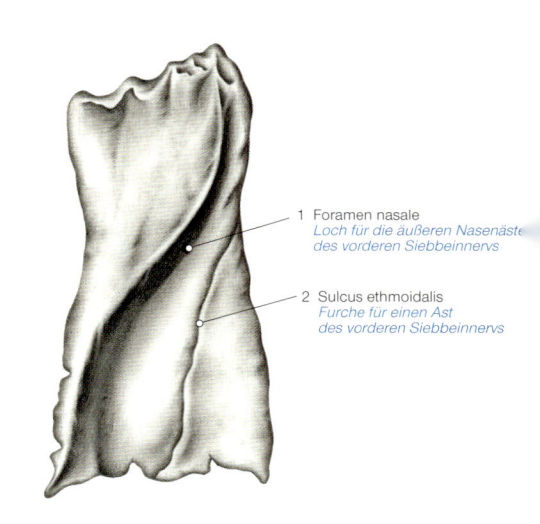

Abb. 218 Nasenbein, Os nasale; von innen (links)

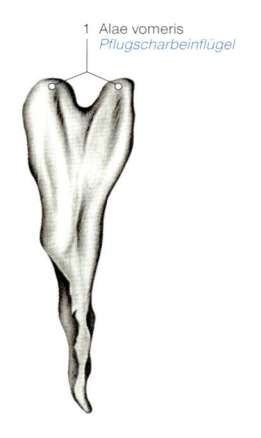

Abb. 219 Pflugscharbein, Vomer; von vorne

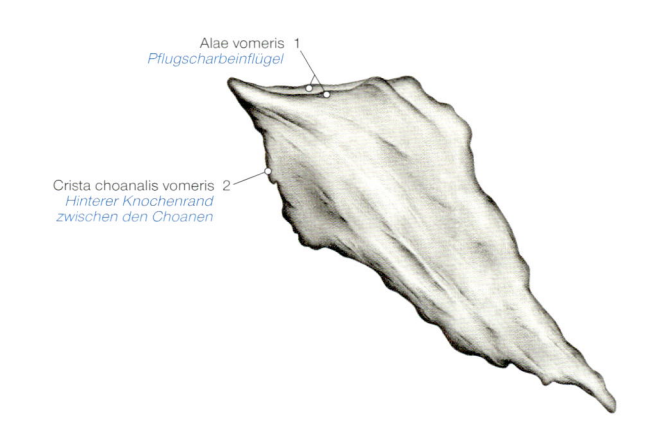

Abb. 220 Pflugscharbein, Vomer; rechte Seitenfläche von lateral

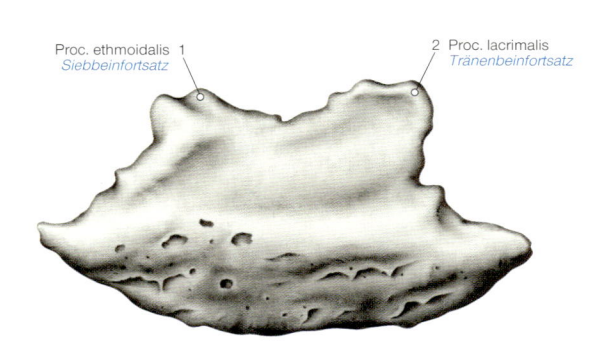

Abb. 221 Untere Nasenmuschel, Concha nasalis inferior; mediale Fläche (links)

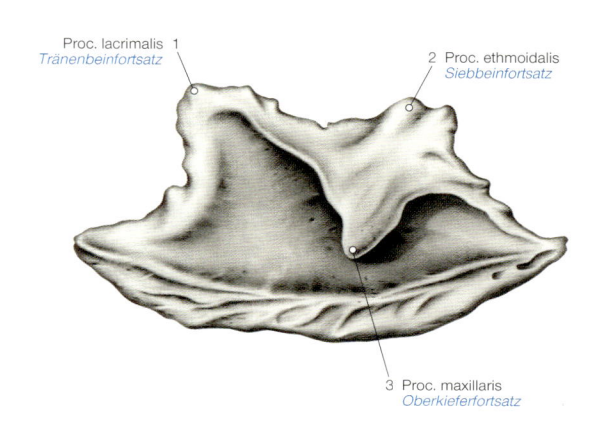

Abb. 222 Untere Nasenmuschel, Concha nasalis inferior; laterale Fläche (links)

Nasenbein, Os nasale; Pflugscharbein, Vomer;
untere Nasenmuschel, Concha nasalis inferior

Abb. 217

1 Foramen nasale

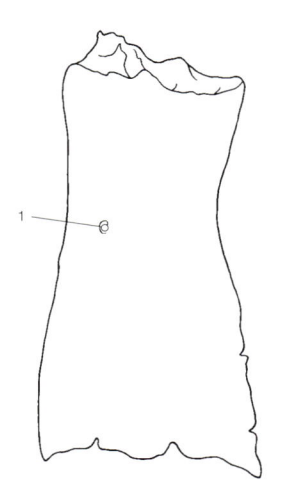

Abb. 218

1 Foramen nasale
2 Sulcus ethmoidalis

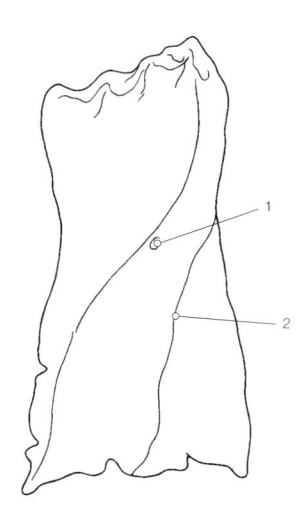

Abb. 219

1 Alae vomeris

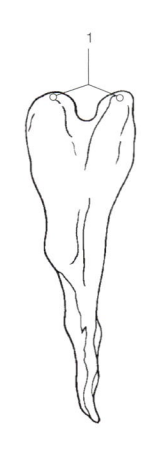

Abb. 220

1 Alae vomeris
2 Crista choanalis vomeris

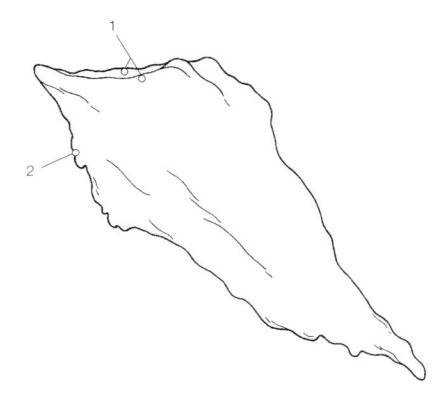

Abb. 221

1 Proc. ethmoidalis
2 Proc. lacrimalis

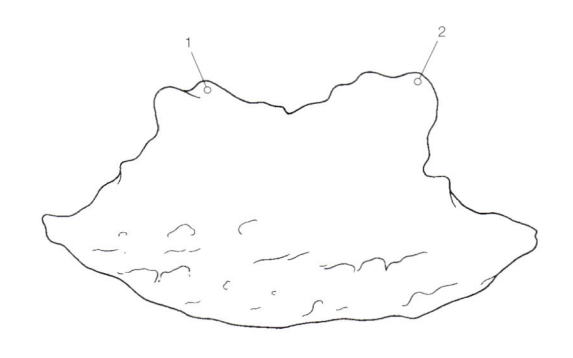

Abb. 222

1 Proc. lacrimalis
2 Proc. ethmoidalis
3 Proc. maxillaris

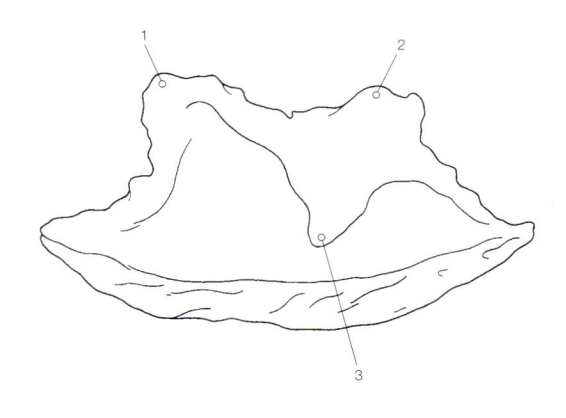

Zusammensetzung des knöchernen Schädels

Abb. 223 Gaumenbein, Os palatinum; von lateral (rechts)

- 6 Incisura sphenopalatina — Einkerbung zwischen Augenhöhlen- und Keilbeinfortsatz
- 1 Proc. orbitalis — Augenhöhlenfortsatz
- 5 Proc. sphenoidalis — Keilbeinfortsatz
- 2 Lamina perpendicularis, Facies maxillaris — Vertikal gestellte Lamelle, dem Oberkiefer zugewandte Fläche
- 4 Proc. pyramidalis — Pyramidenförmiger Fortsatz
- 3 Sulcus palatinus major — Furche für den großen Gaumennerv

Abb. 224 Gaumenbein, Os palatinum; von medial (rechts)

- 1 Proc. orbitalis — Augenhöhlenfortsatz
- 2 Incisura sphenopalatina — Einkerbung zwischen Augenhöhlen- und Keilbeinfortsatz
- 3 Proc. sphenoidalis — Keilbeinfortsatz
- 12 Crista ethmoidalis — Knochenleiste für die mittlere Nasenmuschel
- 4 Lamina perpendicularis, Facies nasalis — Vertikal gestellte Knochenplatte, Nasenfläche
- 11 Crista conchalis — Knochenleiste für die untere Nasenmuschel
- 5 Proc. pyramidalis — Pyramidenförmiger Fortsatz
- 10 Facies nasalis — Nasenfläche
- 9 Lamina horizontalis — Horizontale Lamelle
- 8 Facies palatina — Oral gelegene Fläche
- 6 Foramen palatinum majus — Großes Gaumenloch
- 7 Spina nasalis posterior — Hinterer Nasendorn

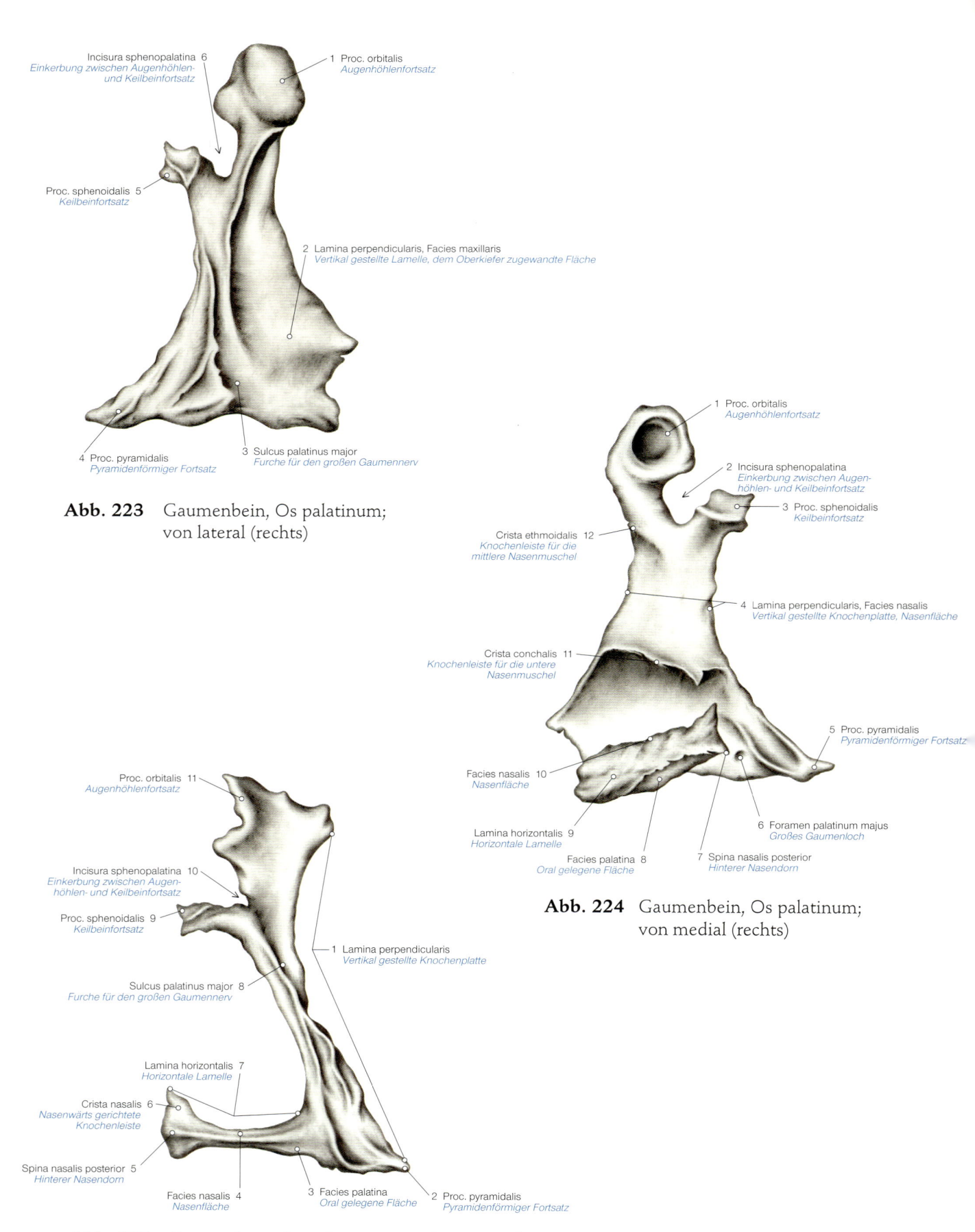

Abb. 225 Gaumenbein, Os palatinum; von hinten (rechts)

- 11 Proc. orbitalis — Augenhöhlenfortsatz
- 10 Incisura sphenopalatina — Einkerbung zwischen Augenhöhlen- und Keilbeinfortsatz
- 9 Proc. sphenoidalis — Keilbeinfortsatz
- 1 Lamina perpendicularis — Vertikal gestellte Knochenplatte
- 8 Sulcus palatinus major — Furche für den großen Gaumennerv
- 7 Lamina horizontalis — Horizontale Lamelle
- 6 Crista nasalis — Nasenwärts gerichtete Knochenleiste
- 5 Spina nasalis posterior — Hinterer Nasendorn
- 4 Facies nasalis — Nasenfläche
- 3 Facies palatina — Oral gelegene Fläche
- 2 Proc. pyramidalis — Pyramidenförmiger Fortsatz

Gaumenbein, Os palatinum 163

Abb. 223

1. Proc. orbitalis
2. Lamina perpendicularis, Facies maxillaris
3. Sulcus palatinus major
4. Proc. pyramidalis
5. Proc. sphenoidalis
6. Incisura sphenopalatina

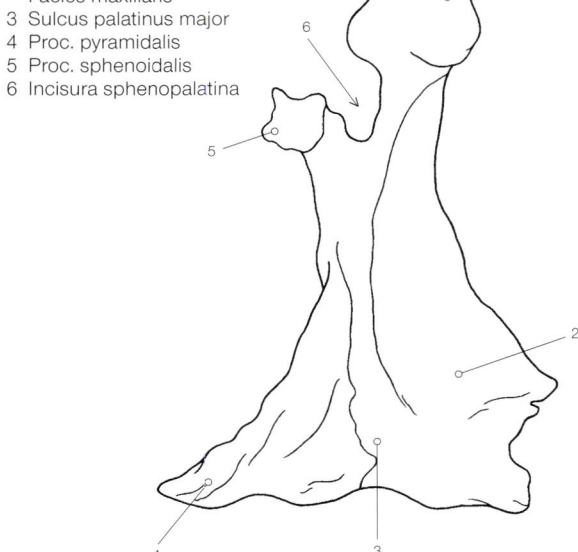

Abb. 224

1. Proc. orbitalis
2. Incisura sphenopalatina
3. Proc. sphenoidalis
4. Lamina perpendicularis, Facies nasalis
5. Proc. pyramidalis
6. Foramen palatinum majus
7. Spina nasalis posterior
8. Facies palatina
9. Lamina horizontalis
10. Facies nasalis
11. Crista conchalis
12. Crista ethmoidalis

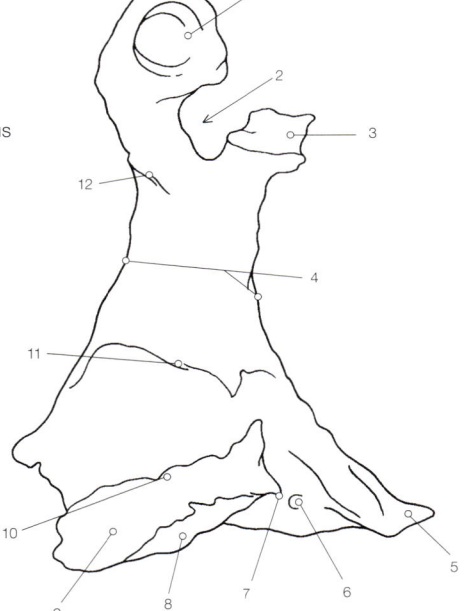

Abb. 225

1. Lamina perpendicularis
2. Proc. pyramidalis
3. Facies palatina
4. Facies nasalis
5. Spina nasalis posterior
6. Crista nasalis
7. Lamina horizontalis
8. Sulcus palatinus major
9. Proc. sphenoidalis
10. Incisura sphenopalatina
11. Proc. orbitalis

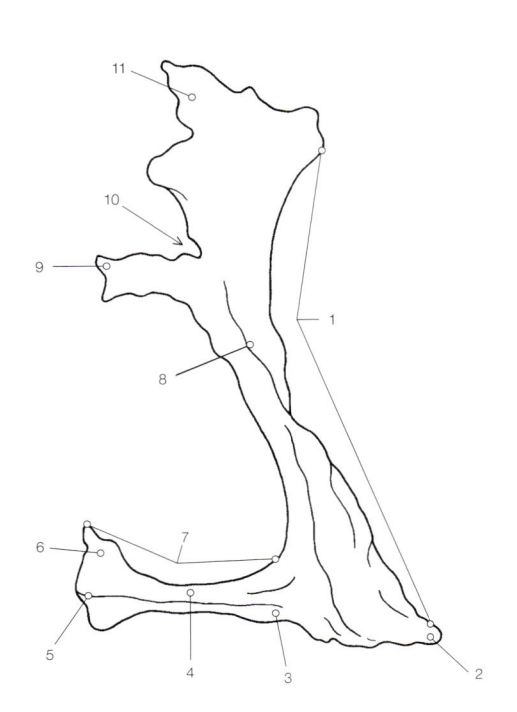

164 Zusammensetzung des knöchernen Schädels

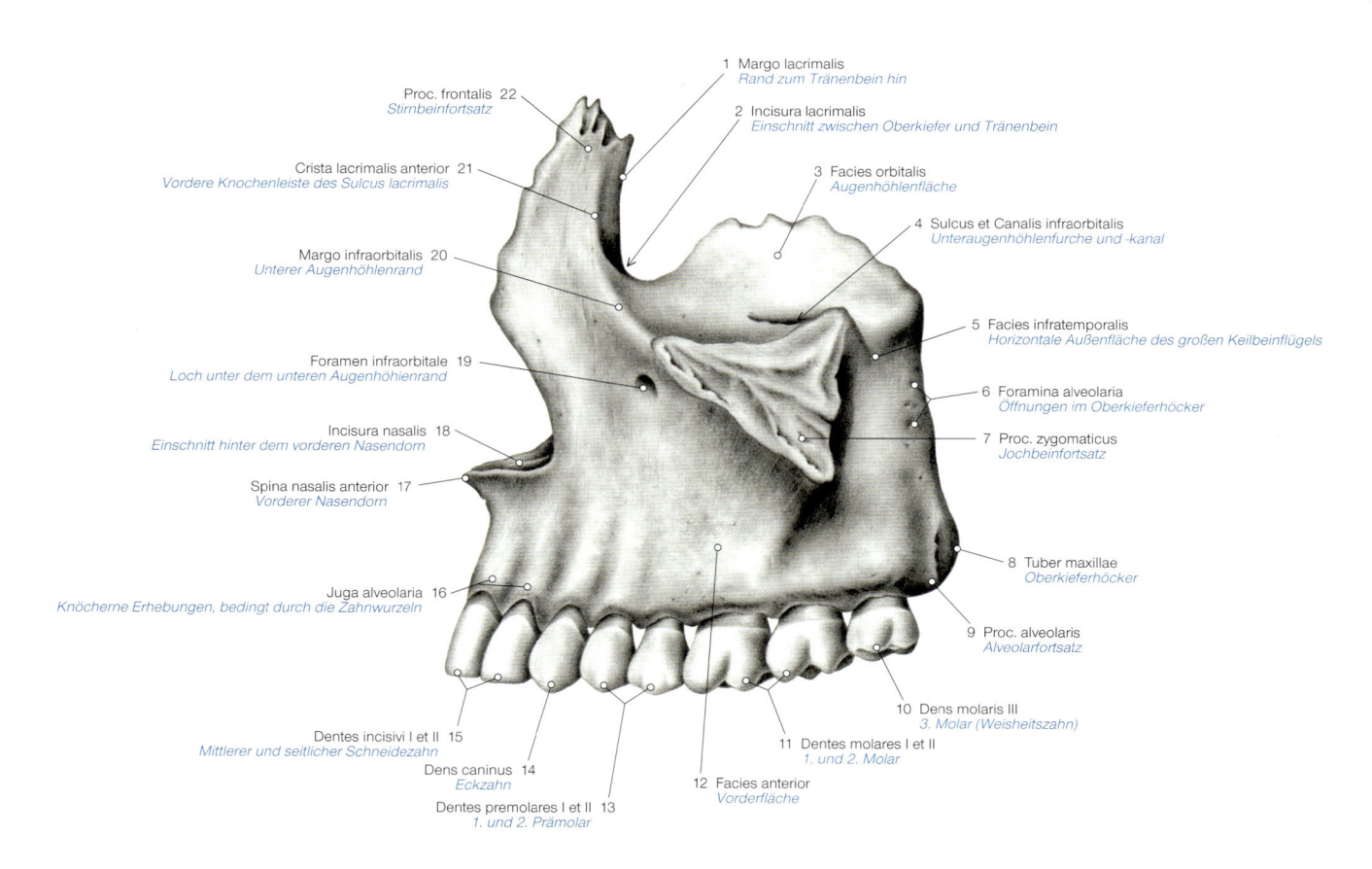

Abb. 226 Oberkieferknochen, Maxilla; linke Seite von lateral

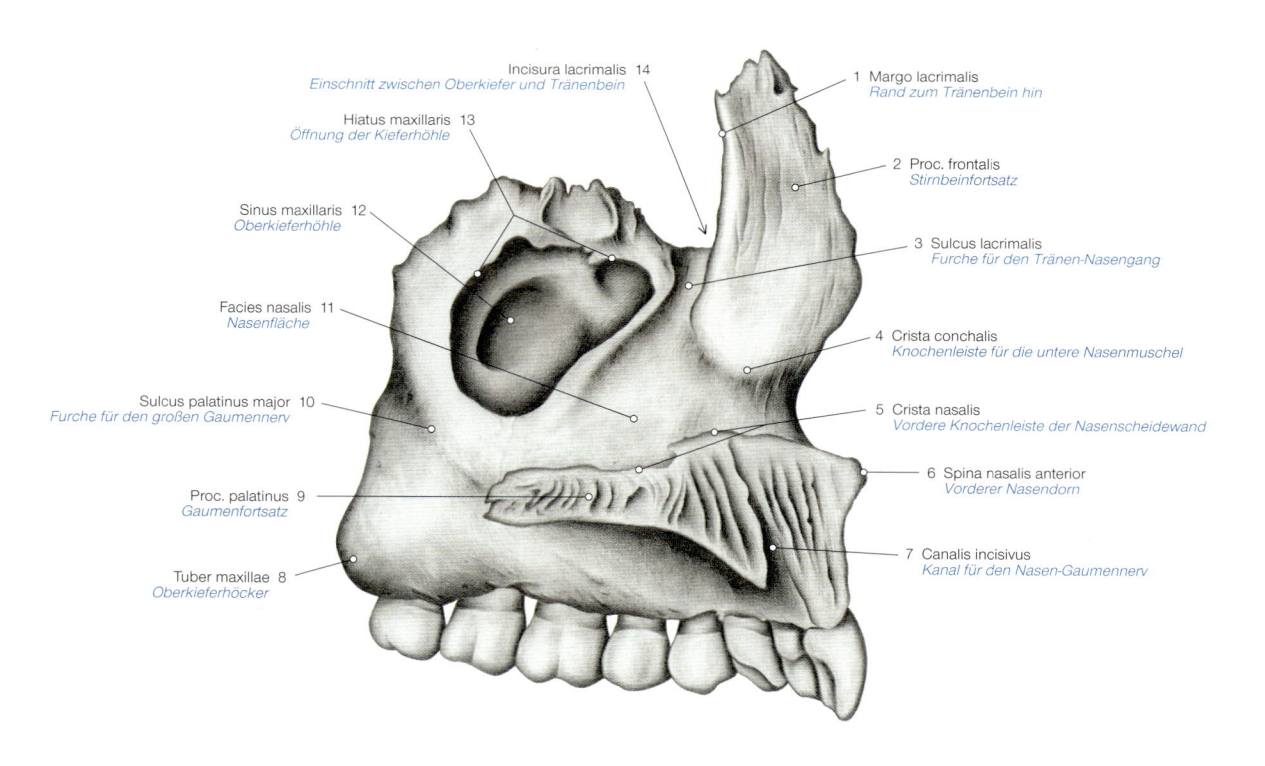

Labels:
- 1 Margo lacrimalis — *Rand zum Tränenbein hin*
- 2 Incisura lacrimalis — *Einschnitt zwischen Oberkiefer und Tränenbein*
- 3 Facies orbitalis — *Augenhöhlenfläche*
- 4 Sulcus et Canalis infraorbitalis — *Unteraugenhöhlenfurche und -kanal*
- 5 Facies infratemporalis — *Horizontale Außenfläche des großen Keilbeinflügels*
- 6 Foramina alveolaria — *Öffnungen im Oberkieferhöcker*
- 7 Proc. zygomaticus — *Jochbeinfortsatz*
- 8 Tuber maxillae — *Oberkieferhöcker*
- 9 Proc. alveolaris — *Alveolarfortsatz*
- 10 Dens molaris III — *3. Molar (Weisheitszahn)*
- 11 Dentes molares I et II — *1. und 2. Molar*
- 12 Facies anterior — *Vorderfläche*
- 13 Dentes premolares I et II — *1. und 2. Prämolar*
- 14 Dens caninus — *Eckzahn*
- 15 Dentes incisivi I et II — *Mittlerer und seitlicher Schneidezahn*
- 16 Juga alveolaria — *Knöcherne Erhebungen, bedingt durch die Zahnwurzeln*
- 17 Spina nasalis anterior — *Vorderer Nasendorn*
- 18 Incisura nasalis — *Einschnitt hinter dem vorderen Nasendorn*
- 19 Foramen infraorbitale — *Loch unter dem unteren Augenhöhlenrand*
- 20 Margo infraorbitalis — *Unterer Augenhöhlenrand*
- 21 Crista lacrimalis anterior — *Vordere Knochenleiste des Sulcus lacrimalis*
- 22 Proc. frontalis — *Stirnbeinfortsatz*

Abb. 227 Oberkieferknochen, Maxilla; linke Seite von medial

Labels:
- 1 Margo lacrimalis — *Rand zum Tränenbein hin*
- 2 Proc. frontalis — *Stirnbeinfortsatz*
- 3 Sulcus lacrimalis — *Furche für den Tränen-Nasengang*
- 4 Crista conchalis — *Knochenleiste für die untere Nasenmuschel*
- 5 Crista nasalis — *Vordere Knochenleiste der Nasenscheidewand*
- 6 Spina nasalis anterior — *Vorderer Nasendorn*
- 7 Canalis incisivus — *Kanal für den Nasen-Gaumennerv*
- 8 Tuber maxillae — *Oberkieferhöcker*
- 9 Proc. palatinus — *Gaumenfortsatz*
- 10 Sulcus palatinus major — *Furche für den großen Gaumennerv*
- 11 Facies nasalis — *Nasenfläche*
- 12 Sinus maxillaris — *Oberkieferhöhle*
- 13 Hiatus maxillaris — *Öffnung der Kieferhöhle*
- 14 Incisura lacrimalis — *Einschnitt zwischen Oberkiefer und Tränenbein*

Oberkiefer, Maxilla

Abb. 226

1. Margo lacrimalis
2. Incisura lacrimalis
3. Facies orbitalis
4. Sulcus et Canalis infraorbitalis
5. Facies infratemporalis
6. Foramina alveolaria
7. Proc. zygomaticus
8. Tuber maxillae
9. Proc. alveolaris
10. Dens molaris III
11. Dentes molares I et II
12. Facies anterior
13. Dentes premolares I et II
14. Dens caninus
15. Dentes incisivi I et II
16. Juga alveolaria
17. Spina nasalis anterior
18. Incisura nasalis
19. Foramen infraorbitale
20. Margo infraorbitalis
21. Crista lacrimalis anterior
22. Proc. frontalis

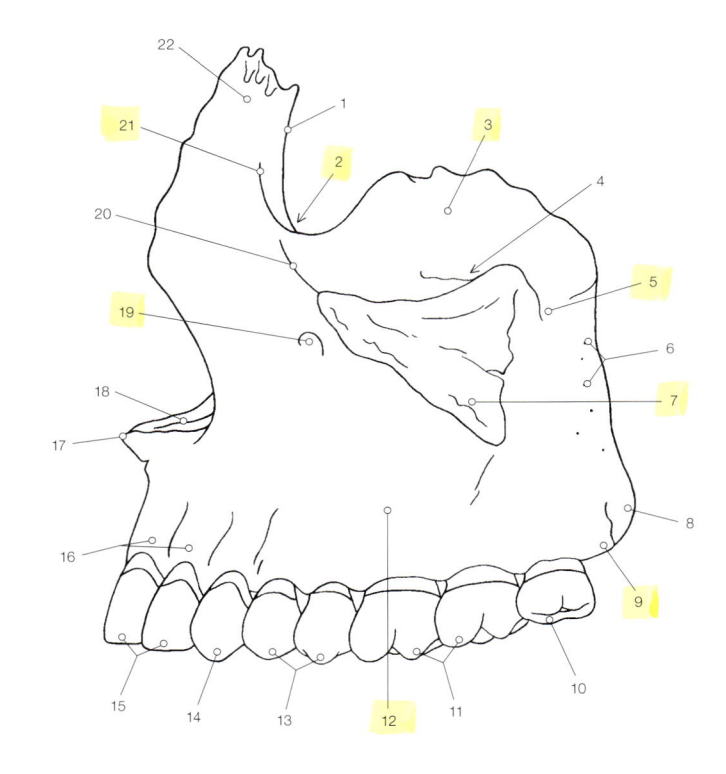

Abb. 227

1. Margo lacrimalis
2. Proc. frontalis
3. Sulcus lacrimalis
4. Crista conchalis
5. Crista nasalis
6. Spina nasalis anterior
7. Canalis incisivus
8. Tuber maxillae
9. Proc. palatinus
10. Sulcus palatinus major
11. Facies nasalis
12. Sinus maxillaris
13. Hiatus maxillaris
14. Incisura lacrimalis

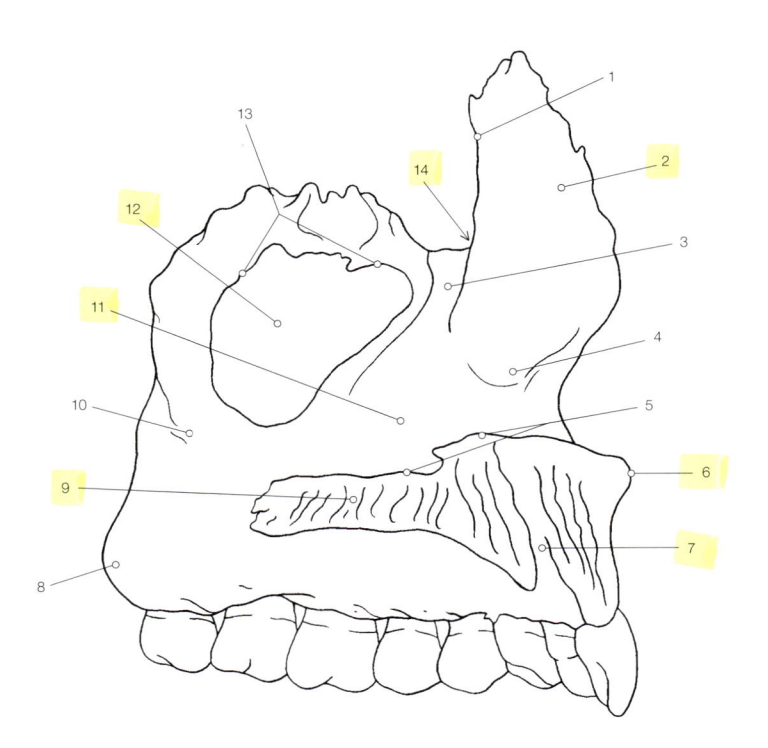

Zusammensetzung des knöchernen Schädels

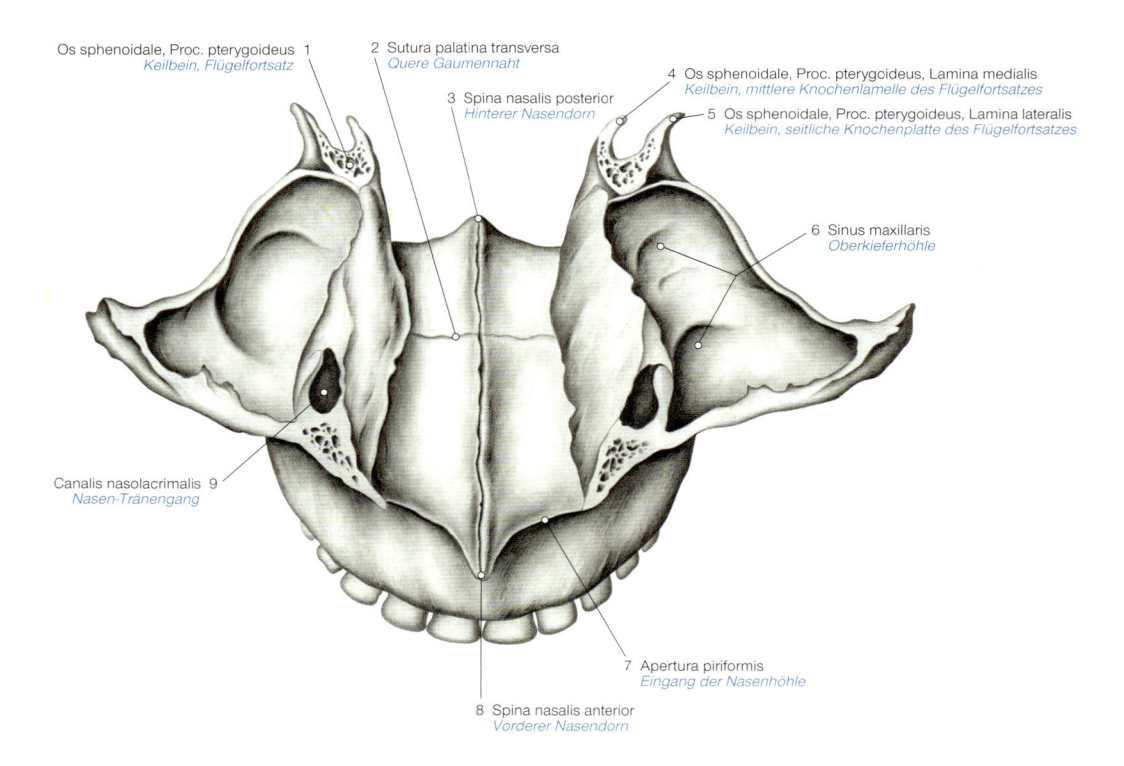

Abb. 228 Harter Gaumen, Palatum durum; Oberkieferhöhle, Sinus maxillaris; untere Nasenmuschel, Concha nasalis inferior; von oben

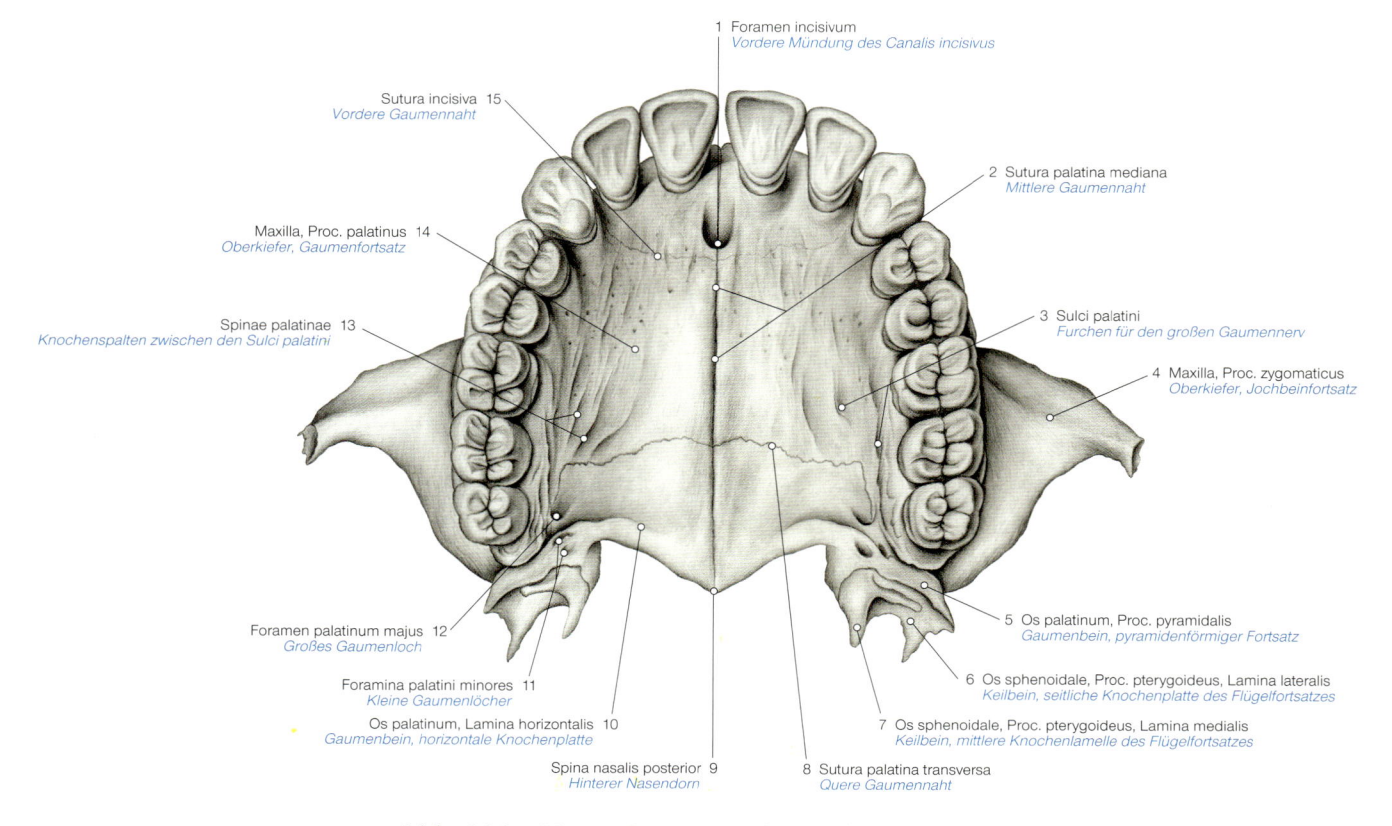

1 Os sphenoidale, Proc. pterygoideus — *Keilbein, Flügelfortsatz*
2 Sutura palatina transversa — *Quere Gaumennaht*
3 Spina nasalis posterior — *Hinterer Nasendorn*
4 Os sphenoidale, Proc. pterygoideus, Lamina medialis — *Keilbein, mittlere Knochenlamelle des Flügelfortsatzes*
5 Os sphenoidale, Proc. pterygoideus, Lamina lateralis — *Keilbein, seitliche Knochenplatte des Flügelfortsatzes*
6 Sinus maxillaris — *Oberkieferhöhle*
7 Apertura piriformis — *Eingang der Nasenhöhle*
8 Spina nasalis anterior — *Vorderer Nasendorn*
9 Canalis nasolacrimalis — *Nasen-Tränengang*

Abb. 229 Harter Gaumen, Palatum durum; von unten

1 Foramen incisivum — *Vordere Mündung des Canalis incisivus*
2 Sutura palatina mediana — *Mittlere Gaumennaht*
3 Sulci palatini — *Furchen für den großen Gaumennerv*
4 Maxilla, Proc. zygomaticus — *Oberkiefer, Jochbeinfortsatz*
5 Os palatinum, Proc. pyramidalis — *Gaumenbein, pyramidenförmiger Fortsatz*
6 Os sphenoidale, Proc. pterygoideus, Lamina lateralis — *Keilbein, seitliche Knochenplatte des Flügelfortsatzes*
7 Os sphenoidale, Proc. pterygoideus, Lamina medialis — *Keilbein, mittlere Knochenlamelle des Flügelfortsatzes*
8 Sutura palatina transversa — *Quere Gaumennaht*
9 Spina nasalis posterior — *Hinterer Nasendorn*
10 Os palatinum, Lamina horizontalis — *Gaumenbein, horizontale Knochenplatte*
11 Foramina palatini minores — *Kleine Gaumenlöcher*
12 Foramen palatinum majus — *Großes Gaumenloch*
13 Spinae palatinae — *Knochenspalten zwischen den Sulci palatini*
14 Maxilla, Proc. palatinus — *Oberkiefer, Gaumenfortsatz*
15 Sutura incisiva — *Vordere Gaumennaht*

Abb. 228

1. Os sphenoidale, Proc. pterygoideus
2. Sutura palatina transversa
3. Spina nasalis posterior
4. Os sphenoidale, Proc. pterygoideus, Lamina medialis
5. Os sphenoidale, Proc. pterygoideus, Lamina lateralis
6. Sinus maxillaris
7. Apertura piriformis
8. Spina nasalis anterior
9. Canalis nasolacrimalis

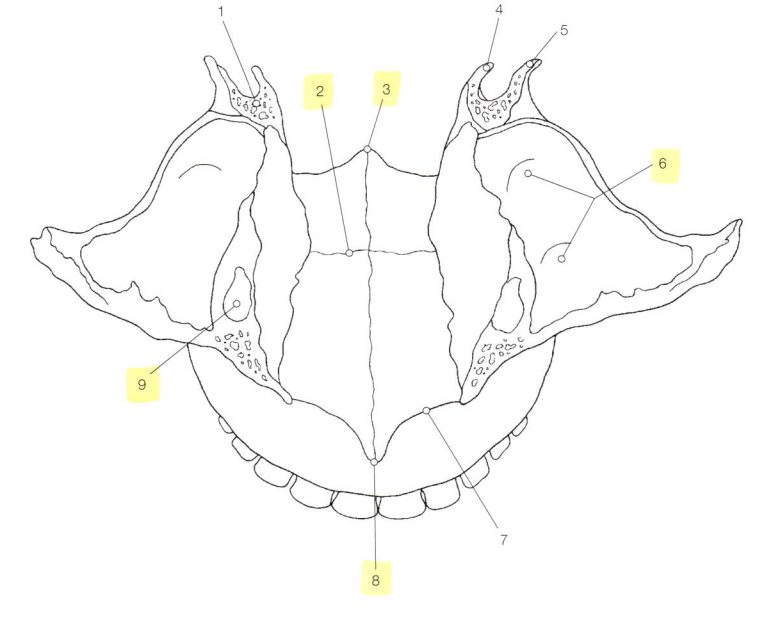

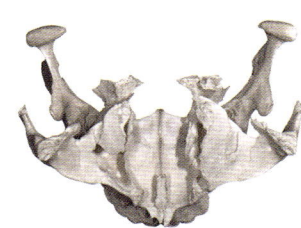

Abb. 230 Oberkiefer, Maxilla in situ mit Unterkiefer, Mandibula; von oben

Abb. 229

1. Foramen incisivum
2. Sutura palatina mediana
3. Sulci palatini
4. Maxilla, Proc. zygomaticus
5. Os palatinum, Proc. pyramidalis
6. Os sphenoidale, Proc. pterygoideus, Lamina lateralis
7. Os sphenoidale, Proc. pterygoideus, Lamina medialis
8. Sutura palatina transversa
9. Spina nasalis posterior
10. Os palatinum, Lamina horizontalis
11. Foramina palatini minores
12. Foramen palatinum majus
13. Spinae palatinae
14. Maxilla, Proc. palatinus
15. Sutura incisiva

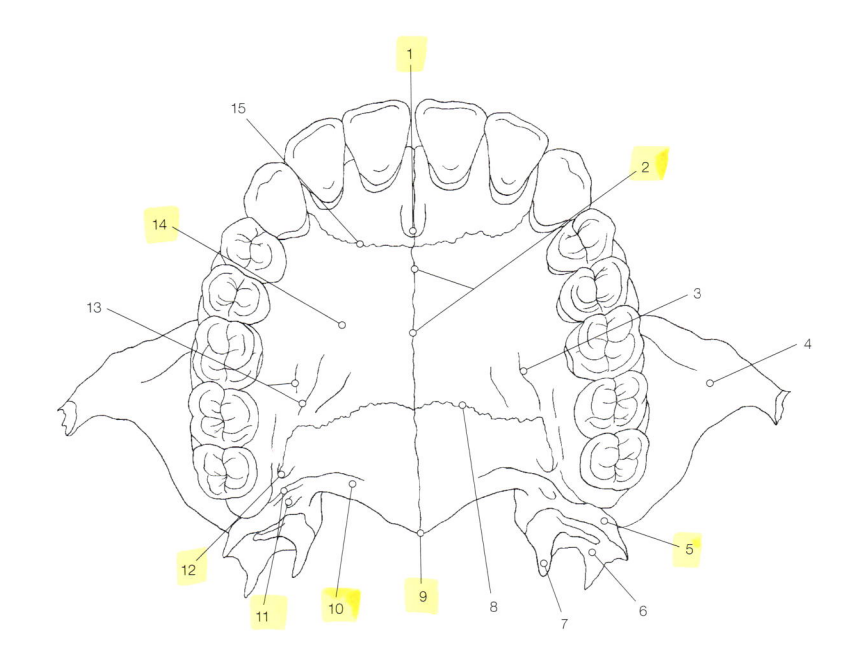

168 Zusammensetzung des knöchernen Schädels

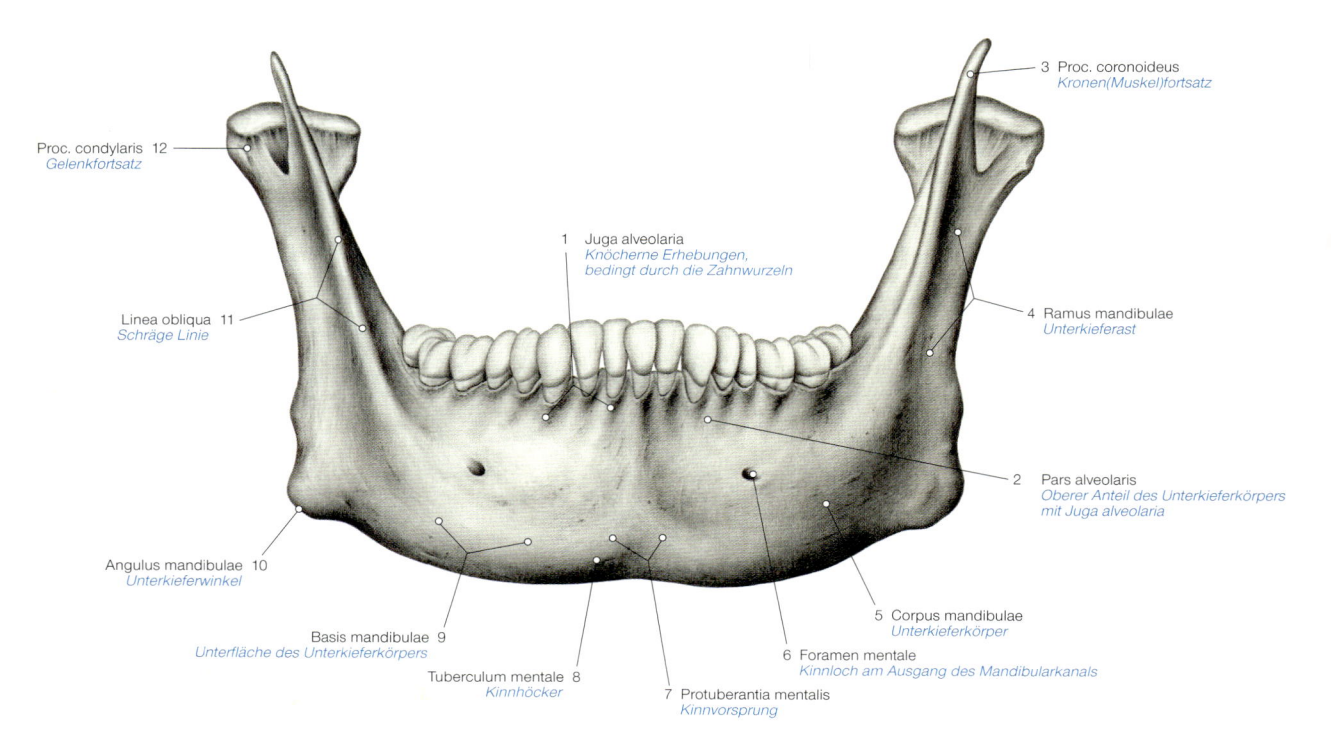

Abb. 231 Unterkiefer, Mandibula; von vorne

1 Juga alveolaria
Knöcherne Erhebungen, bedingt durch die Zahnwurzeln
2 Pars alveolaris
Oberer Anteil des Unterkieferkörpers mit Juga alveolaria
3 Proc. coronoideus
Kronen(Muskel)fortsatz
4 Ramus mandibulae
Unterkieferast
5 Corpus mandibulae
Unterkieferkörper
6 Foramen mentale
Kinnloch am Ausgang des Mandibularkanals
7 Protuberantia mentalis
Kinnvorsprung
8 Tuberculum mentale
Kinnhöcker
9 Basis mandibulae
Unterfläche des Unterkieferkörpers
10 Angulus mandibulae
Unterkieferwinkel
11 Linea obliqua
Schräge Linie
12 Proc. condylaris
Gelenkfortsatz

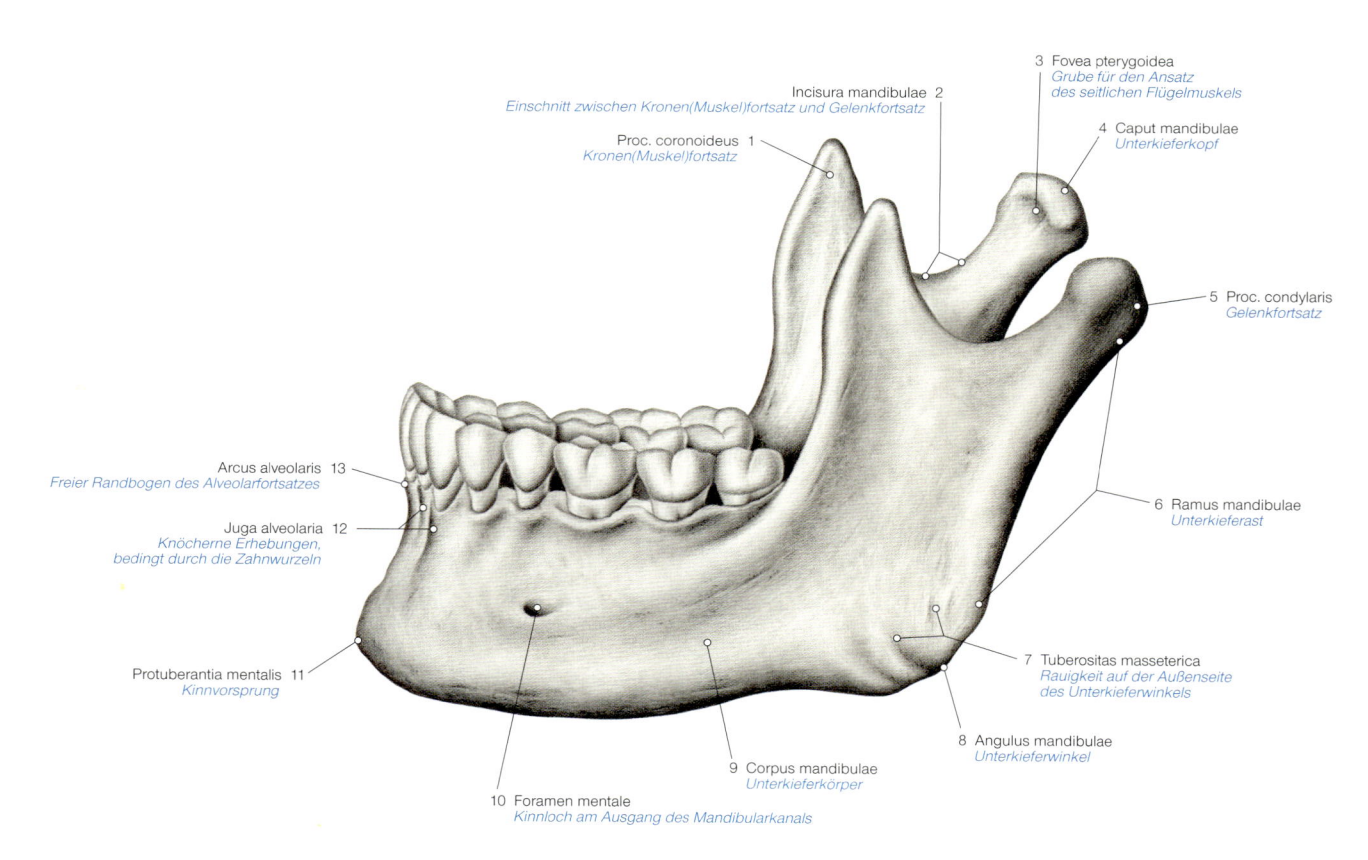

Abb. 232 Unterkiefer, Mandibula; linke Seite von lateral oben

1 Proc. coronoideus
Kronen(Muskel)fortsatz
2 Incisura mandibulae
Einschnitt zwischen Kronen(Muskel)fortsatz und Gelenkfortsatz
3 Fovea pterygoidea
Grube für den Ansatz des seitlichen Flügelmuskels
4 Caput mandibulae
Unterkieferkopf
5 Proc. condylaris
Gelenkfortsatz
6 Ramus mandibulae
Unterkieferast
7 Tuberositas masseterica
Rauigkeit auf der Außenseite des Unterkieferwinkels
8 Angulus mandibulae
Unterkieferwinkel
9 Corpus mandibulae
Unterkieferkörper
10 Foramen mentale
Kinnloch am Ausgang des Mandibularkanals
11 Protuberantia mentalis
Kinnvorsprung
12 Juga alveolaria
Knöcherne Erhebungen, bedingt durch die Zahnwurzeln
13 Arcus alveolaris
Freier Randbogen des Alveolarfortsatzes

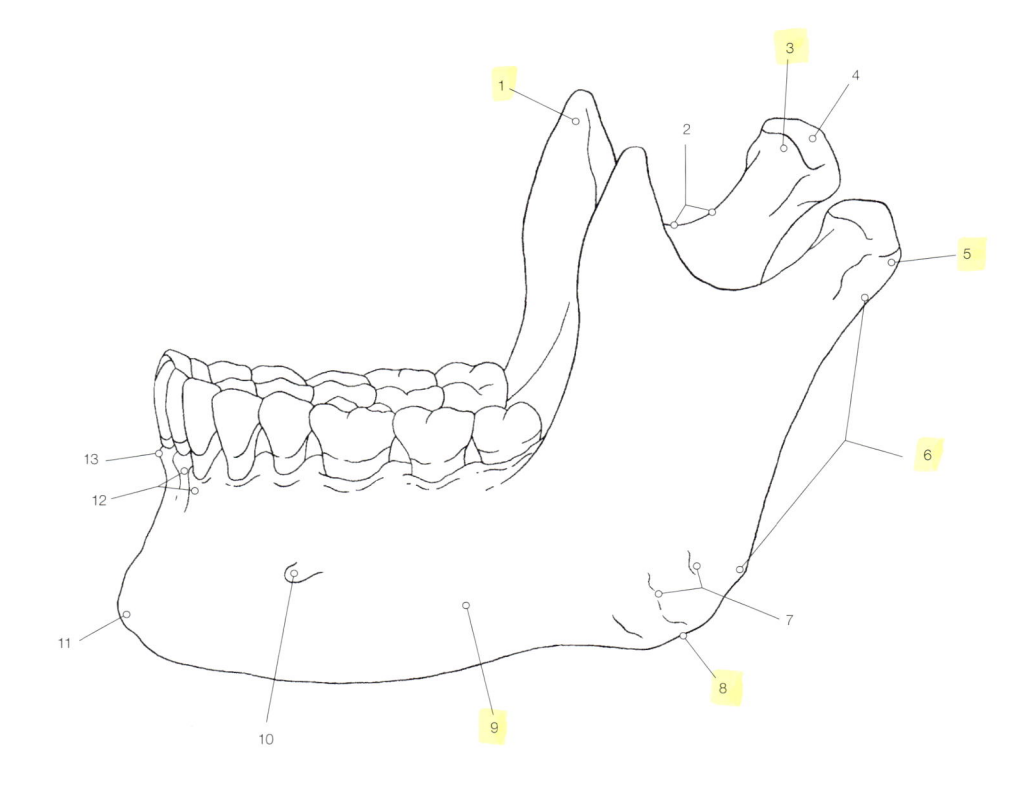

Unterkiefer, Mandibula 169

Abb. 231

1 Juga alveolaria
2 Pars alveolaris
3 Proc. coronoideus
4 Ramus mandibulae
5 Corpus mandibulae
6 Foramen mentale
7 Protuberantia mentalis
8 Tuberculum mentale
9 Basis mandibulae
10 Angulus mandibulae
11 Linea obliqua
12 Proc. condylaris

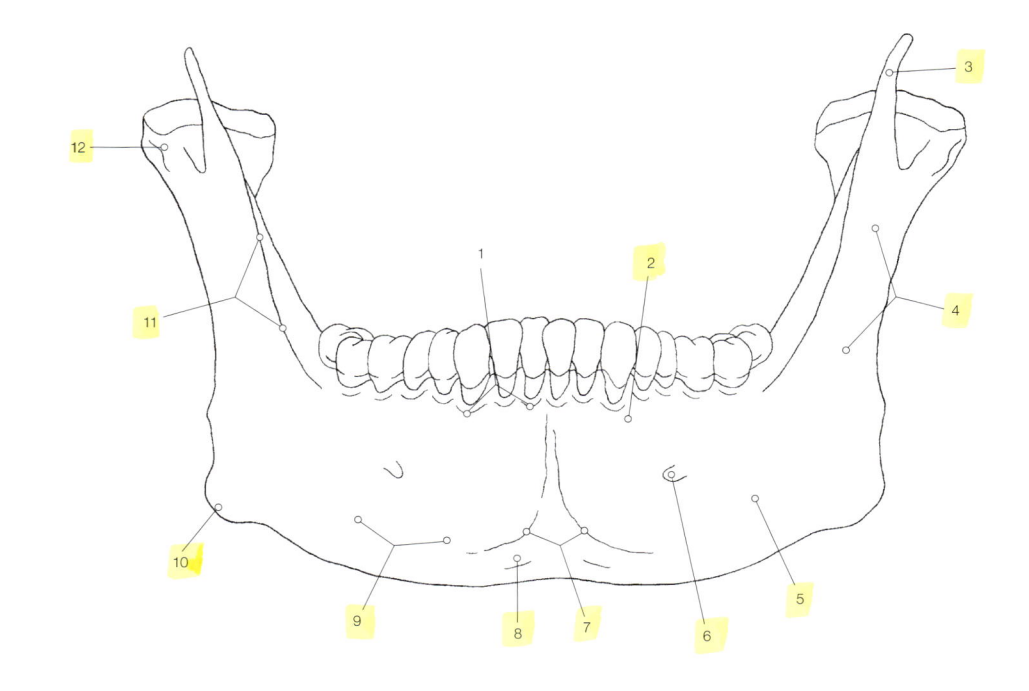

Abb. 232

1 Proc. coronoideus
2 Incisura mandibulae
3 Fovea pterygoicea
4 Caput mandibulae
5 Proc. condylaris
6 Ramus mandibulae
7 Tuberositas masseterica
8 Angulus mandibulae
9 Corpus mandibulae
10 Foramen mentale
11 Protuberantia mentalis
12 Juga alveolaria
13 Arcus alveolaris

170 Zusammensetzung des knöchernen Schädels

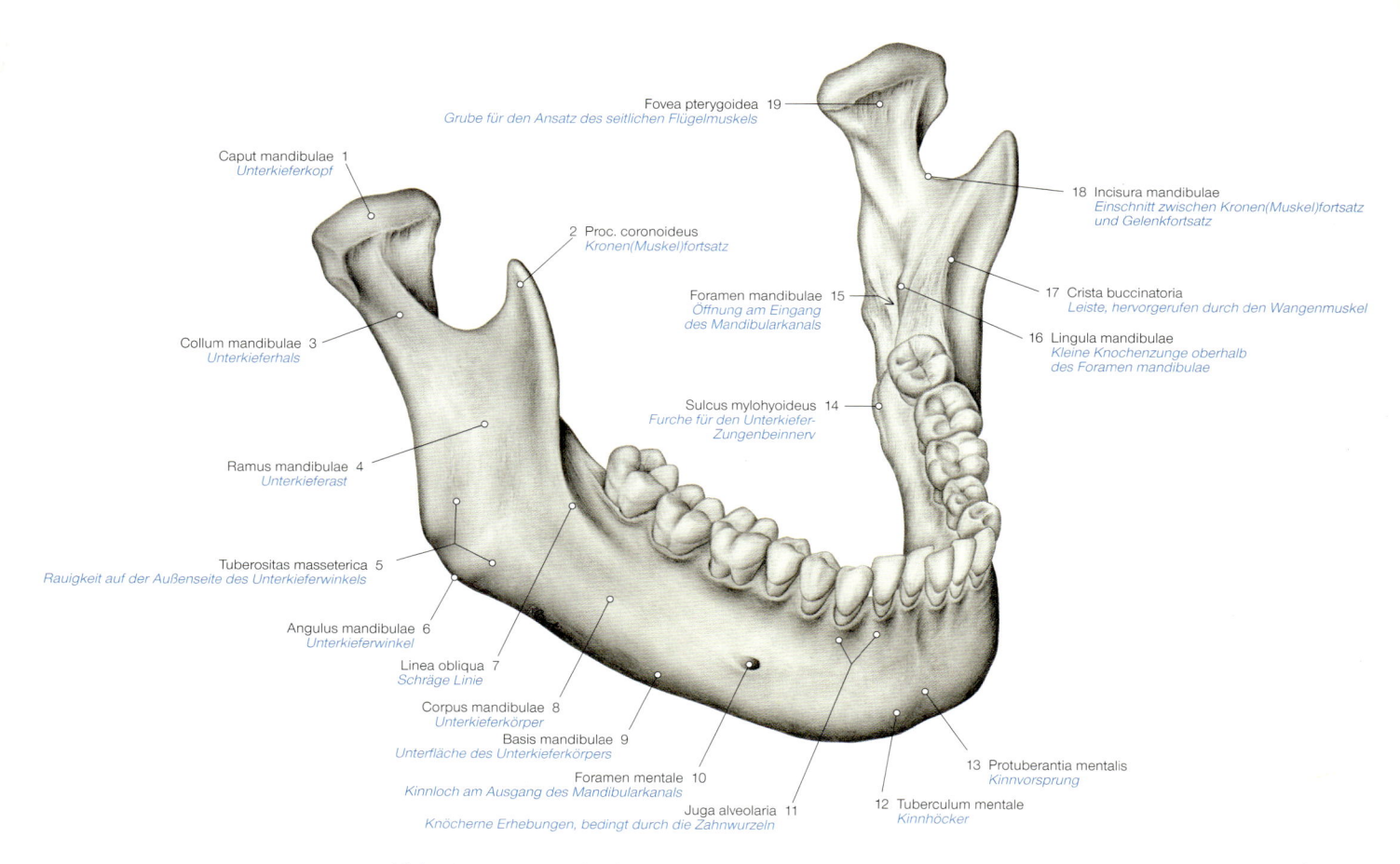

Abb. 233 Unterkiefer, Mandibula; von lateral (rechts) vorne oben

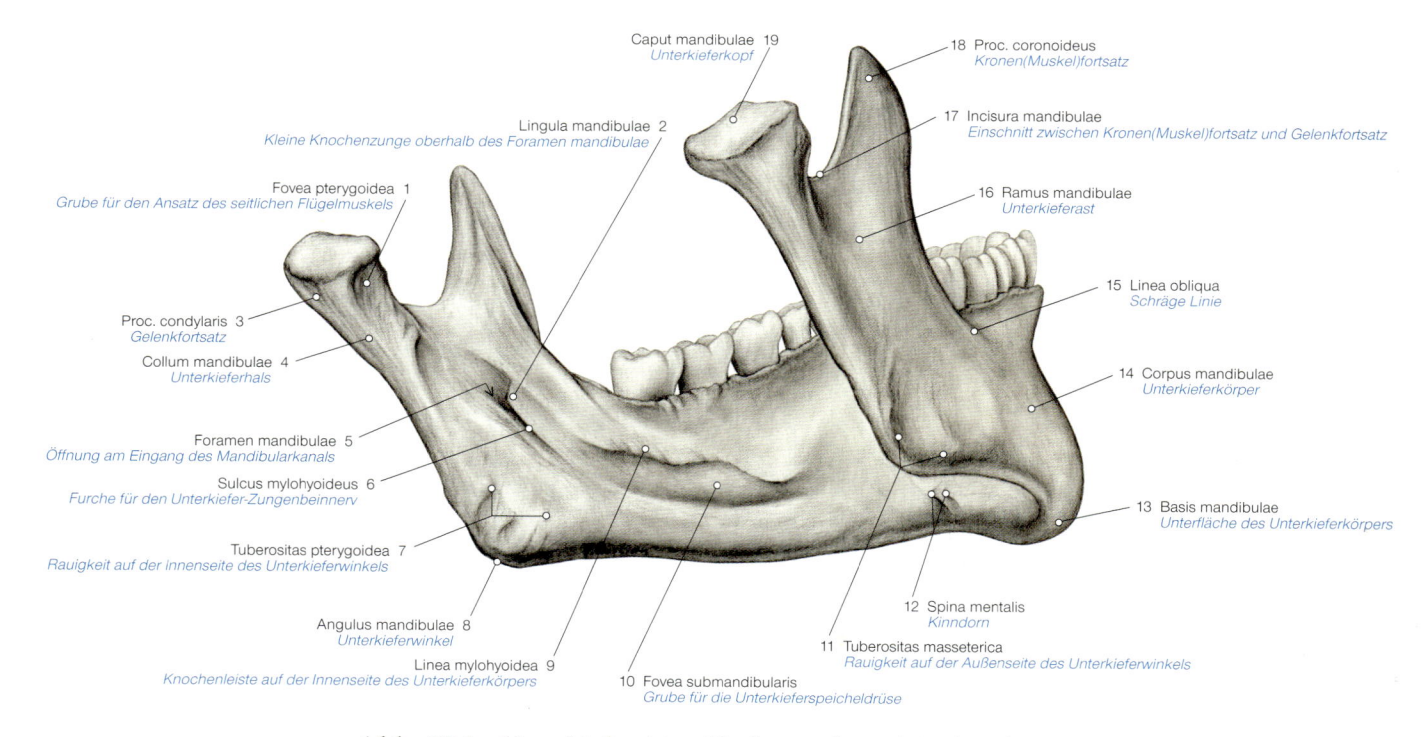

1 Caput mandibulae — *Unterkieferkopf*
2 Proc. coronoideus — *Kronen(Muskel)fortsatz*
3 Collum mandibulae — *Unterkieferhals*
4 Ramus mandibulae — *Unterkieferast*
5 Tuberositas masseterica — *Rauigkeit auf der Außenseite des Unterkieferwinkels*
6 Angulus mandibulae — *Unterkieferwinkel*
7 Linea obliqua — *Schräge Linie*
8 Corpus mandibulae — *Unterkieferkörper*
9 Basis mandibulae — *Unterfläche des Unterkieferkörpers*
10 Foramen mentale — *Kinnloch am Ausgang des Mandibularkanals*
11 Juga alveolaria — *Knöcherne Erhebungen, bedingt durch die Zahnwurzeln*
12 Tuberculum mentale — *Kinnhöcker*
13 Protuberantia mentalis — *Kinnvorsprung*
14 Sulcus mylohyoideus — *Furche für den Unterkiefer-Zungenbeinnerv*
15 Foramen mandibulae — *Öffnung am Eingang des Mandibularkanals*
16 Lingula mandibulae — *Kleine Knochenzunge oberhalb des Foramen mandibulae*
17 Crista buccinatoria — *Leiste, hervorgerufen durch den Wangenmuskel*
18 Incisura mandibulae — *Einschnitt zwischen Kronen(Muskel)fortsatz und Gelenkfortsatz*
19 Fovea pterygoidea — *Grube für den Ansatz des seitlichen Flügelmuskels*

Abb. 234 Unterkiefer, Mandibula; von lateral (rechts) hinten

1 Fovea pterygoidea — *Grube für den Ansatz des seitlichen Flügelmuskels*
2 Lingula mandibulae — *Kleine Knochenzunge oberhalb des Foramen mandibulae*
3 Proc. condylaris — *Gelenkfortsatz*
4 Collum mandibulae — *Unterkieferhals*
5 Foramen mandibulae — *Öffnung am Eingang des Mandibularkanals*
6 Sulcus mylohyoideus — *Furche für den Unterkiefer-Zungenbeinnerv*
7 Tuberositas pterygoidea — *Rauigkeit auf der Innenseite des Unterkieferwinkels*
8 Angulus mandibulae — *Unterkieferwinkel*
9 Linea mylohyoidea — *Knochenleiste auf der Innenseite des Unterkieferkörpers*
10 Fovea submandibularis — *Grube für die Unterkieferspeicheldrüse*
11 Tuberositas masseterica — *Rauigkeit auf der Außenseite des Unterkieferwinkels*
12 Spina mentalis — *Kinndorn*
13 Basis mandibulae — *Unterfläche des Unterkieferkörpers*
14 Corpus mandibulae — *Unterkieferkörper*
15 Linea obliqua — *Schräge Linie*
16 Ramus mandibulae — *Unterkieferast*
17 Incisura mandibulae — *Einschnitt zwischen Kronen(Muskel)fortsatz und Gelenkfortsatz*
18 Proc. coronoideus — *Kronen(Muskel)fortsatz*
19 Caput mandibulae — *Unterkieferkopf*

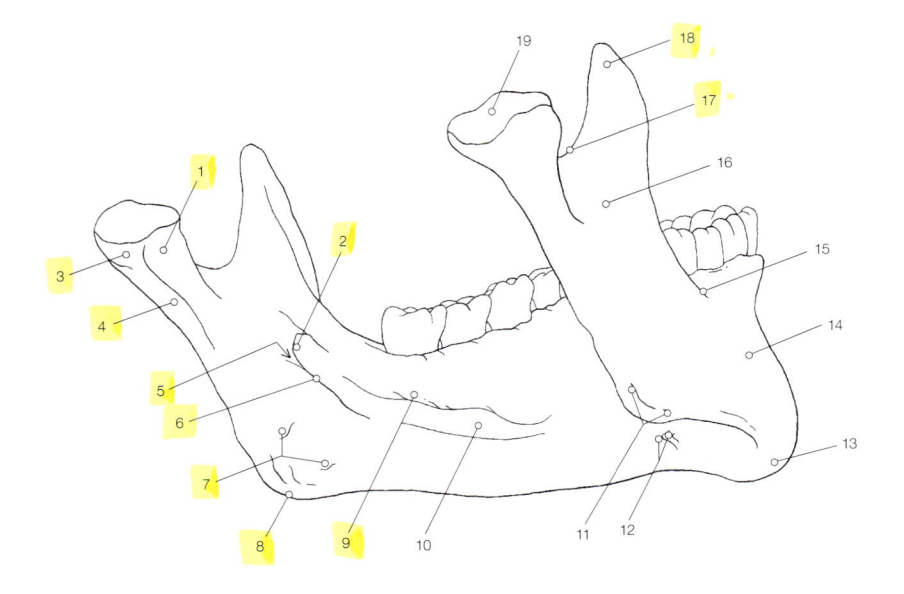

Unterkiefer, Mandibula

Abb. 233

1 Caput mandibulae
2 Proc. coronoideus
3 Collum mandibulae
4 Ramus mandibulae
5 Tuberositas masseterica
6 Angulus mandibulae
7 Linea obliqua
8 Corpus mandibulae
9 Basis mandibulae
10 Foramen mentale
11 Juga alveolaria
12 Tuberculum mentale
13 Protuberantia mentalis
14 Sulcus mylohyoideus
15 Foramen mandibulae
16 Lingula mandibulae
17 Crista buccinatoria
18 Incisura mandibulae
19 Fovea pterygoidea

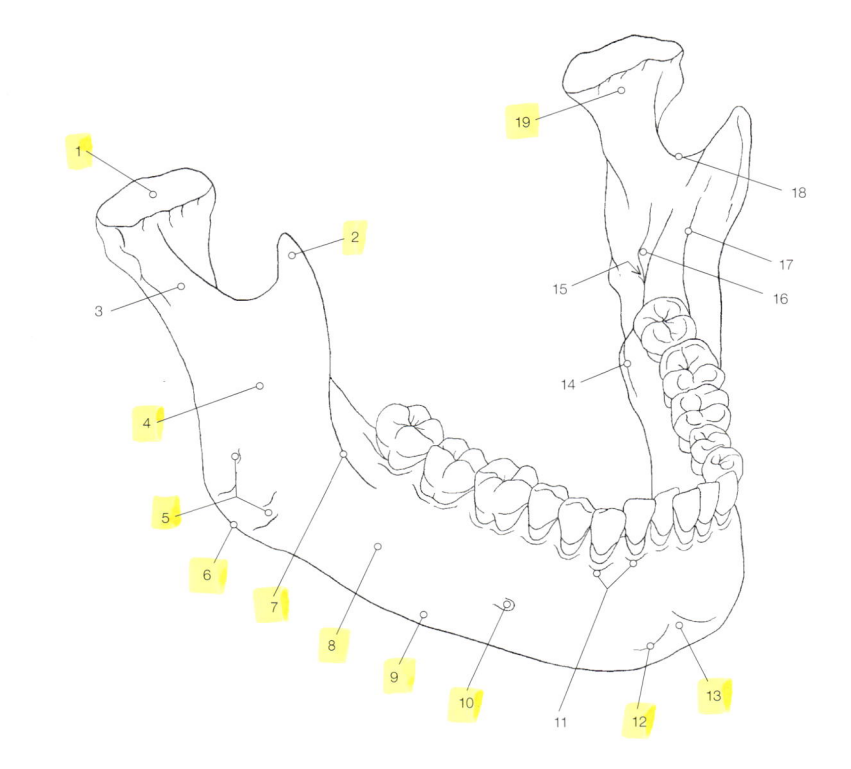

Abb. 234

1 Fovea pterygoidea
2 Lingula mandibulae
3 Proc. condylaris
4 Collum mandibulae
5 Foramen mandibulae
6 Sulcus mylohyoideus
7 Tuberositas pterygoidea
8 Angulus mandibulae
9 Linea mylohyoidea
10 Fovea submandibularis
11 Tuberositas masseterica
12 Spina mentalis
13 Basis mandibulae
14 Corpus mandibulae
15 Linea obliqua
16 Ramus mandibulae
17 Incisura mandibulae
18 Proc. coronoideus
19 Caput mandibulae

172 Zusammensetzung des knöchernen Schädels

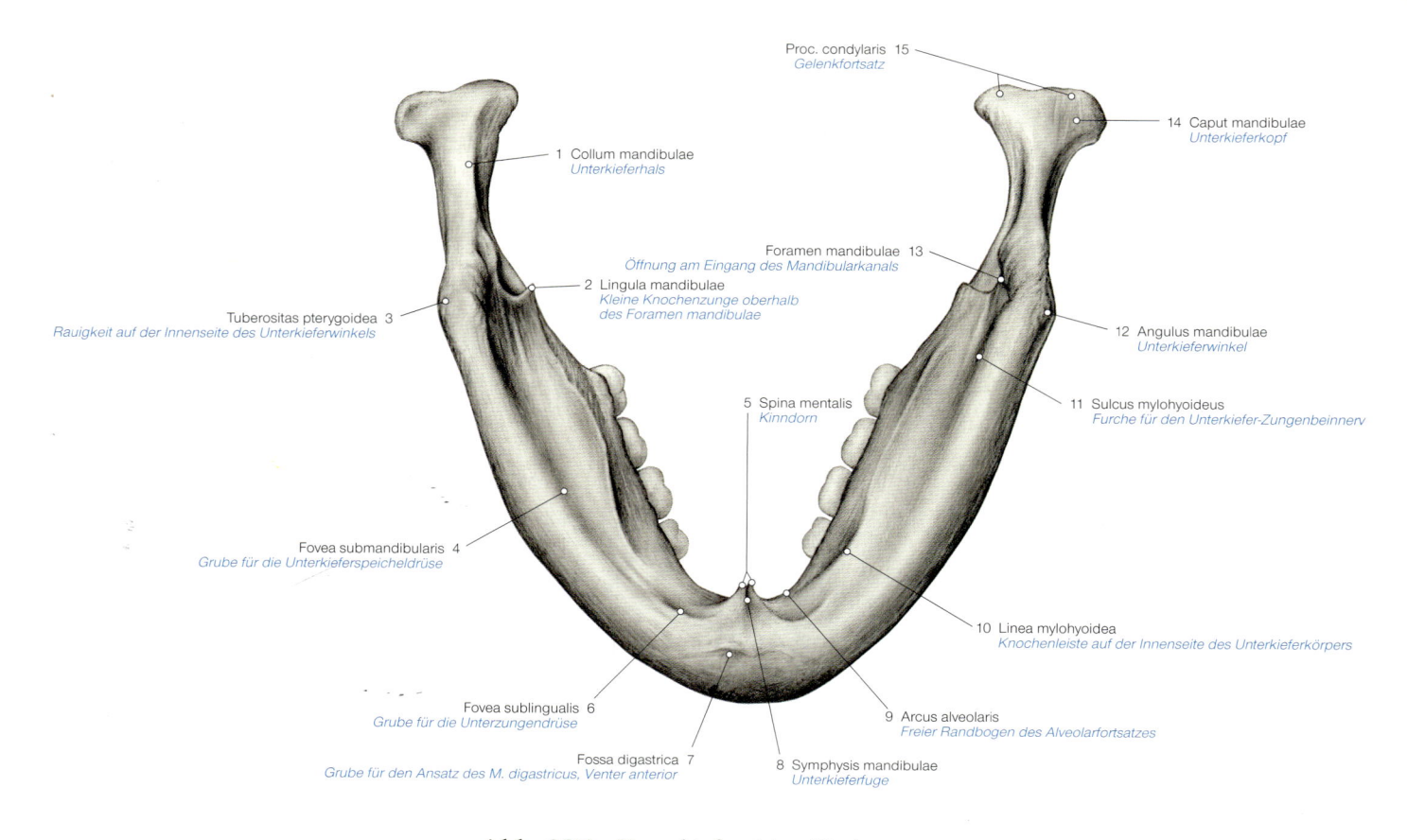

Abb. 235 Unterkiefer, Mandibula; von unten

- 1 Collum mandibulae — *Unterkieferhals*
- 2 Lingula mandibulae — *Kleine Knochenzunge oberhalb des Foramen mandibulae*
- 3 Tuberositas pterygoidea — *Rauigkeit auf der Innenseite des Unterkieferwinkels*
- 4 Fovea submandibularis — *Grube für die Unterkieferspeicheldrüse*
- 5 Spina mentalis — *Kinndorn*
- 6 Fovea sublingualis — *Grube für die Unterzungendrüse*
- 7 Fossa digastrica — *Grube für den Ansatz des M. digastricus, Venter anterior*
- 8 Symphysis mandibulae — *Unterkieferfuge*
- 9 Arcus alveolaris — *Freier Randbogen des Alveolarfortsatzes*
- 10 Linea mylohyoidea — *Knochenleiste auf der Innenseite des Unterkieferkörpers*
- 11 Sulcus mylohyoideus — *Furche für den Unterkiefer-Zungenbeinnerv*
- 12 Angulus mandibulae — *Unterkieferwinkel*
- 13 Foramen mandibulae — *Öffnung am Eingang des Mandibularkanals*
- 14 Caput mandibulae — *Unterkieferkopf*
- 15 Proc. condylaris — *Gelenkfortsatz*

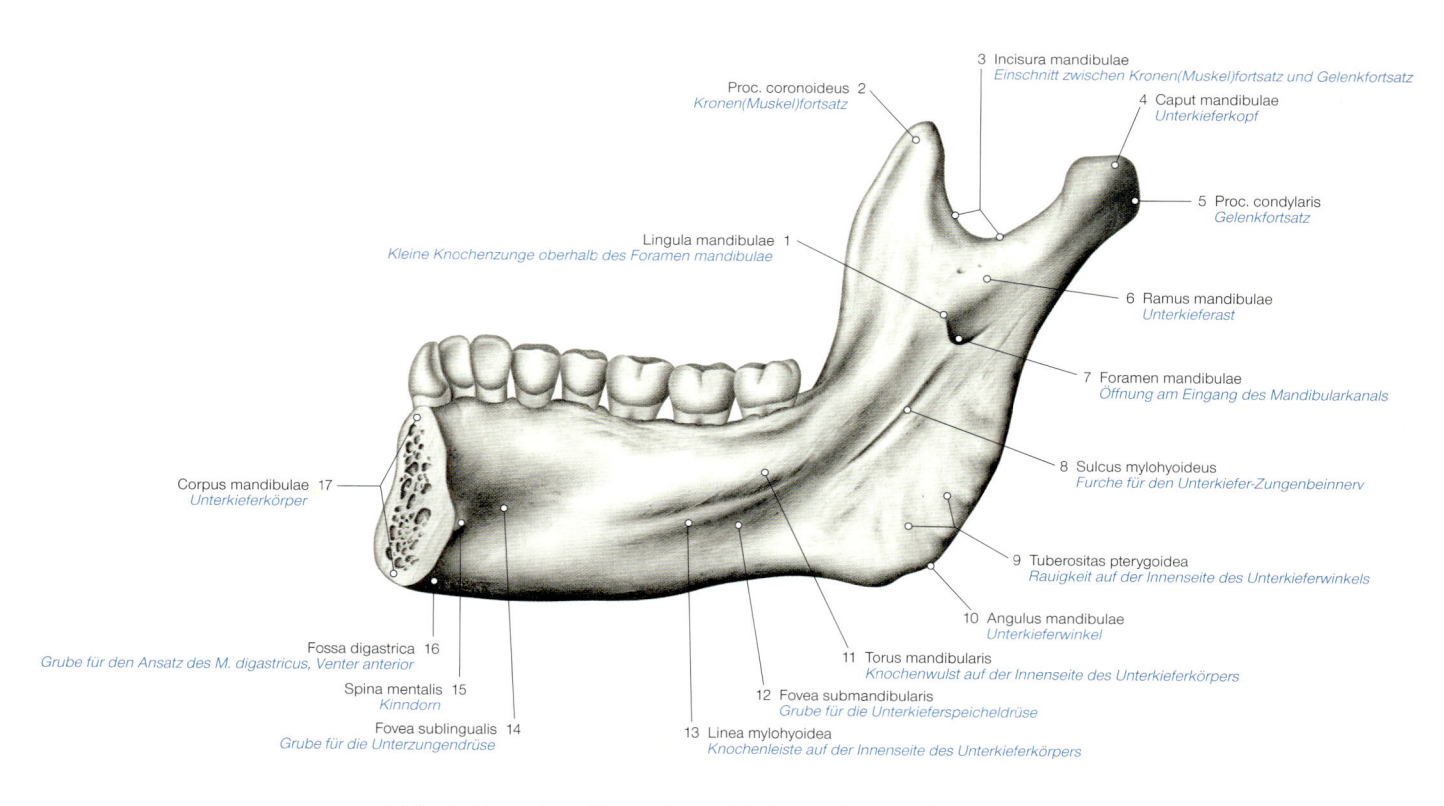

Abb. 236 Unterkiefer, Mandibula; rechte Hälfte von medial

- 1 Lingula mandibulae — *Kleine Knochenzunge oberhalb des Foramen mandibulae*
- 2 Proc. coronoideus — *Kronen(Muskel)fortsatz*
- 3 Incisura mandibulae — *Einschnitt zwischen Kronen(Muskel)fortsatz und Gelenkfortsatz*
- 4 Caput mandibulae — *Unterkieferkopf*
- 5 Proc. condylaris — *Gelenkfortsatz*
- 6 Ramus mandibulae — *Unterkieferast*
- 7 Foramen mandibulae — *Öffnung am Eingang des Mandibularkanals*
- 8 Sulcus mylohyoideus — *Furche für den Unterkiefer-Zungenbeinnerv*
- 9 Tuberositas pterygoidea — *Rauigkeit auf der Innenseite des Unterkieferwinkels*
- 10 Angulus mandibulae — *Unterkieferwinkel*
- 11 Torus mandibularis — *Knochenwulst auf der Innenseite des Unterkieferkörpers*
- 12 Fovea submandibularis — *Grube für die Unterkieferspeicheldrüse*
- 13 Linea mylohyoidea — *Knochenleiste auf der Innenseite des Unterkieferkörpers*
- 14 Fovea sublingualis — *Grube für die Unterzungendrüse*
- 15 Spina mentalis — *Kinndorn*
- 16 Fossa digastrica — *Grube für den Ansatz des M. digastricus, Venter anterior*
- 17 Corpus mandibulae — *Unterkieferkörper*

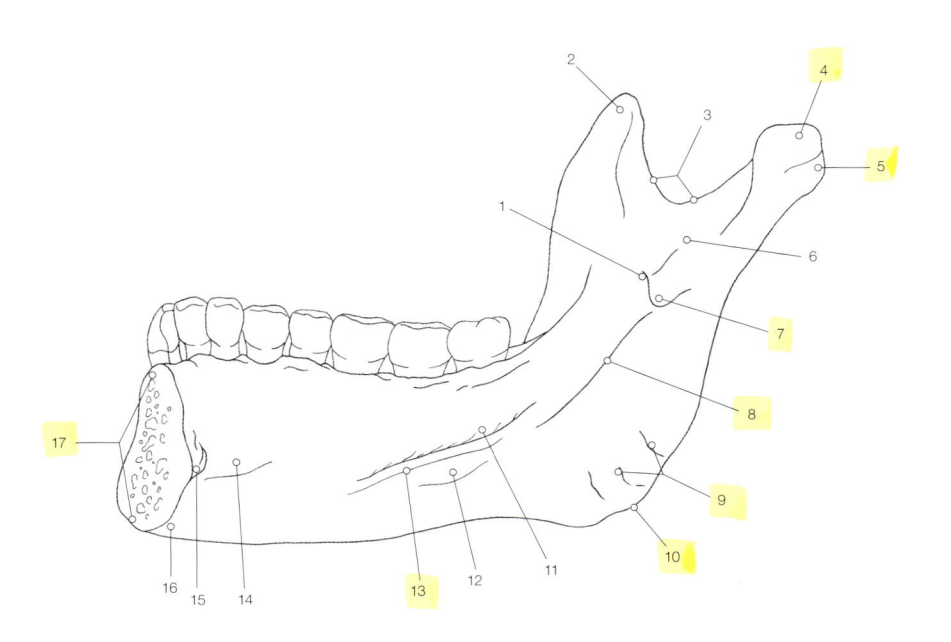

Unterkiefer, Mandibula

Abb. 235

1. Collum mandibulae
2. Lingula mandibulae
3. Tuberositas pterygoidea
4. Fovea submandibularis
5. Spina mentalis
6. Fovea sublingualis
7. Fossa digastrica
8. Symphysis mandibulae
9. Arcus alveolaris
10. Linea mylohyoidea
11. Sulcus mylohyoideus
12. Angulus mandibulae
13. Foramen mandibulae
14. Caput mandibulae
15. Proc. condylaris

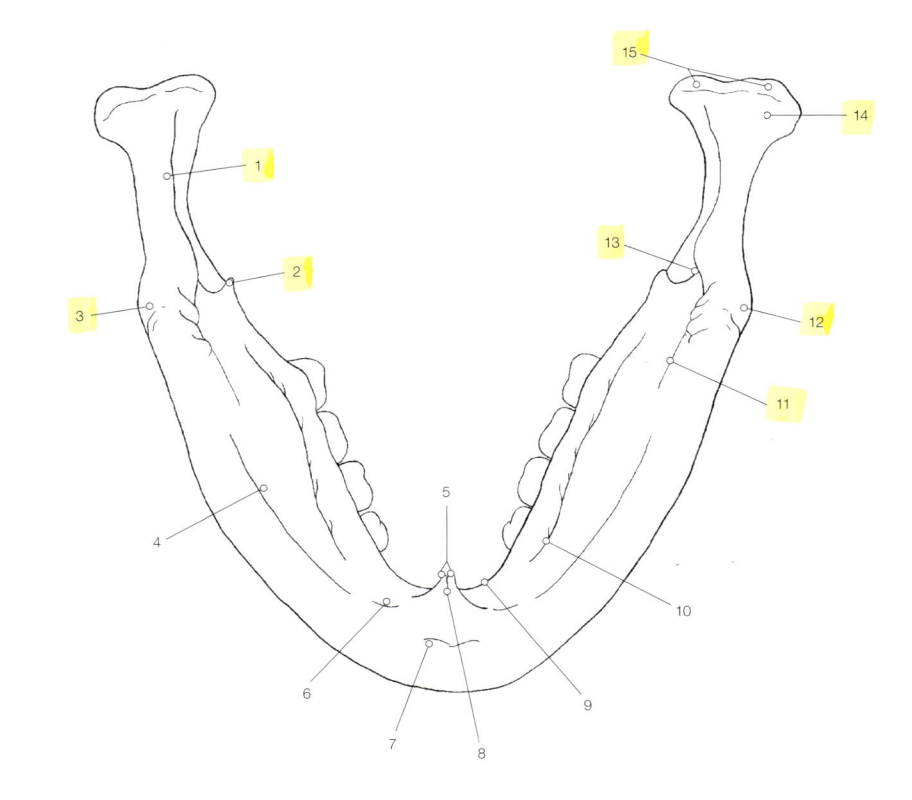

Abb. 236

1. Lingula mandibulae
2. Proc. coronoideus
3. Incisura mandibulae
4. Caput mandibulae
5. Proc. condylaris
6. Ramus mandibulae
7. Foramen mandibulae
8. Sulcus mylohyoideus
9. Tuberositas pterygoidea
10. Angulus mandibulae
11. Torus mandibularis
12. Fovea submandibularis
13. Linea mylohyoidea
14. Fovea sublingualis
15. Spina mentalis
16. Fossa digastrica
17. Corpus mandibulae

Zusammensetzung des knöchernen Schädels

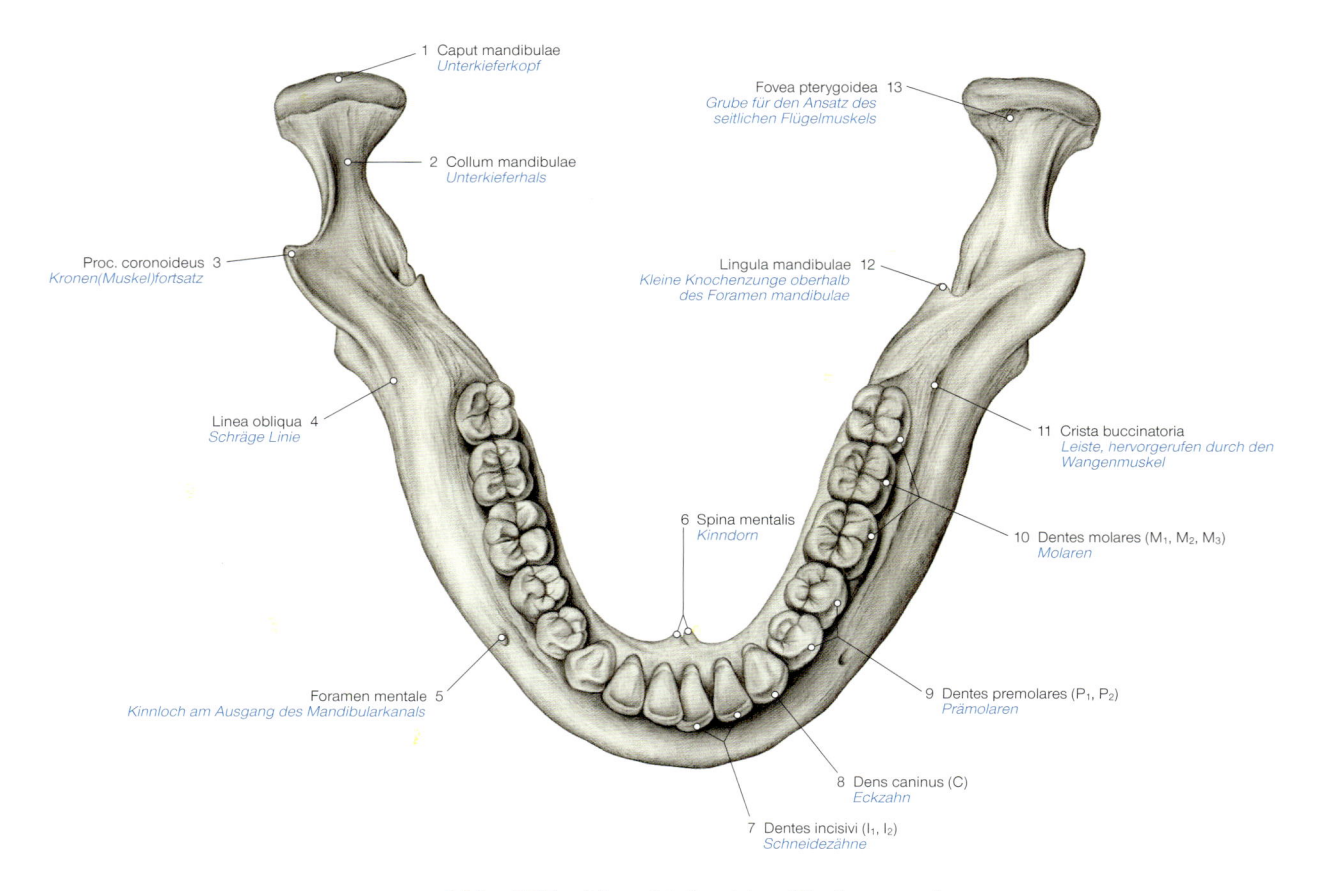

Abb. 237 Unterkiefer, Mandibula; von oben

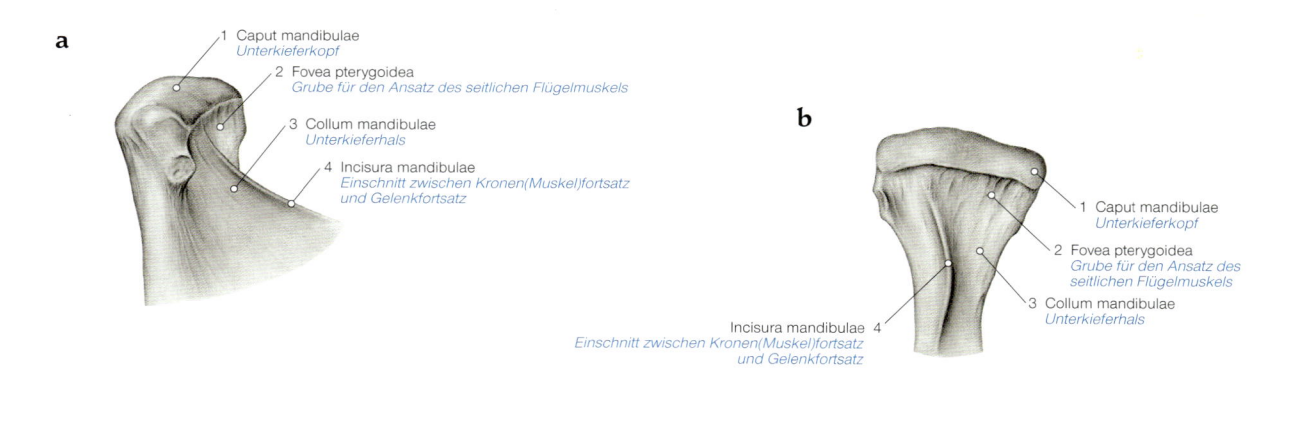

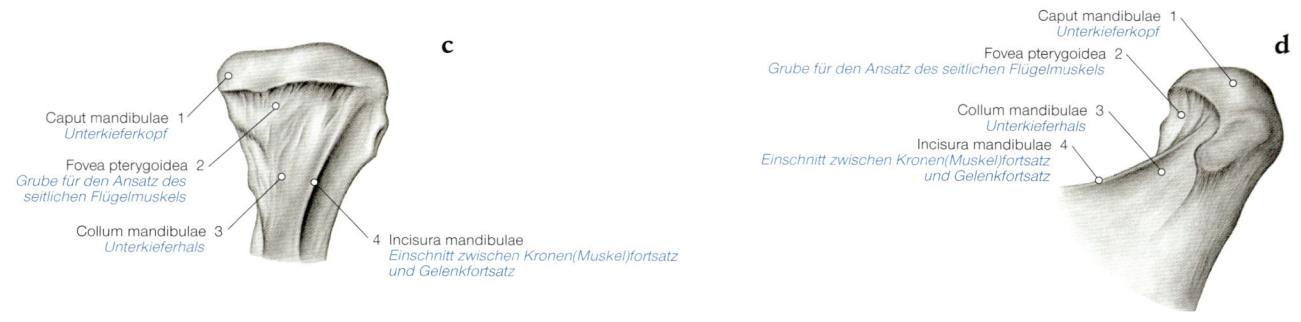

1 Caput mandibulae / *Unterkieferkopf*
2 Collum mandibulae / *Unterkieferhals*
3 Proc. coronoideus / *Kronen(Muskel)fortsatz*
4 Linea obliqua / *Schräge Linie*
5 Foramen mentale / *Kinnloch am Ausgang des Mandibularkanals*
6 Spina mentalis / *Kinndorn*
7 Dentes incisivi (I_1, I_2) / *Schneidezähne*
8 Dens caninus (C) / *Eckzahn*
9 Dentes premolares (P_1, P_2) / *Prämolaren*
10 Dentes molares (M_1, M_2, M_3) / *Molaren*
11 Crista buccinatoria / *Leiste, hervorgerufen durch den Wangenmuskel*
12 Lingula mandibulae / *Kleine Knochenzunge oberhalb des Foramen mandibulae*
13 Fovea pterygoidea / *Grube für den Ansatz des seitlichen Flügelmuskels*

Abb. 238 a–d Gelenkfortsatz des Unterkiefers, Processus condylaris; rechte Seite von innen (**a**) und vorne (**b**), linke Seite von vorne (**c**) und innen (**d**)

1 Caput mandibulae / *Unterkieferkopf*
2 Fovea pterygoidea / *Grube für den Ansatz des seitlichen Flügelmuskels*
3 Collum mandibulae / *Unterkieferhals*
4 Incisura mandibulae / *Einschnitt zwischen Kronen(Muskel)fortsatz und Gelenkfortsatz*

Unterkiefer, Mandibula; Gelenkfortsatz, Processus condylaris

Abb. 237

1. Caput mandibulae
2. Collum mandibulae
3. Proc. coronoideus
4. Linea obliqua
5. Foramen mentale
6. Spina mentalis
7. Dentes incisivi (I_1, I_2)
8. Dens caninus (C)
9. Dentes premolares (P_1, P_2)
10. Dentes molares (M_1, M_2, M_3)
11. Crista buccinatoria
12. Lingula mandibulae
13. Fovea pterygoidea

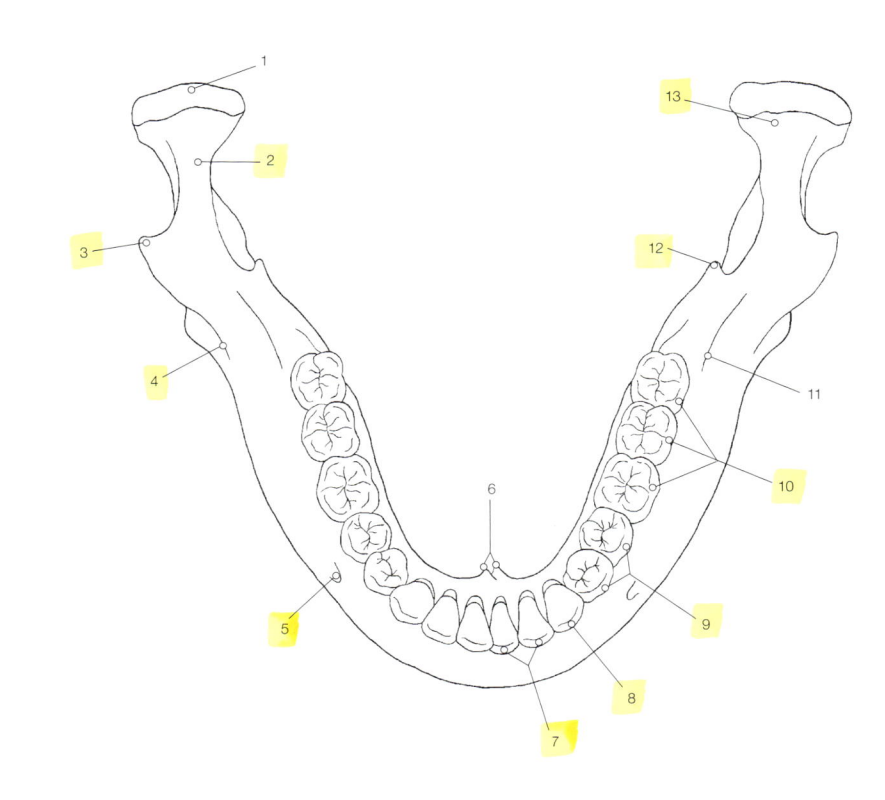

Abb. 238a–d

1. Caput mandibulae
2. Fovea pterygoidea
3. Collum mandibulae
4. Incisura mandibulae

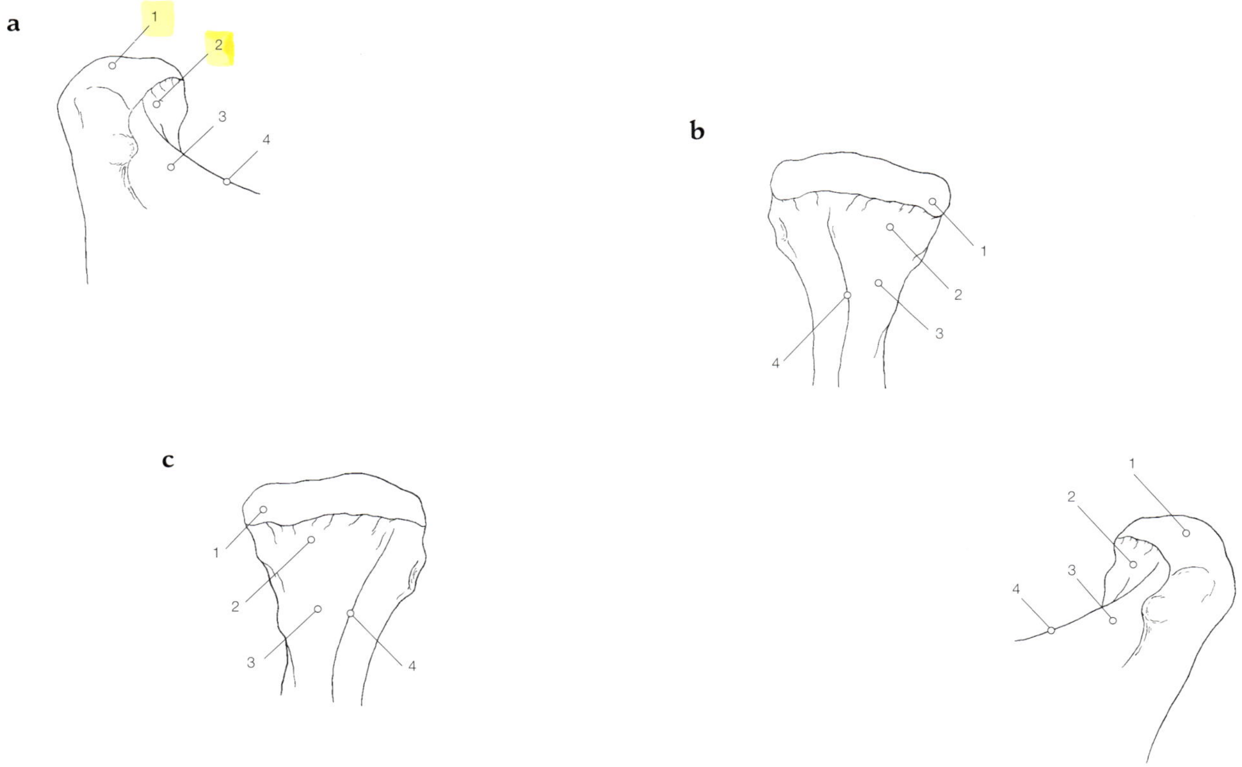

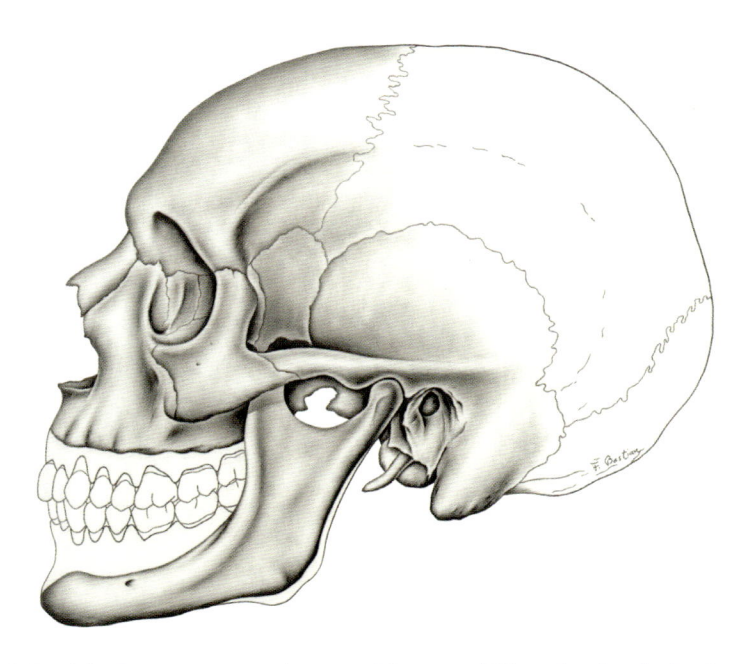

176 Zusammensetzung des knöchernen Schädels — Atrophierter Ober- und Unterkiefer

Abb. 239 Schädel, Cranium; atrophierter Ober- und Unterkiefer; linke Seite von lateral

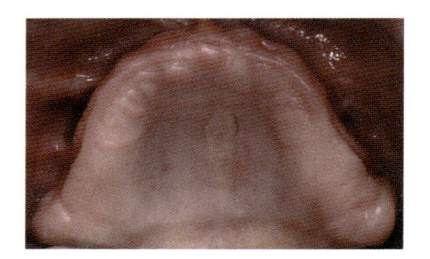

Abb. 240 Atrophierter Oberkiefer; von unten

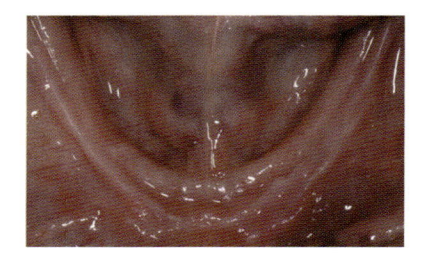

Abb. 241 Atrophierter Unterkiefer; von oben

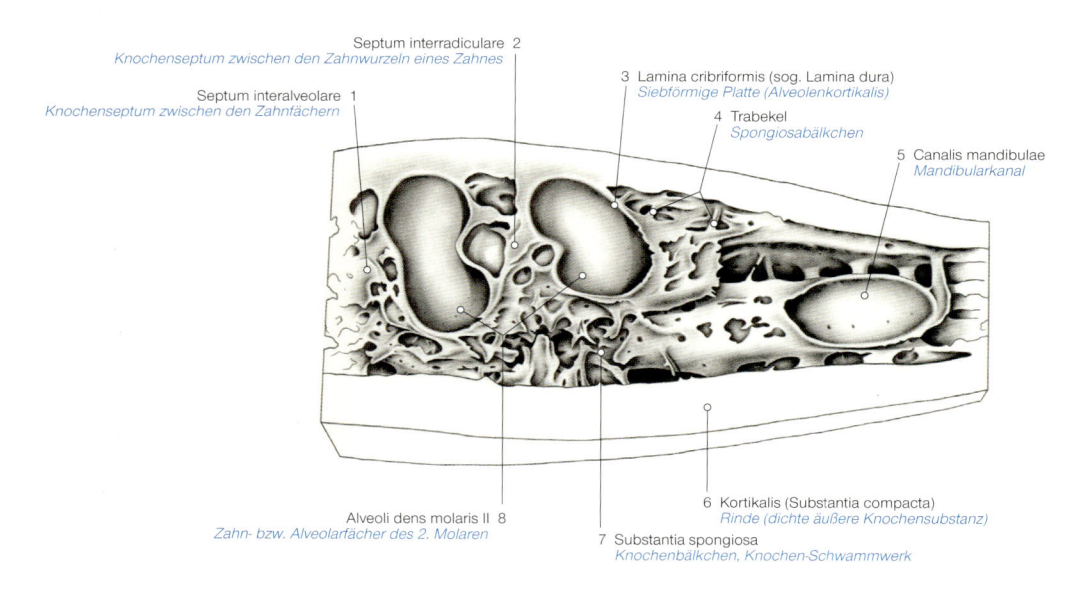

1 Septum interalveolare
 Knochenseptum zwischen den Zahnfächern
2 Septum interradiculare
 Knochenseptum zwischen den Zahnwurzeln eines Zahnes
3 Lamina cribriformis (sog. Lamina dura)
 Siebförmige Platte (Alveolenkortikalis)
4 Trabekel
 Spongiosabälkchen
5 Canalis mandibulae
 Mandibularkanal
6 Kortikalis (Substantia compacta)
 Rinde (dichte äußere Knochensubstanz)
7 Substantia spongiosa
 Knochenbälkchen, Knochen-Schwammwerk
8 Alveoli dens molaris II
 Zahn- bzw. Alveolarfächer des 2. Molaren

Abb. 242 Horizontalschnitt durch die Pars alveolaris im Bereich des zweiten Molaren der linken Unterkieferhälfte

Knochenstrukturen

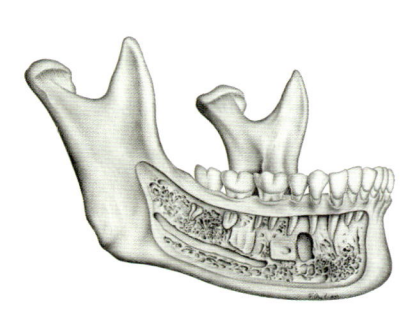

Abb. 243 Unterkiefer, Mandibula; Zahnwurzeln durch Entfernen der Zahnfachwände freigelegt; rechte Seite von lateral vorne

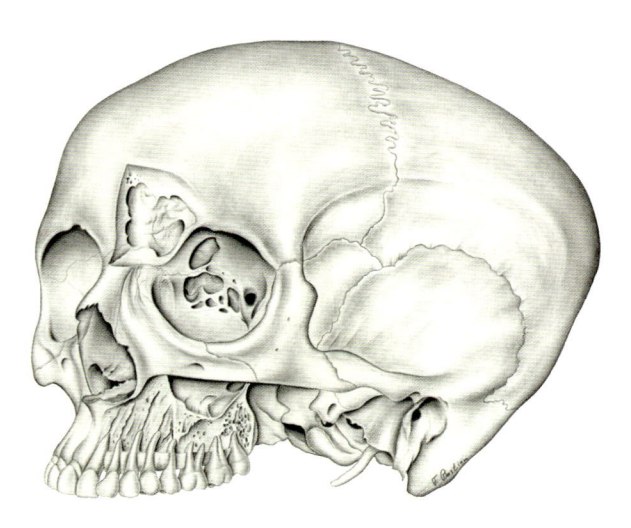

Abb. 244 Augenhöhle, Orbita mit freigelegten Siebbeinzellen; Stirnbein, Os frontale mit freigelegter Stirnhöhle; linke Schädelseite von lateral vorne

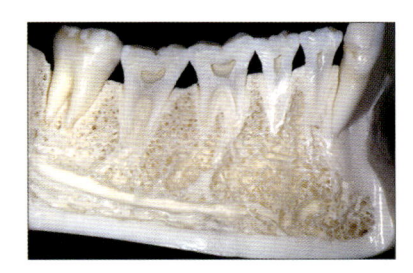

Abb. 245 Unterkiefer, Mandibula: Sagittalschnitt bzw. Freilegung der Zahnwurzeln im Seitenzahnbereich; rechte Seite von lateral

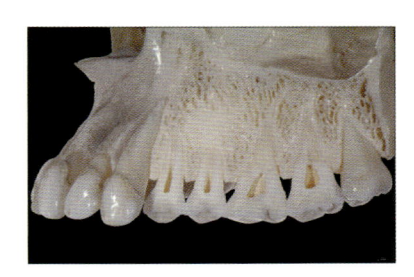

Abb. 246 Oberkiefer, Maxilla: Sagittalschnitt bzw. Freilegung der Zahnwurzeln im Seitenzahnbereich; linke Seite von lateral

Abb. 242

1 Septum interalveolare
2 Septum interradiculare
3 Lamina cribriformis (sog. Lamina dura)
4 Trabekel
5 Canalis mandibulae
6 Kortikalis (Substantia compacta)
7 Substantia spongiosa
8 Alveoli dens molaris II

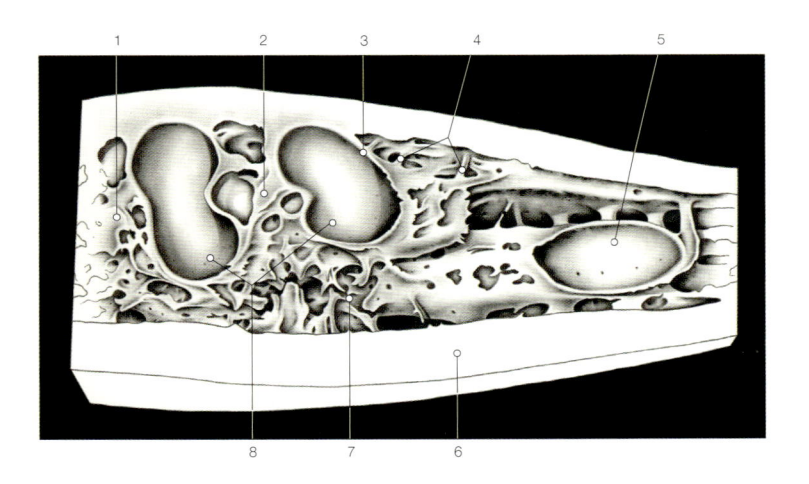

178 Kiefergelenk und Mundhöhle

1 Os temporale, Proc. zygomaticus
  Schläfenbein, Jochbeinfortsatz
2 Os zygomaticum
  Jochbein
3 Os sphenoidale, Proc. pterygoideus, Lamina lateralis
  Keilbein, seitliche Knochenplatte des Flügelfortsatzes
4 Mandibula, Proc. coronoideus
  Unterkiefer, Kronen(Muskel)fortsatz

Porus acusticus externus 1
Äußere Öffnung des äußeren Gehörganges
Capsula articularis 10
Gelenkkapsel des Kiefergelenks
Os temporale, Proc. styloideus 9
Schläfenbein, Griffelfortsatz
Articulatio temporomandibularis, Lig. laterale 8
Kiefergelenk, seitliches Band
Mandibula, Proc. condylaris 7
Unterkiefer, Gelenkfortsatz
Lig. stylomandibulare 6
Griffelfortsatz-Unterkieferband
Angulus mandibulae 5
Unterkieferwinkel

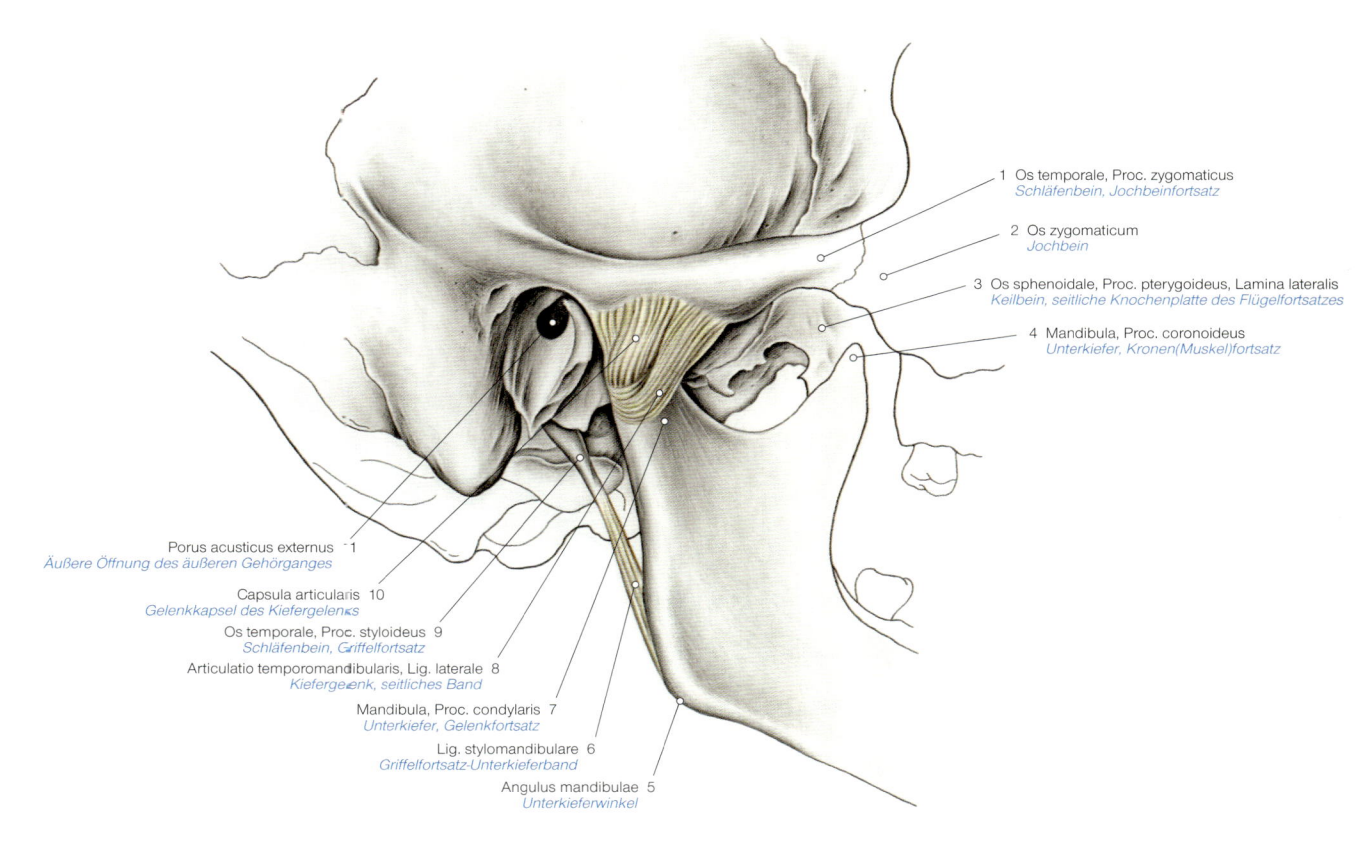

Abb. 247 Kiefergelenk, Articulatio temporomandibularis; rechte Seite von lateral

Foramen magnum 1
Großes Hinterhauptsbeinloch

2 Condylus occipitalis
  Gelenkkopf für das obere Kopfgelenk
3 Foramen jugulare
  Drosselloch
4 Foramen ovale
  Ovales Loch im großen Keilbeinflügel
5 Mandibula, Proc. condylaris
  Unterkiefer, Gelenkfortsatz
6 Hamulus pterygoideus
  Hakenfortsatz der Lamina medialis des Flügelfortsatzes
7 Mandibula, Proc. coronoideus
  Unterkiefer, Kronen(Muskel)fortsatz

Os temporale, Proc. mastoideus 14
Schläfenbein, Warzenfortsatz
Os temporale, Proc. styloideus 13
Schläfenbein, Griffelfortsatz
Lig. sphenomandibulare 12
Keilbein-Unterkieferband
Lig. stylomandibulare 11
Griffelfortsatz-Unterkieferband
Angulus mandibulae 10
Unterkieferwinkel

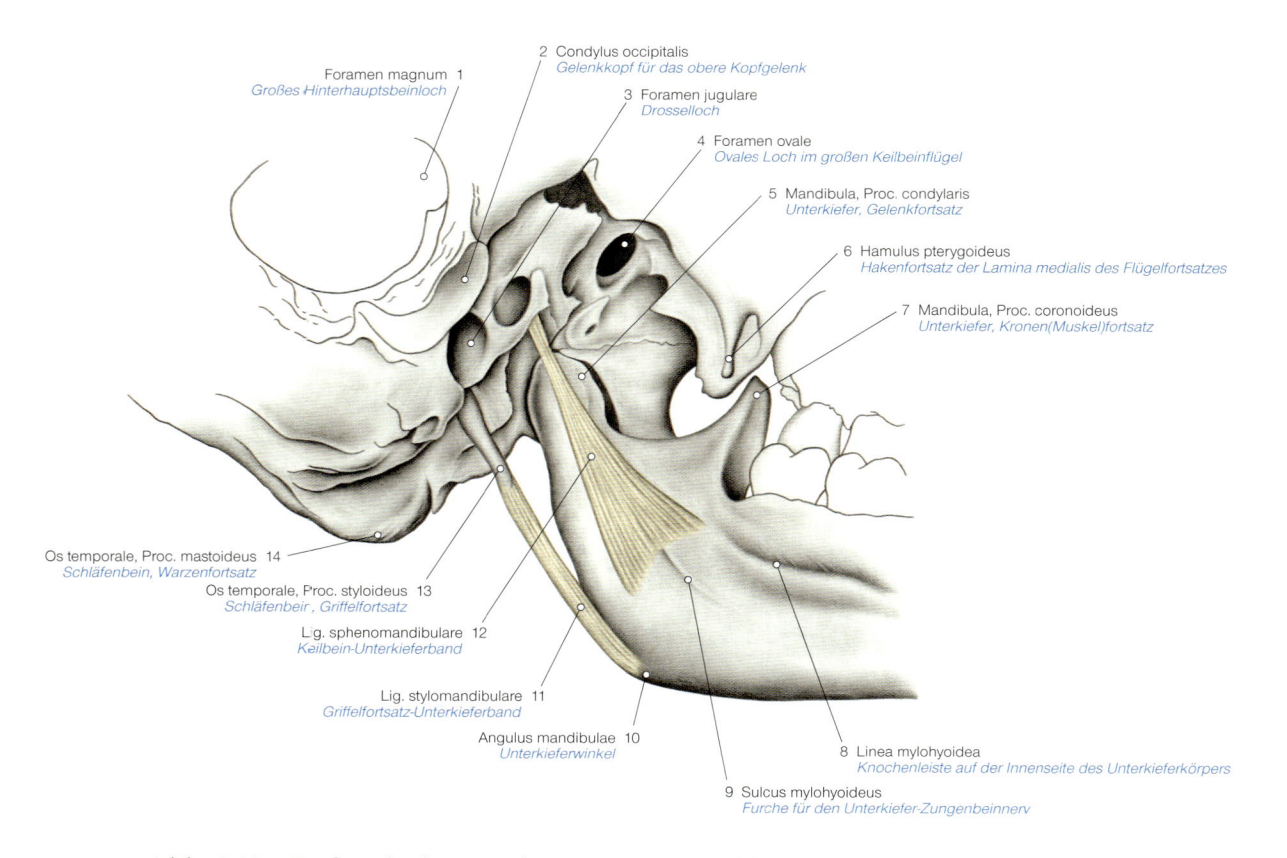

8 Linea mylohyoidea
  Knochenleiste auf der Innenseite des Unterkieferkörpers
9 Sulcus mylohyoideus
  Furche für den Unterkiefer-Zungenbeinnerv

Abb. 248 Kiefergelenk, Articulatio temporomandibularis; linke Seite von medial

Kiefergelenk, Articulatio temporomandibularis

Abb. 247

1. Os temporale, Proc. zygomaticus
2. Os zygomaticum
3. Os sphenoidale, Proc. pterygoideus, Lamina lateralis
4. Mandibula, Proc. coronoideus
5. Angulus mandibulae
6. Lig. stylomandibulare
7. Mandibula, Proc. condylaris
8. Articulatio temporomandibularis, Lig. laterale
9. Os temporale, Proc. styloideus
10. Capsula articularis
11. Porus acusticus externus

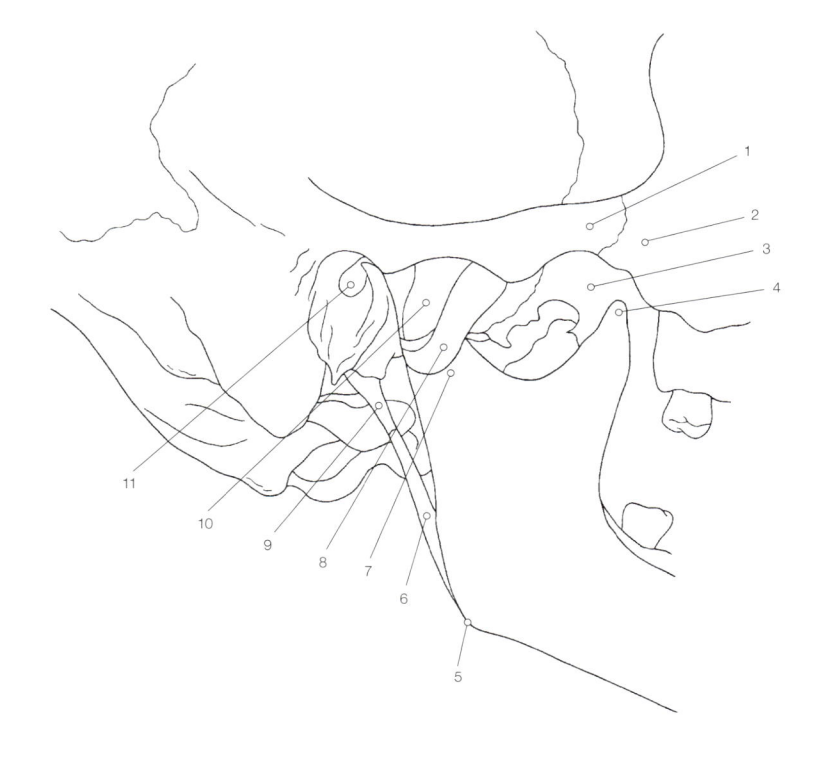

Abb. 248

1. Foramen magnum
2. Condylus occipitalis
3. Foramen jugulare
4. Foramen ovale
5. Mandibula, Proc. condylaris
6. Hamulus pterygoideus
7. Mandibula, Proc. coronoideus
8. Linea mylohyoidea
9. Sulcus mylohyoideus
10. Angulus mandibulae
11. Lig. stylomandibulare
12. Lig. sphenomandibulare
13. Os temporale, Proc. styloideus
14. Os temporale, Proc. mastoideus

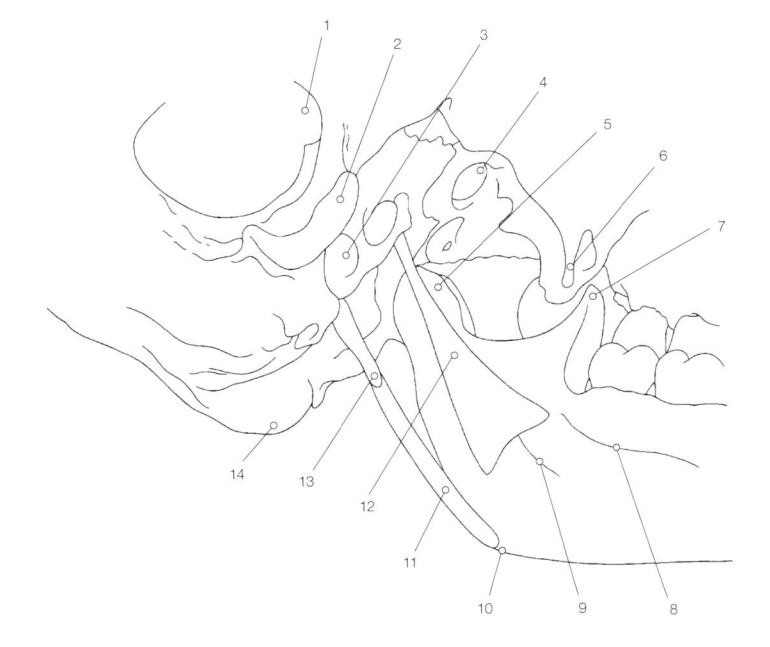

Kiefergelenk und Mundhöhle

1 Crista infratemporalis
   Leiste an der Unterfläche des großen Keilbeinflügels
2 Maxilla, Tuber maxillae
   Oberkiefer, Oberkieferhöcker
3 Fissura orbitalis inferior
   Untere Augenhöhlenspalte
4 Fissura pterygomaxillaris
   Spalte zwischen Tuber maxillae und Lamina lateralis des Flügelfortsatzes
5 Os sphenoidale, Proc. pterygoideus, Lamina lateralis
   Keilbein, seitliche Knochenplatte des Flügelfortsatzes
6 Hamulus pterygoideus
   Hakenfortsatz der Lamina medialis des Flügelfortsatzes
7 Vomer
   Pflugscharbein
8 Os sphenoidale, Proc. pterygoideus, Lamina medialis
   Keilbein, mittlere Knochenlamelle des Flügelfortsatzes
9 Os sphenoidale, Ala major
   Großer Keilbeinflügel
10 Foramen ovale
   Ovales Loch im großen Keilbeinflügel
11 Foramen lacerum
   Zerrissenes Loch
12 Foramen spinosum
   Loch im großen Keilbeinflügel
13 Os temporale, Proc. styloideus
   Schläfenbein, Griffelfortsatz
14 Fissura petrosquamosa
   Spalte zwischen Felsenbeinpyramide und Schläfenbeinschuppe
15 Fissura petrotympanica
   Spalte zwischen Schläfenbeinschuppe und Pars tympanica
16 Canalis caroticus
   Kanal für die innere Kopfarterie
17 Vagina proc. styloidei
   Knochenmanschette am basalen Teil des Griffelfortsatzes
18 Os temporale, Proc. mastoideus
   Schläfenbein, Warzenfortsatz
19 Fissura tympanomastoidea
   Spalte zwischen Pars tympanica und Warzenfortsatz
20 Meatus acusticus externus
   Äußerer Gehörgang
21 Fissura tympanosquamosa
   Fortsetzung der Fissura petrosquamosa und Fissura tympanica
22 Os temporale, Pars squamosa
   Schläfenbein, Schläfenbeinschuppe
23 Fossa mandibularis
   Gelenkgrube für das Kiefergelenk
24 Tuberculum articulare
   Gelenkhöckerchen
25 Os parietale
   Scheitelbein
26 Os temporale, Proc. zygomaticus
   Schläfenbein, Jochbeinfortsatz
27 Os sphenoidale, Ala major
   Großer Keilbeinflügel
28 Os zygomaticum, Proc. temporalis
   Jochbein, Schläfenbeinfortsatz
29 Os zygomaticum
   Jochbein
30 Os frontale
   Stirnbein

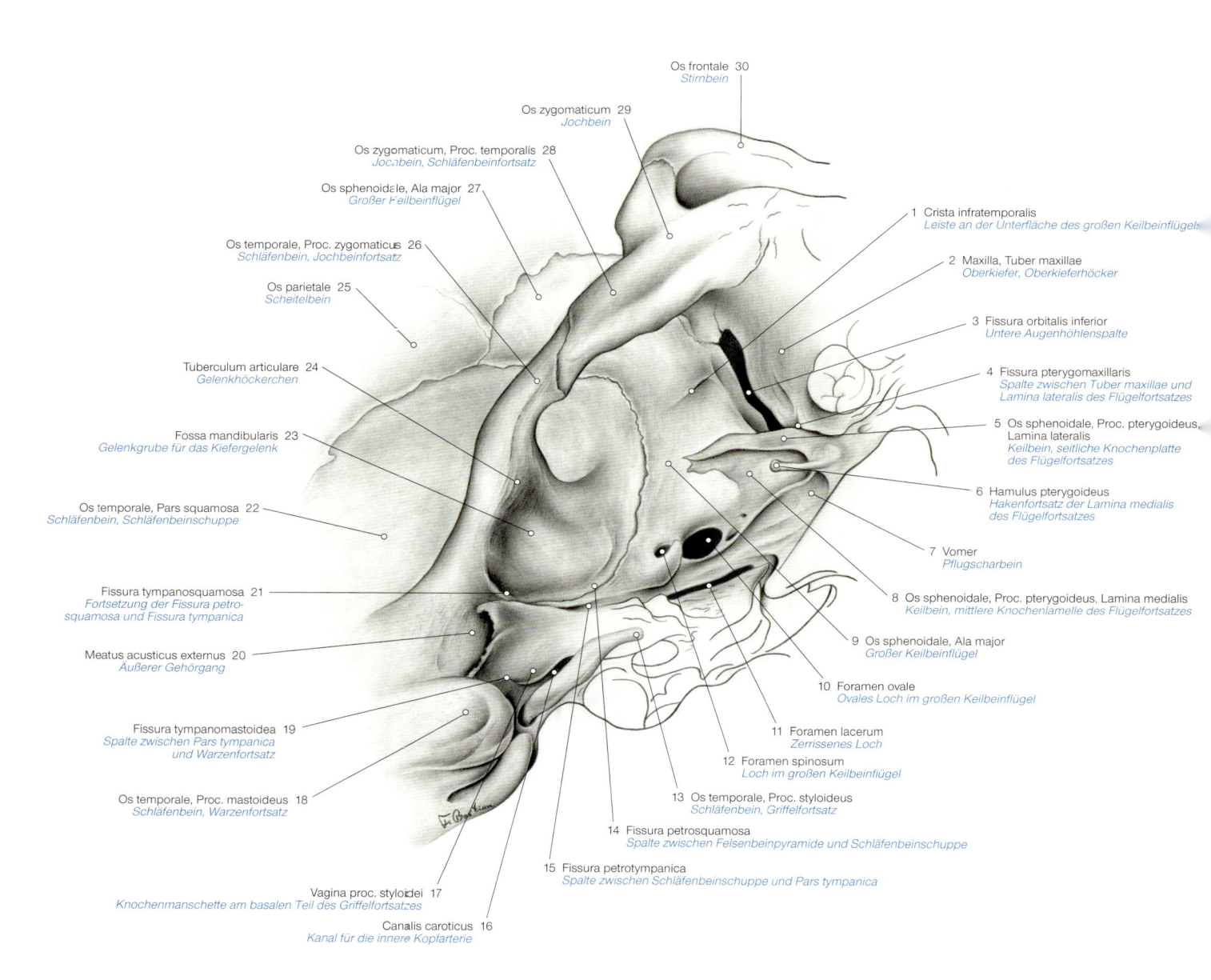

Abb. 249 Gelenkgrube für das Kiefergelenk, Fossa mandibularis; Schläfenbein, Os temporale; Jochbein, Os zygomaticum; Flügelfortsatz des Keilbeins, Proc. pterygoideus; Ausschnitt der rechten äußeren Schädelbasis von lateral unten

Kiefergelenk, Articulatio temporomandibularis

Abb. 249

1. Crista infratemporalis
2. Maxilla, Tuber maxillae
3. Fissura orbitalis inferior
4. Fissura pterygomaxillaris
5. Os sphenoidale, Proc. pterygoideus, Lamina lateralis
6. Hamulus pterygoideus
7. Vomer
8. Os sphenoidale, Proc. pterygoideus, Lamina medialis
9. Os sphenoidale, Ala major
10. Foramen ovale
11. Foramen lacerum
12. Foramen spinosum
13. Os temporale, Proc. styloideus
14. Fissura petrosquamosa
15. Fissura petrotympanica
16. Canalis caroticus
17. Vagina proc. styloidei
18. Os temporale, Proc. mastoideus
19. Fissura tympanomastoidea
20. Meatus acusticus externus
21. Fissura tympanosquamosa
22. Os temporale, Pars squamosa
23. Fossa mandibularis
24. Tuberculum articulare
25. Os parietale
26. Os temporale, Proc. zygomaticus
27. Os sphenoidale, Ala major
28. Os zygomaticum, Proc. temporalis
29. Os zygomaticum
30. Os frontale

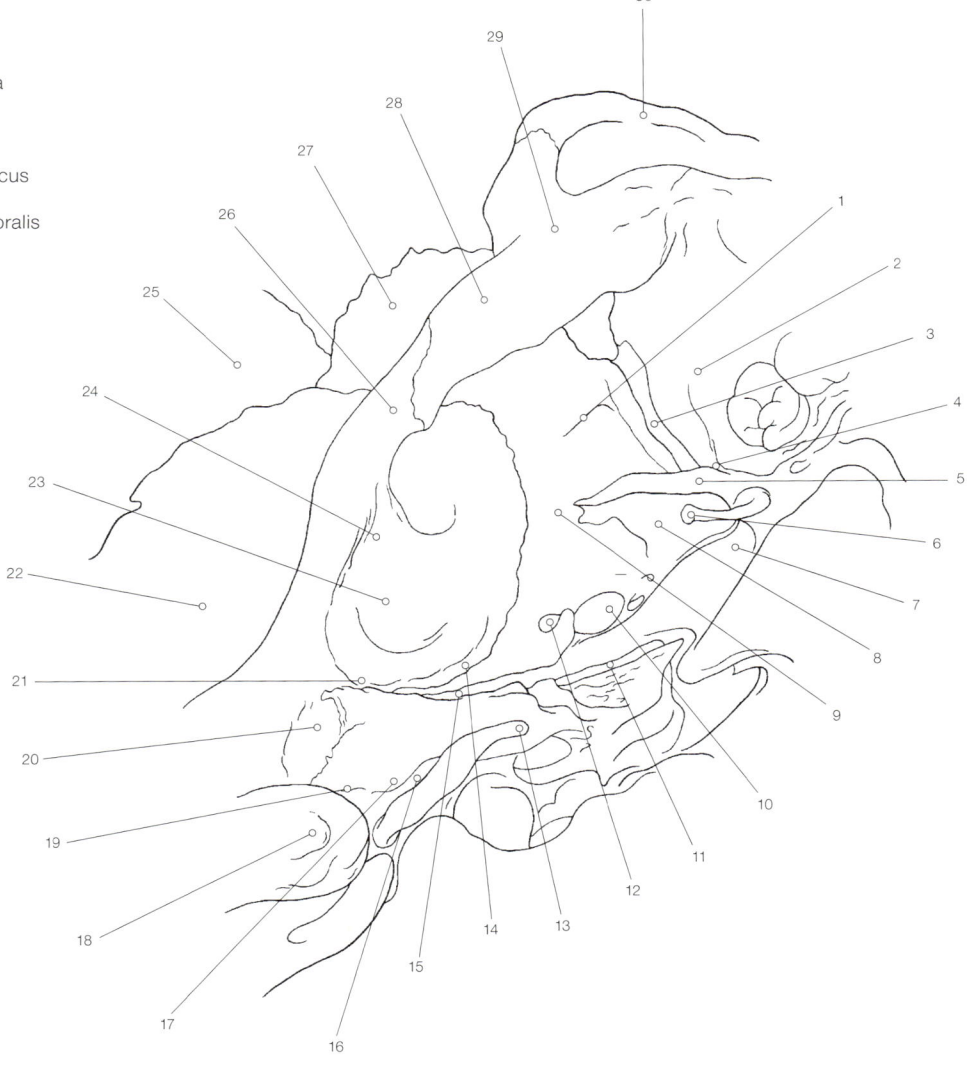

182 Kiefergelenk und Mundhöhle

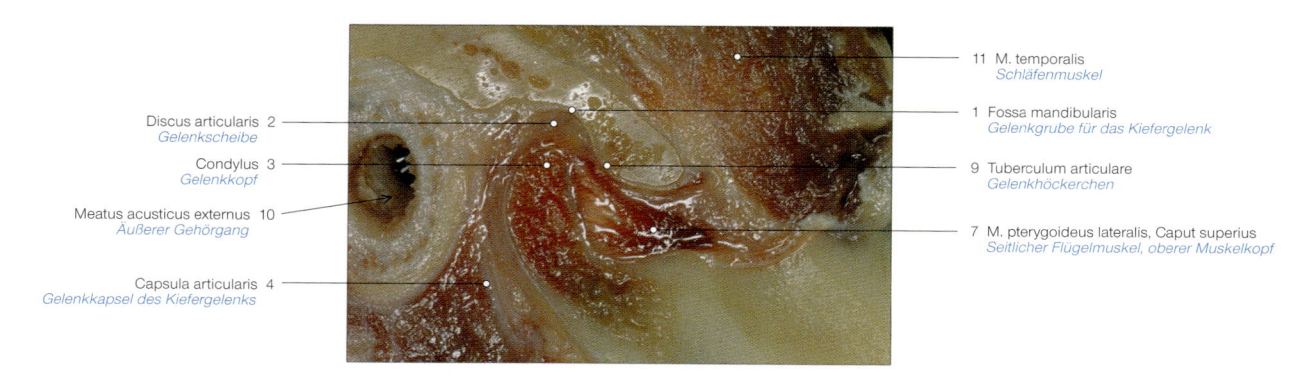

Abb. 250 Sagittalschnitt durch das Kiefergelenk bei geschlossener Mundposition

- 11 M. temporalis / Schläfenmuskel
- 1 Fossa mandibularis / Gelenkgrube für das Kiefergelenk
- 9 Tuberculum articulare / Gelenkhöckerchen
- 7 M. pterygoideus lateralis, Caput superius / Seitlicher Flügelmuskel, oberer Muskelkopf
- 2 Discus articularis / Gelenkscheibe
- 3 Condylus / Gelenkkopf
- 10 Meatus acusticus externus / Äußerer Gehörgang
- 4 Capsula articularis / Gelenkkapsel des Kiefergelenks

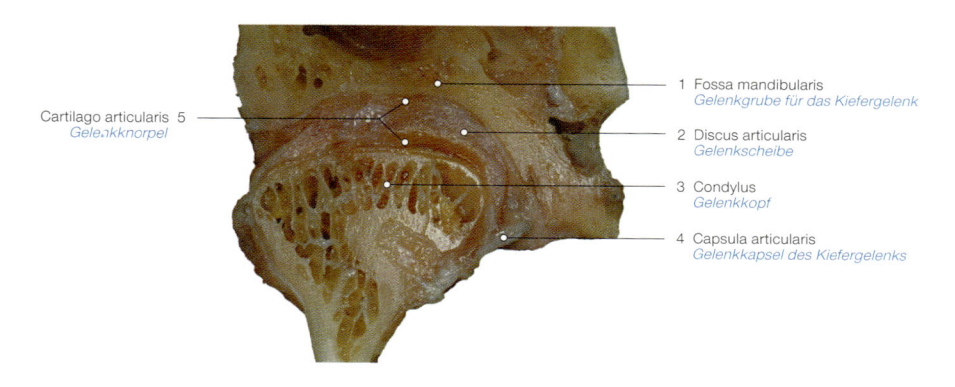

Abb. 251 Diskus-Kondylus-Komplex in der Frontalansicht

- 1 Fossa mandibularis / Gelenkgrube für das Kiefergelenk
- 2 Discus articularis / Gelenkscheibe
- 3 Condylus / Gelenkkopf
- 4 Capsula articularis / Gelenkkapsel des Kiefergelenks
- 5 Cartilago articularis / Gelenkknorpel

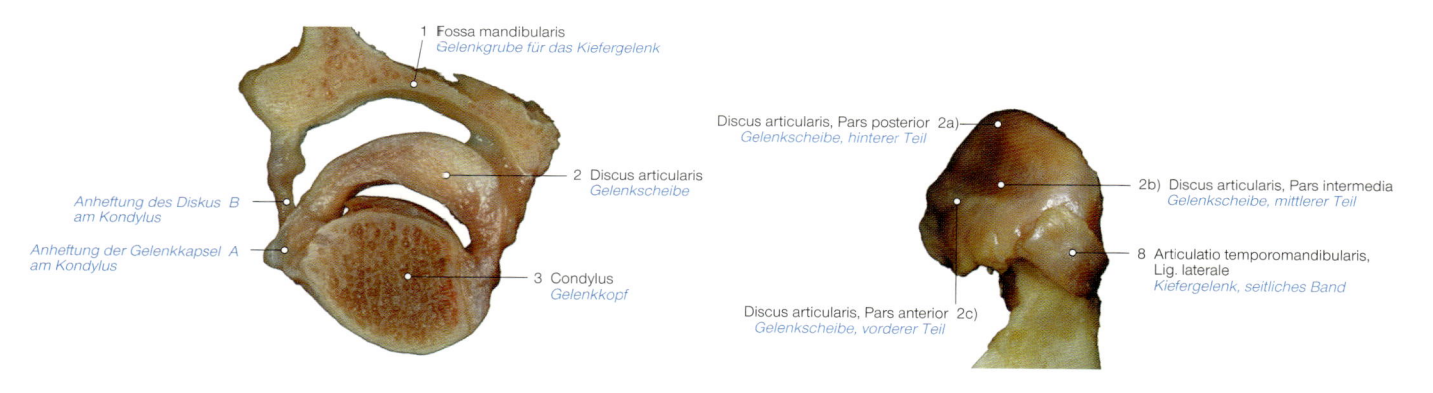

Abb. 252 Diskus- und Kapselanheftung in der Frontalebene

- 1 Fossa mandibularis / Gelenkgrube für das Kiefergelenk
- 2 Discus articularis / Gelenkscheibe
- 3 Condylus / Gelenkkopf
- A Anheftung der Gelenkkapsel am Kondylus
- B Anheftung des Diskus am Kondylus

Abb. 253 Faserverlauf im Diskus und Anheftung am Kondylus aus ventrolateraler Sicht

- 2a) Discus articularis, Pars posterior / Gelenkscheibe, hinterer Teil
- 2b) Discus articularis, Pars intermedia / Gelenkscheibe, mittlerer Teil
- 2c) Discus articularis, Pars anterior / Gelenkscheibe, vorderer Teil
- 8 Articulatio temporomandibularis, Lig. laterale / Kiefergelenk, seitliches Band

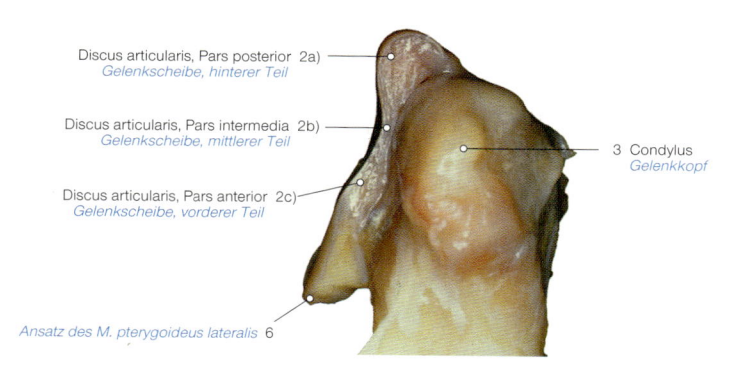

Abb. 254 Diskus-Kondylus-Komplex in der Lateralansicht

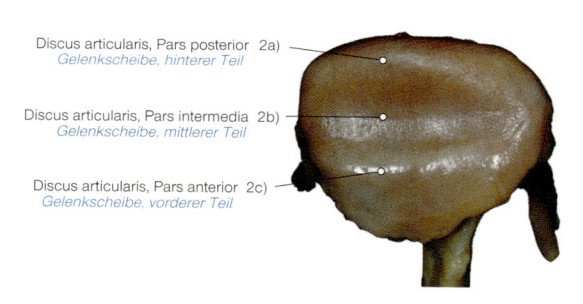

- 2a) Discus articularis, Pars posterior / Gelenkscheibe, hinterer Teil
- 2b) Discus articularis, Pars intermedia / Gelenkscheibe, mittlerer Teil
- 2c) Discus articularis, Pars anterior / Gelenkscheibe, vorderer Teil
- 3 Condylus / Gelenkkopf
- 6 Ansatz des M. pterygoideus lateralis

Abb. 255 Faserverlauf im Diskus und Anheftung am Kondylus in der Kranialansicht

- 2a) Discus articularis, Pars posterior / Gelenkscheibe, hinterer Teil
- 2b) Discus articularis, Pars intermedia / Gelenkscheibe, mittlerer Teil
- 2c) Discus articularis, Pars anterior / Gelenkscheibe, vorderer Teil

Discus-Condylus-Komplex: anatomische Frei- und Schnittpräparate

Abb. 250–255

1 Fossa mandibularis
2 Discus articularis
   a) – Pars posterior
   b) – Pars intermedia
   c) – Pars anterior
3 Condylus
4 Capsula articularis
5 Cartilago articularis
6 *Ansatz des M. pterygoideus lateralis*
7 M. pterygoideus lateralis, Caput superius
8 Articulatio temporomandibularis, Lig. laterale
9 Tuberculum articulare
10 Meatus acusticus externus
11 M. temporalis
A *Anheftung der Gelenkkapsel am Kondylus*
B *Anheftung des Diskus am Kondylus*

Abb. 250

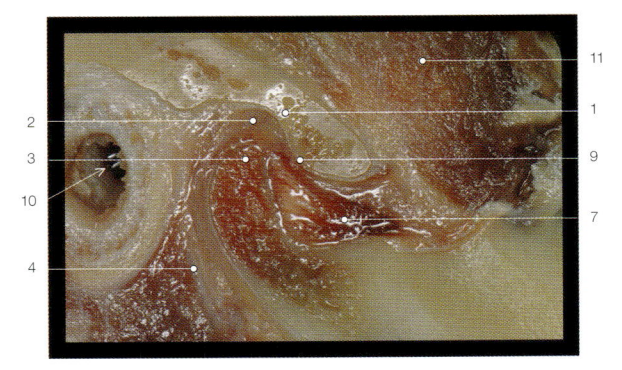

Abb. 251

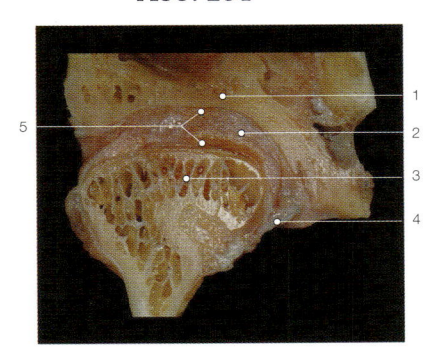

Abb. 252

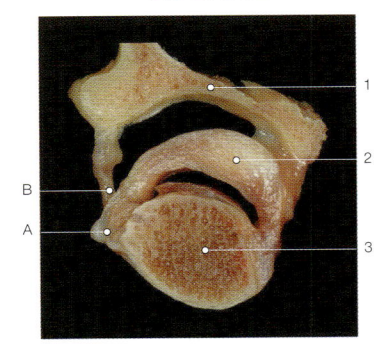

Abb. 253

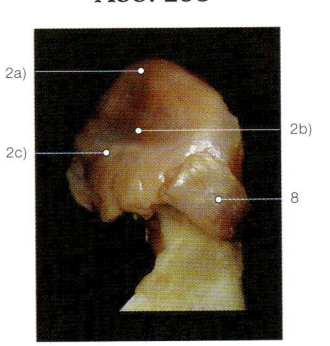

Abb. 254

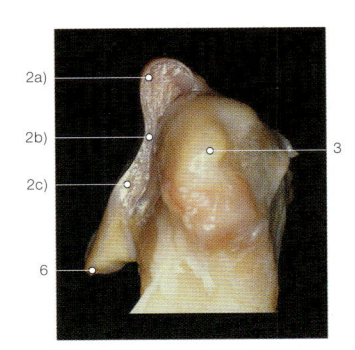

Abb. 255

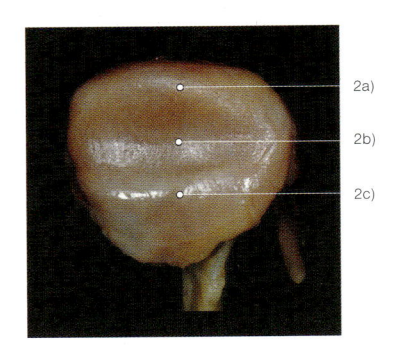

184 Kiefergelenk und Mundhöhle

1 M. temporalis
  Schläfenmuskel
2 Fossa mandibularis
  Gelenkgrube für das Kiefergelenk
3 Cartilago articularis
  Gelenkknorpel
4 Tuberculum articulare
  Gelenkhöckerchen
5 Discus articularis, Pars anterior
  Gelenkscheibe, vorderer Teil
6 M. pterygoideus lateralis, Caput superius
  Seitlicher Flügelmuskel, oberer Muskelkopf
7 M. pterygoideus lateralis, Caput inferius
  Seitlicher Flügelmuskel, unterer Muskelkopf

12 Discus articularis, Pars posterior
   Gelenkscheibe, hinterer Teil
11 –
   Bilaminäre Zone
10 Discus articularis, Pars intermedia
   Gelenkscheibe, mittlerer Teil
9 Caput mandibulae
  Unterkieferkopf
8 Capsula articularis
  Gelenkkapsel des Kiefergelenks

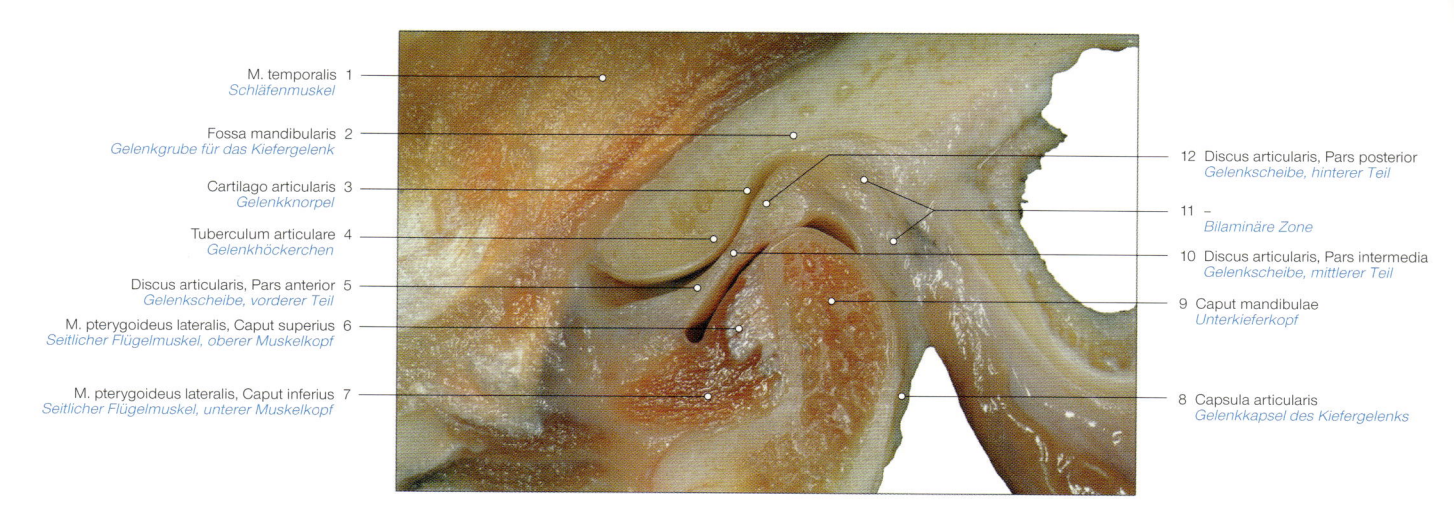

Abb. 256 Sagittalschnitt durch das Kiefergelenk bei geschlossener Mundposition

Anteriore Diskusverlagerung mit Reposition bei der Mundöffnungsbewegung:

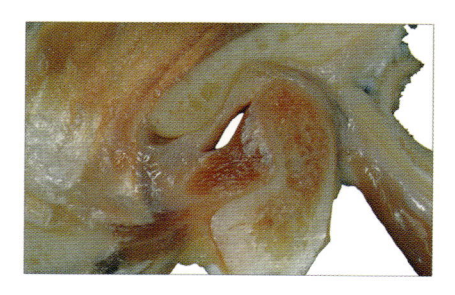

Abb. 257a Habituelle Kondylenposition

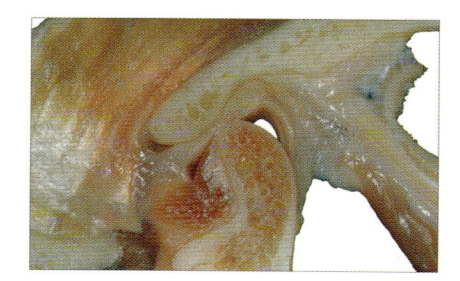

Abb. 257b Behandler-determinierte temporäre Repositionsposition

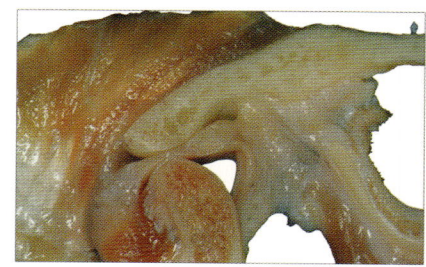

Abb. 257c Maximale Protrusionsbewegung

2 Fossa mandibularis
  Gelenkgrube für das Kiefergelenk
4 Tuberculum articulare
  Gelenkhöckerchen

14 Meatus acusticus externus
   Äußerer Gehörgang
13 Os temporale, Proc. styloideus
   Schläfenbein, Griffelfortsatz

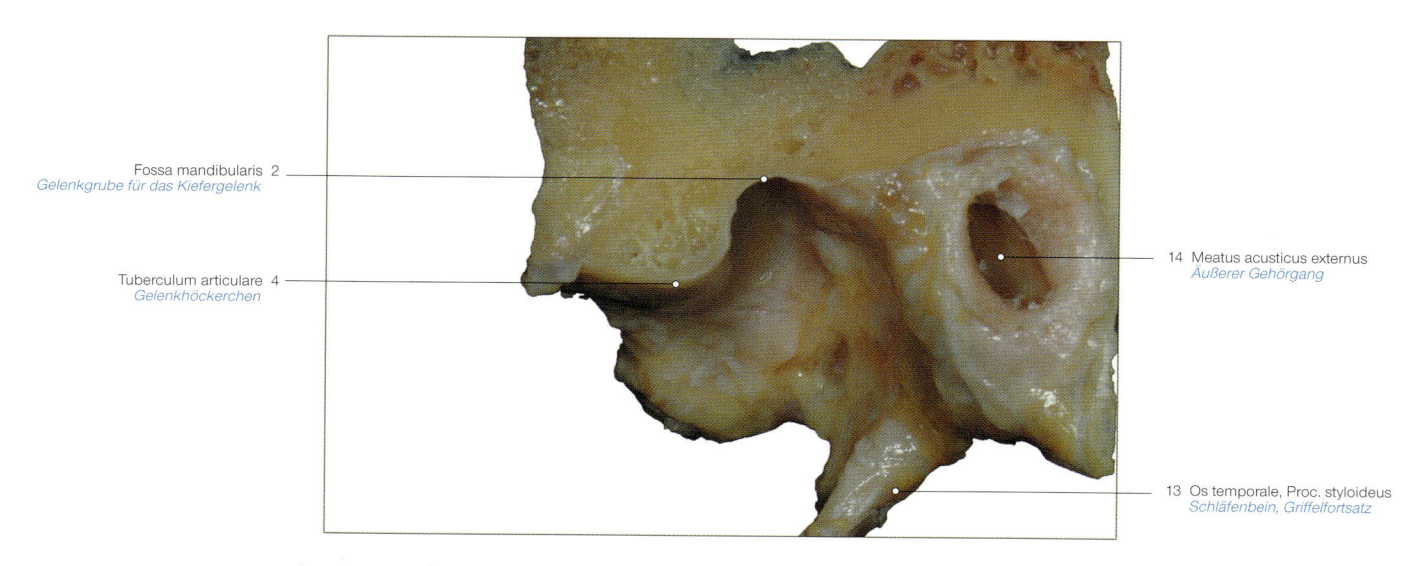

Abb. 258 Gelenkgrube, Fossa mandibularis; (ohne Diskus und Kondylus); Lateralansicht

Discus-Condylus-Komplex: anatomische Frei- und Schnittpräparate

Abb. 256, 258, 259a, b

1 M. temporalis
2 Fossa mandibularis
3 Cartilago articularis
4 Tuberculum articulare
5 Discus articularis, Pars anterior
6 M. pterygoideus lateralis, Caput superius
7 M. pterygoideus lateralis, Caput inferius
8 Capsula articularis
9 Caput mandibulae
10 Discus articularis, Pars intermedia
11 *Bilaminäre Zone*
12 Discus articularis, Pars posterior
13 Os temporale, Proc. styloideus
14 Meatus acusticus externus
15 Articulatio temporomandibularis, Lig. laterale

Abb. 256

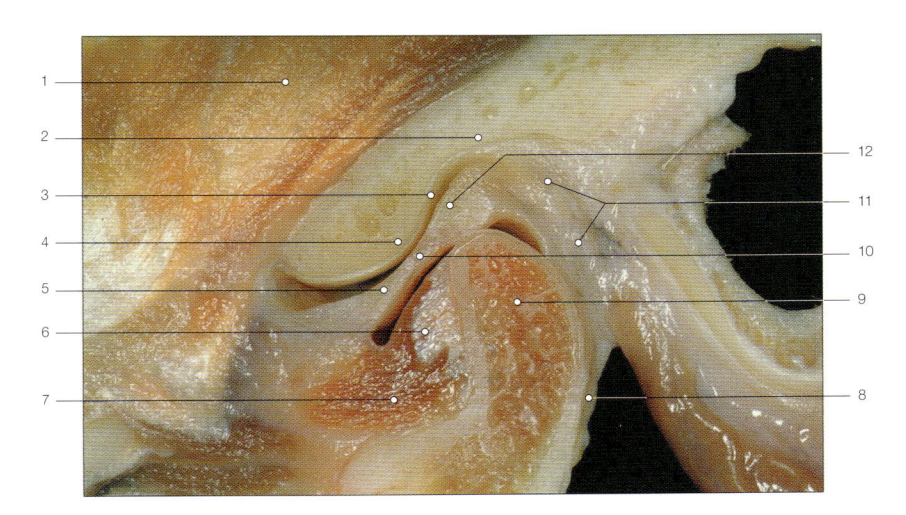

Ligamentum laterale in verschiedenen Präparationsdarstellungen:

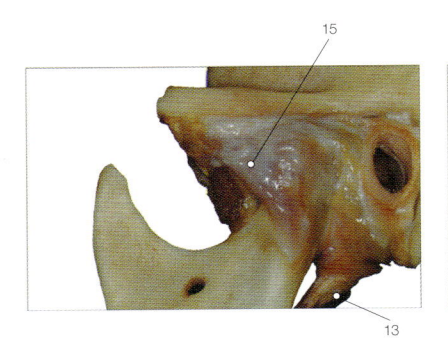

Abb. 259a Lig. laterale bei habitueller Okklusion

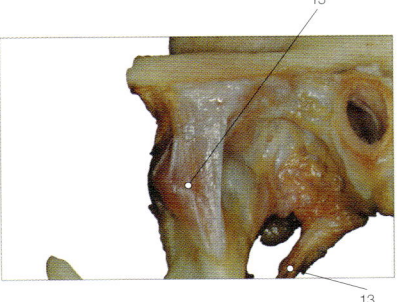

Abb. 259b Lig. laterale bei geöffnetem Mund

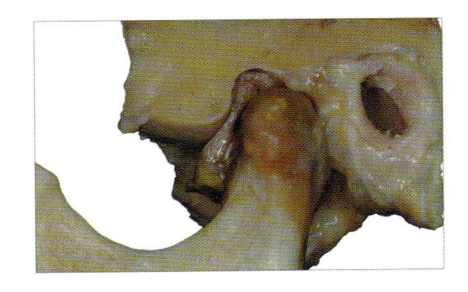

Abb. 260 Diskus-Kondylus-Beziehung nach Entfernen der lateralen Gelenkanteile

Abb. 258

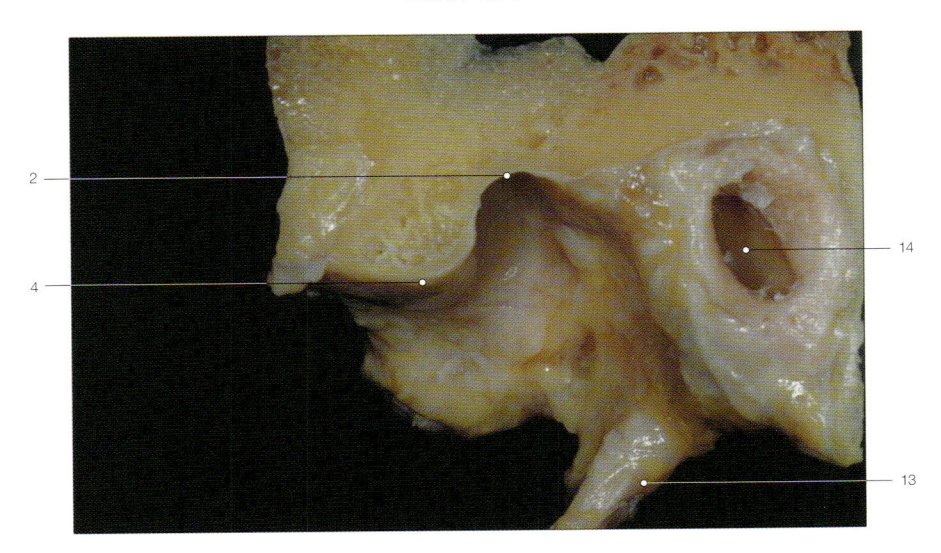

186 Kiefergelenk und Mundhöhle

1 Labium superius — *Oberlippe*
2 Frenulum labii superioris — *Oberlippenbändchen*
3 Gingiva — *Zahnfleisch*
4 Palatum durum — *Harter Gaumen*
5 Palatum molle — *Weicher Gaumen*
6 Plica pterygomandibularis — *Flügelfortsatz-Unterkieferfalte*
7 Uvula palatina — *Gaumenzäpfchen*
8 Isthmus faucium — *Schlundenge*
9 Sulcus medianus linguae — *Mediane Zungenfurche*
10 Labium inferius — *Unterlippe*
11 Frenulum labii inferioris — *Unterlippenbändchen*
12 Gingiva — *Zahnfleisch*
13 Dorsum linguae — *Zungenrücken*
14 Tonsilla palatina — *Gaumenmandel*
15 Arcus palatopharyngeus — *Hinterer Gaumenbogen*
16 Arcus palatoglossus — *Vorderer Gaumenbogen*
17 Raphe palati — *Gaumennaht*

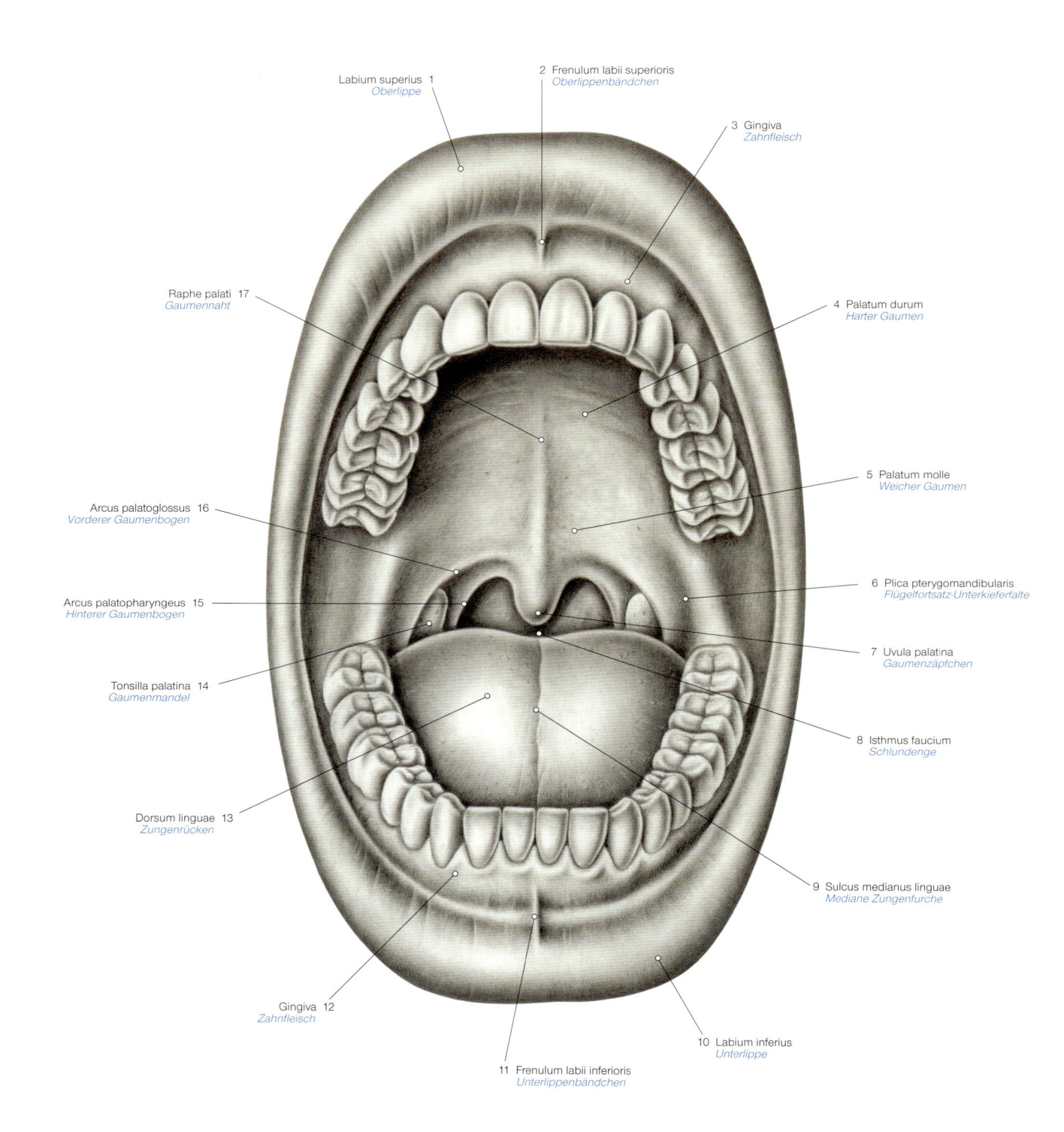

Abb. 261 Mundhöhle, Cavitas oris; Mundhöhlenvorhof, Vestibulum oris; Rachenenge, Isthmus faucium; von vorne

Mundhöhle, Cavitas oris

Abb. 261

1 Labium superius
2 Frenulum labii superioris
3 Gingiva
4 Palatum durum
5 Palatum molle
6 Plica pterygomandibularis
7 Uvula palatina
8 Isthmus faucium
9 Sulcus medianus linguae
10 Labium inferius
11 Frenulum labii inferioris
12 Gingiva
13 Dorsum linguae
14 Tonsilla palatina
15 Arcus palatopharyngeus
16 Arcus palatoglossus
17 Raphe palati

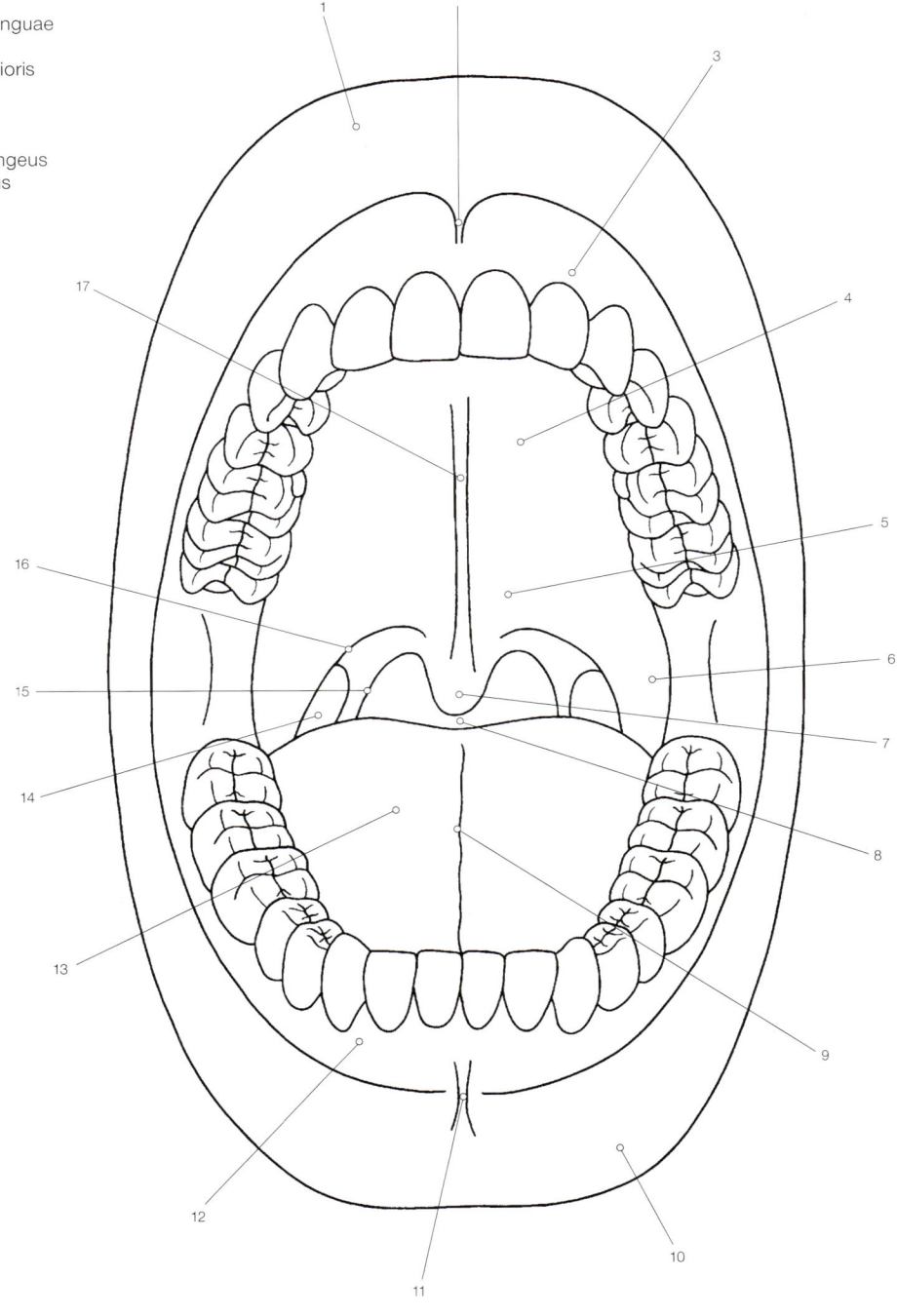

Kiefergelenk und Mundhöhle

1 Plica glossoepiglottica mediana
 Mediane Schleimhautfalte zwischen Zungengrund und Kehldeckel
2 Epiglottis
 Kehldeckel
3 Vallecula epiglottica
 Grube zwischen Plica glossoepiglottica mediana und lateralis
4 Plica glossoepiglottica lateralis
 Seitliche Schleimhautfalte zwischen Zungengrund und Kehldeckel
5 Tonsilla lingualis, Folliculi linguales
 Zungenmandel, Zungenbälge
6 Fossulae tonsillares et Cryptae tonsillares
 Öffnungen und Krypten der Gaumenmandeln
7 Radix linguae
 Zungenwurzel
8 Dorsum linguae, Pars posterior
 Zungenrücken, hinterer Teil
9 Sulcus terminalis
 Quere Zungenfurche
10 Papillae foliatae
 Blattförmige Zungenpapillen
11 Papillae fungiformes
 Pilzförmige Zungenpapillen
12 Corpus linguae
 Zungenkörper
13 Margo linguae
 Zungenrand
14 Apex linguae
 Zungenspitze
15 Sulcus medianus linguae
 Mediane Zungenfurche
16 Dorsum linguae, Pars anterior, Papillae filiformes
 Zungenrücken, vorderer Teil, fadenförmige Zungenpapillen
17 Papillae conicae
 Konische Papillen (Sonderform der fadenförmigen Zungenpapillen)
18 Papillae vallatae
 Wallförmige Zungenpapillen
19 Arcus palatoglossus
 Vorderer Gaumenbogen
20 Plica triangularis
 Dreieckige Schleimhautfalte vor der Gaumenmandel
21 M. palatoglossus
 Gaumen-Zungenmuskel
22 Tonsilla palatina
 Gaumenmandel
23 M. palatopharyngeus
 Gaumen-Schlundmuskel
24 Arcus palatopharyngeus
 Hinterer Gaumenbogen
25 Foramen caecum linguae
 Blindes Loch der Zunge

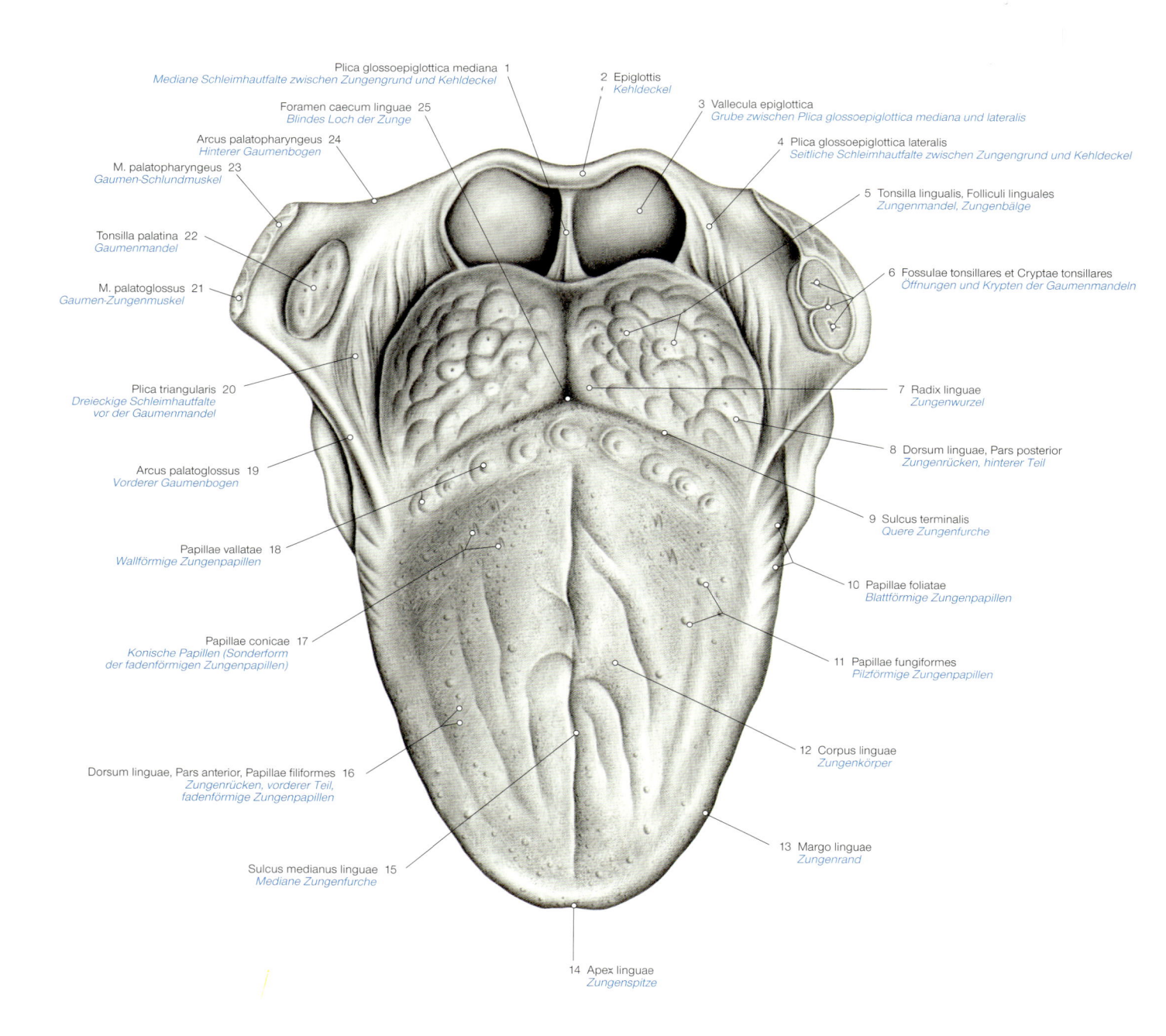

Abb. 262 Zungenrücken, Dorsum linguae; Zungenwurzel, Radix linguae; Gaumenmandeln, Tonsillae palatinae; rechte Gaumenmandel aufgeschnitten; von oben

Abb. 262

1 Plica glossoepiglottica mediana
2 Epiglottis
3 Vallecula epiglottica
4 Plica glossoepiglottica lateralis
5 Tonsilla lingualis, Folliculi linguales
6 Fossulae tonsillares et Cryptae tonsillares
7 Radix linguae
8 Dorsum linguae, Pars posterior
9 Sulcus terminalis
10 Papillae foliatae
11 Papillae fungiformes
12 Corpus linguae
13 Margo linguae
14 Apex linguae
15 Sulcus medianus linguae
16 Dorsum linguae, Pars anterior, Papillae filiformes
17 Papillae conicae
18 Papillae vallatae
19 Arcus palatoglossus
20 Plica triangularis
21 M. palatoglossus
22 Tonsilla palatina
23 M. palatopharyngeus
24 Arcus palatopharyngeus
25 Foramen caecum linguae

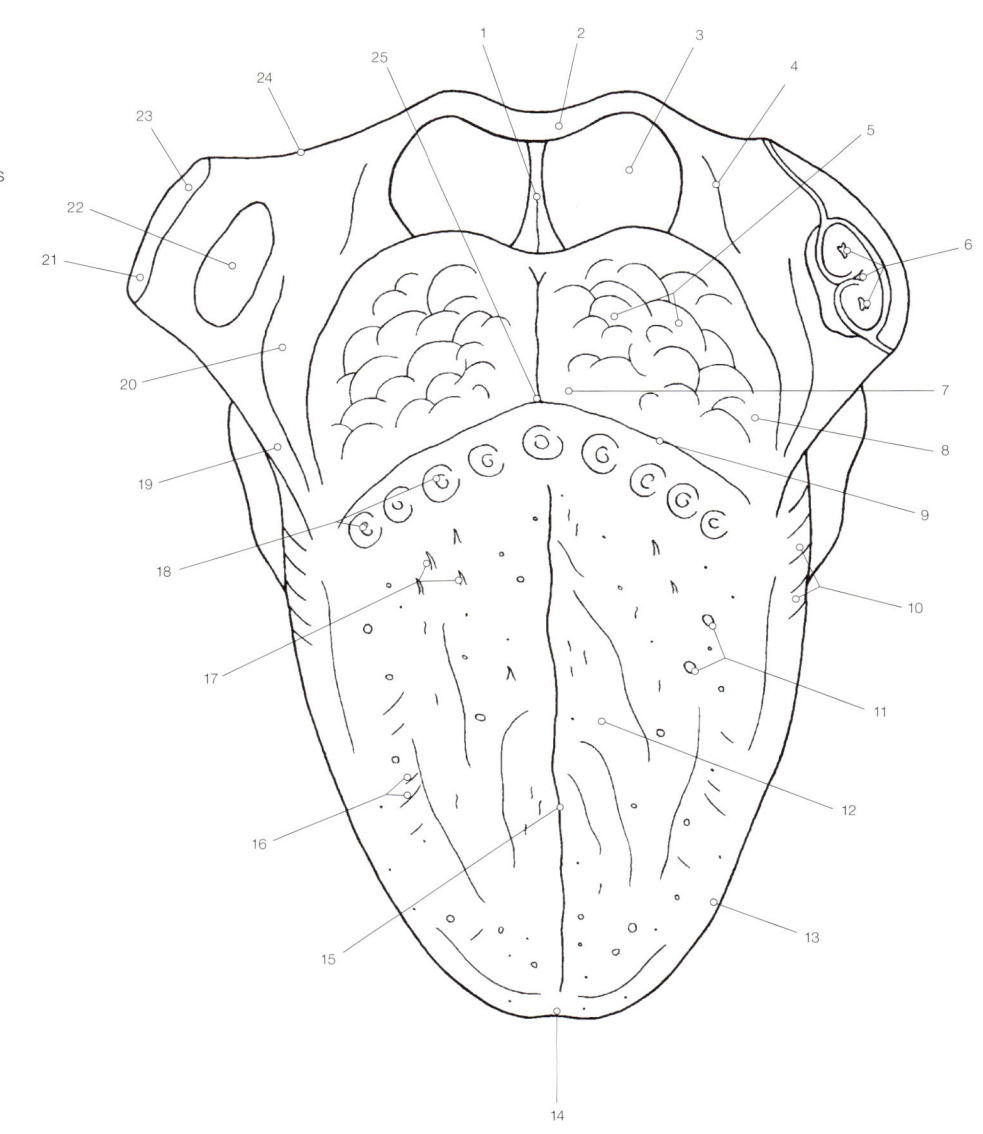

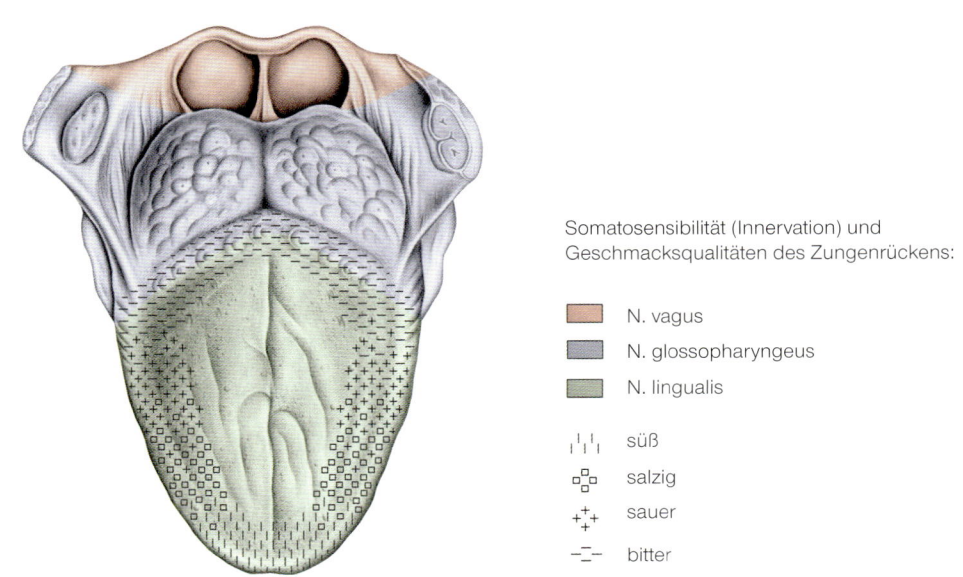

Somatosensibilität (Innervation) und Geschmacksqualitäten des Zungenrückens:

- N. vagus
- N. glossopharyngeus
- N. lingualis

- süß
- salzig
- sauer
- bitter

Abb. 263 Zungenrücken, Dorsum linguae; Zungenwurzel, Radix linguae; Gaumenmandeln, Tonsillae palatinae; coloriert; von oben

Muskeln, Gefäße, Nerven und Drüsen des Kopfes

Protuberantia mentalis 1
Kinnvorsprung

Fossa digastrica 2
Grube für den Ansatz des M. digastricus, Venter anterior

M. digastricus, Venter posterior 3
Zweibäuchiger Muskel, hinterer Muskelbauch

M. digastricus, Venter anterior 4
Zweibäuchiger Muskel, vorderer Muskelbauch

Os hyoideum, Cornu majus 5
Großes Zungenbeinhorn

M. digastricus, Tendo intermedius 6
Zweibäuchiger Muskel, Zwischensehne

7 Os hyoideum, Corpus
Zungenbeinkörper

8 M. digastricus, Ansa tendinis
Zweibäuchiger Muskel, Sehnenschlinge

9 Raphe mylohyoidea
Naht für den Ansatz des Unterkiefer-Zungenbeinmuskels

10 M. stylohyoideus
Griffelfortsatz-Zungenbeinmuskel

11 Tuberculum mentale
Kinnhöcker

12 Foramen mentale
Kinnloch am Ausgang des Mandibularkanals

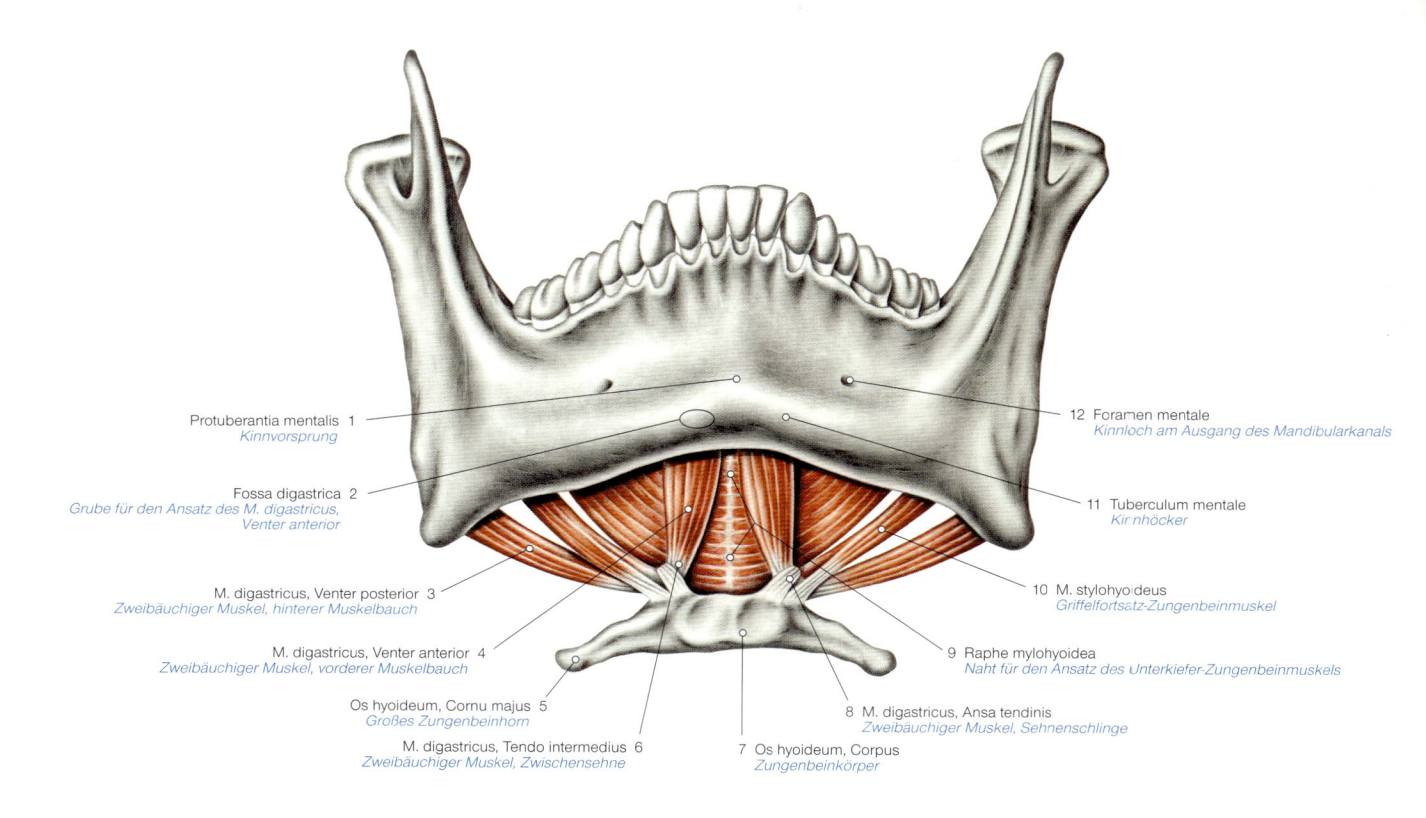

Abb. 264 Unterkiefer, Mandibula; Mundbodenmuskeln, Mm. suprahyoidei; Zungenbein, Os hyoideum; von ventral unten

Spina mentalis 1
Kinndorn

M. geniohyoideus 12
Kinn-Zungenbeinmuskel

Proc. coronoideus 11
Kronen(Muskel)fortsatz

Foramen mandibulae 10
Öffnung am Eingang des Mandibularkanals

Caput mandibulae 9
Unterkieferkopf

2 Fovea sublingualis
Grube für die Unterzungendrüse

3 M. genioglossus
Kinn-Zungenmuskel

4 M. mylohyoideus
Unterkiefer-Zungenbeinmuskel

5 Os hyoideum, Cornu minus
Kleines Zungenbeinhorn

6 Ramus mandibulae
Unterkieferast

7 Os hyoideum, Cornu majus
Großes Zungenbeinhorn

8 Os hyoideum, Corpus
Zungenbeinkörper

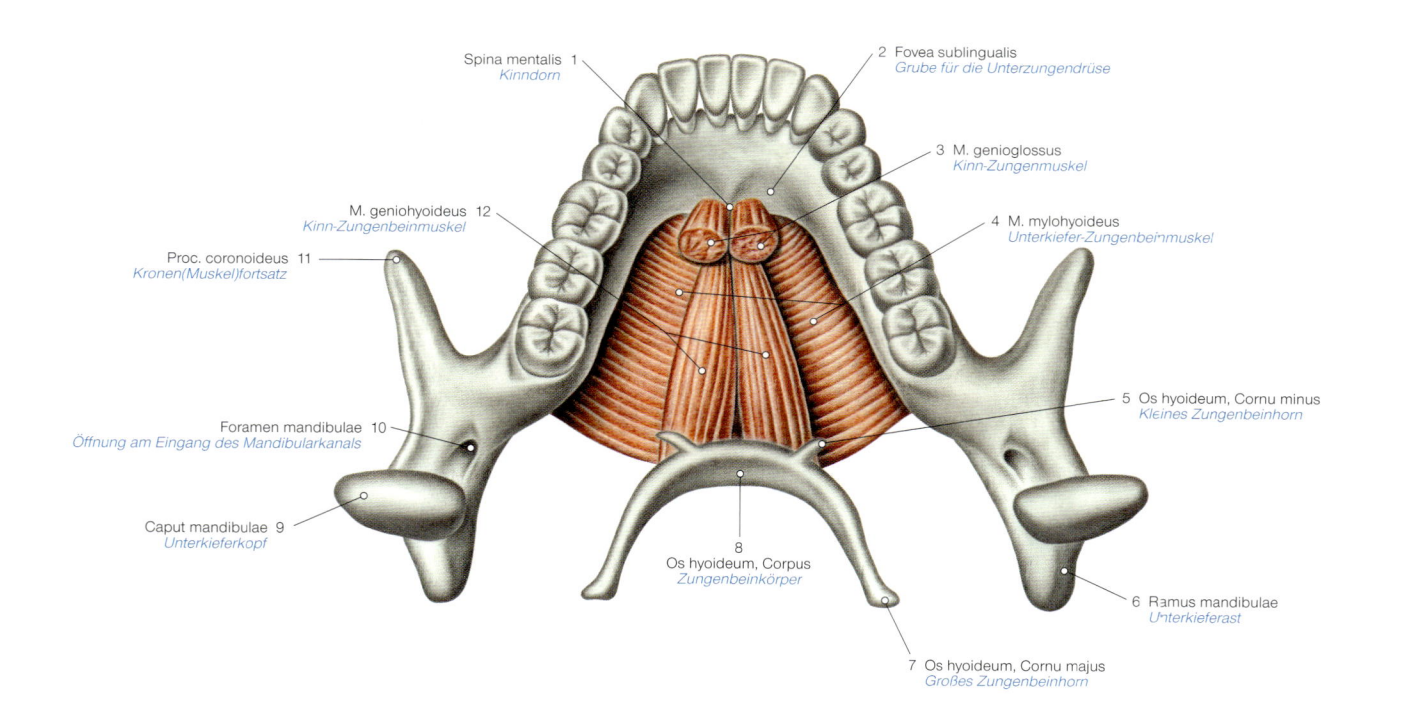

Abb. 265 Unterkiefer, Mandibula; Mundbodenmuskeln, Mm. suprahyoidei; Zungenbein, Os hyoideum; von oben

Mundbodenmuskeln, Musculi suprahyoidei

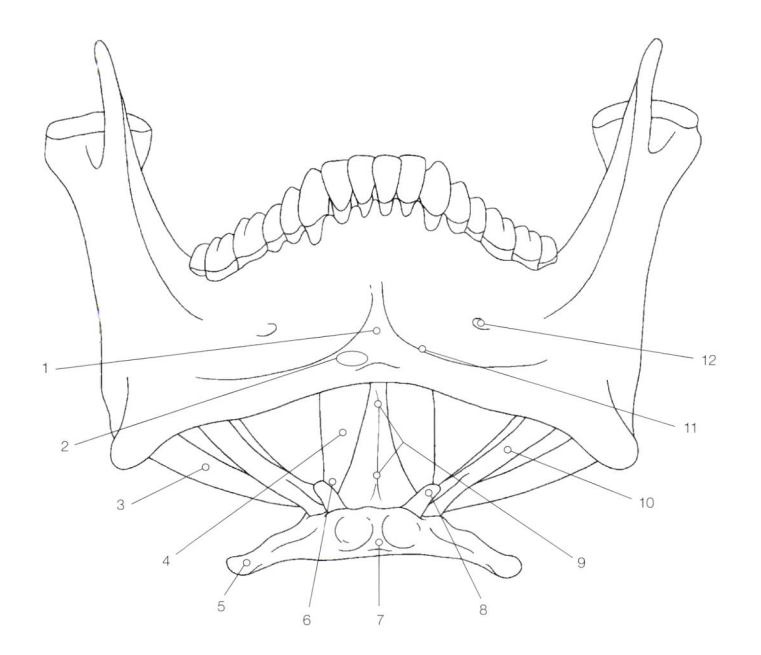

Abb. 264

1. Protuberantia mentalis
2. Fossa digastrica
3. M. digastricus, Venter posterior
4. M. digastricus, Venter anterior
5. Os hyoideum, Cornu majus
6. M. digastricus, Tendo intermedius
7. Os hyoideum, Corpus
8. M. digastricus, Ansa tendinis
9. Raphe mylohyoidea
10. M. stylohyoideus
11. Tuberculum mentale
12. Foramen mentale

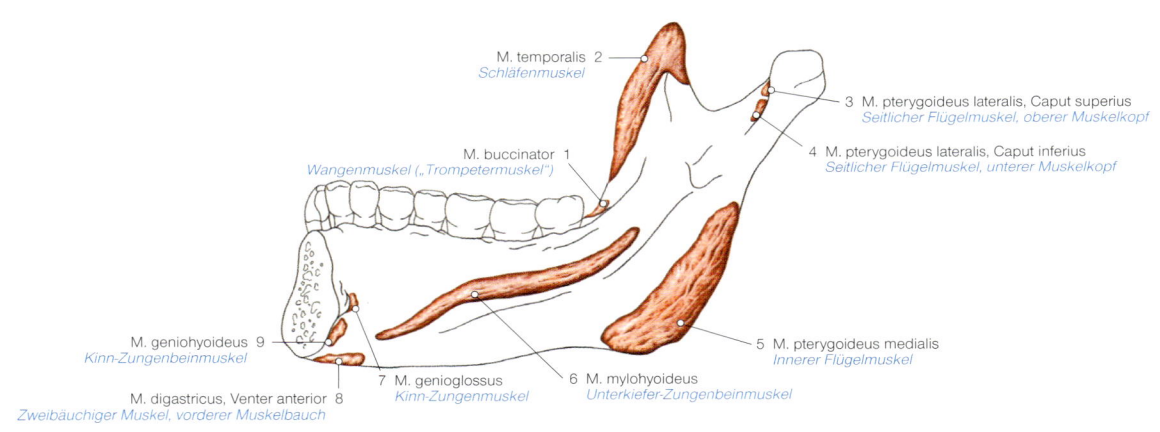

Abb. 266 Unterkiefer, Mandibula; mit Muskelursprüngen und -ansätzen; rechte Hälfte von medial

- M. temporalis 2 — *Schläfenmuskel*
- M. buccinator 1 — *Wangenmuskel ("Trompetermuskel")*
- M. geniohyoideus 9 — *Kinn-Zungenbeinmuskel*
- M. digastricus, Venter anterior 8 — *Zweibäuchiger Muskel, vorderer Muskelbauch*
- 7 M. genioglossus — *Kinn-Zungenmuskel*
- 6 M. mylohyoideus — *Unterkiefer-Zungenbeinmuskel*
- 5 M. pterygoideus medialis — *Innerer Flügelmuskel*
- 4 M. pterygoideus lateralis, Caput inferius — *Seitlicher Flügelmuskel, unterer Muskelkopf*
- 3 M. pterygoideus lateralis, Caput superius — *Seitlicher Flügelmuskel, oberer Muskelkopf*

Abb. 265

1. Spina mentalis
2. Fovea sublingualis
3. M. genioglossus
4. M. mylohyoideus
5. Os hyoideum, Cornu minus
6. Ramus mandibulae
7. Os hyoideum, Cornu majus
8. Os hyoideum, Corpus
9. Caput mandibulae
10. Foramen mandibulae
11. Proc. coronoideus
12. M. geniohyoideus

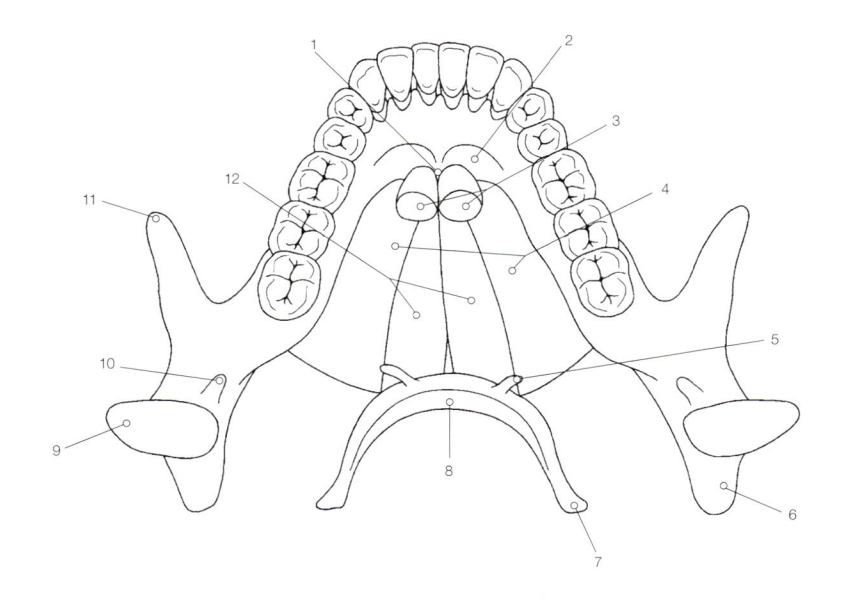

Muskeln, Gefäße, Nerven und Drüsen des Kopfes — Mundboden- und Kaumuskeln, Musculi suprahyoidei et masticatorii

- M. pterygoideus lateralis, Caput superius
  Seitlicher Flügelmuskel, oberer Muskelkopf
- M. pterygoideus lateralis, Caput inferius
  Seitlicher Flügelmuskel, unterer Muskelkopf
- M. digastricus, Venter anterior
  Zweibäuchiger Muskel, vorderer Muskelbauch
- M. mylohyoideus
  Unterkiefer-Zungenbeinmuskel
- M. digastricus, Ansa tendinis
  Zweibäuchiger Muskel, Sehnenschlinge
- M. digastricus, Venter posterior
  Zweibäuchiger Muskel, hinterer Muskelbauch
- M. stylohyoideus
  Griffelfortsatz-Zungenbeinmuskel

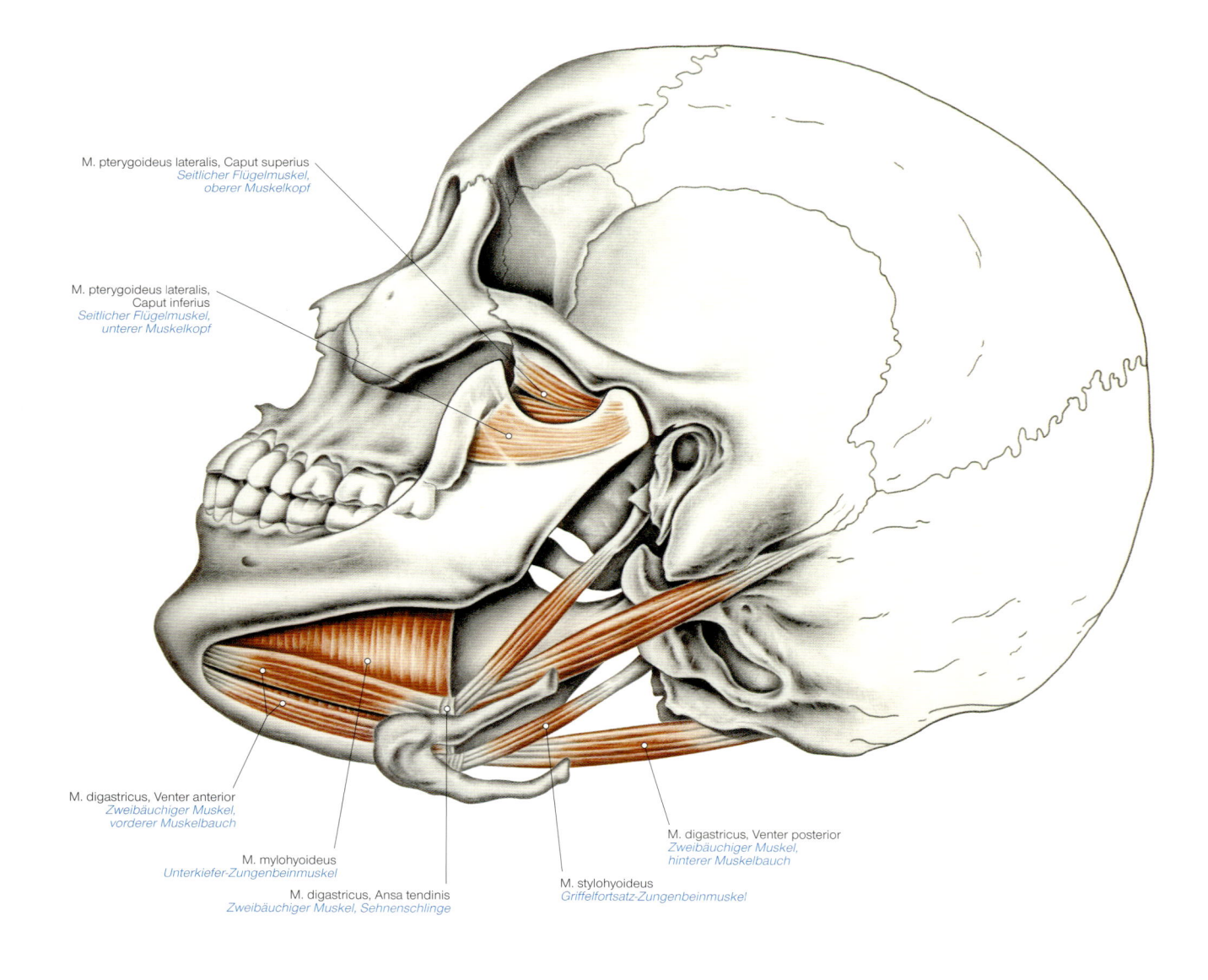

Abb. 267 Schädel, Cranium; Zungenbein, Os hyoideum; Mundbodenmuskeln, Mm. suprahyoidei; seitlicher Flügelmuskel, M. pterygoideus lateralis; linke Seite von lateral unten

Kaumuskeln, Musculi masticatorii

M. pterygoideus lateralis, Caput superius
Seitlicher Flügelmuskel, oberer Muskelkopf

M. pterygoideus lateralis, Caput inferius
Seitlicher Flügelmuskel, unterer Muskelkopf

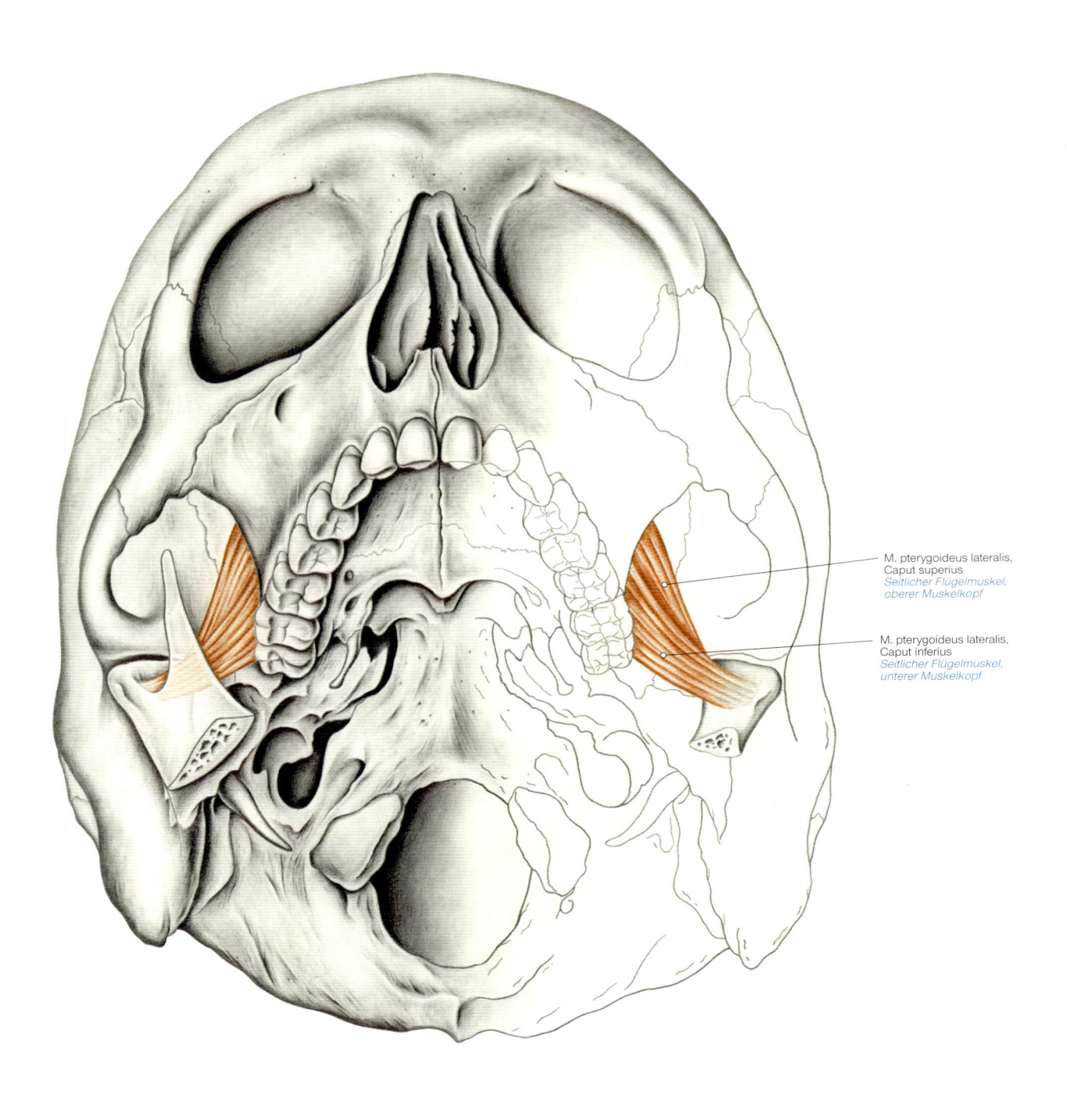

Abb. 268 Schädel, Cranium; seitlicher Flügelmuskel, M. pterygoideus lateralis; von vorne unten

194 Muskeln, Gefäße, Nerven und Drüsen des Kopfes

M. pterygoideus lateralis, Caput superius
Seitlicher Flügelmuskel, oberer Muskelkopf

M. pterygoideus lateralis, Caput inferius
Seitlicher Flügelmuskel, unterer Muskelkopf

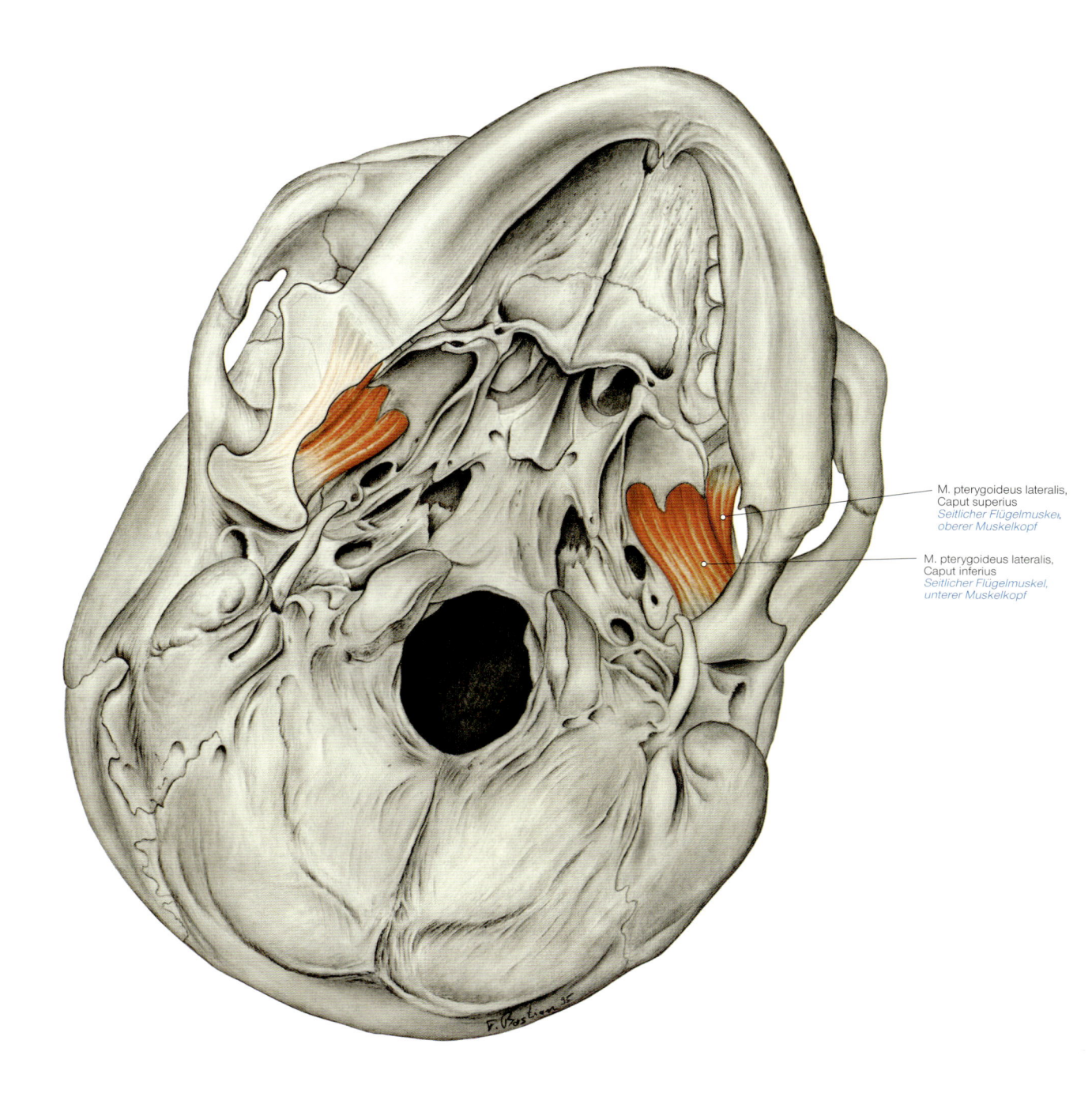

Abb. 269 Schädel, Cranium; seitlicher Flügelmuskel, M. pterygoideus lateralis; von unten

Kaumuskeln, Musculi masticatorii 195

M. pterygoideus medialis
Innerer Flügelmuskel

Abb. 270 Schädel, Cranium; innerer Flügelmuskel, M. pterygoideus medialis; von hinten unten

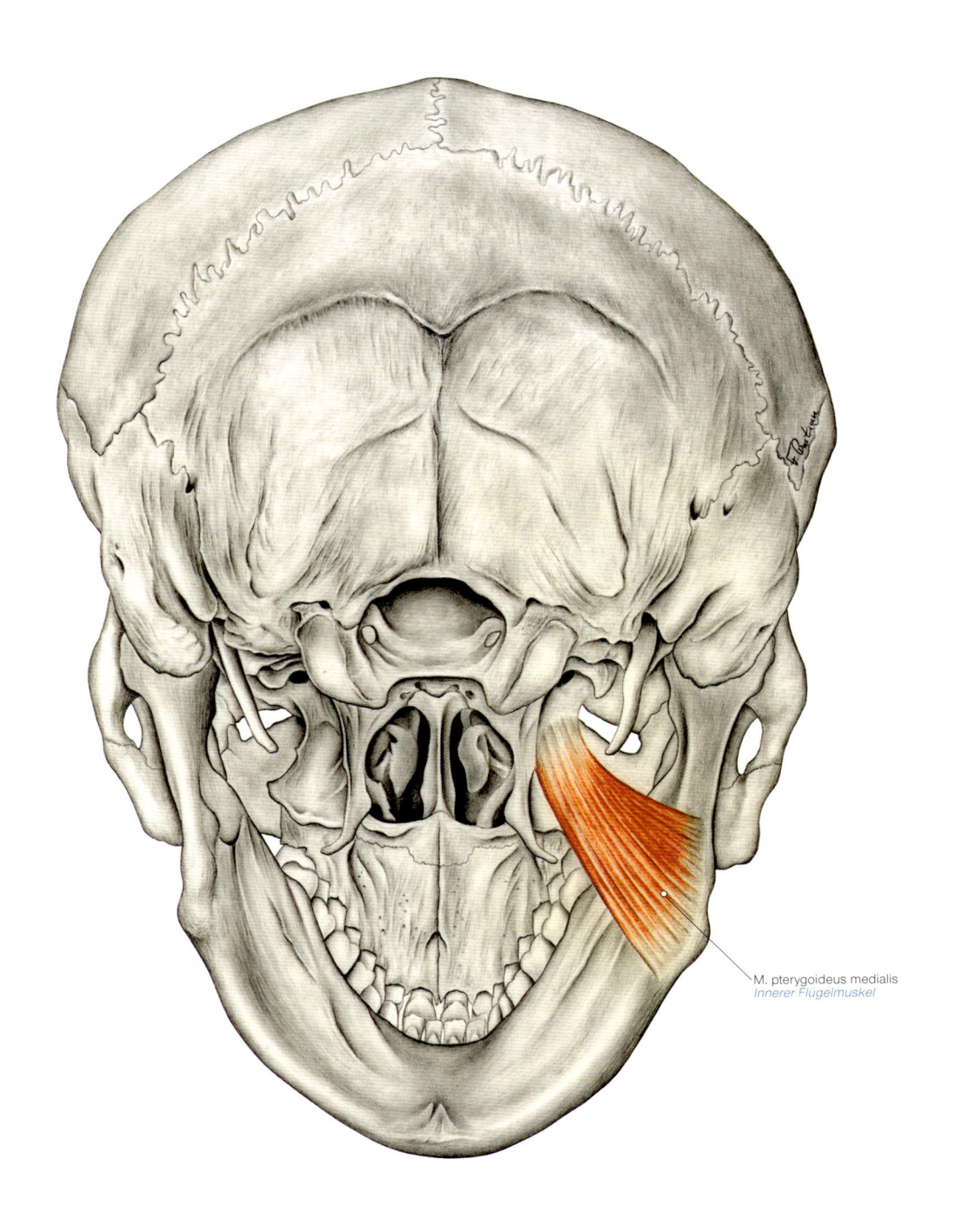

Muskeln, Gefäße, Nerven und Drüsen des Kopfes

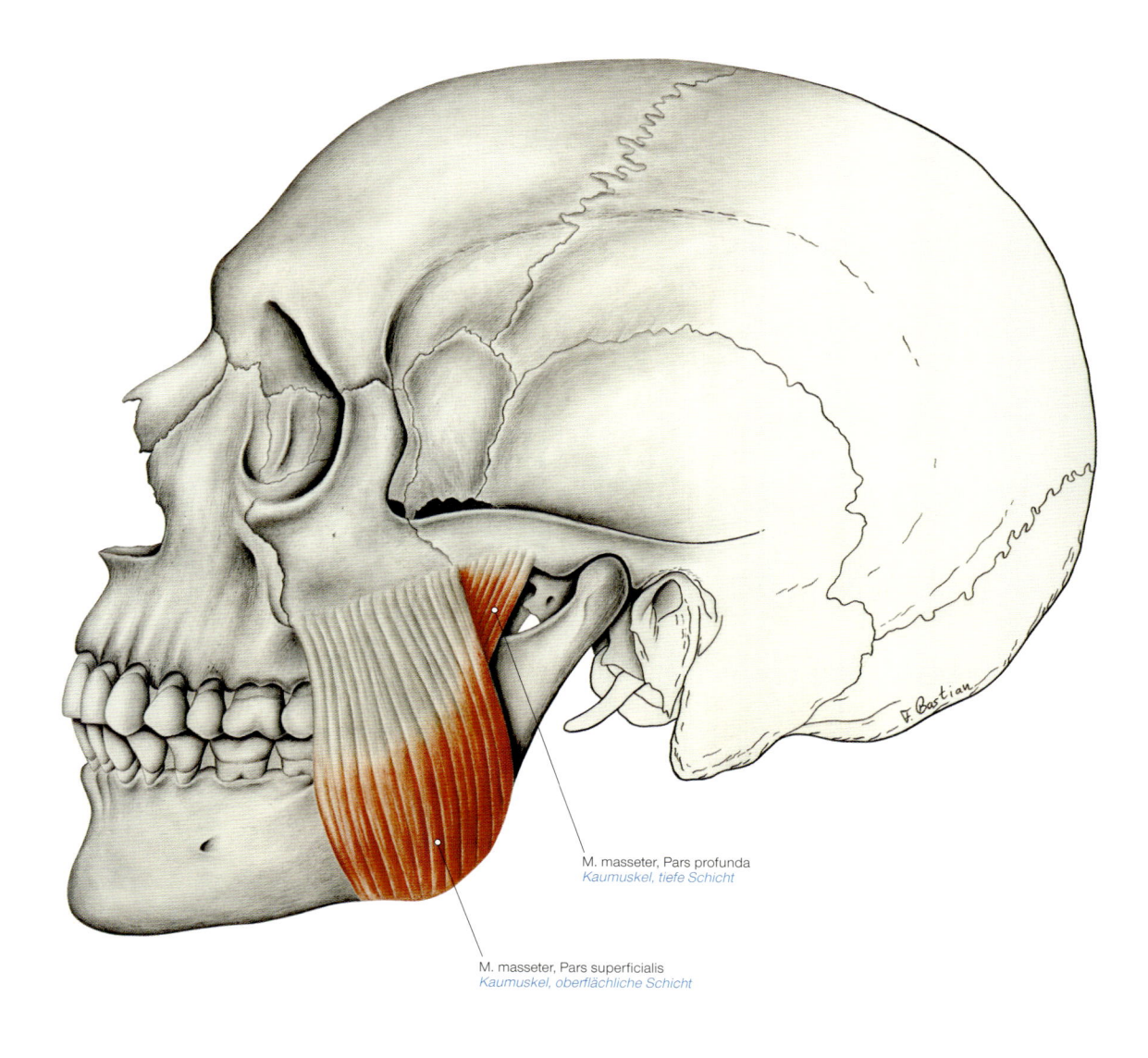

Abb. 271 Schädel, Cranium; Kaumuskel, M. masseter; linke Seite von lateral

M. masseter, Pars profunda
Kaumuskel, tiefe Schicht

M. masseter, Pars superficialis
Kaumuskel, oberflächliche Schicht

Kaumuskeln, Musculi masticatorii

M. temporalis
Schläfenmuskel

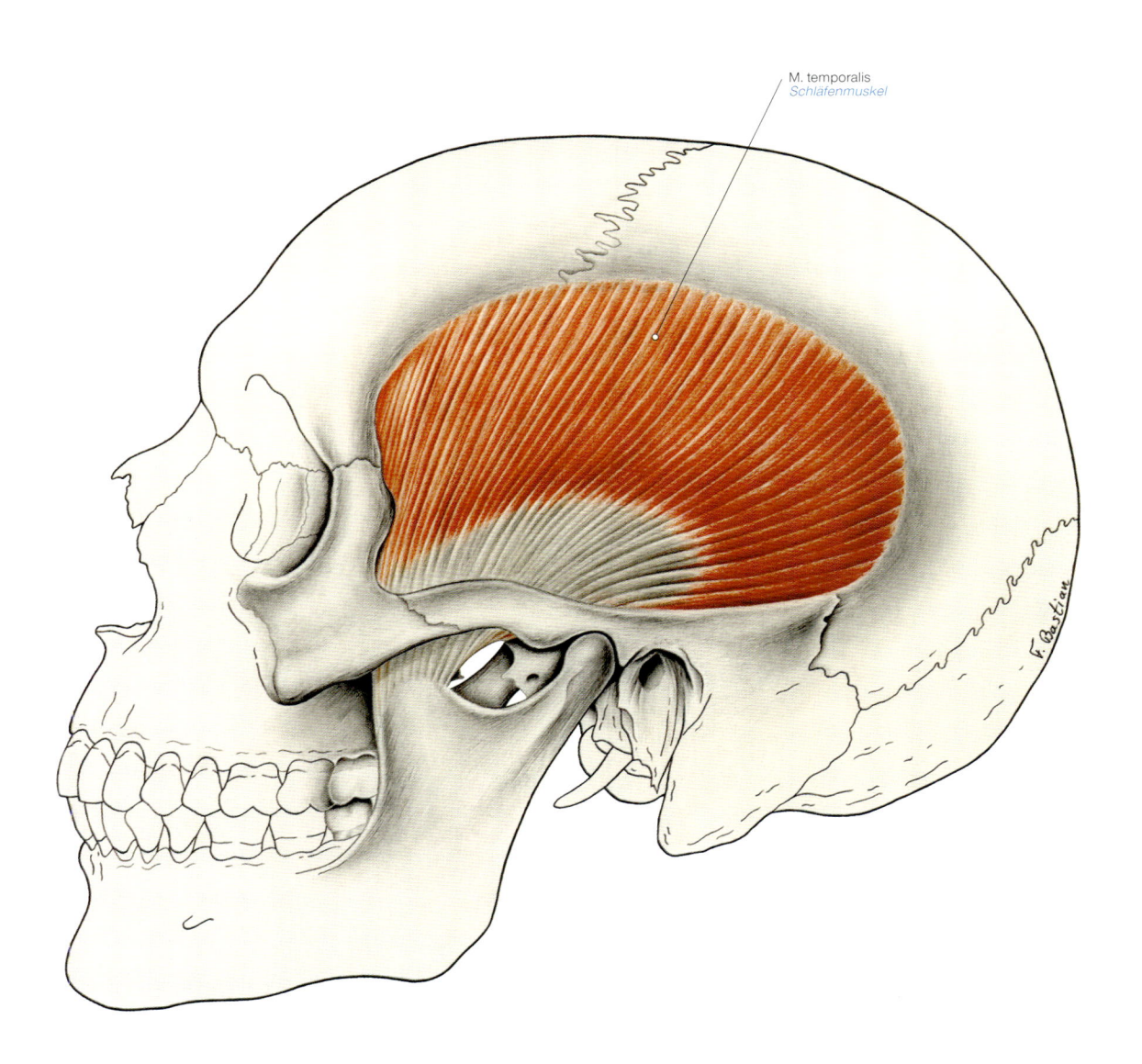

Abb. 272 Schädel, Cranium; Schläfenmuskel, M. temporalis; linke Seite von lateral

198 Muskeln, Gefäße, Nerven und Drüsen des Kopfes

1 R. temporalis n. facialis
Schläfenast des Gesichtsnervs

2 N. auriculotemporalis
Ohrmuschel-Schläfennerv

3 M. temporalis
Schläfenmuskel

4 Galea aponeurotica
Sehnenhaube

5 M. epicranius, M. occipitofrontalis, Venter occipitalis
Sehnenhaubenmuskel, Hinterhaupts-Stirnmuskel, Hinterhauptsbauch

6 N. occipitalis major
Großer Hinterhauptsnerv

7 N. occipitalis minor
Kleiner Hinterhauptsnerv

8 M. splenius capitis
Riemenmuskel des Kopfes

9 N. auricularis magnus
Großer Ohrmuschelnerv

10 Nn. supraclaviculares
Oberschlüsselbeinnerven

11 N. transversus colli
Querer Halsnerv

12 M. sternocleidomastoideus
Kopfwender

13 N. facialis [VII]
Gesichtsnerv (7. Hirnnerv)

14 M. masseter
Kaumuskel

15 Platysma
Hautmuskel des Halses

16 N. mentalis
Kinnnerv

17 M. orbicularis oris, Pars labialis
Ringmuskel des Mundes, Lippenteil

18 M. zygomaticus major
Großer Jochbeinmuskel

19 M. orbicularis oris, Pars marginalis
Ringmuskel des Mundes, Randteil

20 M. zygomaticus minor
Kleiner Jochbeinmuskel

21 N. infraorbitalis
Unteraugenhöhlennerv

22 M. nasalis
Nasenmuskel

23 N. infratrochlearis
Unterrollennerv

24 M. procerus
Nasenwurzelrunzler

25 M. orbicularis oculi, Pars palpebralis
Ringmuskel des Auges, Lidteil

26 M. orbicularis oculi, Pars orbitalis
Ringmuskel des Auges, Augenhöhlenteil

27 N. supraorbitalis
Oberaugenhöhlennerv

28 M. epicranius, M. occipitofrontalis, Venter frontalis
Sehnenhaubenmuskel, Hinterhaupts-Stirnmuskel, Stirnbeinbauch

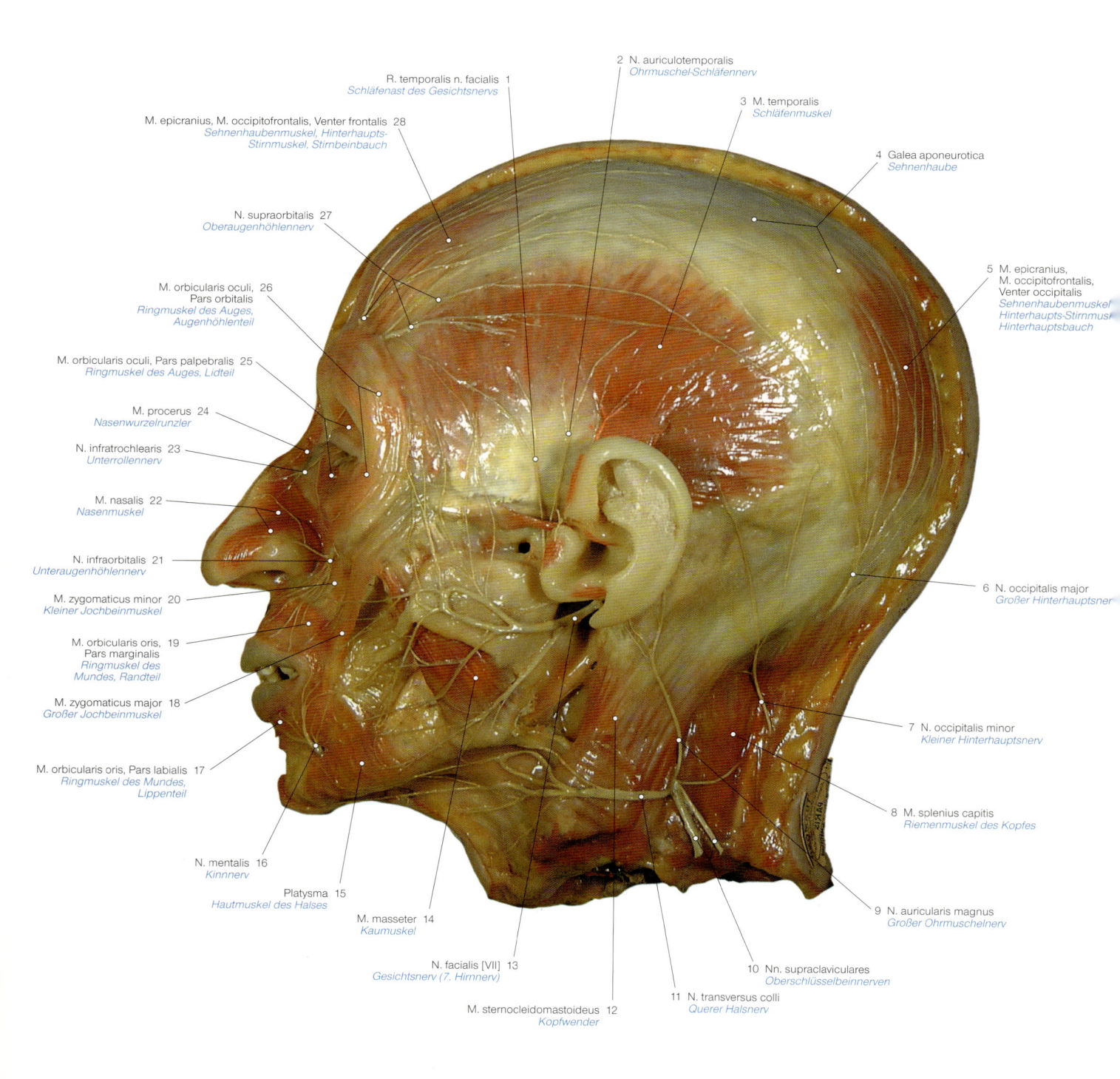

Abb. 273 Oberflächliche Gesichts- und Kaumuskeln, Mm. faciei et masticatorii superficiales; oberflächliche Nerven, Nn. superficiales; Modell der linken Kopfseite von lateral

Oberflächliche Muskeln und Nerven des Kopfes, Musculi et Nervi capitis superficiales

Abb. 273

1 R. temporalis n. facialis
2 N. auriculotemporalis
3 M. temporalis
4 Galea aponeurotica
5 M. epicranius, M. occipitofrontalis, Venter occipitalis
6 N. occipitalis major
7 N. occipitalis minor
8 M. splenius capitis
9 N. auricularis magnus
10 Nn. supraclaviculares
11 N. transversus colli
12 M. sternocleidomastoideus
13 N. facialis [VII]
14 M. masseter
15 Platysma
16 N. mentalis
17 M. orbicularis oris, Pars labialis
18 M. zygomaticus major
19 M. orbicularis oris, Pars marginalis
20 M. zygomaticus minor
21 N. infraorbitalis
22 M. nasalis
23 N. infratrochlearis
24 M. procerus
25 M. orbicularis oculi, Pars palpebralis
26 M. orbicularis oculi, Pars orbitalis
27 N. supraorbitalis
28 M. epicranius, M. occipitofrontalis, Venter frontalis

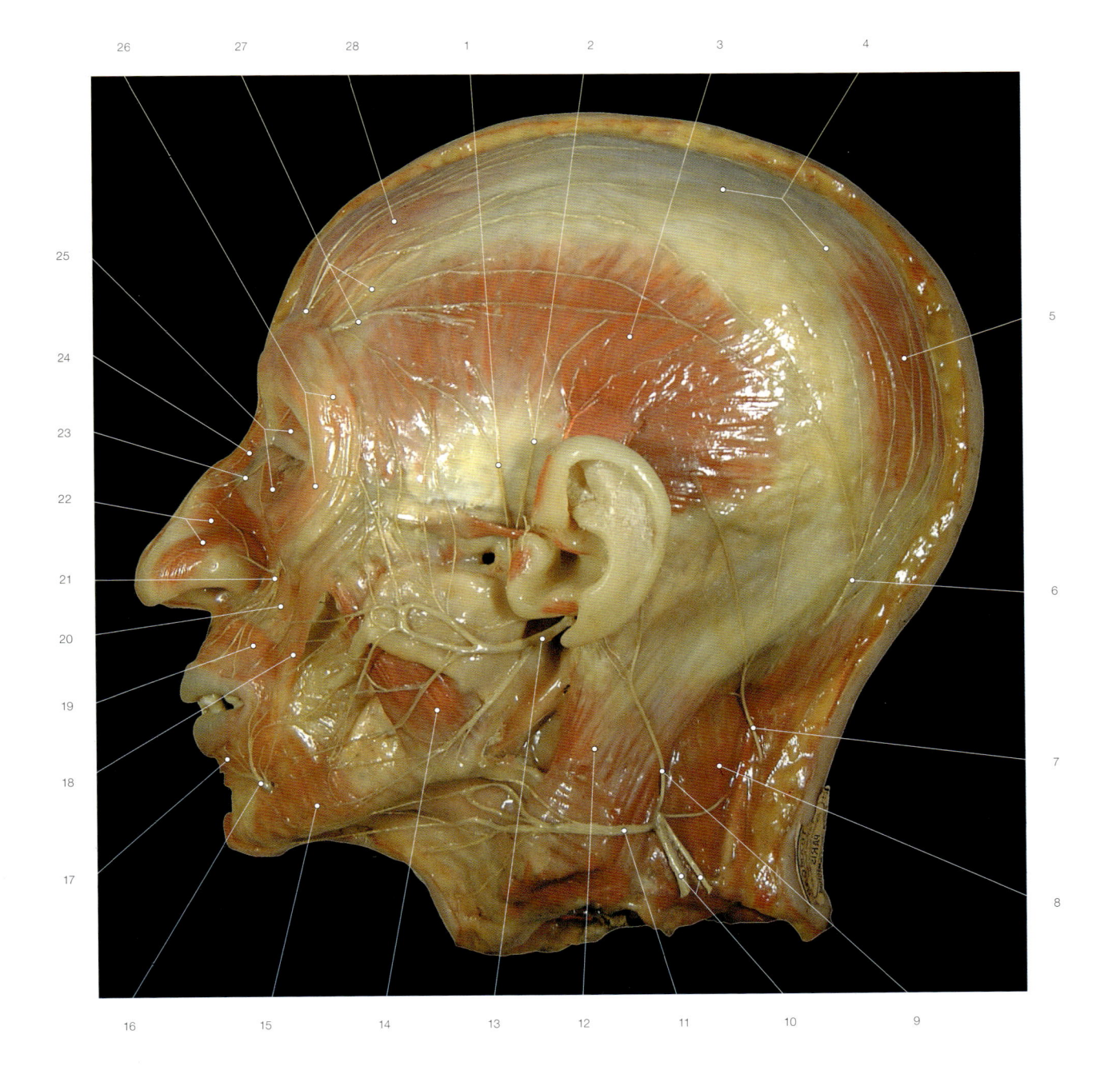

200 Muskeln, Gefäße, Nerven und Drüsen des Kopfes

- 1 Galea aponeurotica — *Sehnenhaube*
- 2 M. nasalis — *Nasenmuskel*
- 3 Os nasale — *Nasenbein*
- 4 M. corrugator supercilii — *Augenbrauenrunzler*
- 5 M. levator labii superioris alaeque nasi — *Oberlippen-Nasenflügelheber*
- 6 M. orbicularis oculi, Pars palpebralis — *Ringmuskel des Auges, Lidteil*
- 7 M. levator labii superioris — *Oberlippenheber*
- 8 M. zygomaticus minor — *Kleiner Jochbeinmuskel*
- 9 M. zygomaticus major — *Großer Jochbeinmuskel*
- 10 M. levator anguli oris — *Mundwinkelheber*
- 11 Glandula parotidea — *Ohrspeicheldrüse*
- 12 Ductus parotideus, Corpus adiposum buccae — *Ausführungsgang der Ohrspeicheldrüse, Bichat-Fettpropf*
- 13 M. buccinator — *Wangenmuskel („Trompetermuskel")*
- 14 M. masseter, Pars superficialis — *Kaumuskel, oberflächliche Schicht*
- 15 Platysma — *Hautmuskel des Halses*
- 16 M. depressor labii inferioris — *Unterlippensenker („Trinkmuskel")*
- 17 M. sternocleidomastoideus — *Kopfwender*
- 18 Foramen mentale — *Kinnloch am Ausgang des Mandibularkanals*
- 19 M. depressor anguli oris — *Mundwinkelsenker („Trauermuskel")*
- 20 Platysma — *Hautmuskel des Halses*
- 21 M. orbicularis oris, Pars labialis — *Ringmuskel des Mundes, Lippenteil*
- 22 M. mentalis — *Kinnmuskel*
- 23 M. depressor labii inferioris — *Unterlippensenker („Trinkmuskel")*
- 24 M. depressor anguli oris — *Mundwinkelsenker („Trauermuskel")*
- 25 Platysma — *Hautmuskel des Halses*
- 26 M. orbicularis oris, Pars marginalis — *Ringmuskel des Mundes, Randteil*
- 27 M. risorius — *Lachmuskel*
- 28 M. depressor septi nasi — *Nasenscheidewandsenker*
- 29 M. levator anguli oris — *Mundwinkelheber*
- 30 M. zygomaticus major — *Großer Jochbeinmuskel*
- 31 M. zygomaticus minor — *Kleiner Jochbeinmuskel*
- 32 M. levator labii superioris — *Oberlippenheber*
- 33 M. orbicularis oculi, Pars orbitalis — *Ringmuskel des Auges, Augenhöhlenteil*
- 34 M. levator labii superioris alaeque nasi — *Oberlippen-Nasenflügelheber*
- 35 M. orbicularis oculi, Pars orbitalis — *Ringmuskel des Auges, Augenhöhlenteil*
- 36 M. temporoparietalis — *Schläfenscheitelmuskel des Sehnenhaubenmuskels*
- 37 Lig. palpebrale mediale — *Inneres Augenlidband*
- 38 M. depressor supercilii — *Augenbrauensenker*
- 39 M. epicranius, M. occipitofrontalis, Venter frontalis — *Sehnenhaubenmuskel, Hinterhaupts-Stirnmuskel, Stirnbeinbauch*
- 40 M. procerus — *Nasenwurzelrunzler*

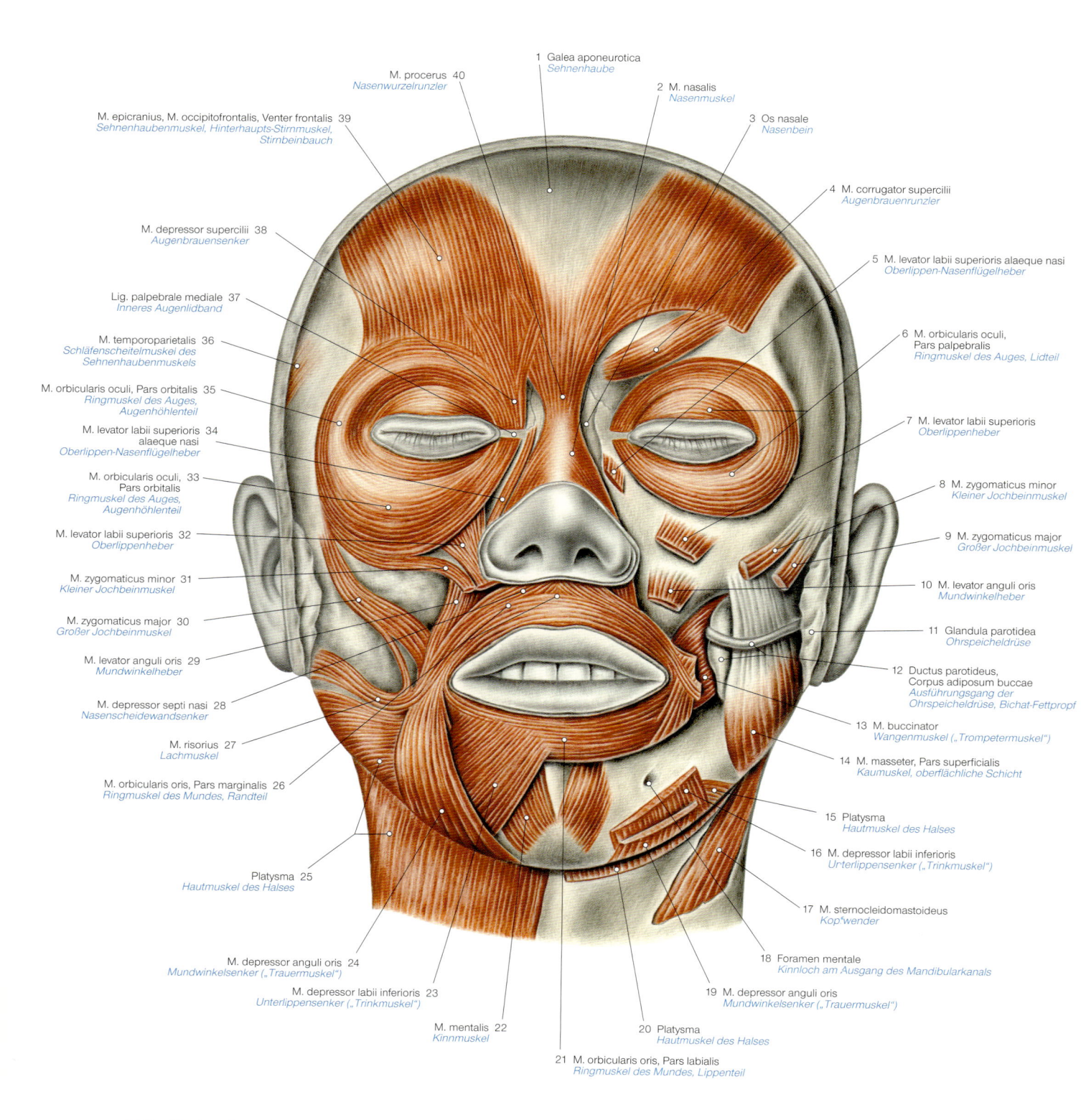

Abb. 274 Gesichtsmuskeln, Mm. faciei; Kaumuskeln, Mm. masticatorii; Halsmuskeln, Mm. colli; von vorne

Gesichts-, Kau- und Halsmuskeln, Musculi faciei, masticatorii et colli

Abb. 274

1 Galea aponeurotica
2 M. nasalis
3 Os nasale
4 M. corrugator supercilii
5 M. levator labii superioris alaeque nasi
6 M. orbicularis oculi, Pars palpebralis
7 M. levator labii superioris
8 M. zygomaticus minor
9 M. zygomaticus major
10 M. levator anguli oris
11 Glandula parotidea
12 Ductus parotideus, Corpus adiposum buccae
13 M. buccinator
14 M. masseter, Pars superficialis
15 Platysma
16 M. depressor labii inferioris
17 M. sternocleidomastoideus
18 Foramen mentale
19 M. depressor anguli oris
20 Platysma
21 M. orbicularis oris, Pars labialis
22 M. mentalis
23 M. depressor labii inferioris
24 M. depressor anguli oris
25 Platysma
26 M. orbicularis oris, Pars marginalis
27 M. risorius
28 M. depressor septi nasi
29 M. levator anguli oris
30 M. zygomaticus major
31 M. zygomaticus minor
32 M. levator labii superioris
33 M. orbicularis oculi, Pars orbitalis
34 M. levator labii superioris alaeque nasi
35 M. orbicularis oculi, Pars orbitalis
36 M. temporoparietalis
37 Lig. palpebrale mediale
38 M. depressor supercilii
39 M. epicranius, M. occipitofrontalis, Venter frontalis
40 M. procerus

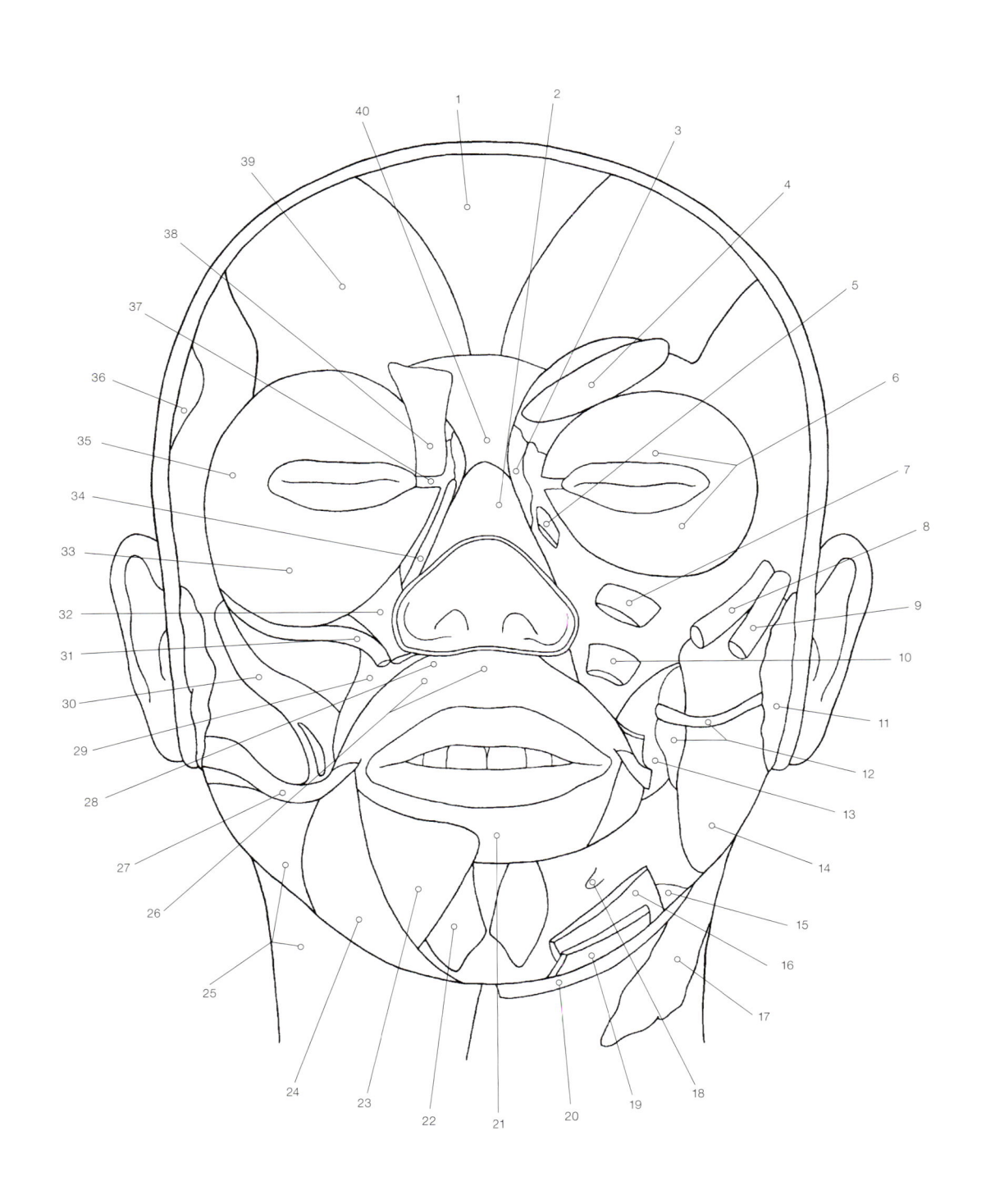

Muskeln, Gefäße, Nerven und Drüsen des Kopfes

- 1 M. epicranius, M. occipitofrontalis, Venter frontalis
  Sehnenhaubenmuskel, Hinterhaupts-Stirnmuskel, Stirnbeinbauch
- 2 M. auricularis anterior
  Vorderer Ohrmuskel
- 3 A. et V. temporalis superficialis
  Oberflächliche Schläfenarterie und -vene
- 4 M. epicranius, M. temporoparietalis
  Sehnenhaubenmuskel, Schläfenscheitelmuskel
- 5 Galea aponeurotica
  Sehnenhaube
- 6 M. auricularis superior
  Oberer Ohrmuskel
- 7 M. epicranius, M. occipitofrontalis, Venter occipitalis
  Sehnenhaubenmuskel, Hinterhaupts-Stirnmuskel, Hinterhauptsbauch
- 8 M. auricularis posterior
  Hinterer Ohrmuskel
- 9 M. semispinalis capitis
  Halbdornmuskel, Kopfteil
- 10 M. sternocleidomastoideus
  Kopfwender
- 11 M. splenius capitis
  Riemenmuskel des Kopfes
- 12 M. trapezius
  Trapezmuskel
- 13 Fascia cervicalis, Lamina superficialis
  Halsfaszie, oberflächliches Blatt
- 14 Fascia parotidea
  Faszie der Ohrspeicheldrüse
- 15 M. orbicularis oculi, Pars orbitalis
  Ringmuskel des Auges, Augenhöhlenteil
- 16 Platysma
  Hautmuskel des Halses
- 17 Panniculus adiposus
  Unterhautfettgewebskörper
- 18 M. risorius
  Lachmuskel
- 19 M. depressor anguli oris
  Mundwinkelsenker („Trauermuskel")
- 20 M. depressor labii inferioris
  Unterlippensenker („Trinkmuskel")
- 21 M. orbicularis oris, Pars labialis
  Ringmuskel des Mundes, Lippenteil
- 22 M. zygomaticus major
  Großer Jochbeinmuskel
- 23 M. orbicularis oris, Pars marginalis
  Ringmuskel des Mundes, Randteil
- 24 M. zygomaticus minor
  Kleiner Jochbeinmuskel
- 25 M. levator labii superioris
  Oberlippenheber
- 26 M. levator labii superioris alaeque nasi
  Oberlippen-Nasenflügelheber
- 27 M. nasalis
  Nasenmuskel
- 28 M. orbicularis oculi, Pars palpebralis
  Ringmuskel des Auges, Lidteil
- 29 M. procerus
  Nasenwurzelrunzler
- 30 M. depressor supercilii
  Augenbrauensenker
- 31 Supercilium
  Augenbraue

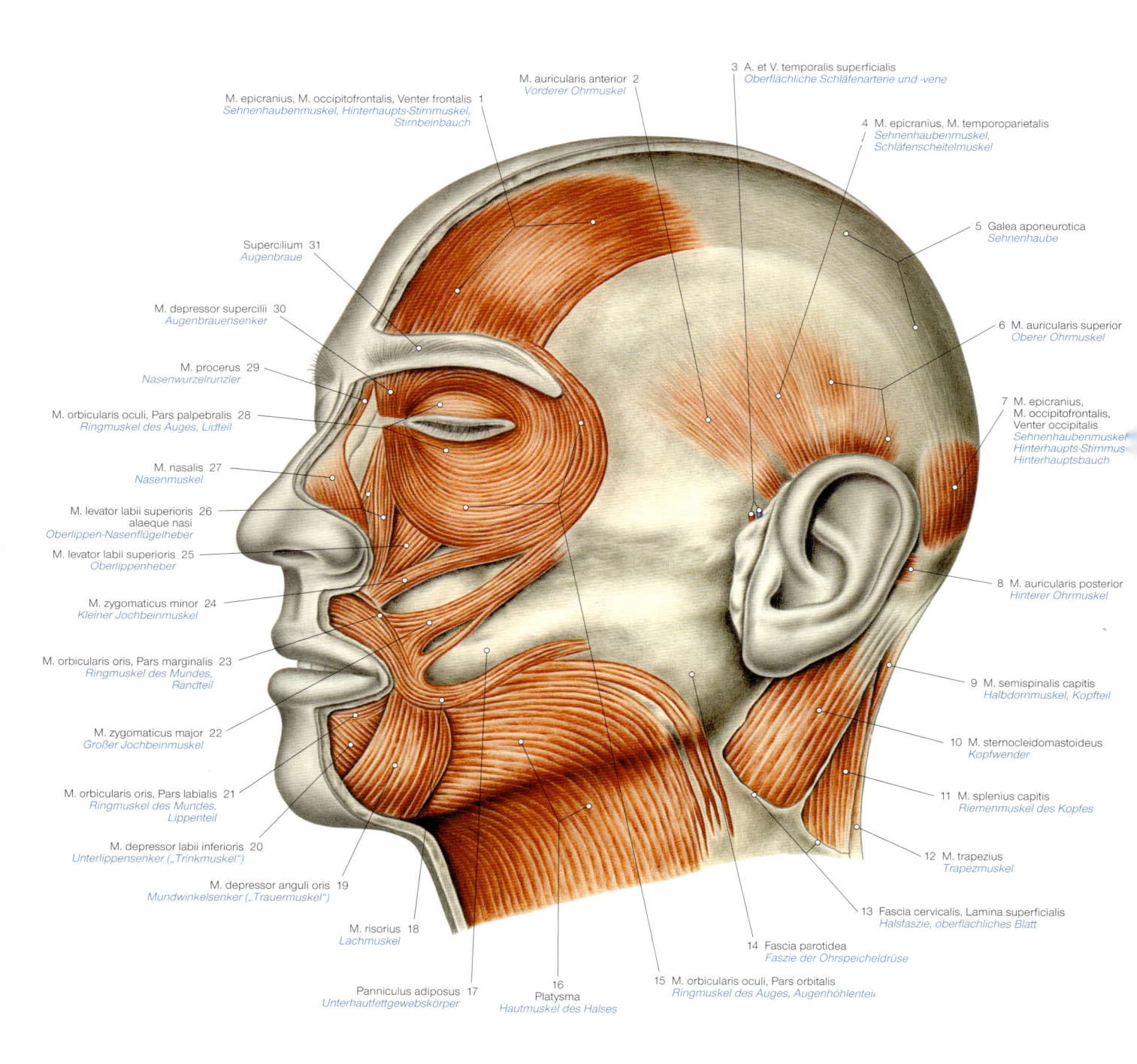

Abb. 275 Gesichtsmuskeln, Mm. faciei; Halsmuskeln, Mm. colli; linke Seite von lateral

Abb. 275

1 M. epicranius, M. occipitofrontalis, Venter frontalis
2 M. auricularis anterior
3 A. et V. temporalis superficialis
4 M. epicranius, M. temporoparietalis
5 Galea aponeurotica
6 M. auricularis superior
7 M. epicranius, M. occipitofrontalis, Venter occipitalis
8 M. auricularis posterior
9 M. semispinalis capitis
10 M. sternocleidomastoideus
11 M. splenius capitis
12 M. trapezius
13 Fascia cervicalis, Lamina superficialis
14 Fascia parotidea
15 M. orbicularis oculi, Pars orbitalis
16 Platysma
17 Panniculus adiposus
18 M. risorius
19 M. depressor anguli oris
20 M. depressor labii inferioris
21 M. orbicularis oris, Pars labialis
22 M. zygomaticus major
23 M. orbicularis oris, Pars marginalis
24 M. zygomaticus minor
25 M. levator labii superioris
26 M. levator labii superioris alaeque nasi
27 M. nasalis
28 M. orbicularis oculi, Pars palpebralis
29 M. procerus
30 M. depressor supercilii
31 Supercilium

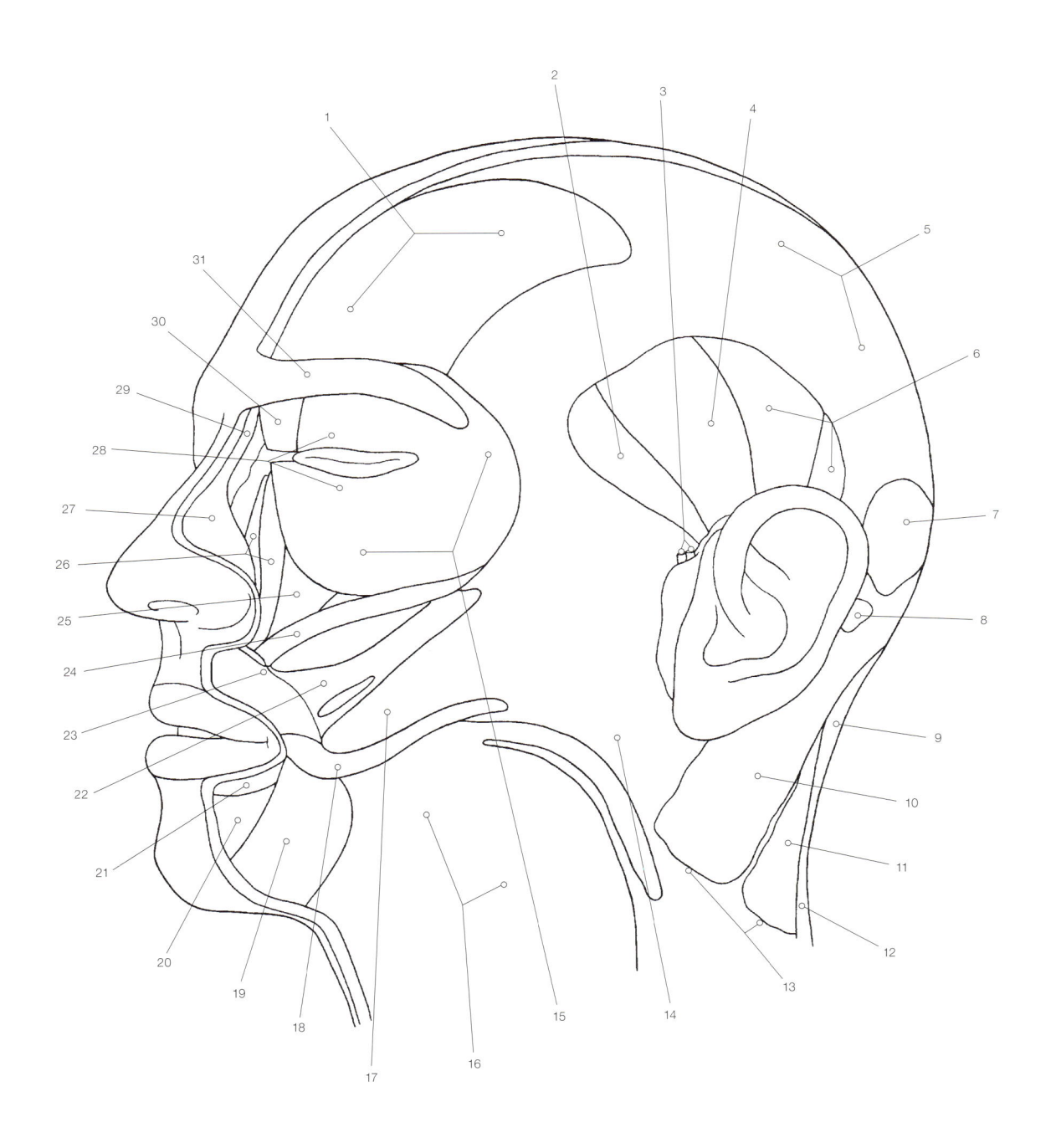

204 Muskeln, Gefäße, Nerven und Drüsen des Kopfes

M. epicranius, M. occipitofrontalis, Venter frontalis 38
Sehnenhaubenmuskel, Hinterhaupts-Stirnmuskel, Stirnbeinbauch

M. corrugator supercilii 37
Augenbrauenrunzler

M. orbicularis oculi, Pars palpebralis 36
Ringmuskel des Auges, Lidteil

M. depressor supercilii 35
Augenbrauensenker

M. procerus 34
Nasenwurzelrunzler

Lig. palpebrale mediale 33
Inneres Augenlidband

Os nasale 32
Nasenbein

M. levator labii superioris 31
alaeque nasi
Oberlippen-Nasenflügelheber

M. nasalis 30
Nasenmuskel

M. levator labii superioris 29
Oberlippenheber

M. zygomaticus minor 28
Kleiner Jochbeinmuskel

M. levator anguli oris 27
Mundwinkelheber

M. orbicularis oris, 26
Pars marginalis
Ringmuskel des Mundes, Randteil

M. zygomaticus major 25
Großer Jochbeinmuskel

M. orbicularis oris, 24
Pars labialis
Ringmuskel des Mundes, Lippenteil

M. depressor labii inferioris 23
Unterlippensenker ("Trinkmuskel")

M. mentalis 22
Kinnmuskel

M. depressor anguli oris 21
Mundwinkelsenker ("Trauermuskel")

M. risorius 20
Lachmuskel

M. digastricus, Venter anterior 19
Zweibäuchiger Muskel, vorderer Muskelbauch

M. buccinator 18
Wangenmuskel ("Trompetermuskel")

39 M. orbicularis oculi, Pars orbitalis
Ringmuskel des Auges, Augenhöhlenteil

1 Galea aponeurotica
Sehnenhaube

2 Pericranium
Äußeres Periost des Schädeldaches

3 Fascia temporalis, Lamina superficialis
Faszie des Schläfenmuskels, oberflächliches Blatt

4 Fascia temporalis, Lamina profunda
Faszie des Schläfenmuskels, tiefes Blatt

5 M. epicranius, M. temporoparietalis
Sehnenhaubenmuskel, Schläfenscheitelmuskel

6 M. epicranius, M. occipitofrontalis, Venter occipitalis
Sehnenhaubenmuskel, Hinterhaupts-Stirnmuskel, Hinterhauptsbauch

7 Arcus zygomaticus
Jochbogen

8 M. auricularis posterior
Hinterer Ohrmuskel

9 M. masseter, Pars profunda
Kaumuskel, tiefe Schicht

10 Glandula parotidea
Ohrspeicheldrüse

11 M. sternocleidomastoideus
Kopfwender

12 M. splenius capitis
Riemenmuskel des Kopfes

13 M. zygomaticus major
Großer Jochbeinmuskel

14 Glandula parotidea accessoria; Ductus parotideus
Zusätzlicher Drüsenlappen der Ohrspeicheldrüse; Ausführungsgang der Ohrspeicheldrüse

15 M. masseter, Pars superficialis
Kaumuskel, oberflächliche Schicht

16 Glandula submandibularis
Unterkieferspeicheldrüse

17 Corpus adiposum buccae
Bichat-Fettpropf

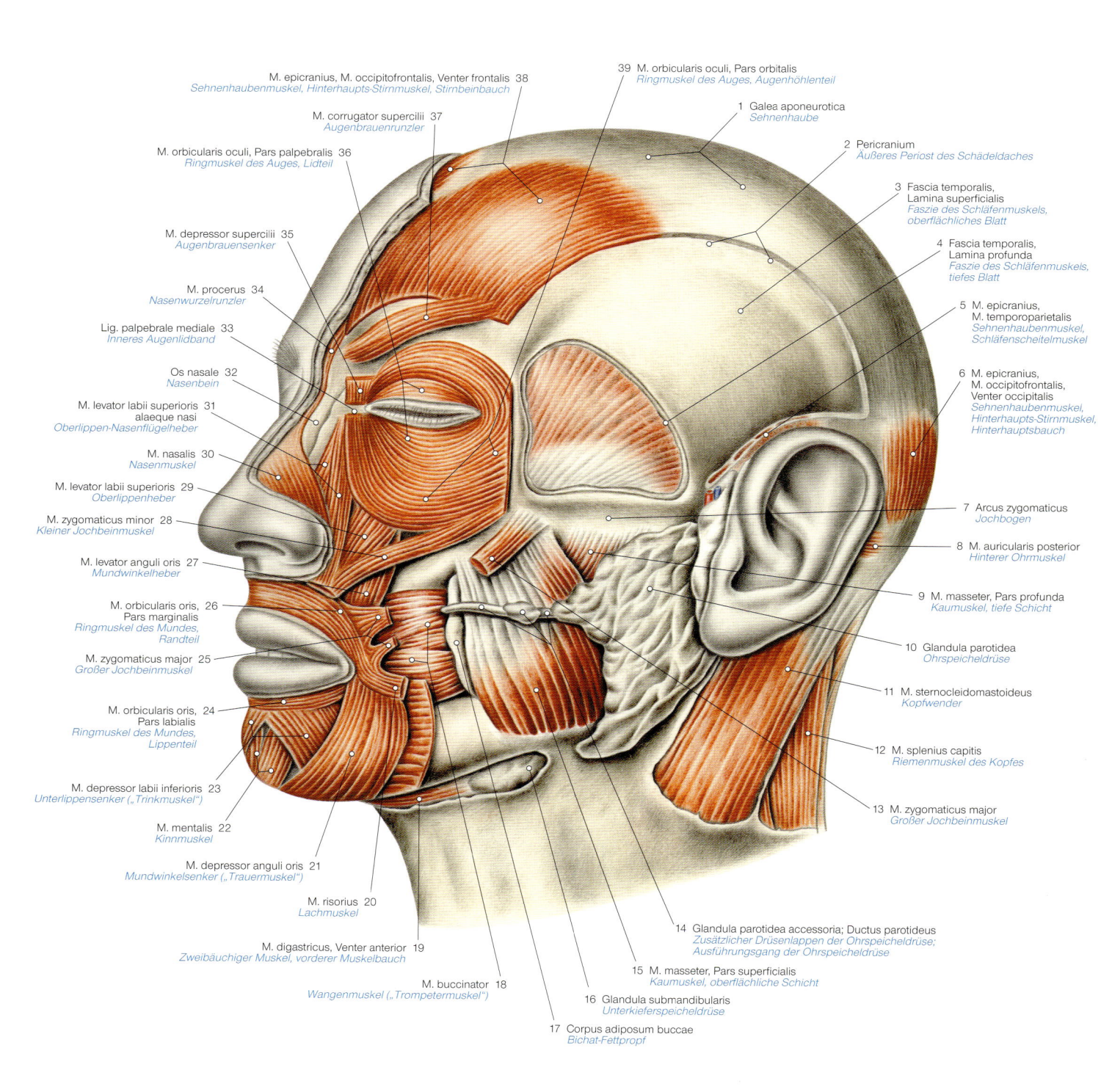

Abb. 276 Gesichtsmuskeln, Mm. faciei; Kaumuskeln, Mm. masticatorii; Halsmuskeln, Mm. colli; linke Seite von lateral

Gesichts-, Kau- und Halsmuskeln, Musculi faciei, masticatorii et colli

Abb. 276

1 Galea aponeurotica
2 Pericranium
3 Fascia temporalis, Lamina superficialis
4 Fascia temporalis, Lamina profunda
5 M. epicranius, M. temporoparietalis
6 M. epicranius, M. occipitofrontalis, Venter occipitalis
7 Arcus zygomaticus
8 M. auricularis posterior
9 M. masseter, Pars profunda
10 Glandula parotidea
11 M. sternocleidomastoideus
12 M. splenius capitis
13 M. zygomaticus major
14 Glandula parotidea accessoria; Ductus parotideus
15 M. masseter, Pars superficialis
16 Glandula submandibularis
17 Corpus adiposum buccae
18 M. buccinator
19 M. digastricus, Venter anterior
20 M. risorius
21 M. depressor anguli oris
22 M. mentalis
23 M. depressor labii inferioris
24 M. orbicularis oris, Pars labialis
25 M. zygomaticus major
26 M. orbicularis oris, Pars marginalis
27 M. levator anguli oris
28 M. zygomaticus minor
29 M. levator labii superioris
30 M. nasalis
31 M. levator abii superioris alaeque nasi
32 Os nasale
33 Lig. palpebrale mediale
34 M. procerus
35 M. depressor supercilii
36 M. orbicularis oculi, Pars palpebralis
37 M. corrugator supercilii
38 M. epicranius, M. occipitofrontalis, Venter frontalis
39 M. orbicularis oculi, Pars orbitalis

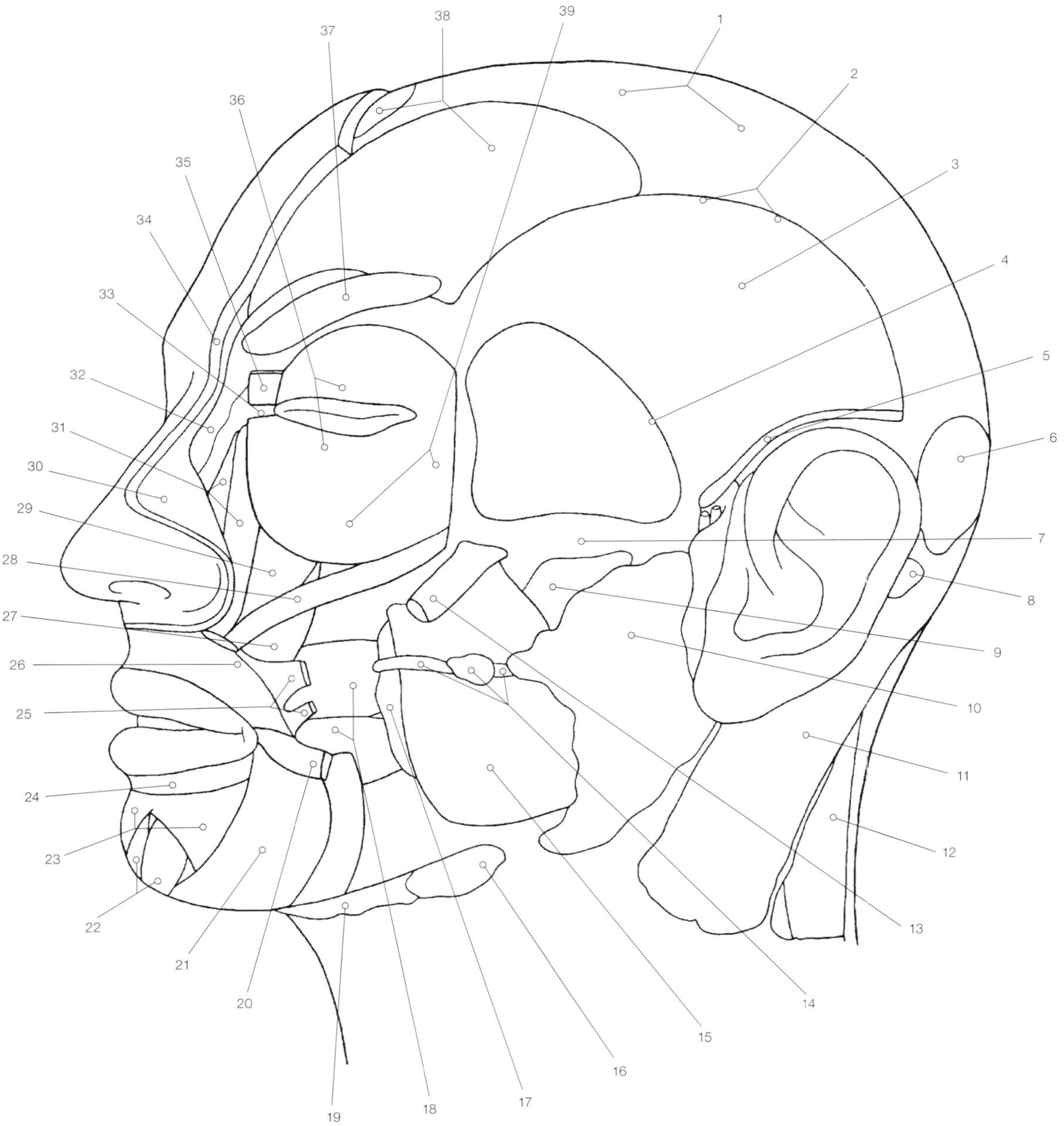

206 Muskeln, Gefäße, Nerven und Drüsen des Kopfes

1 M. epicranius, M. occipitofrontalis, Venter frontalis
  Sehnenhaubenmuskel, Hinterhaupts-Stirnmuskel, Stirnbeinbauch
2 Arcus zygomaticus
  Jochbogen
3 Articulatio temporomandibularis, Capsula articularis, Lig. laterale
  Kiefergelenk, Gelenkkapsel, seitliches Band
4 Pericranium
  Äußeres Periost des Schädeldaches
5 Galea aponeurotica
  Sehnenhaube
6 M. temporalis
  Schläfenmuskel
7 Ramus mandibulae
  Unterkieferast
8 Meatus acusticus externus cartilagineus
  Knorpeliger Teil des äußeren Gehörgangs
9 M. epicranius, M. occipitofrontalis, Venter occipitalis
  Sehnenhaubenmuskel, Hinterhaupts-Stirnmuskel, Hinterhauptsbauch
10 Os temporale, Proc. styloideus
  Schläfenbein, Griffelfortsatz
11 A. temporalis superficialis
  Oberflächliche Schläfenarterie
12 M. semispinalis capitis
  Halbdornmuskel, Kopfteil
13 M. styloglossus
  Griffelfortsatz-Zungenmuskel
14 M. sternocleidomastoideus
  Kopfwender
15 M. digastricus, Venter posterior
  Zweibäuchiger Muskel, hinterer Muskelbauch
16 M. splenius capitis
  Riemenmuskel des Kopfes
17 N. hypoglossus [XII]
  Zungenfleischnerv (12. Hirnnerv)
18 V. jugularis interna
  Innere Drosselvene
19 M. trapezius
  Trapezmuskel
20 M. levator scapulae
  Schulterblattheber
21 M. scalenus posterior
  Hinterer Treppenmuskel
22 M. scalenus medius
  Mittlerer Treppenmuskel
23 Plexus brachialis
  Armgeflecht
24 M. scalenus anterior
  Vorderer Treppenmuskel
25 N. vagus [X]
  Eingeweidenerv (10. Hirnnerv)
26 A. carotis communis
  Gemeinsame Kopfarterie
27 M. sternocleidomastoideus
  Kopfwender
28 M. constrictor pharyngis inferior
  Unterer Schlundschnürer
29 M. sternothyroideus
  Brustbein-Schildknorpelmuskel
30 M. omohyoideus
  Schulterblatt-Zungenbeinmuskel
31 M. sternohyoideus
  Brustbein-Zungenbeinmuskel
32 M. thyrohyoideus
  Schildknorpel-Zungenbeinmuskel
33 Os hyoideum
  Zungenbein
34 M. stylohyoideus
  Griffelfortsatz-Zungenbeinmuskel
35 M. digastricus, Venter anterior
  Zweibäuchiger Muskel, vorderer Muskelbauch
36 M. masseter, Pars superficialis
  Kaumuskel, oberflächliche Schicht
37 M. depressor anguli oris
  Mundwinkelsenker („Trauermuskel")
38 M. depressor labii inferioris
  Unterlippensenker („Trinkmuskel")
39 M. mentalis
  Kinnmuskel
40 M. orbicularis oris, Pars labialis
  Ringmuskel des Mundes, Lippenteil
41 M. buccinator
  Wangenmuskel („Trompetermuskel")
42 M. orbicularis oris, Pars marginalis
  Ringmuskel des Mundes, Randteil
43 Ductus parotideus
  Ausführungsgang der Ohrspeicheldrüse
44 M. levator anguli oris
  Mundwinkelheber
45 M. levator labii superioris
  Oberlippenheber
46 M. nasalis
  Nasenmuskel
47 M. levator labii superioris alaeque nasi
  Oberlippen-Nasenflügelheber
48 M. orbicularis oculi
  Ringmuskel des Auges
49 M. depressor supercilii
  Augenbrauensenker
50 M. corrugator supercilii
  Augenbrauenrunzler
51 M. masseter, Pars profunda
  Kaumuskel, tiefe Schicht

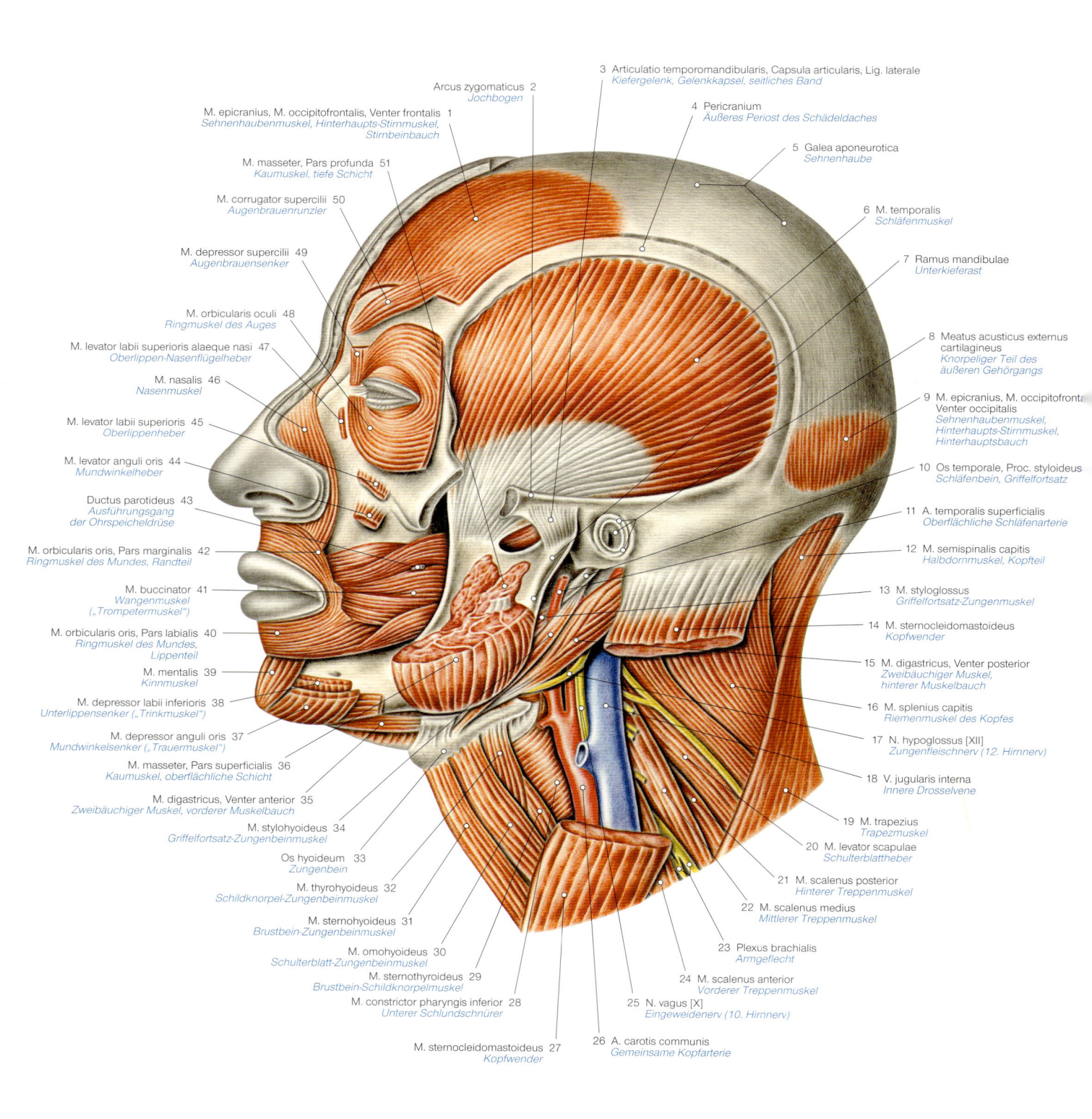

Abb. 277 Gesichtsmuskeln, Mm. faciei; Kaumuskeln, Mm. masticatorii; Ober- und Unterzungenbeinmuskeln, Mm. supra- et infrahyoidei; Halsmuskeln, Mm. colli; linke Seite von lateral

Gesichts-, Kau- und Halsmuskeln, Musculi faciei, masticatorii et colli

Abb. 277

1 M. epicranius, M. occipitofrontalis, Venter frontalis
2 Arcus zygomaticus
3 Articulatio temporomandibularis, Capsula articularis, Lig. laterale
4 Pericranium
5 Galea aponeurotica
6 M. temporalis
7 Ramus mandibulae
8 Meatus acusticus externus cartilagineus
9 M. epicranius, M. occipitofrontalis, Venter occipitalis
10 Os temporale, Proc. styloideus
11 A. temporalis superficialis
12 M. semispinalis capitis
13 M. styloglossus
14 M. sternocleidomastoideus
15 M. digastricus, Venter posterior
16 M. splenius capitis
17 N. hypoglossus [XII]
18 V. jugularis interna
19 M. trapezius
20 M. levator scapulae
21 M. scalenus posterior
22 M. scalenus medius
23 Plexus brachialis
24 M. scalenus anterior
25 N. vagus [X]
26 A. carotis communis
27 M. sternocleidomastoideus
28 M. constrictor pharyngis inferior
29 M. sternothyroideus
30 M. omohyoideus
31 M. sternohyoideus
32 M. thyrohyoideus
33 Os hyoideum
34 M. stylohyoideus
35 M. digastricus, Venter anterior
36 M. masseter, Pars superficialis
37 M. depressor anguli oris
38 M. depressor labii inferioris
39 M. mentalis
40 M. orbicularis oris, Pars labialis
41 M. buccinator
42 M. orbicularis oris, Pars marginalis
43 Ductus parotideus
44 M. levator anguli oris
45 M. levator labii superioris
46 M. nasalis
47 M. levator labii superioris alaeque nasi
48 M. orbicularis oculi
49 M. depressor supercilii
50 M. corrugator supercilii
51 M. masseter, Pars profunda

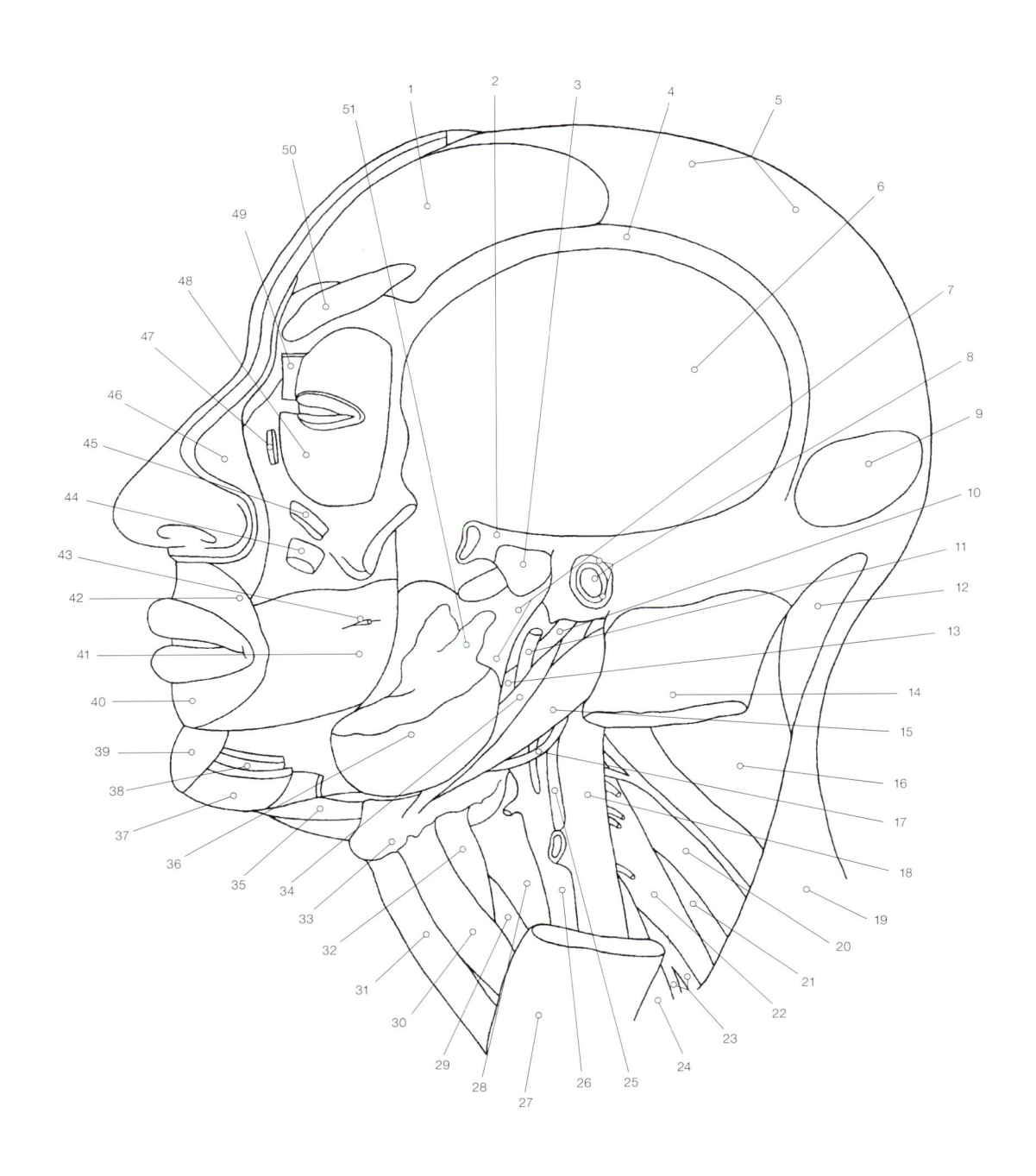

208 Muskeln, Gefäße, Nerven und Drüsen des Kopfes

1 M. genioglossus
 Kinn-Zungenmuskel
2 M. digastricus, Venter anterior
 Zweibäuchiger Muskel, vorderer Muskelbauch
3 Maxilla, Proc. palatinus
 Oberkiefer, Gaumenfortsatz
4 M. mylohyoideus
 Unterkiefer-Zungenbeinmuskel
5 Basis mandibulae
 Unterfläche des Unterkieferkörpers
6 Os palatinum, Lamina horizontalis
 Gaumenbein, horizontale Knochenplatte
7 Vomer
 Pflugscharbein
8 Os sphenoidale, Proc. pterygoideus, Lamina medialis
 Keilbein, mittlere Knochenlamelle des Flügelfortsatzes
9 Os sphenoidale, Hamulus pterygoideus
 Keilbein, Hakenfortsatz der Lamina medialis
10 M. pterygoideus medialis
 Innerer Flügelmuskel
11 M. masseter
 Kaumuskel
12 M. levator veli palatini
 Gaumensegelheber
13 Lig. stylomandibulare
 Griffelfortsatz-Unterkieferband
14 M. pterygoideus lateralis
 Seitlicher Flügelmuskel
15 Articulatio temporomandibularis, Lig. laterale
 Kiefergelenk, seitliches Band
16 Caput mandibulae
 Unterkieferkopf
17 Articulatio temporomandibularis, Capsula articularis
 Gelenkkapsel des Kiefergelenks
18 Meatus acusticus externus
 Äußerer Gehörgang
19 Os temporale, Proc. styloideus
 Schläfenbein, Griffelfortsatz
20 Os temporale, Proc. mastoideus
 Schläfenbein, Warzenfortsatz
21 Canalis caroticus
 Kanal für die innere Kopfarterie
22 Foramen jugulare
 Drosselloch
23 Os parietale
 Scheitelbein
24 Cartilago tubae auditivae
 Knorpel des rachennahen Teils der Ohrtrompete
25 Condylus occipitalis
 Gelenkkopf für das obere Kopfgelenk
26 Canalis condylaris
 Kondylarkanal
27 Os occipitale
 Hinterhauptsbein
28 Linea nuchalis superior
 Obere quere Knochenleiste am Hinterhauptsbein
29 Foramen magnum
 Großes Hinterhauptsbeinloch
30 Protuberantia occipitalis externa
 Äußerer Knochenvorsprung am Hinterhauptsbein
31 M. trapezius
 Trapezmuskel
32 M. semispinalis capitis
 Halbdornmuskel, Kopfteil
33 M. rectus capitis posterior minor
 Kleiner hinterer gerader Kopfmuskel
34 M. rectus capitis posterior major
 Großer hinterer gerader Kopfmuskel
35 M. obliquus capitis superior
 Oberer schräger Kopfmuskel
36 M. sternocleidomastoideus
 Kopfwender
37 M. splenius capitis
 Riemenmuskel des Kopfes
38 M. longissimus capitis
 Längster Kopfmuskel
39 M. rectus capitis lateralis
 Seitlicher gerader Kopfmuskel
40 M. digastricus, Venter posterior
 Zweibäuchiger Muskel, hinterer Muskelbauch
41 M. rectus capitis anterior
 Vorderer gerader Kopfmuskel
42 M. styloglossus
 Griffelfortsatz-Zungenmuskel
43 M. stylohyoideus
 Griffelfortsatz-Zungenbeinmuskel
44 Articulatio temporomandibularis, Capsula articularis
 Gelenkkapsel des Kiefergelenks
45 M. stylopharyngeus
 Griffelfortsatz-Rachenmuskel
46 Lig. pterygospinale
 Band zwischen Proc. pterygoideus und Spina ossis sphenoidalis
47 M. masseter, Pars profunda
 Kaumuskel, tiefe Schicht
48 M. temporalis
 Schläfenmuskel
49 M. pterygoideus lateralis
 Seitlicher Flügelmuskel
50 M. masseter, Pars superficialis
 Kaumuskel, oberflächliche Schicht
51 M. pterygoideus medialis
 Innerer Flügelmuskel
52 M. levator veli palatini
 Gaumensegelheber
53 M. tensor veli palatini
 Gaumensegelspanner
54 Aponeurosis palatina
 Bindegewebsplatte des Weichen Gaumens
55 M. longus capitis
 Langer Kopfmuskel

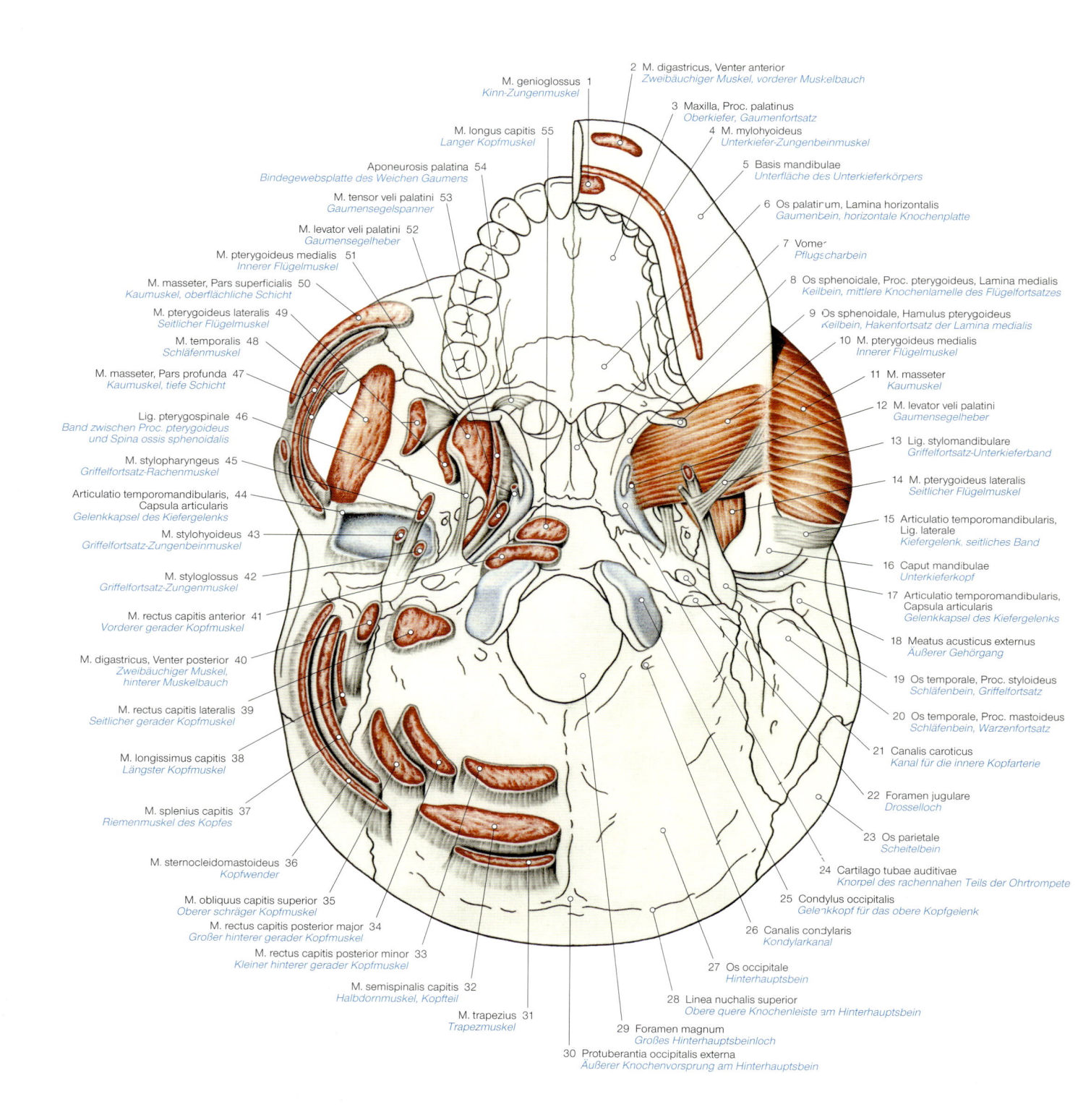

Abb. 278 Äußere Schädelbasis, Basis cranii externa; Muskelursprünge: Halsmuskeln, Mm. colli; Kausmuskeln, Mm. masticatorii; obere Zungenbeinmuskeln, Mm. suprahyoidei; rechte Unterkieferhälfte entfernt; von unten

Abb. 278

1. M. genioglossus
2. M. digastricus, Venter anterior
3. Maxilla, Proc. palatinus
4. M. mylohyoideus
5. Basis mandibulae
6. Os palatinum, Pars horizontalis
7. Vomer
8. Os sphenoidale, Proc. pterygoideus, Lamina medialis
9. Os sphenoidale, Hamulus pterygoideus
10. M. pterygoideus medialis
11. M. masseter
12. M. levator veli palatini
13. Lig. stylomandibulare
14. M. pterygoideus lateralis
15. Articulatio temporomandibularis, Lig. laterale
16. Caput mandibulae
17. Articulatio temporomandibularis, Capsula articularis
18. Meatus acusticus externus
19. Os temporale, Proc. styloideus
20. Os temporale, Proc. mastoideus
21. Canalis caroticus
22. Foramen jugulare
23. Os parietale
24. Cartilago tubae auditivae
25. Condylus occipitalis
26. Canalis condylaris
27. Os occipitale
28. Linea nuchalis superior
29. Foramen magnum
30. Protuberantia occipitalis externa
31. M. trapezius
32. M. semispinalis capitis
33. M. rectus capitis posterior minor
34. M. rectus capitis posterior major
35. M. obliquus capitis superior
36. M. sternocleidomastoideus
37. M. splenius capitis
38. M. longissimus capitis
39. M. rectus capitis lateralis
40. M. digastricus, Venter posterior
41. M. rectus capitis anterior
42. M. styloglossus
43. M. stylohyoideus
44. Articulatio temporomandibularis, Capsula articularis
45. M. stylopharyngeus
46. Lig. pterygospinale
47. M. masseter, Pars profunda
48. M. temporalis
49. M. pterygoideus lateralis
50. M. masseter, Pars superficialis
51. M. pterygoideus medialis
52. M. levator veli palatini
53. M. tensor veli palatini
54. Aponeurosis palatina
55. M. longus capitis

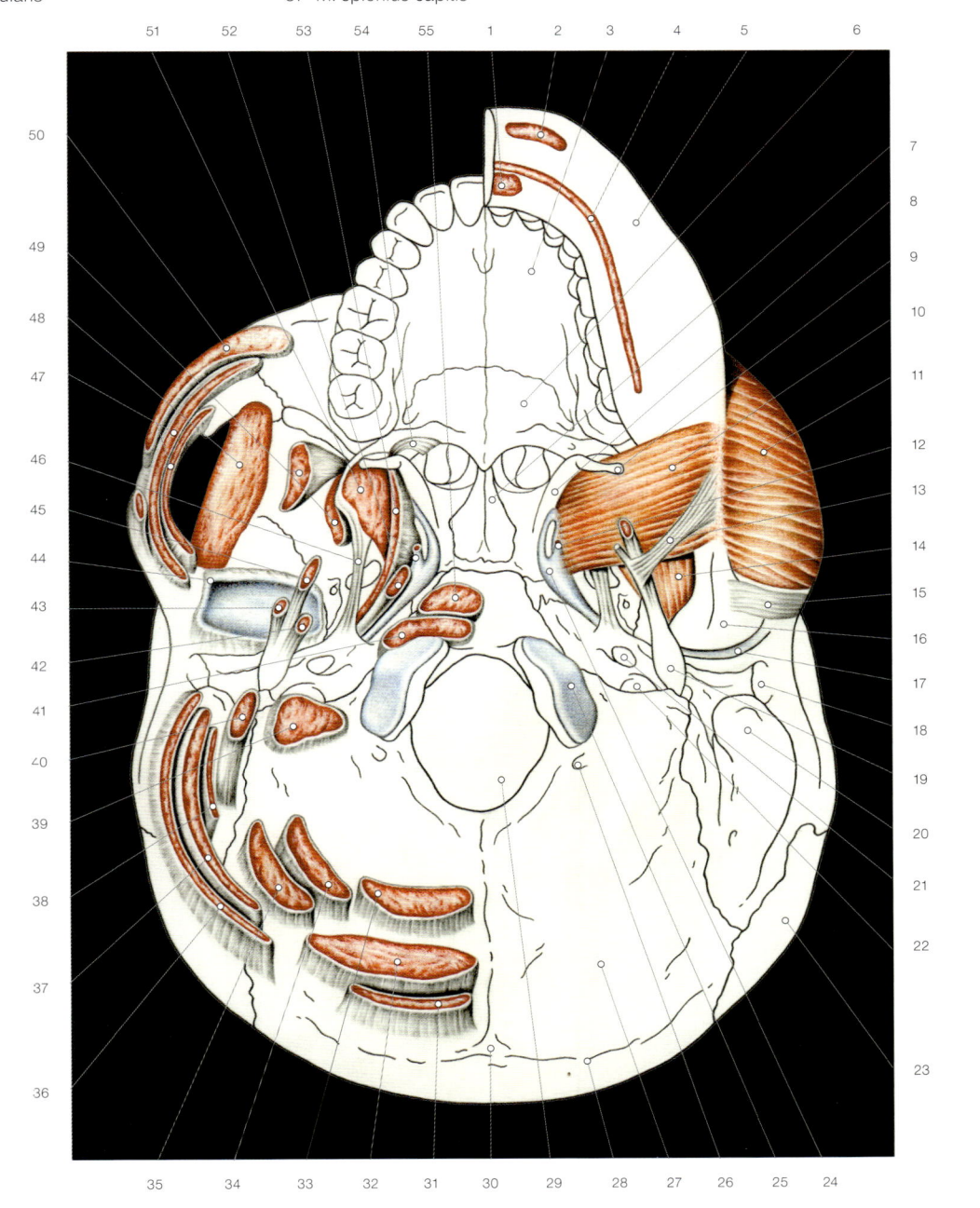

Musculi faciales, Gesichtsmuskeln (Mimische Muskeln)

Name	Funktion	Ursprung	Ansatz
Wangen- und Mundmuskeln			
M. buccinator *Wangenmuskel ("Trompetermuskel")*	Verengen des Mundvorhofes; Erhöhen des Mundhöhleninnendrucks	Procc. alveolares mandibulae et maxillae, Raphe pterygomandibularis	Angulus oris
M. depressor anguli oris *Mundwinkelsenker ("Trauermuskel")*	Herabziehen der Oberlippe und Mundwinkel	Basis mandibulae, Tuberculum mentale	Angulus oris, Labium superius et inferius
M. depressor labii inferioris *Unterlippensenker ("Trinkmuskel")*	Herab- und Seitwärtsziehen der Unterlippe	Basis mandibulae	Labium inferius
M. levator anguli oris *Mundwinkelheber*	Anheben der Mundwinkel	Maxilla, Fossa canina	Angulus oris
M. levator labii superioris *Oberlippenheber*	Anheben der Oberlippe	Proc. zygomaticus maxillae, Margo infraorbitalis	Labium superius
M. levator labii superioris alaeque nasi *Oberlippen-Nasenflügelheber*	Anheben der Oberlippe und Nasenflügel	Proc. frontalis maxillae	Labium superius; Ala nasi
M. mentalis *Kinnmuskel*	Bewegen der Kinnhaut	Jugum alveolare dens incisivum lateralis inferior	Derma mentalis

M. orbicularis oris
Ringmuskel des Mundes
– Pars marginalis
   Randteil
– Pars labialis
   Lippenteil
	Schließen und Spitzen des Mundes; Bewegen der Wangen, Kinnhaut und Nasenflügel	Mundwinkel im Übergang zum M. buccinator; Maxilla, Mandibula im Bereich der Inzisivi	Rima oris

M. risorius *Lachmuskel*	Anheben und Seitwärtsziehen der Mundwinkel	Fascia parotideomasseterica	Angulus oris; Labium superius
M. zygomaticus major et minor *Großer und kleiner Jochbeinmuskel*	Anheben und Seitwärtsziehen der Oberlippe	Os zygomaticum, Facies lateralis	Angulus oris; Labium superius
Muskeln des äußeren Ohres			

M. auricularis –
– anterior
  Vorderer Ohrmuskel
– posterior
  Hinterer Ohrmuskel
– superior
  Oberer Ohrmuskel
	Bewegen der Ohrmuschel	M. auricularis anterior: Fascia temporalis
		M. auricularis posterior: Os temporale, Proc. mastoideus
		M. auricularis superior: Galea aponeurotica
			M. auricularis anterior: Spina helicis
			
			M. auricularis posterior et superior: Radix auricularis

Sehnenhaubenmuskel (M. epicranius)			

M. occipitofrontalis
Hinterhaupts-Stirnmuskel
– Venter frontalis
  Stirnbeinbauch
– Venter occipitalis
  Hinterhauptsbauch
	Bewegen der Kopfhaut	Venter frontalis: Os frontale, Margo supraorbitalis
		Venter occipitalis: Os occipitale, Linea nuchalis suprema
			Venter frontalis et occipitalis: Galea aponeurotica

M. temporoparietalis *Schläfenscheitelmuskel*	Bewegen der Kopfhaut	Fascia temporalis	Galea aponeurotica
Halsmuskel			
Platysma *Hautmuskel des Halses*	Spannen der Haut des Halses	Basis mandibulae, Fascia parotidea	Haut über der Clavicula, Fascia pectoralis
Muskeln der Lidspalte			
M. corrugator supercilii *Augenbrauenrunzler*	Herabziehen der Stirnhaut und Augenbrauen	Os frontale, Glabella, Margo supraorbitalis	Derma supercilium, Galea aponeurotica
M. depressor supercilii *Augenbrauensenker*	Herabziehen der Stirnhaut und Augenbrauen	Os frontale, Pars nasalis	Derma supercilium

Muskeln der Kopf- und Halsregion, Regiones capitis et cervicalis

Name	Funktion	Ursprung	Ansatz
M. orbicularis oculi *Ringmuskel des Auges* – Pars lacrimalis *Tränenteil* – Pars orbitalis *Augenhöhlenteil* – Pars palpebralis *Lidteil*	Bewegen der Augenbrauen; Schließen der Lider; Komprimieren des Tränensacks	Pars lacrimalis: Os lacrimale, Crista lacrimalis posterior Pars orbitalis: Os frontale, Pars nasalis; Proc. frontalis maxillae; Lig. palpebrale mediale Pars palpebralis: Lig. palpebrale mediale	Pars lacrimalis: Margo palpebrae Pars orbitalis et palpebralis: Lig. palpebrale laterale
M. procerus *Nasenwurzelrunzler*	Herabziehen der Stirnhaut und Augenbrauen	Cartilago nasi lateralis	Derma glabellus
Nasenmuskeln			
M. depressor septi nasi *Nasenscheidewandsenker*	Herabziehen des Nasenseptums	Jugum alveolare dens incisivum medialis superior	Cartilago alaris major; Cartilago septi nasi
M. nasalis *Nasenmuskel* – Pars alaris *Flügelteil* – Pars transversa *quer liegender Teil*	Bewegen der Nasenflügel	Pars alaris: Jugum alveolare dens incisivum lateralis superior Pars transversa: Jugum alveolare dens caninus superior	Pars alaris: Ala nasi Pars transversa: Cartilago nasi lateralis

Musculi palati, Gaumenmuskeln

Name	Funktion	Ursprung	Ansatz
M. levator veli palatini *Gaumensegelheber*	Anheben des Gaumensegels; Erweitern der Ohrtrompete und Schlundenge	Os temporale, Pars petrosa; Cartilago tubae auditoriae	Aponeurosis palatina
M. tensor veli palatini *Gaumensegelspanner*	Spannen des Gaumensegels; Erweitern der Ohrtrompete	Proc. pterygoideus, Ala major, Tuba auditiva	Aponeurosis palatina
M. uvulae *Zäpfchenmuskel*	Zurückziehen und Anheben des Zäpfchens	Aponeurosis palatina	Uvula palatina, Stroma

Musculi linguae, Zungenmuskeln

Name	Funktion	Ursprung	Ansatz
M. chondroglossus *Knorpel-Zungenmuskel*	Herab- und Zurückziehen der Zunge	Cornu minus ossis hyoidei	Aponeurosis linguae (lateraler Teil)
M. genioglossus *Kinn-Zungenmuskel*	Heraus- und Herunterziehen der Zunge	Mandibula, Spina mentalis	Aponeurosis linguae
M. hyoglossus *Zungenbein-Zungenmuskel*	Herab- und Zurückziehen der Zunge	Os hyoideum, Cornu majus et Corpus	Aponeurosis linguae (lateraler Teil)
M. longitudinalis – – inferior *Unterer Längsmuskel* – superior *Oberer Längsmuskel*	Zurückziehen der Zunge	Apex linguae	Radix linguae
M. palatoglossus *Gaumen-Zungenmuskel*	Anheben der Zunge; Senken des Gaumensegels; Verengen der Schlundenge	Aponeurosis palatina	Margo lateralis linguae
M. styloglossus *Griffelfortsatz-Zungenmuskel*	Anheben und Zurückziehen der Zunge	Os temporale, Proc. styloideus (Lig. stylomandibulare, Lig. stylohyoideum)	Margo linguae
M. transversus linguae *Querer Zungenmuskel*	Verlängern und Verschmälern der Zunge	Margo linguae; Septum linguae	Margo linguae; Aponeurosis linguae

Musculi masticatorii, Kaumuskeln (Mundschließer)

Name	Funktion	Ursprung	Ansatz
M. pterygoideus medialis *Innerer Flügelmuskel*	Adduktion und Protrusion des Unterkiefers	Proc. pterygoideus ossis sphenoidalis, Fossa pterygoidea und Lamina lateralis	Angulus mandibulae, Tuberositas pterygoidea
M. pterygoideus lateralis *Äußerer Flügelmuskel*	Adduktion, Protrusion und Laterotrusion des Unterkiefers	Caput superius: Proc. pterygoideus, Lamina lateralis Caput inferius: Ala major ossis sphenoidalis	Proc. condylaris, Fovea pterygoidea; Discus articularis mandibulae

M. masseter
Kaumuskel
– Pars superficialis
  oberflächliche Schicht
– Pars profunda
  tiefe Schicht
	Adduktion und Protrusion des Unterkiefers	Arcus zygomaticus	Pars superficialis:
			Angulus mandibulae, Tuberositas masseterica
			Pars profunda:
			Ramus mandibulae (Außenfläche)

M. temporalis *Schläfenmuskel*	Adduktion und Retrusion des Unterkiefers	Os temporale, Fossa et Fascia temporalis	Mandibula, Proc. coronoideus

Musculi suprahyoidei et infrahyoidei, obere und untere Zungenbeinmuskeln

Name	Funktion	Ursprung	Ansatz
Musculi suprahyoidei (Mundöffner)			

M. digastricus
Zweibäuchiger Muskel
– Venter anterior
  vorderer Muskelbauch
– Venter posterior
  hinterer Muskelbauch
	Herabziehen des Unterkiefers; Anheben und Fixieren des Zungenbeins und Kehlkopfes	Incisura mastoidea (Venter posterior)
		
		[Ansa tendinis: Os hyoideum, Cornu minus]
			Fossa digastrica mandibulae (Venter anterior)

M. geniohyoideus *Kinn-Zungenbeinmuskel*	Anheben von Zunge und Zungenbein (Fixieren); Herabziehen des Unterkiefers	Mandibula, Spina mentalis	Corpus ossis hyoidei (Vorderfläche)
M. mylohyoideus *Unterkiefer-Zungenbeinmuskel*	Anheben von Mundboden, Zunge und Zungenbein; Herabziehen des Unterkiefers	Mandibula, Linea mylohyoidea	Raphe mylohyoidea; Corpus ossis hyoidei (oberer Rand)
M. stylohyoideus *Griffelfortsatz-Zungenbeinmuskel*	Zurück-, Herabziehen, Heben und Fixieren des Zungenbeins	Os temporale, Proc. styloideus	Os hyoideum, Cornu minus et Corpus (Seitenrand) [umfasst Ansa tendinis]
Musculi infrahyoidei			

M. omohyoideus
Schulterblatt-Zungenbeinmuskel
– Venter inferior
  unterer Muskelbauch
– Venter superior
  oberer Muskelbauch
	zusammen wirkend:
	Feststellen und Herabziehen des Zungenbeins und Kehlkopfes; Anheben des Kehlkopfes; Hilfsmuskeln beim Schluckakt und der Atmung
	
	indirekt wirkend:
	Beugen der Kopf- und Halsgelenke; Spannung der Halsfaszie
		Venter inferior:
		Scapula, Margo superior (zwischen Angulus superior und Incisura scapulae), Lig. transversum scapulae superius
			Venter superior:
			Corpus ossis hyoidei (kaudaler Rand der seitlichen Außenfläche)

M. sternohyoideus *Brustbein-Zungenbeinmuskel*		Cartilago costae I (kranialer Rand); Manubrium sterni, Sternoklavikulargelenk (jeweils Innenfläche)	Corpus ossis hyoidei
M. sternothyroideus *Brustbein-Schildknorpelmuskel*		Cartilago costae I, Manubrium sterni (jeweils Innenfläche)	Cartilago thyroidea, Linea obliqua (Außenfläche)
M. thyrohyoideus *Schildknorpel-Zungenbeinmuskel*		Cartilago thyroidea, Linea obliqua (Außenfläche)	Os hyoideum, Cornu majus et Corpus

Hals-, Halswirbel- und Brustwirbelsäulenmuskeln (prävertebrale Muskeln)

Name	Funktion	Ursprung	Ansatz
M. sternocleidomastoideus *Kopfwender* – Pars clavicularis *Schlüsselbeinteil* – Pars sternalis *Brustbeinteil*	Aufrichten und Fixieren des Kopfes; Beugen der kaudalen und Strecken der kranialen Halswirbel und Kopfgelenke *bei einseitiger Innervation:* Neigen des Kopfes nach vorne und Drehen nach der entgegengesetzten Seite	Caput sternale: Sternum (Ventralfläche) Caput claviculare: Clavicula	Os temporale, Proc. mastoideus; Os occipitale, Linea nuchalis superior
M. longus – capitis *Langer Kopfmuskel* – colli *Langer Halsmuskel*	Beugen des Kopfes ventralwärts *bei einseitiger Innervation:* Neigen und Drehen des Kopfes nach der gleichen Seite	M. longus capitis: Vertebrae cervicales III–VI, Tub. anteriora M. longus colli: Vertebrae cervicales craniales, Tub. anteriora; Vertebrae thoracicae craniales, Corpus (Seitenfläche)	M. longus capitis: Os occipitale, Pars basilaris (Außenfläche) M. longus colli: Atlas, Tub. anterius; Vertebrae cervicales, Corpus (Proc. transversus)
M. rectus capitis anterior *Gerader vorderer Kopfmuskel*	Vorneigen des Kopfes	Atlas, Proc. transversus	Os occipitale, Pars basilaris
M. scalenus – – anterior *Vorderer Treppenmuskel* – medius *Mittlerer Treppenmuskel* – posterior *Hinterer Treppenmuskel*	Heben der beiden kranialen Rippen (Atemhilfsmuskel); Neigen der Halswirbelsäule seitwärts	jeweils Proc. transversus, Tub. anteriora: M. scalenus anterior: Vertebrae cervicales III–VI M. scalenus medius: Vertebrae cervicales I–VII M. scalenus posterior: Vertebrae cervicales V, VI	M. scalenus anterior: Costa I, Tub. musculi scaleni anterioris M. scalenus medius: Costa I, lateral des M. scalenus anterior M. scalenus posterior: Costa II [III] (oberer Rand)

Tunica muscularis pharyngis, Rachenmuskeln

Name	Funktion	Ursprung	Ansatz
M. constrictor pharyngis superior *Oberer Schlundschnürer* – Pars buccopharyngea *Wangen-Rachenteil* – Pars glossopharyngea *Zungen-Rachenteil* – Pars mylopharyngea *Unterkiefer-Rachenteil* – Pars pterygopharyngea *Flügelfortsatz-Rachenteil*	alle Schlundschnürer: Einengen des Rachens von hinten zusammen mit Gaumenmuskeln: Abschließen des Nasenrachens vom Rachen beim Schluckvorgang; Mitwirken beim Transportvorgang in der Speiseröhre	Pars buccopharyngea: Raphe pterygomandibularis Pars glossopharyngea: M. transversus linguae Pars mylopharyngea: Linea mylohyoidea mandibulae (hinteres Ende) Pars pterygopharyngea: Proc. pterygoideus, Lamina medialis, Hamulus pterygoideus	Membrana pharyngobasilaris, Raphe pharyngis
M. constrictor pharyngis medius *Mittlerer Schlundschnürer* – Pars ceratopharyngea *Zungenbein-Rachenteil* – Pars chondropharyngea *Knorpel-Rachenteil*		Pars ceratopharyngea: Os hyoideum, Cornu majus Pars chondropharyngea: Os hyoideum, Cornu minus	Raphe pharyngis
M. constrictor pharyngis inferior *Unterer Schlundschnürer* – Pars cricopharyngea *Ringknorpel-Rachenteil* – Pars thyropharyngea *Schilddrüsen-Rachenteil* – Pars tracheopharyngea *Luftröhren-Rachenteil*		Pars cricopharyngea: Cartilago cricoidea (Seitenfläche) Pars thyropharyngea: Cartilago thyroidea (Außenfläche) Pars tracheopharyngea: Cartilago trachealis I (Seitenfläche)	Raphe pharyngis
M. palatopharyngeus *Gaumen-Schlundmuskel*	Anheben des Schlundes; Herabziehen des Gaumensegels	Aponeurosis palatina	Pharynx (laterale und dorsale Wand); Cartilago thyroidea
M. salpingopharyngeus *Ohrtrompeten-Rachenmuskel*	Anheben des Schlundes	Cartilago tubae auditivae	Pharynx (laterale Wand)
M. stylopharyngeus *Griffelfortsatz-Rachenmuskel*	Anheben des Schlundes	Os temporale, Proc. styloideus	Pharynx (laterale Wand)

214 Muskeln, Gefäße, Nerven und Drüsen des Kopfes

- 1 A. transversa faciei — *Quere Gesichtsarterie*
- 2 A. zygomaticoorbitalis — *Jochbein-Augenarterie*
- 3 A. meningea media — *Mittlere Hirnhautarterie*
- 4 A. temporalis media — *Mittlere Schläfenarterie*
- 5 A. temporalis superficialis, R. parietalis — *Oberflächliche Schläfenarterie, Scheitelast*
- 6 A. occipitalis, Rr. occipitales — *Hinterhauptsarterie, Hinterhauptsäste*
- 7 A. occipitalis — *Hinterhauptsarterie*
- 8 R. mastoideus — *Warzenfortsatzast*
- 9 R. sternocleidomastoideus — *Ast zum Kopfwender*
- 10 A. auricularis posterior, R. occipitalis — *Hintere Ohrmuschelarterie, Hinterhauptsast*
- 11 A. temporalis superficialis — *Oberflächliche Schläfenarterie*
- 12 A. stylomastoidea — *Griffel-Warzenfortsatzarterie*
- 13 A. auricularis posterior — *Hintere Ohrmuschelarterie*
- 14 A. occipitalis — *Hinterhauptsarterie*
- 15 A. palatina ascendens — *Aufsteigende Gaumenarterie*
- 16 A. pharyngea ascendens — *Aufsteigende Schlundarterie*
- 17 A. carotis externa — *Äußere Kopfarterie*
- 18 A. carotis interna — *Innere Kopfarterie*
- 19 Bifurcatio carotidis — *Karotisgabel*
- 20 A. carotis communis — *Gemeinsame Kopfarterie*
- 21 A. thyroidea superior — *Obere Schilddrüsenarterie*
- 22 A. lingualis — *Zungenarterie*
- 23 A. facialis — *Gesichtsarterie*
- 24 A. alveolaris inferior — *Untere Alveolararterie*
- 25 A. facialis — *Gesichtsarterie*
- 26 A. submentalis — *Unterkinnarterie*
- 27 A. labialis inferior — *Unterlippenarterie*
- 28 R. mentalis — *Kinnast*
- 29 A. maxillaris — *Oberkieferarterie*
- 30 A. buccalis — *Wangenarterie*
- 31 A. labialis superior — *Oberlippenarterie*
- 32 A. alveolaris superior posterior — *Obere hintere Alveolararterie*
- 33 A. infraorbitalis — *Unteraugenhöhlenarterie*
- 34 A. angularis — *(Augen)winkelarterie*
- 35 A. palatina descendens — *Absteigende Gaumenarterie*
- 36 A. sphenopalatina — *Keilbein-Gaumenarterie*
- 37 Aa. temporales profundae ant. et post. — *Vordere und hintere tiefe Schläfenarterien*
- 38 A. temporalis superficialis, R. frontalis — *Oberflächliche Schläfenarterie, Stirnast*

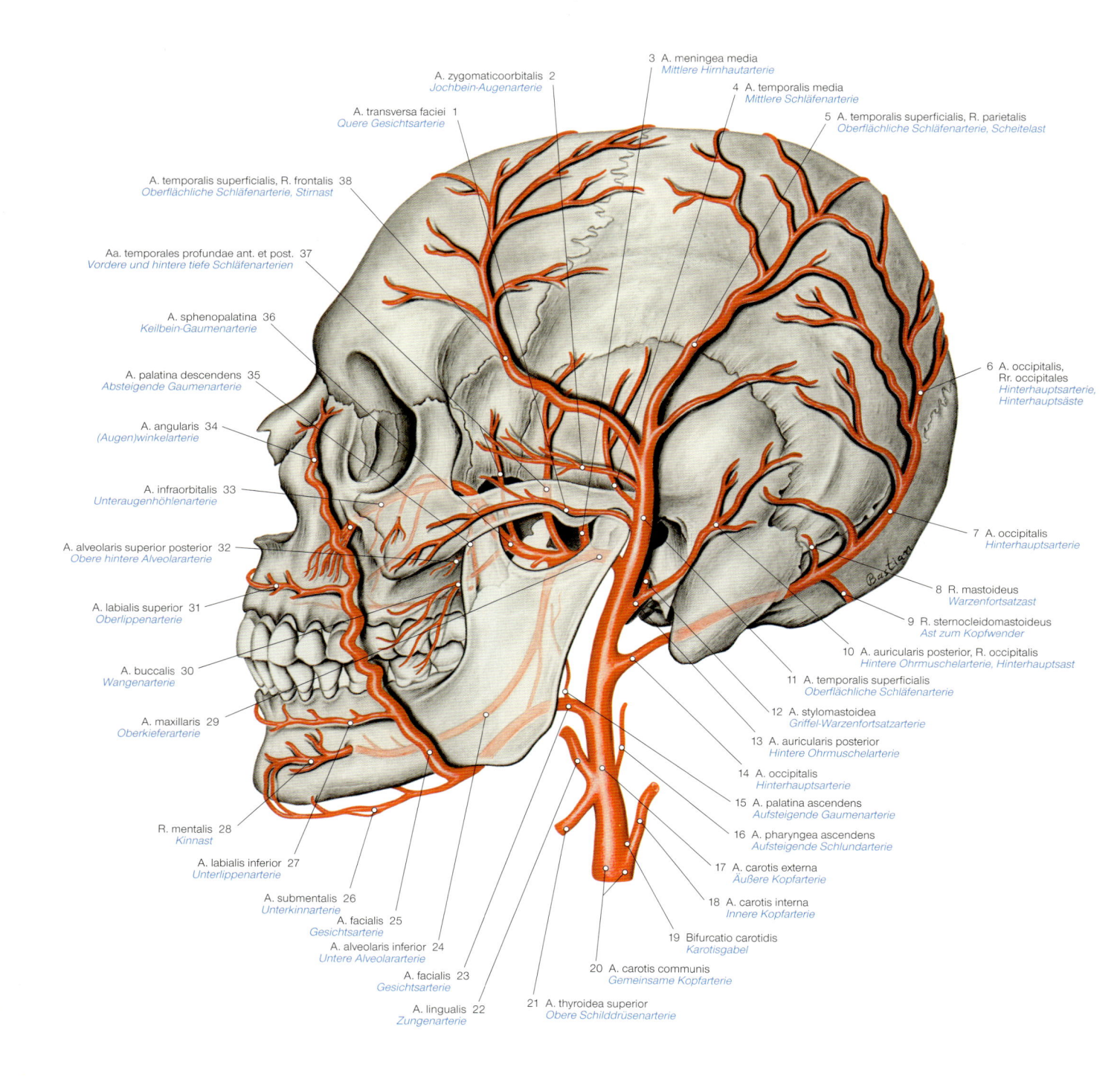

Abb. 279 Äußere Halsschlagader, A. carotis externa, und ihre Äste; linke Seite von lateral

Kopf- und Halsarterien, Arteriae capitis et colli

Abb. 279

1. A. transversa faciei
2. A. zygomaticoorbitalis
3. A. meningea media
4. A. temporalis media
5. A. temporalis superficialis, R. parietalis
6. A. occipitalis, Rr. occipitales
7. A. occipitalis
8. R. mastoideus
9. R. sternocleidomastoideus
10. A. auricularis posterior, R. occipitalis
11. A. temporalis superficialis
12. A. stylomastoidea
13. A. auricularis posterior
14. A. occipitalis
15. A. palatina ascendens
16. A. pharyngea ascendens
17. A. carotis externa
18. A. carotis interna
19. Bifurcatio carotidis
20. A. carotis communis
21. A. thyroidea superior
22. A. lingualis
23. A. facialis
24. A. alveolaris inferior
25. A. facialis
26. A. submentalis
27. A. labialis inferior
28. R. mentalis
29. A. maxillaris
30. A. buccalis
31. A. labialis superior
32. A. alveolaris superior posterior
33. A. infraorbitalis
34. A. angularis
35. A. palatina descendens
36. A. sphenopalatina
37. Aa. temporales profundae ant. et post.
38. A. temporalis superficialis, R. frontalis

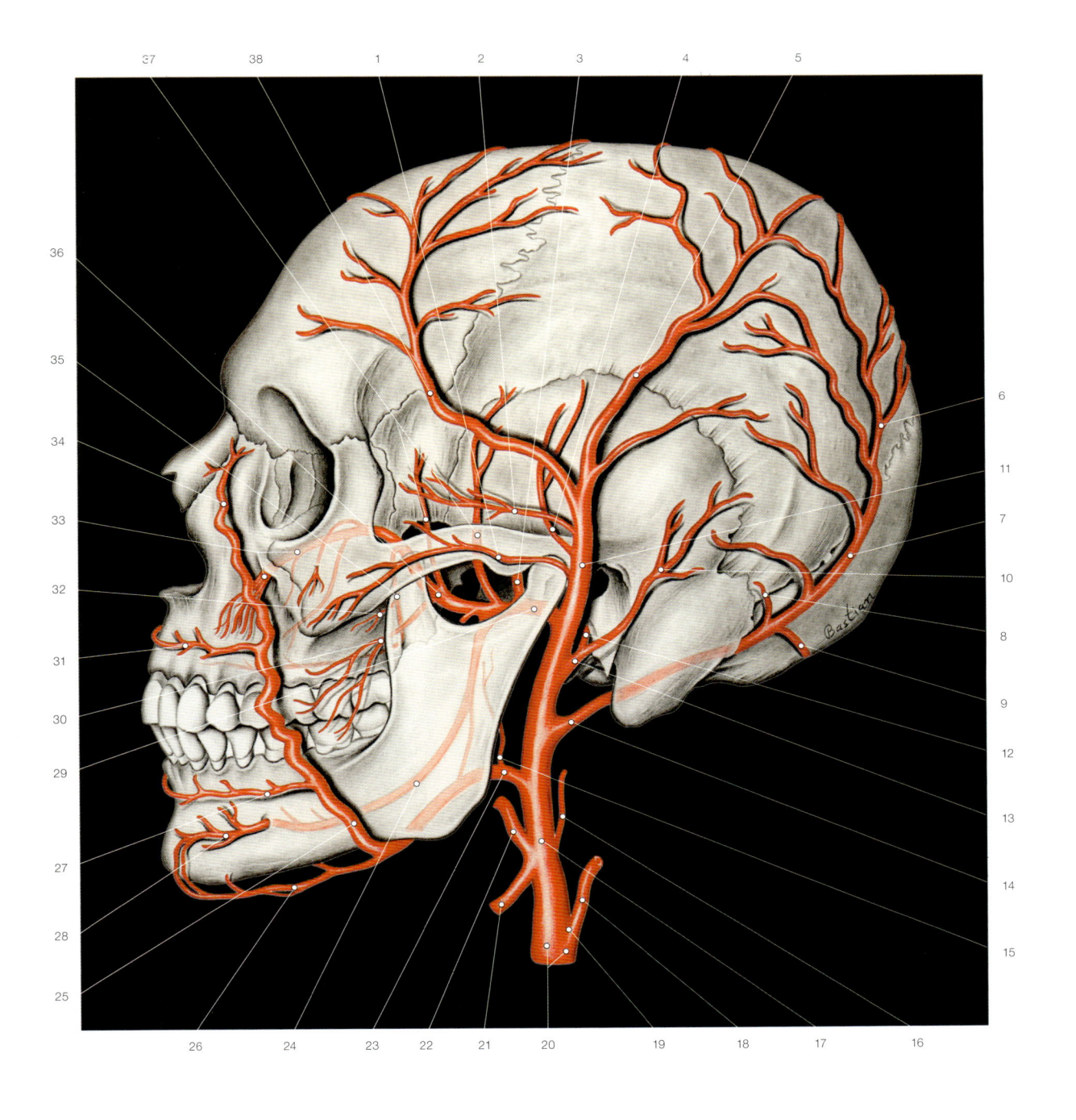

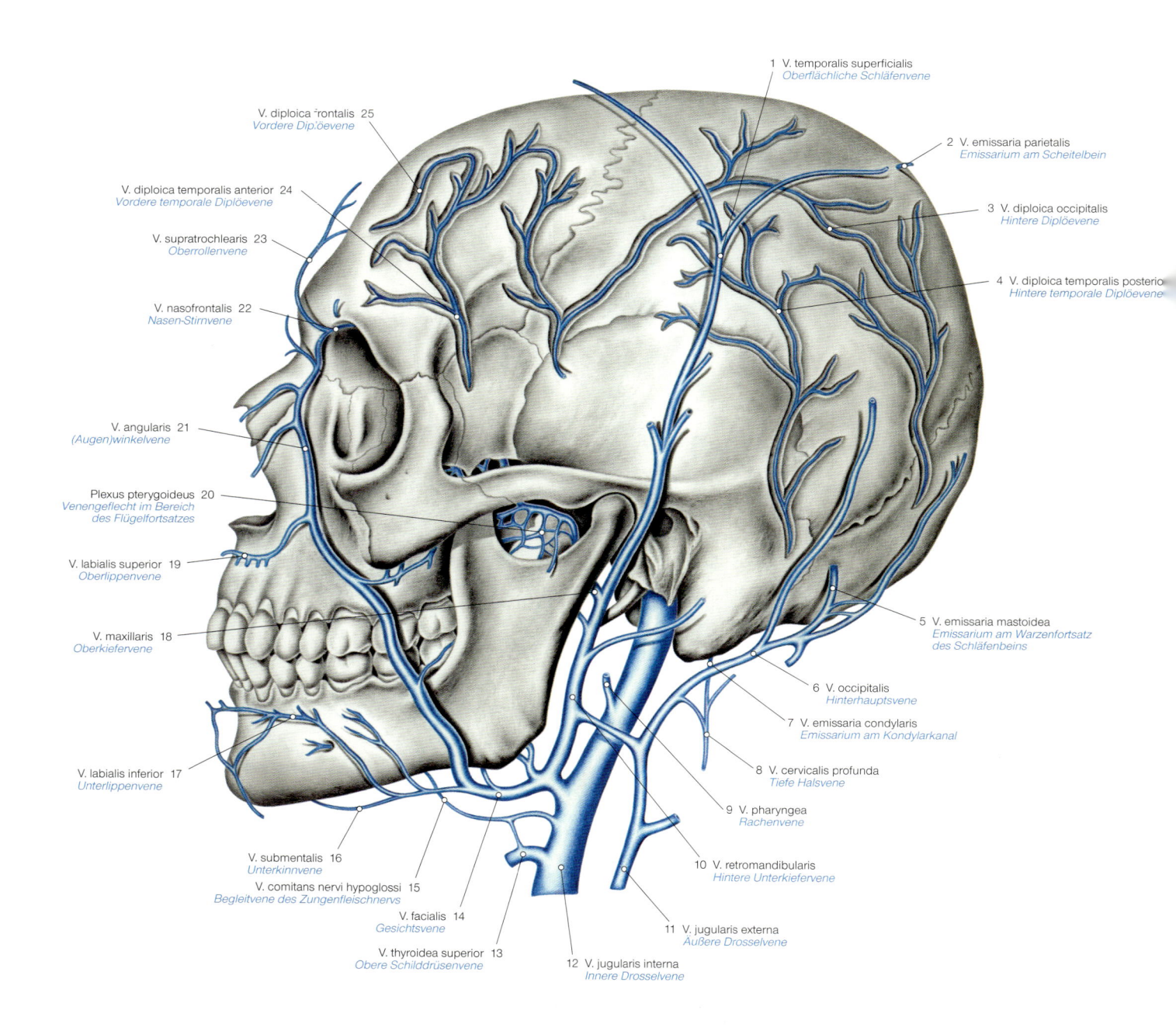

216 Muskeln, Gefäße, Nerven und Drüsen des Kopfes

1	V. temporalis superficialis	Oberflächliche Schläfenvene
2	V. emissaria parietalis	Emissarium am Scheitelbein
3	V. diploica occipitalis	Hintere Diploëvene
4	V. diploica temporalis posterior	Hintere temporale Diploëvene
5	V. emissaria mastoidea	Emissarium am Warzenfortsatz des Schläfenbeins
6	V. occipitalis	Hinterhauptsvene
7	V. emissaria condylaris	Emissarium am Kondylarkanal
8	V. cervicalis profunda	Tiefe Halsvene
9	V. pharyngea	Rachenvene
10	V. retromandibularis	Hintere Unterkiefervene
11	V. jugularis externa	Äußere Drosselvene
12	V. jugularis interna	Innere Drosselvene
13	V. thyroidea superior	Obere Schilddrüsenvene
14	V. facialis	Gesichtsvene
15	V. comitans nervi hypoglossi	Begleitvene des Zungenfleischnervs
16	V. submentalis	Unterkinnvene
17	V. labialis inferior	Unterlippenvene
18	V. maxillaris	Oberkiefervene
19	V. labialis superior	Oberlippenvene
20	Plexus pterygoideus	Venengeflecht im Bereich des Flügelfortsatzes
21	V. angularis	(Augen)winkelvene
22	V. nasofrontalis	Nasen-Stirnvene
23	V. supratrochlearis	Oberrollenvene
24	V. diploica temporalis anterior	Vordere temporale Diploëvene
25	V. diploica frontalis	Vordere Diploëvene

Abb. 280 Innere Drosselvene, V. jugularis interna, und ihre extrakraniellen Zuflüsse; linke Seite von lateral

Kopf- und Halsvenen, Venae capitis et colli

Abb. 280

1 V. temporalis superficialis
2 V. emissaria parietalis
3 V. diploica occipitalis
4 V. diploica temporalis posterior
5 V. emissaria mastoidea
6 V. occipitalis
7 V. emissaria condylaris
8 V. cervicalis profunda
9 V. pharyngea
10 V. retromandibularis
11 V. jugularis externa
12 V. jugularis interna
13 V. thyroidea superior
14 V. facialis
15 V. comitans nervi hypoglossi
16 V. submentalis
17 V. labialis inferior
18 V. maxillaris
19 V. labialis superior
20 Plexus pterygoideus
21 V. angularis
22 V. nasofrontalis
23 V. supratrochlearis
24 V. diploica temporalis anterior
25 V. diploica frontalis

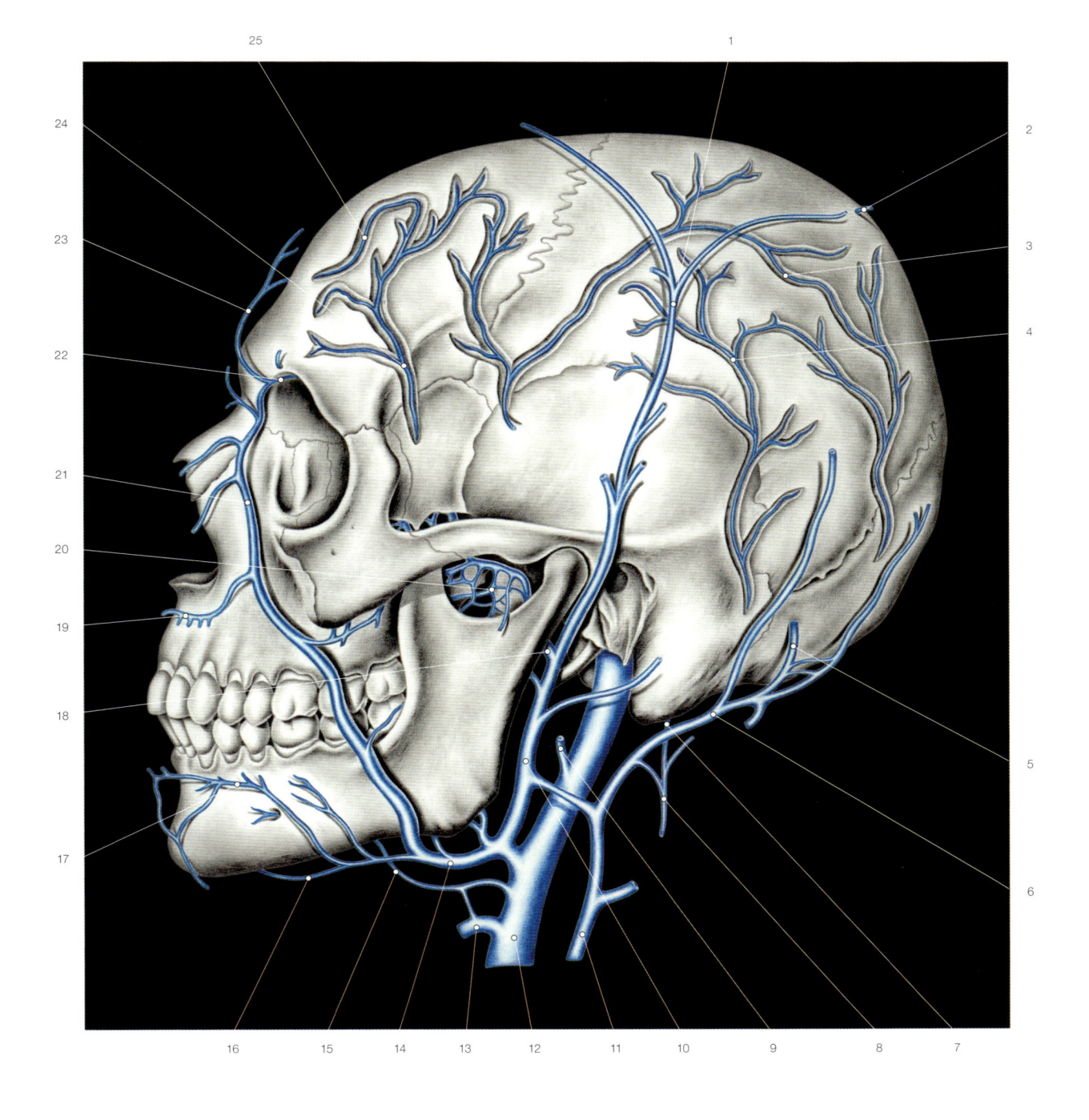

Muskeln, Gefäße, Nerven und Drüsen des Kopfes

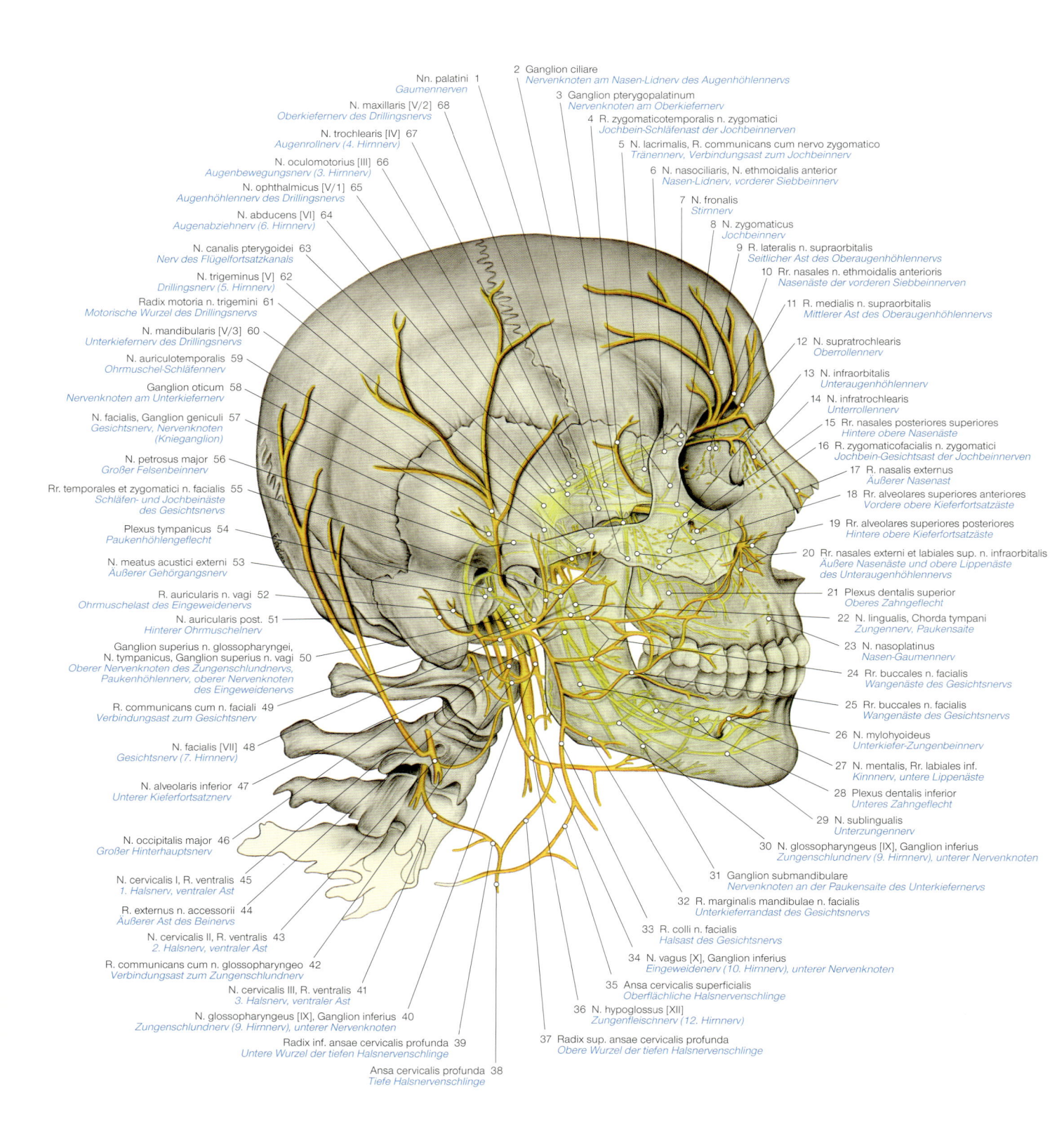

1 Nn. palatini
 Gaumennerven
2 Ganglion ciliare
 Nervenknoten am Nasen-Lidnerv des Augenhöhlennervs
3 Ganglion pterygopalatinum
 Nervenknoten am Oberkiefernerv
4 R. zygomaticotemporalis n. zygomatici
 Jochbein-Schläfenast der Jochbeinnerven
5 N. lacrimalis, R. communicans cum nervo zygomatico
 Tränennerv, Verbindungsast zum Jochbeinnerv
6 N. nasociliaris, N. ethmoidalis anterior
 Nasen-Lidnerv, vorderer Siebbeinnerv
7 N. frontalis
 Stirnnerv
8 N. zygomaticus
 Jochbeinnerv
9 R. lateralis n. supraorbitalis
 Seitlicher Ast des Oberaugenhöhlennervs
10 Rr. nasales n. ethmoidalis anterioris
 Nasenäste der vorderen Siebbeinnerven
11 R. medialis n. supraorbitalis
 Mittlerer Ast des Oberaugenhöhlennervs
12 N. supratrochlearis
 Oberrollennerv
13 N. infraorbitalis
 Unteraugenhöhlennerv
14 N. infratrochlearis
 Unterrollennerv
15 Rr. nasales posteriores superiores
 Hintere obere Nasenäste
16 R. zygomaticofacialis n. zygomatici
 Jochbein-Gesichtsast der Jochbeinnerven
17 R. nasalis externus
 Äußerer Nasenast
18 Rr. alveolares superiores anteriores
 Vordere obere Kieferfortsatzäste
19 Rr. alveolares superiores posteriores
 Hintere obere Kieferfortsatzäste
20 Rr. nasales externi et labiales sup. n. infraorbitalis
 Äußere Nasenäste und obere Lippenäste des Unteraugenhöhlennervs
21 Plexus dentalis superior
 Oberes Zahngeflecht
22 N. lingualis, Chorda tympani
 Zungennerv, Paukensaite
23 N. nasoplatinus
 Nasen-Gaumennerv
24 Rr. buccales n. facialis
 Wangenäste des Gesichtsnervs
25 Rr. buccales n. facialis
 Wangenäste des Gesichtsnervs
26 N. mylohyoideus
 Unterkiefer-Zungenbeinnerv
27 N. mentalis, Rr. labiales inf.
 Kinnnerv, untere Lippenäste
28 Plexus dentalis inferior
 Unteres Zahngeflecht
29 N. sublingualis
 Unterzungennerv
30 N. glossopharyngeus [IX], Ganglion inferius
 Zungenschlundnerv (9. Hirnnerv), unterer Nervenknoten
31 Ganglion submandibulare
 Nervenknoten an der Paukensaite des Unterkiefernervs
32 R. marginalis mandibulae n. facialis
 Unterkieferrandast des Gesichtsnervs
33 R. colli n. facialis
 Halsast des Gesichtsnervs
34 N. vagus [X], Ganglion inferius
 Eingeweidenerv (10. Hirnnerv), unterer Nervenknoten
35 Ansa cervicalis superficialis
 Oberflächliche Halsnervschlinge
36 N. hypoglossus [XII]
 Zungenfleischnerv (12. Hirnnerv)
37 Radix sup. ansae cervicalis profunda
 Obere Wurzel der tiefen Halsnervenschlinge
38 Ansa cervicalis profunda
 Tiefe Halsnervenschlinge
39 Radix inf. ansae cervicalis profunda
 Untere Wurzel der tiefen Halsnervenschlinge
40 N. glossopharyngeus [IX], Ganglion inferius
 Zungenschlundnerv (9. Hirnnerv), unterer Nervenknoten
41 N. cervicalis III, R. ventralis
 3. Halsnerv, ventraler Ast
42 R. communicans cum n. glossopharyngeo
 Verbindungsast zum Zungenschlundnerv
43 N. cervicalis II, R. ventralis
 2. Halsnerv, ventraler Ast
44 R. externus n. accessorii
 Äußerer Ast des Beinervs
45 N. cervicalis I, R. ventralis
 1. Halsnerv, ventraler Ast
46 N. occipitalis major
 Großer Hinterhauptsnerv
47 N. alveolaris inferior
 Unterer Kieferfortsatznerv
48 N. facialis [VII]
 Gesichtsnerv (7. Hirnnerv)
49 R. communicans cum n. faciali
 Verbindungsast zum Gesichtsnerv
50 Ganglion superius n. glossopharyngei, N. tympanicus, Ganglion superius n. vagi
 Oberer Nervenknoten des Zungenschlundnervs, Paukenhöhlennerv, oberer Nervenknoten des Eingeweidenervs
51 N. auricularis post.
 Hinterer Ohrmuschelnerv
52 R. auricularis n. vagi
 Ohrmuschelast des Eingeweidenervs
53 N. meatus acustici externi
 Äußerer Gehörgangsnerv
54 Plexus tympanicus
 Paukenhöhlengeflecht
55 Rr. temporales et zygomatici n. facialis
 Schläfen- und Jochbeinäste des Gesichtsnervs
56 N. petrosus major
 Großer Felsenbeinnerv
57 N. facialis, Ganglion geniculi
 Gesichtsnerv, Nervenknoten (Knieganglion)
58 Ganglion oticum
 Nervenknoten am Unterkiefernerv
59 N. auriculotemporalis
 Ohrmuschel-Schläfennerv
60 N. mandibularis [V/3]
 Unterkiefernerv des Drillingsnervs
61 Radix motoria n. trigemini
 Motorische Wurzel des Drillingsnervs
62 N. trigeminus [V]
 Drillingsnerv (5. Hirnnerv)
63 N. canalis pterygoidei
 Nerv des Flügelfortsatzkanals
64 N. abducens [VI]
 Augenabziehnerv (6. Hirnnerv)
65 N. ophthalmicus [V/1]
 Augenhöhlennerv des Drillingsnervs
66 N. oculomotorius [III]
 Augenbewegungsnerv (3. Hirnnerv)
67 N. trochlearis [IV]
 Augenrollnerv (4. Hirnnerv)
68 N. maxillaris [V/2]
 Oberkiefernerv des Drillingsnervs

Abb. 281 Nerven des Kopfes und Halses (halbschematisch), Nn. capitis et colli; rechte Seite von lateral

Abb. 281

1 Nn. palatini
2 Ganglion ciliare
3 Ganglion pterygopalatinum
4 R. zygomaticotemporalis n. zygomatici
5 N. lacrimalis, R. communicans cum nervo zygomatico
6 N. nasociliaris, N. ethmoidalis anterior
7 N. frontalis
8 N. zygomaticus
9 R. lateralis n. supraorbitalis
10 Rr. nasales n. ethmoidalis anterioris
11 R. medialis n. supraorbitalis
12 N. supratrochlearis
13 N. infraorbitalis
14 N. infratrochlearis
15 Rr. nasales posteriores superiores
16 R. zygomaticofacialis n. zygomatici
17 R. nasalis externus
18 Rr. alveolares superiores anteriores
19 Rr. alveolares superiores posteriores
20 Rr. nasales externi et labiales sup. n. infraorbitalis
21 Plexus dentalis superior
22 N. lingualis, Chorda tympani
23 N. nasopalatinus
24 Rr. buccales n. facialis
25 Rr. buccales n. facialis
26 N. mylohyoideus
27 N. mentalis, Rr. labiales inf.
28 Plexus dentalis inferior
29 N. sublingualis
30 N. glossopharyngeus [IX], Ganglion inferius
31 Ganglion submandibulare
32 R. marginalis mandibulae n. facialis
33 R. colli n. facialis
34 N. vagus [X], Ganglion inferius
35 Ansa cervicalis superficialis
36 N. hypoglossus [XII]
37 Radix sup. ansae cervicalis profunda
38 Ansa cervicalis profunda
39 Radix inf. ansae cervicalis profunda
40 N. glossopharyngeus [IX], Ganglion inferius
41 N. cervicalis III, R. ventralis
42 R. communicans cum n. glossopharyngeo
43 N. cervicalis II, R. ventralis
44 R. externus n. accessorii
45 N. cervicalis I, R. ventralis
46 N. occipitalis major
47 N. alveolaris inferior
48 N. facialis [VII]
49 R. communicans cum n. faciali
50 Ganglion superius n. glossopharyngei, N. tympanicus, Ganglion superius n. vagi
51 N. auricularis post.
52 R. auricularis n. vagi
53 N. meatus acustici externi
54 Plexus tympanicus
55 Rr. temporales et zygomatici n. facialis
56 N. petrosus major
57 N. facialis, Ganglion geniculi
58 Ganglion oticum
59 N. auriculotemporalis
60 N. mandibularis [V/3]
61 Radix motoria n. trigemini
62 N. trigeminus [V]
63 N. canalis pterygoidei
64 N. abducens [VI]
65 N. ophthalmicus [V/1]
66 N. oculomotorius [III]
67 N. trochlearis [IV]
68 N. maxillaris [V/2]

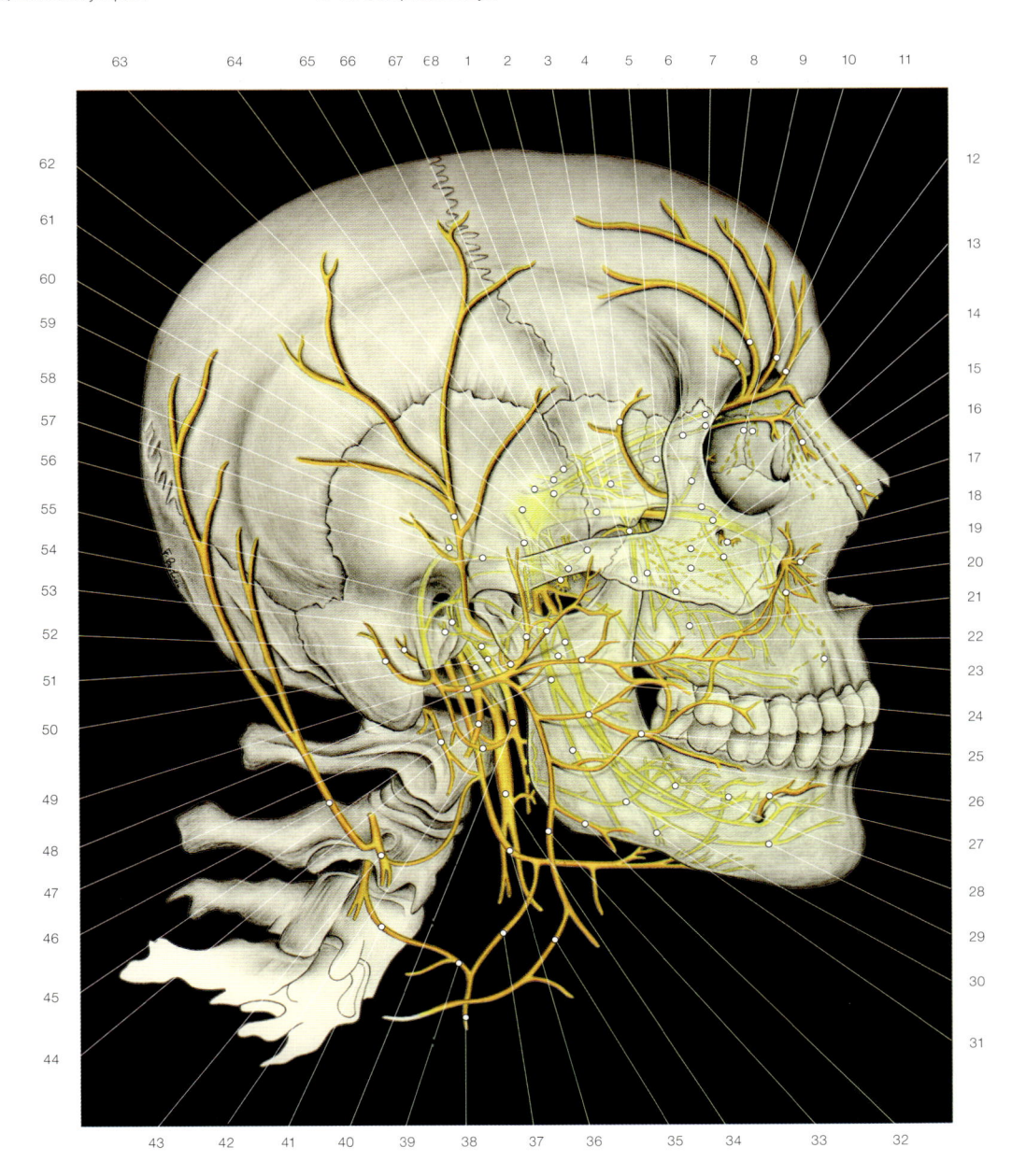

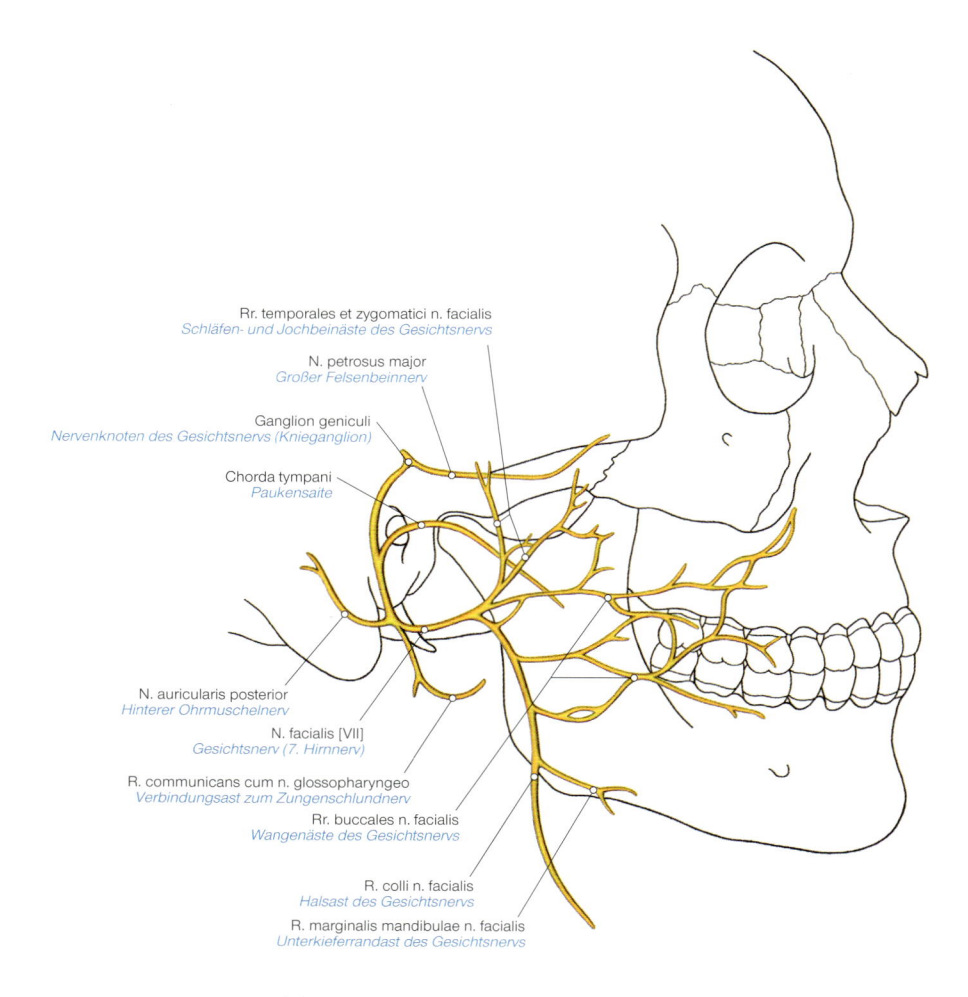

Abb. 282 Gesichtsnerv (7. Hirnnerv), N. facialis [VII]

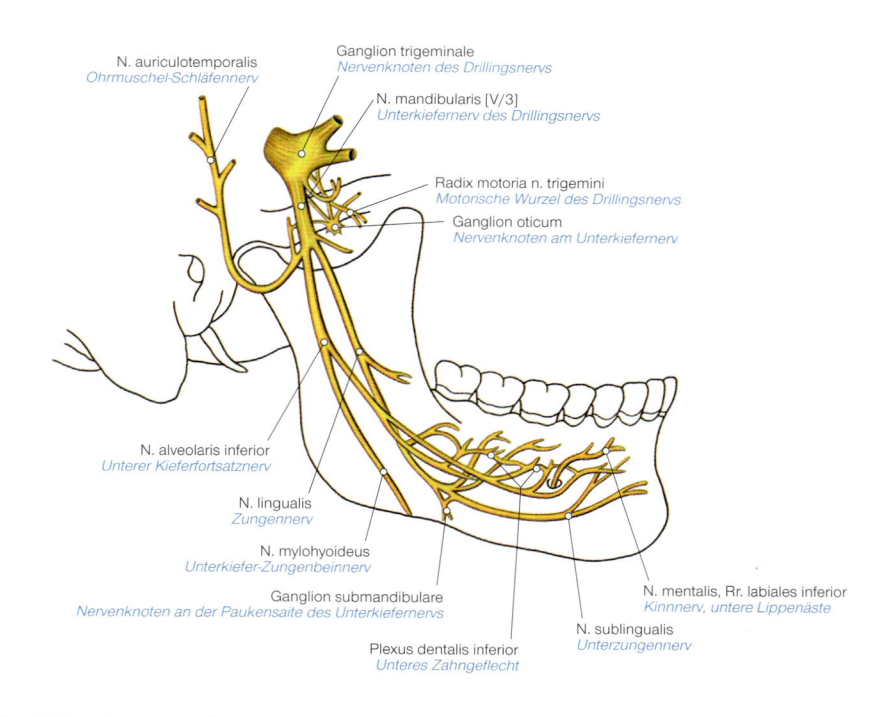

Abb. 283 Unterkiefernerv des Drillingsnervs, N. mandibularis [V/3]

Oberkiefer- und Augenhöhlennerv des Drillingsnervs, Nn. maxillaris [V/2] et ophthalmicus [V/1]

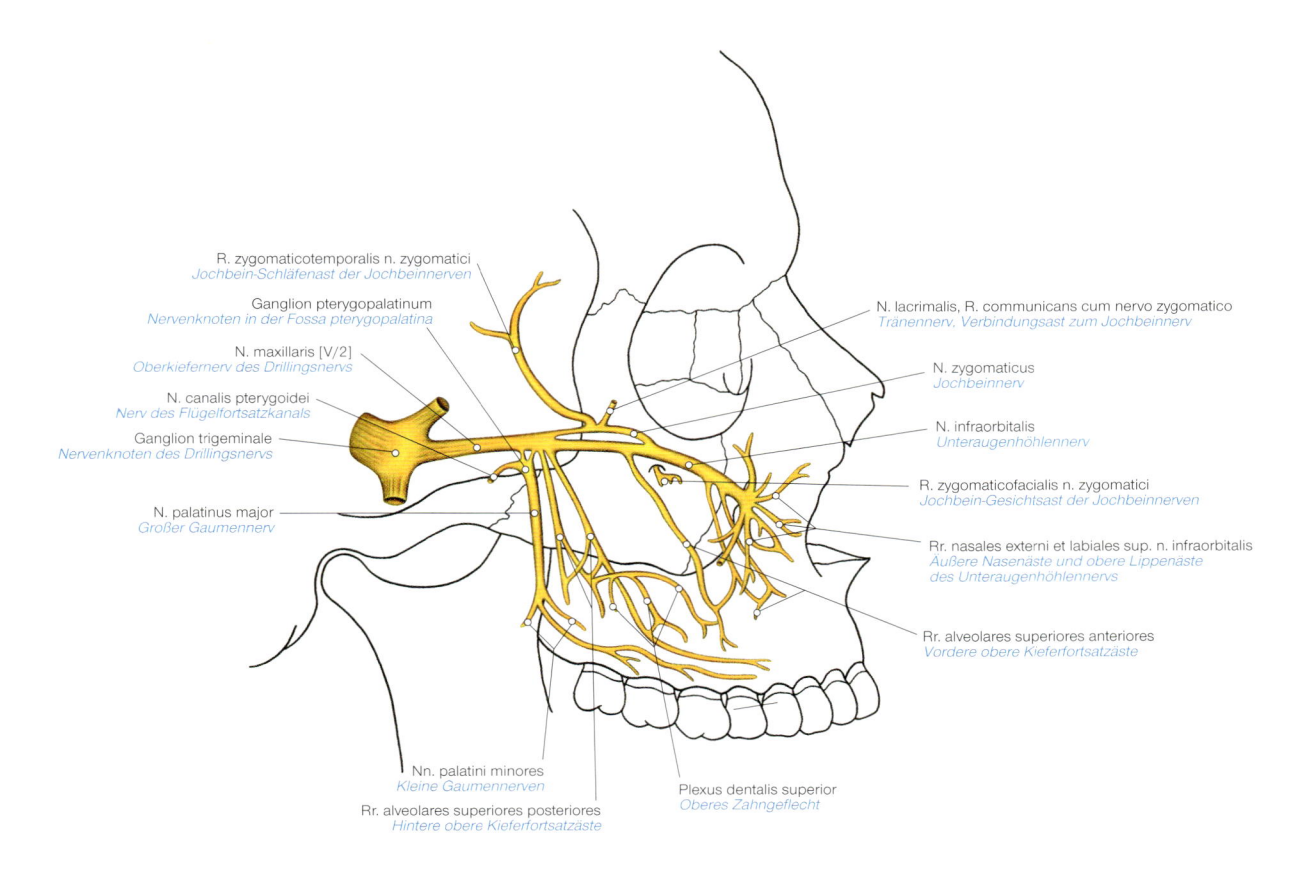

Abb. 284 Oberkiefernerv des Drillingsnervs, N. maxillaris [V/2]

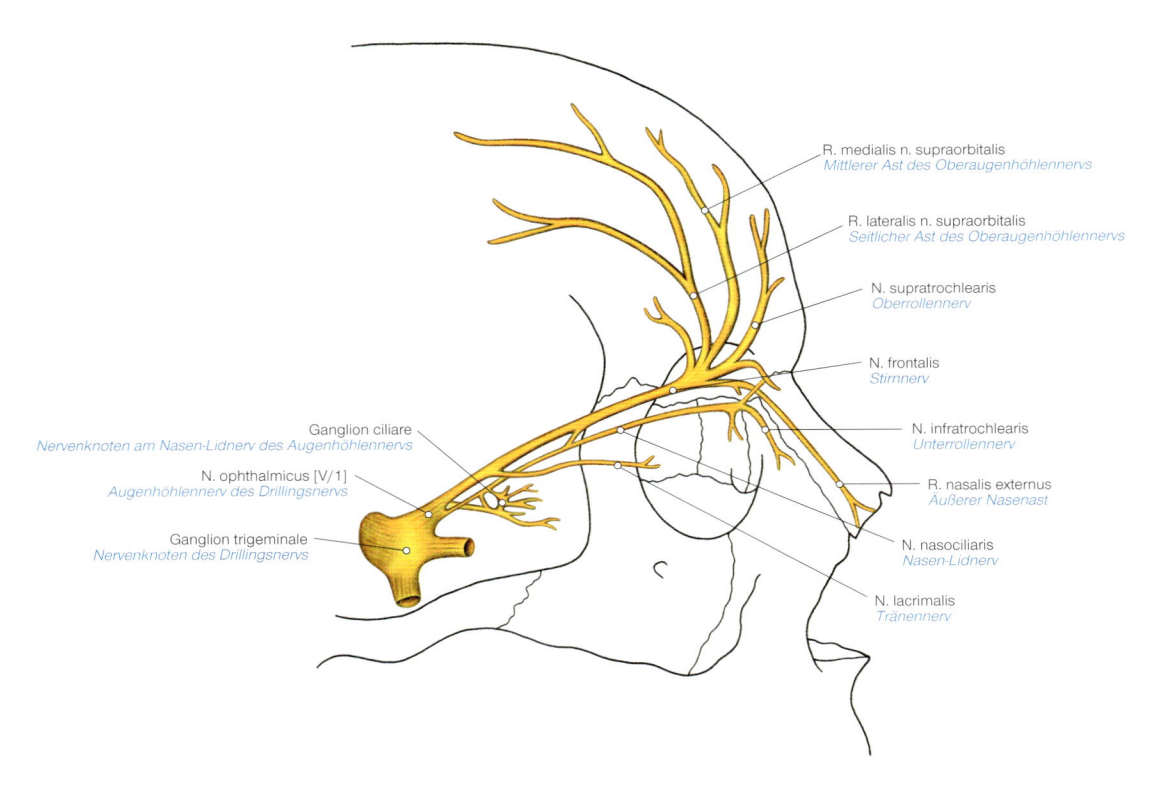

Abb. 285 Augenhöhlennerv des Drillingsnervs, N. ophthalmicus [V/1]

Muskeln, Gefäße, Nerven und Drüsen des Kopfes

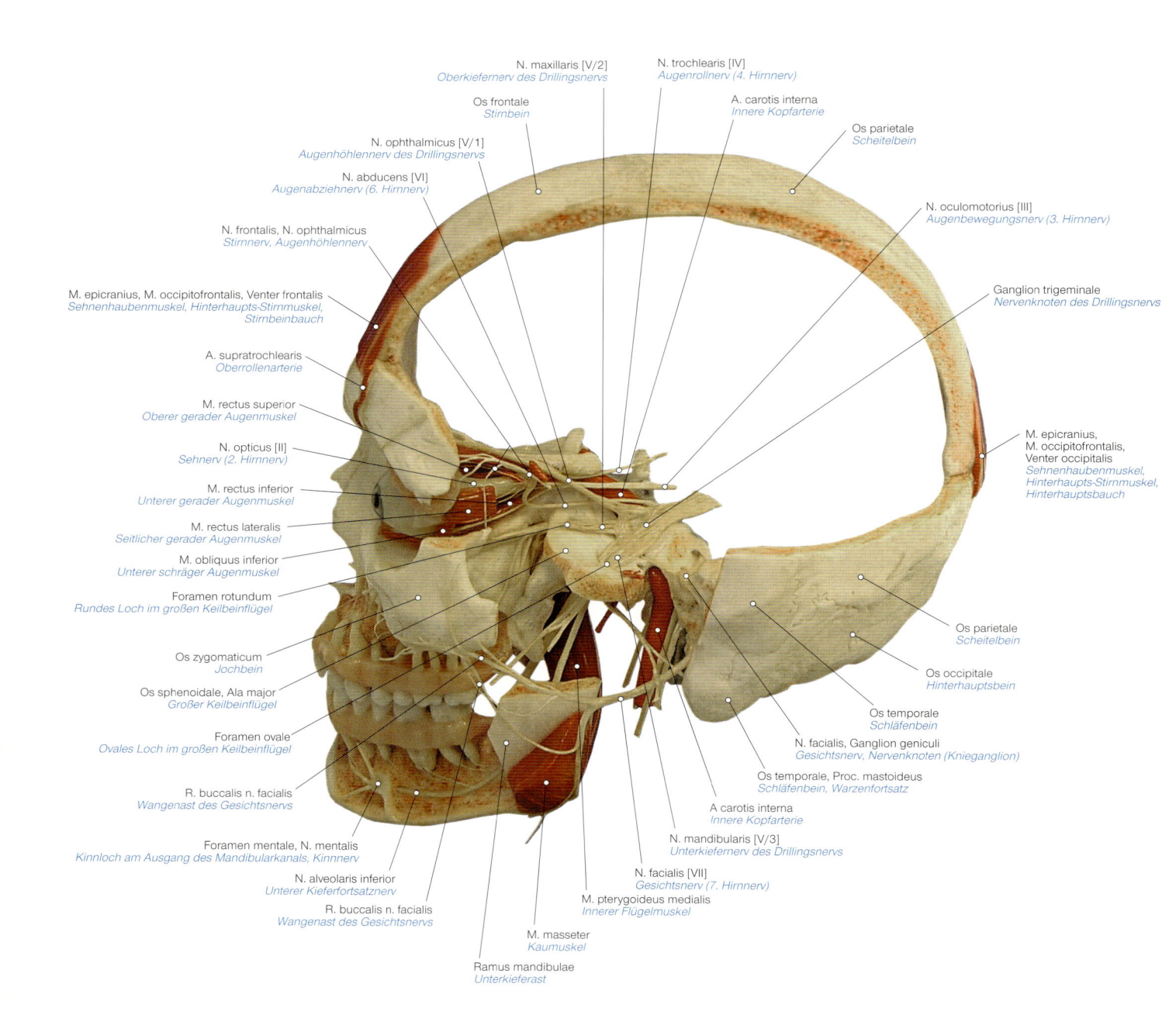

Abb. 286 Nerven des Kopfes in dreidimensionaler Darstellung; Modell der linken Kopfhälfte, seitliche Wand der Schädelkalotte entfernt; von lateral

Gesichtsnerven, Nervi faciei

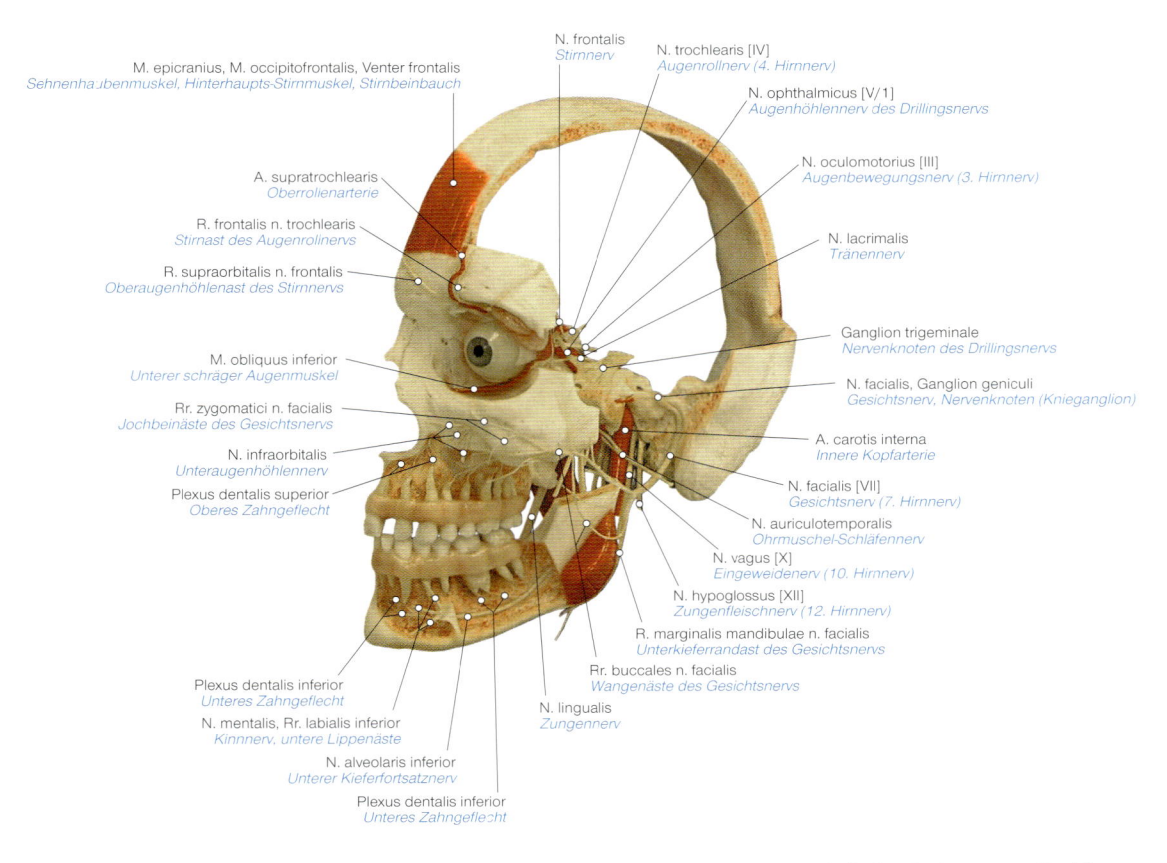

Abb. 287 Nerven des Kopfes in dreidimensionaler Darstellung; Modell der linken Kopfhälfte, seitliche Wand der Schädelkalotte entfernt; von lateral vorne

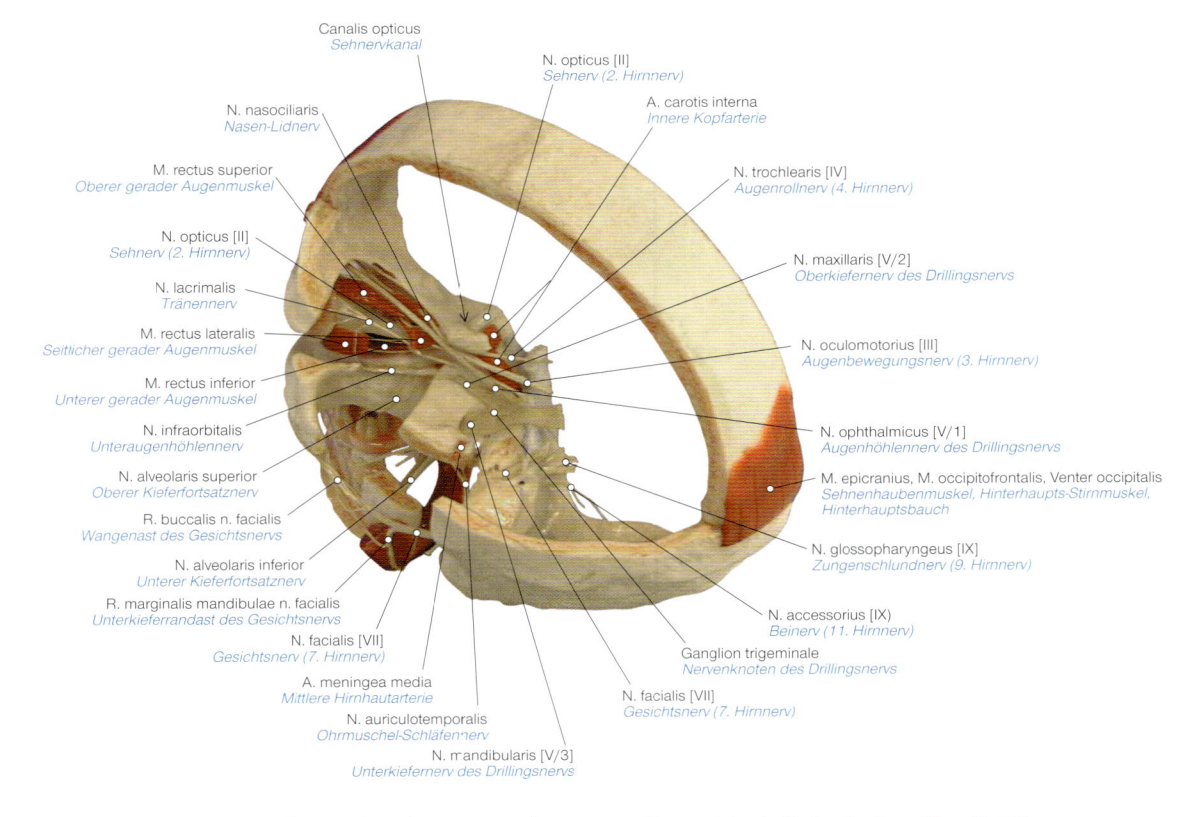

Abb. 288 Nerven des Kopfes in dreidimensionaler Darstellung; Modell der linken Kopfhälfte, seitliche Wand der Schädelkalotte entfernt; von lateral hinten oben

Muskeln, Gefäße, Nerven und Drüsen des Kopfes

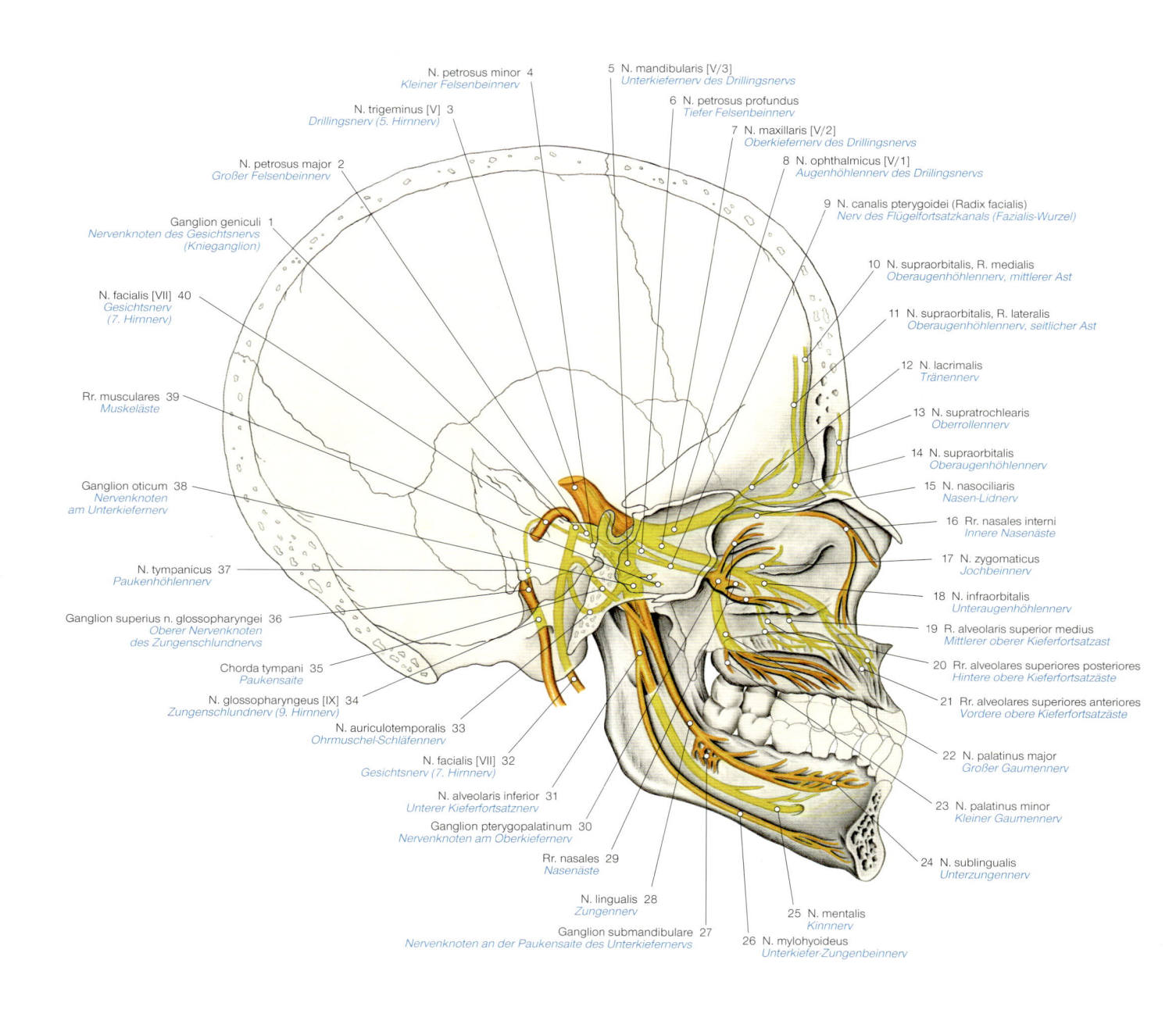

Abb. 289 Gesichtsnerv, N. facialis; Drillingsnerv, N. trigeminus; Zungenfleischnerv, N. glossopharyngeus; und ihre Verzweigungen; Mediansagittalschnitt, linke Seite von medial

1 Ganglion geniculi – Nervenknoten des Gesichtsnervs (Knieganglion)
2 N. petrosus major – Großer Felsenbeinnerv
3 N. trigeminus [V] – Drillingsnerv (5. Hirnnerv)
4 N. petrosus minor – Kleiner Felsenbeinnerv
5 N. mandibularis [V/3] – Unterkiefernerv des Drillingsnervs
6 N. petrosus profundus – Tiefer Felsenbeinnerv
7 N. maxillaris [V/2] – Oberkiefernerv des Drillingsnervs
8 N. ophthalmicus [V/1] – Augenhöhlennerv des Drillingsnervs
9 N. canalis pterygoidei (Radix facialis) – Nerv des Flügelfortsatzkanals (Fazialis-Wurzel)
10 N. supraorbitalis, R. medialis – Oberaugenhöhlennerv, mittlerer Ast
11 N. supraorbitalis, R. lateralis – Oberaugenhöhlennerv, seitlicher Ast
12 N. lacrimalis – Tränennerv
13 N. supratrochlearis – Oberrollennerv
14 N. supraorbitalis – Oberaugenhöhlennerv
15 N. nasociliaris – Nasen-Lidnerv
16 Rr. nasales interni – Innere Nasenäste
17 N. zygomaticus – Jochbeinnerv
18 N. infraorbitalis – Unteraugenhöhlennerv
19 R. alveolaris superior medius – Mittlerer oberer Kieferfortsatzast
20 Rr. alveolares superiores posteriores – Hintere obere Kieferfortsatzäste
21 Rr. alveolares superiores anteriores – Vordere obere Kieferfortsatzäste
22 N. palatinus major – Großer Gaumennerv
23 N. palatinus minor – Kleiner Gaumennerv
24 N. sublingualis – Unterzungennerv
25 N. mentalis – Kinnnerv
26 N. mylohyoideus – Unterkiefer-Zungenbeinnerv
27 Ganglion submandibulare – Nervenknoten an der Paukensaite des Unterkiefernervs
28 N. lingualis – Zungennerv
29 Rr. nasales – Nasenäste
30 Ganglion pterygopalatinum – Nervenknoten am Oberkiefernerv
31 N. alveolaris inferior – Unterer Kieferfortsatznerv
32 N. facialis [VII] – Gesichtsnerv (7. Hirnnerv)
33 N. auriculotemporalis – Ohrmuschel-Schläfennerv
34 N. glossopharyngeus [IX] – Zungenschlundnerv (9. Hirnnerv)
35 Chorda tympani – Paukensaite
36 Ganglion superius n. glossopharyngei – Oberer Nervenknoten des Zungenschlundnervs
37 N. tympanicus – Paukenhöhlennerv
38 Ganglion oticum – Nervenknoten am Unterkiefernerv
39 Rr. musculares – Muskeläste
40 N. facialis [VII] – Gesichtsnerv (7. Hirnnerv)

Abb. 289

1 Ganglion geniculi
2 N. petrosus major
3 N. trigeminus [V]
4 N. petrosus minor
5 N. mandibularis [V/3]
6 N. petrosus profundus
7 N. maxillaris [V/2]
8 N. ophthalmicus [V/1]
9 N. canalis pterygoidei (Radix facialis)
10 N. supraorbitalis, R. medialis
11 N. supraorbitalis, R. lateralis
12 N. lacrimalis
13 N. supratrochlearis
14 N. supraorbitalis
15 N. nasociliaris
16 Rr. nasales interni
17 N. zygomaticus
18 N. infraorbitalis
19 R. alveolaris superior medius
20 Rr. alveolares superiores posteriores
21 Rr. alveolares superiores anteriores
22 N. palatinus major
23 N. palatinus minor
24 N. sublingualis
25 N. mentalis
26 N. mylohyoideus
27 Ganglion submandibulare
28 N. lingualis
29 Rr. nasales
30 Ganglion pterygopalatinum
31 N. alveolaris inferior
32 N. facialis [VII]
33 N. auriculotemporalis
34 N. glossopharyngeus [IX]
35 Chorda tympani
36 Ganglion superius n. glossopharyngei
37 N. tympanicus
38 Ganglion oticum
39 Rr. musculares
40 N. facialis [VII]

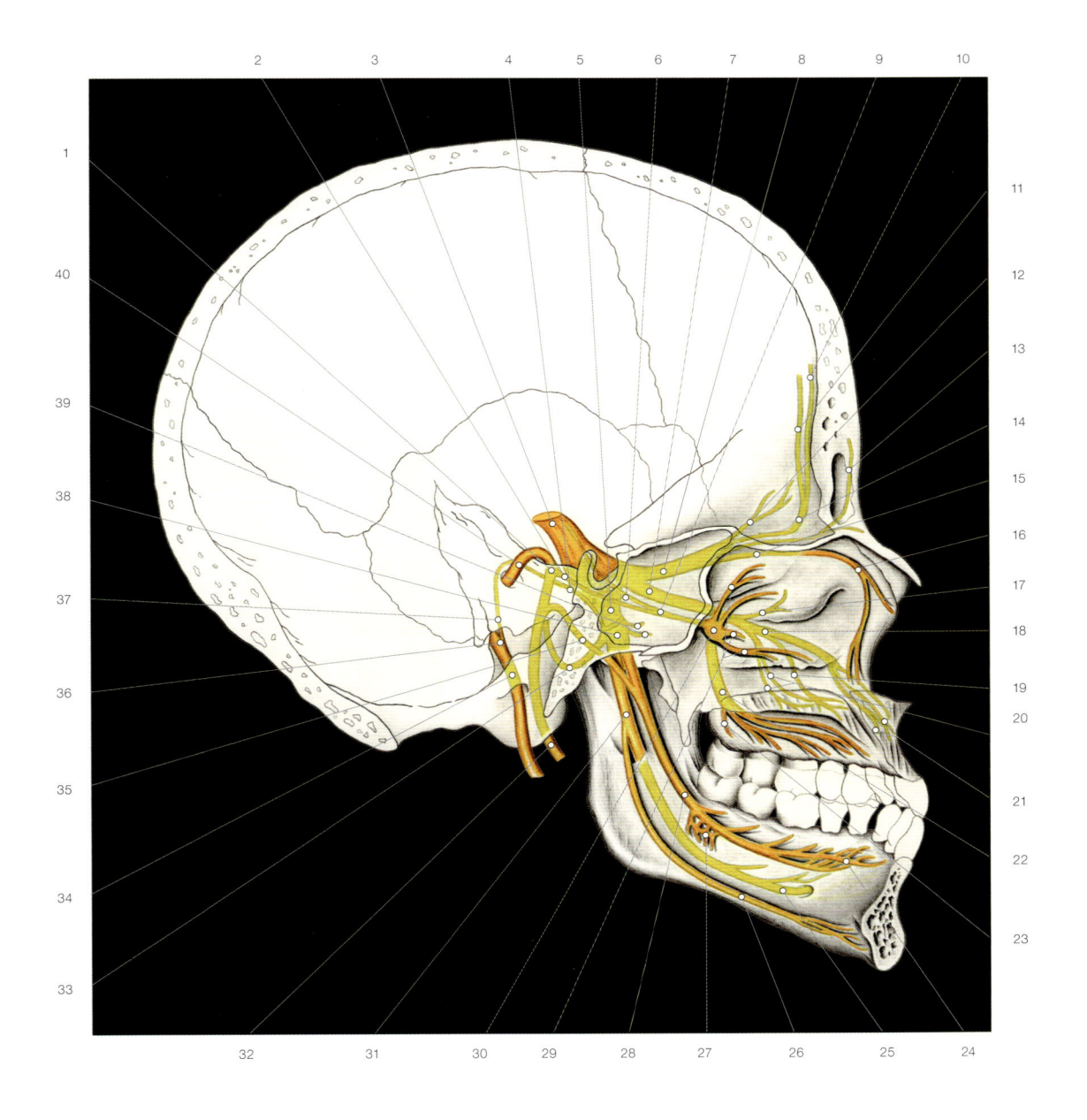

Nervi craniales, Hirnnerven

Name	Funktion / Versorgungsgebiet	Durchtritt durch die Schädelbasis
Nn. olfactorii [I] *Riechnerven (1. Hirnnerven)*	Nasenhöhle, Regio olfactoria	Lamina cribosa (Os ethmoidale)
N. opticus [II] *Sehnerv (2. Hirnnerv)*	Retina, Auge	Canalis opticus (Os sphenoidale)
N. oculomotorius [III] *Augenbewegungsnerv (3. Hirnnerv)*	Versorgung der Augenmuskeln: – *motorisch:* M. obliquus inferior, Mm. recti inf., med. und sup., M. levator palpebrae superior – *parasympathisch:* M. ciliaris, M. sphincter pupillae	Fissura orbitalis superior (Os sphenoidale)
N. trochlearis [IV] *Augenrollnerv (4. Hirnnerv)*	– *motorisch:* M. obliquus superior	Fissura orbitalis superior (Os sphenoidale)
N. trigeminus [V]: *Drillingsnerv (5. Hirnnerv)*	s. Tabellen Nervus trigeminus [V]	
– N. ophthalmicus [V/1] *Augenhöhlennerv des Drillingsnervs*		Fissura orbitalis superior (Os sphenoidale)
– N. maxillaris [V/2] *Oberkiefernerv des Drillingsnervs*		Foramen rotundum (Os sphenoidale)
– N. mandibularis [V/3] *Unterkiefernerv des Drillingsnervs*		Foramen ovale (Os sphenoidale)
N. abducens [VI] *Augenabziehnerv (6. Hirnnerv)*	– *motorisch:* M. rectus lateralis	Fissura orbitalis superior (Os sphenoidale)
N. facialis [VII] *Gesichtsnerv (7. Hirnnerv)*	– *motorisch:* mimische Muskeln, Mm. auriculares; M. stylohyoideus, M. digastricus, Venter posterior; M. stapedius – *sensorisch:* Zunge (vordere 2/3) – *parasympathisch:* Glandulae nasales, – palatinae, – lacrimalis, – sublingualis und submandibularis s. auch Tabelle Nervus facialis [VII]	Eintritt: Meatus acusticus internus (Os temporale) Austritt: Fissura petrotympanica (Chorda tympani), Foramen stylomastoideum (Os temporale)
N. vestibulocochlearis [VIII]: *Hör- und Gleichgewichtsnerv (8. Hirnnerv)*		Meatus acusticus internus (Os temporale)
1. N. cochlearis *Hörnerv*	Cortisches Organ	
2. N. vestibularis *Gleichgewichtsnerv*	Gleichgewichtsorgan	
N. glossopharyngeus [IX] *Zungenschlundnerv (9. Hirnnerv)*	– *motorisch:* Pharynxmuskeln (kranialer Anteil), M. palatoglossus, M. palatopharyngeus, M. uvulae, M. stylopharyngeus, M. levator veli palatini – *sensorisch:* Zunge (hinteres Drittel) – *sensibel:* Zunge (hinteres Drittel); Pharynxschleimhaut (kranialer Anteil), Tonsilla palatina; Plexus tympanicus, Tuba auditiva; Sinus caroticus – *parasympathisch:* Glandulae linguales und parotidea	Foramen jugulare (zwischen Os temporale und Os occipitale)
N. vagus [X] *Eingeweidenerv (10. Hirnnerv)*	– *motorisch:* Pharynxmuskeln (kaudaler Anteil), M. levator veli palatini, M. uvulae; Larynxmuskeln – *senorisch:* Zungengrund – *sensibel:* Dura der Fossa cranialis posterior; Meatus acusticus externus – *parasympathisch:* Hals-, Thorax- und Oberbauchorgane (bis Cannon-Böhm-Punkt des Querdarms)	Foramen jugulare (zwischen Os temporale und Os occipitale)
N. accessorius [XI] *Beinerv (11. Hirnnerv)*	– *motorisch:* M. trapezius; M. sternocleidomastoideus	Eintritt: Foramen magnum (Os occipitale) Durchtritt: Foramen jugulare (zwischen Os temporale und Os occipitale)
N. hypoglossus [XII] *Zungenfleischnerv (12. Hirnnerv)*	– *motorisch:* Zungenmuskeln; M. genioglossus, M. hyoglossus, M. styloglossus	Canalis nervi hypoglossi (Os occipitale)

Nervus facialis [VII], Gesichtsnerv (7. Hirnnerv)

Name	Funktion / Versorgungsgebiet	Durchtritt durch Schädelknochen
N. auricularis posterior *Hinterer Ohrmuschelnerv*	M. auricularis posterior; M. epicranius, M. occipitofrontalis (Venter occipitalis)	
N. intermedius: *Zwischennerv*	Nichtmotorischer Anteil des N. facialis (sensible, sensorische und parasympathische Faseranteile)	Meatus acusticus internus (Os temporale)
– Chorda tympani *Paukensaite*	Bündel mit parasympathischen Fasern für das Ganglion submandibulare und sensiblen Fasern für die Zunge (vordere $2/3$); Verbindung zum N. lingualis	Fissura petrotympanica (Os temporale), Fissura sphenopetrosa (zwischen Os sphenoidale und Os temporale)
– N. canalis pterygoidei [Radix facialis] *Nerv des Flügelfortsatzkanals*	Verbindung zum Ganglion pterygopalatinum (parasympathische und sympathische Nervenfasern)	Canalis pterygoideus (Os sphenoidale)
– N. petrosus major *Großer Felsenbeinnerv*	Gaumen-, Nasenschleimhaut- und Tränendrüse	Foramen lacerum (Os sphenoidale)
– N. petrosus profundus *Tiefer Felsenbeinnerv*	Führt sympathische Fasern zum Ganglion pterygopalatinum	Foramen lacerum (Os sphenoidale)
Plexus parotideus: *Parotisgeflecht*		
– Rr. temporales *Schläfenäste*	Mimische Muskulatur über der Lidspalte und am Ohr	
– Rr. zygomatici *Jochbeinäste*	M. orbicularis oculi (seitlicher Teil); mimische Muskulatur zwischen Lid- und Mundspalte	
– Rr. buccales *Wangenäste*	M. buccinator; mimische Mundmuskulatur	
– R. marginalis mandibularis *Unterkieferrandast*	Mimische Muskulatur unterhalb der Mundspalte	
– R. colli (cervicalis) *Halsast*	Motorischer Ast für das Platysma	
N. stapedius *Steigbügelnerv*	M. stapedius	

Nervus trigeminus [V], Drillingsnerv (5. Hirnnerv)
Nervus opthalmicus [V/1], Augenhöhlennerv des Drillingsnervs

Name	Funktion / Versorgungsgebiet	Durchtritt durch Schädelknochen
N. frontalis: *Stirnnerv*		Fissura orbitalis superior (Os sphenoidale)
– N. supratrochlearis *Oberrollennerv*	Oberlid, medialer Augenwinkel, Nasenwurzel	
– N. supraorbitalis *Oberaugenhöhlennerv*	Conjunctiva (Bindehaut des Auges); Oberlid; Stirnhöhle, Stirnhaut	Incisura (bzw. Foramen) supraorbitalis (Os frontale)
N. lacrimalis *Tränennerv*	Tränendrüse; seitliches Oberlid; Conjunctiva (Bindehaut des Auges)	Fissura orbitalis superior (Os sphenoidale)
N. nasociliaris: *Nasen-Wimpernnerv*	Nasen-, Keilbein- u. Siebbeinhöhle; Augapfel; Unterlid	Fissura orbitalis superior (Os sphenoidale)
– Nn. ethmoidalis ant. et post. *Vordere und hintere Siebbeinnerven*	Keilbeinhöhle; vordere, mittlere und hintere Siebbeinzellen	Foramina ethmoidalia anterius et posterius (Os frontale)
– N. infratrochlearis *Unterrollennerv*	Caruncula lacrimalis und umgebende Haut; Tränensack	

Nervus maxillaris [V/2], Oberkiefernerv des Drillingsnervs

Name	Funktion / Versorgungsgebiet	Durchtritt durch Schädelknochen
N. infraorbitalis: Unteraugenhöhlennerv	Haut von Nase, Oberlippe, Unterlid und Wange	Foramen infraorbitale (Maxilla)
– Nn. alveolares superiores Obere Kieferfortsatznerven	Kieferhöhle; Oberkieferzähne und deren Zahnfleisch	Foramina alveolaria, Sulcus infraorbitalis (Maxilla)
– Plexus dentalis superior Oberes Zahngeflecht	Oberkieferzähne und deren Zahnfleisch	Canalis incisivus (Maxilla)
N. nasopalatinus Nasen-Gaumennerv	Schleimhaut des Nasenseptums; Gaumenschleimhaut; Zahnfleisch der oberen Schneidezähne	Canalis incisivus (Maxilla)
N. palatinus major Großer Gaumennerv	Schleimhaut des harten Gaumens; Gaumendrüsen	Foramen palatinum majus (Os palatinum)
Nn. palatini minores Kleine Gaumennerven	Versorgung des Weichen Gaumens	Foramina palatini minores (Os palatinum)
N. zygomaticus Jochbeinnerv	Haut der vorderen Schläfe und der seitlichen Stirn (Jochbeingegend); laterale Augenwinkel; Tränendrüse	Foramina zygomaticotemporale et zygomaticofaciale (Os zygomaticum)

Nervus mandibularis [V/3], Unterkiefernerv des Drillingsnervs

Name	Funktion / Versorgungsgebiet	Durchtritt durch Schädelknochen
N. alveolaris inferior: Unterer Kieferfortsatznerv	Innervation der Unterkieferzähne und deren Parodontien	Foramen mandibulae (Mandibula)
– N. mylohyoideus Unterkiefer-Zungenbeinnerv	M. mylohyoideus; M. digastricus (Venter anterior)	
– Plexus dentalis inferior Unteres Zahngeflecht	Unterkieferzähne mit bukkalem Zahnfleisch (mit Ausnahme des 1. Molaren)	
– N. mentalis Kinnnerv	Kinn; Unterlippe; Zahnfleisch der Unterkieferfrontzähne	Foramen mentale (Mandibula)
N. auriculotemporalis: Ohrmuschel-Schläfennerv	Ohrspeicheldrüse; Trommelfell; Gehörgang; Schläfenhaut vor und über dem Ohr	
– N. meatus acustici externi Äußerer Gehörgangsnerv	Haut des äußeren Gehörgangs	
– Nn. auriculares anteriores Vordere Ohrmuschelnerven	Vorderfläche der Ohrmuschel	
N. buccalis Wangennerv	Haut und Schleimhaut der Wange, bukkales Zahnfleisch in der Gegend des 1. Molaren	
N. lingualis: Zungennerv	vordere 2/3 der Zungenschleimhaut mit Geschmacksfasern und sensiblen Fasern; Schlundenge; Tonsillen (Gaumenmandeln)	
– N. sublingualis Unterzungennerv	Schleimhaut des Mundbodens; Zahnfleisch der vorderen Unterkieferzähne	
N. massetericus Kaumuskelnerv	M. masseter	
N. pterygoideus medialis Innerer Flügelmuskelnerv	M. pterygoideus medialis	
N. pterygoideus lateralis Äußerer Flügelmuskelnerv	M. pterygoideus lateralis, Mm. tensor veli palatini u. tensor tympani	
Nn. temporales profundi Tiefe Schläfenmuskelnerven	M. temporalis	

Drüsen des Mundes, Glandulae oris

Glandulae salivariae, Speicheldrüsen

Glandulae salivariae minores, kleine Speicheldrüsen

Name	Lage	Ausführungsgänge / Mündung	Speichelart
Gll. buccales *Wangenspeicheldrüsen*	In der Wangenschleimhaut (an der Innenseite) der Wangen) gelegen	Kleinere Ausführungsgänge münden in die Wangenschleimhaut	Seromukös
Gll. labiales *Lippenspeicheldrüsen*	In der Submucosa der Lippenschleimhaut (an der Innenseite der Lippen) gelegen	Kleine Ausführungsgänge münden in das Vestibulum oris	Seromukös
Gll. linguales (posteriores) *Zungenspeicheldrüsen*	Hauptsächlich im Bereich des Zungengrundes (hinterer Zungenteil) und am seitlichen hinteren Zungenrand gelegen (a) sowie im Bereich der Wall- und Blattpapillen des Zungenrückens (b)	(a) Ausführungsgänge münden am Zahnrücken (b) Ausführungsgänge münden im Graben bzw. in den Furchen der Papillae vallatae	(a) rein mukös (b) rein serös
– Gl. lingualis anterior *Untere Zungenspeicheldrüse*	An der Unterseite der Zungenspitze gelegen	Ausführungsgänge münden neben dem Zungenbändchen	Seromukös
Gll. molares *Molarenspeicheldrüsen*	Den Gll. buccales entsprechend unter der Wangenschleimhaut in Höhe der Molaren gelegen	Ausführungsgänge münden im Molarenbereich in die Wangenschleimhaut	Seromukös
Gll. palatinae *Gaumenspeicheldrüsen*	Unter der Schleimhaut des Harten und Weichen Gaumens gelegen	Ausführungsgänge am Übergang zum Weichen Gaumen münden z. T. in den Gaumengrübchen; Ausführungsgänge der übrigen Gaumenschleimhaut münden über kleine Öffnungen	Rein mukös

Glandulae salivariae majores, große Speicheldrüsen

Name	Lage	Ausführungsgänge / Mündung	Speichelart
Gl. parotidea *Ohrspeicheldrüse*	Hinter und auf dem Unterkieferast gelegen	Ductus parotideus / Mündung auf der Papilla parotidea (an der Wangeninnenseite in Höhe des 2. oberen Molaren)	Rein serös
– Gl. parotidea accessoria *zusätzlicher Drüsenlappen der Ohrspeicheldrüse*	Am Parotisausführungsgang auf dem M. masseter gelegen	Ductus parotideus	Rein serös
Gl. sublingualis *Unterzungenspeicheldrüse*	In der Plica sublingualis der Mundbodenschleimhaut auf dem M. mylohyoideus gelegen	Ductus sublingualis major und minores / Mündung auf der Plica sublingualis und auf der Caruncula sublingualis	Mukoserös (mit größerem mukösen Anteil)
Gl. submandibularis *Unterkieferspeicheldrüse*	Nahezu vollständig unter dem M. mylohyoideus gelegen	Ductus submandibularis / Mündung auf der Caruncula sublingualis	Seromukös (mit größerem serösen Anteil)

Muskeln, Gefäße, Nerven und Drüsen des Kopfes

1 Apex linguae, Glandula lingualis anterior
  Zungenspitze, vordere Zungendrüse
2 Glandula sublingualis
  Unterzungenspeicheldrüse
3 M. buccinator
  Wangenmuskel („Trompetermuskel")
4 Ductus parotideus
  Ausführungsgang der Ohrspeicheldrüse
5 Corpus adiposum buccae
  Bichat-Fettpropf
6 Glandula parotidea accessoria
  Zusätzlicher Drüsenlappen der Ohrspeicheldrüse
7 M. masseter
  Kaumuskel
8 Glandula parotidea
  Ohrspeicheldrüse
9 M. mylohyoideus
  Unterkiefer-Zungenbeinmuskel
10 Glandula submandibularis
   Unterkieferspeicheldrüse
11 M. digastricus, Ansa tendinis
   Zweibäuchiger Muskel, Sehnenschlinge
12 M. scalenus medius
   Mittlerer Treppenmuskel
13 M. sternocleidomastoideus
   Kopfwender
14 M. thyrohyoideus
   Schildknorpel-Zungenbeinmuskel
15 M. sternohyoideus
   Brustbein-Zungenbeinmuskel
16 Lig. thyrohyoideum medianum
   Mittleres Schilddrüsen-Zungenbeinband
17 M. thyrohyoideus
   Schildknorpel-Zungenbeinmuskel
18 M. omohyoideus
   Schulterblatt-Zungenbeinmuskel
19 M. longus capitis
   Langer Kopfmuskel
20 M. hyoglossus
   Zungenbein-Zungenmuskel
21 Os hyoideum
   Zungenbein
22 M. digastricus, Venter anterior
   Zweibäuchiger Muskel, vorderer Muskelbauch
23 M. mylohyoideus
   Unterkiefer-Zungenbeinmuskel
24 M. hyoglossus
   Zungenbein-Zungenmuskel
25 Glandula submandibularis
   Unterkieferspeicheldrüse
26 M. genioglossus
   Kinn-Zungenmuskel
27 Ductus submandibularis
   Unterkiefergang
28 Plica sublingualis
   Unterzungenfalte
29 M. geniohyoideus
   Kinn-Zungenbeinmuskel

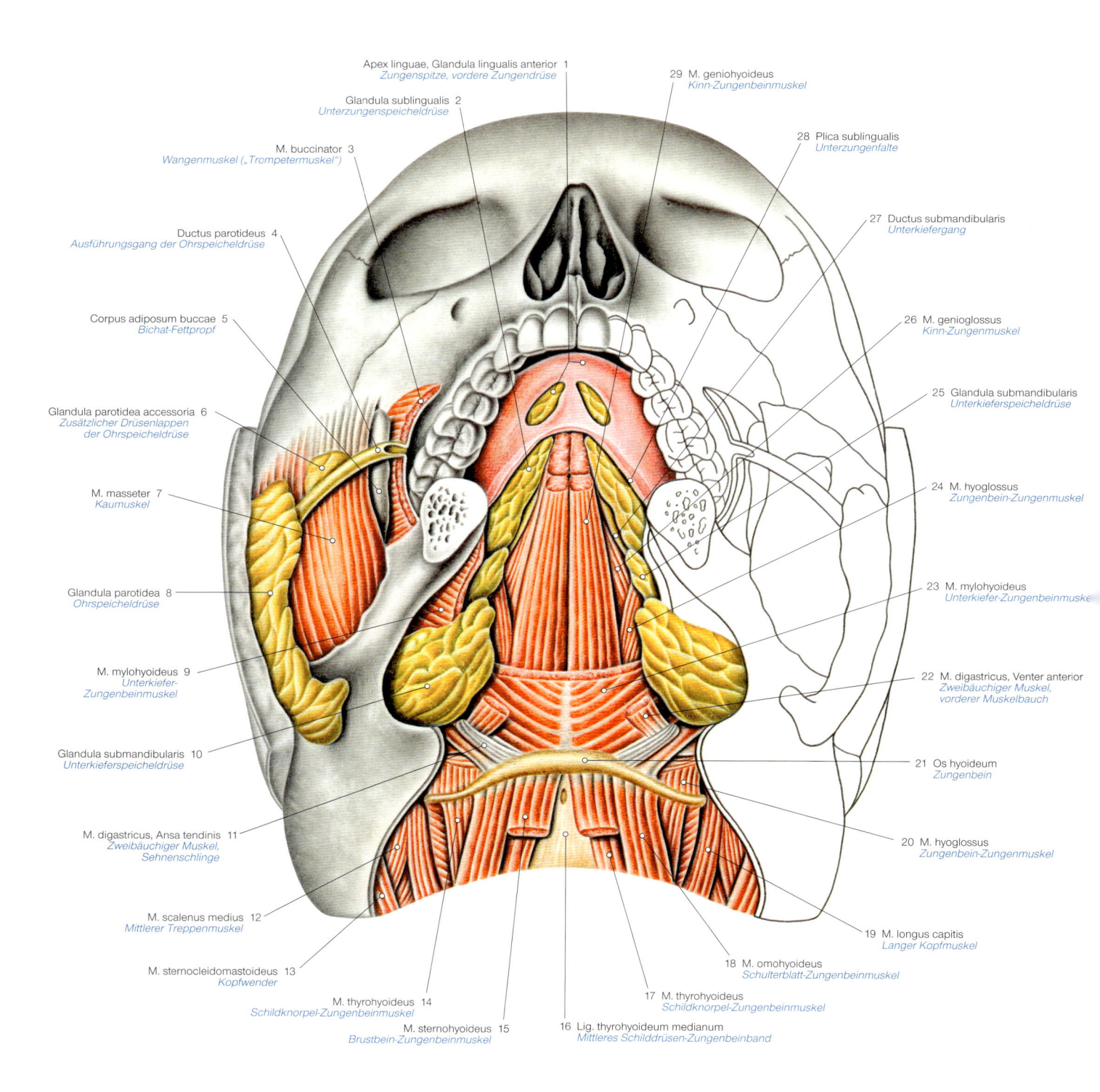

Abb. 290 Speicheldrüsen, Glandulae salivariae; von vorne unten nach teilw. Entfernung des Unterkiefers sowie des M. mylohyoideus und M. buccinator

Drüsen des Mundes, Glandulae oris

231

Abb. 290

1. Apex linguae, Glandula lingualis anterior
2. Glandula sublingualis
3. M. buccinator
4. Ductus parotideus
5. Corpus adiposum buccae
6. Glandula parotidea accessoria
7. M. masseter
8. Glandula parotidea
9. M. mylohyoideus
10. Glandula submandibularis
11. M. digastricus, Ansa tendinis
12. M. scalenus medius
13. M. sternocleidomastoideus
14. M. thyrohyoideus
15. M. sternohyoideus
16. Lig. thyrohyoideum medianum
17. M. thyrohyoideus
18. M. omohyoideus
19. M. longus capitis
20. M. hyoglossus
21. Os hyoideum
22. M. digastricus, Venter anterior
23. M. mylohyoideus
24. M. hyoglossus
25. Glandula submandibularis
26. M. genioglossus
27. Ductus submandibularis
28. Plica sublingualis
29. M. geniohyoideus

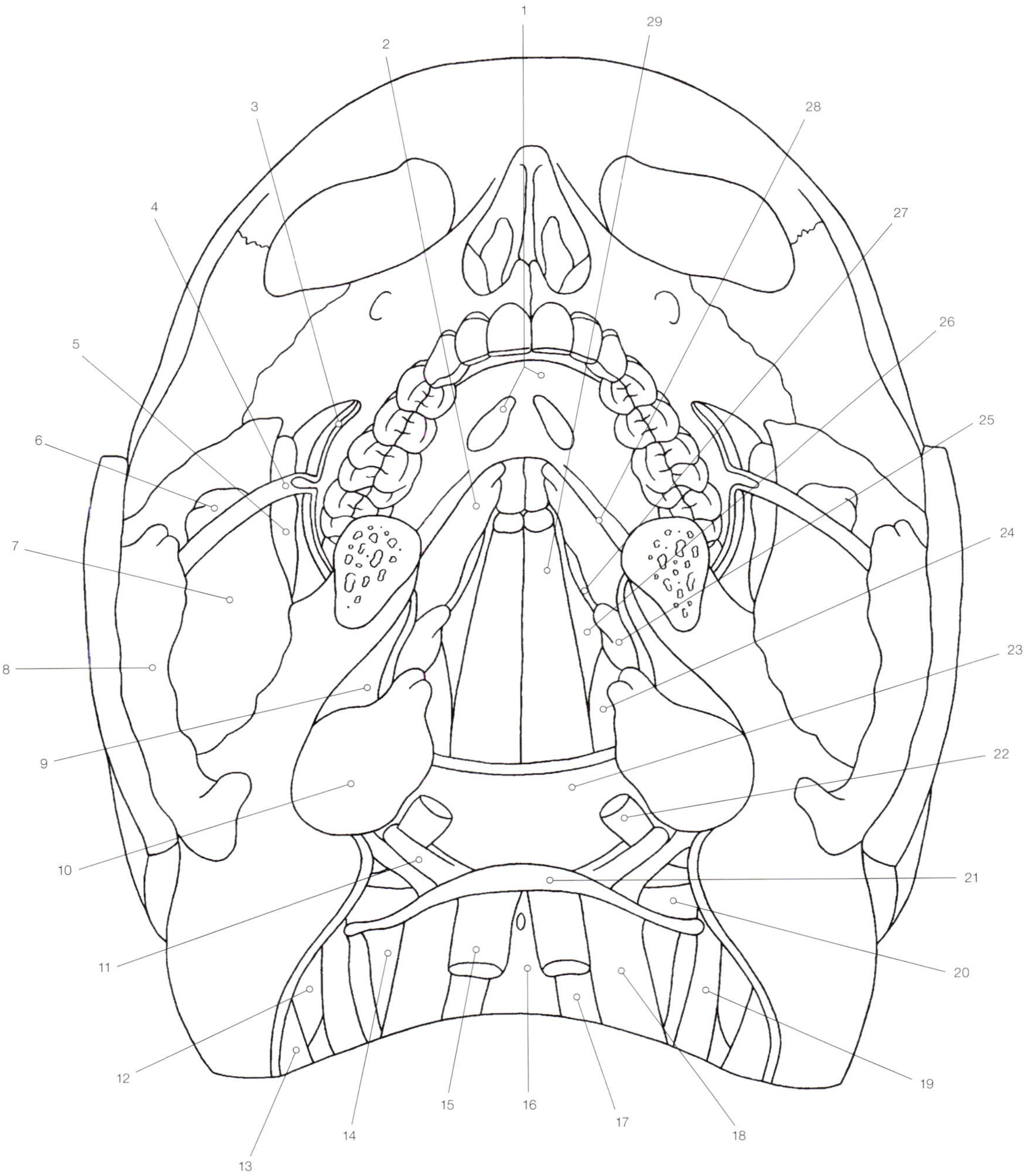

Muskeln, Gefäße, Nerven und Drüsen des Kopfes

- 4 M. orbicularis oculi
  Ringmuskel des Auges
- 5 M. zygomaticus major
  Großer Jochbeinmuskel
- 3 Glandula parotidea accessoria
  Zusätzlicher Drüsenlappen der Ohrspeicheldrüse
- 6 Glandulae buccales
  Wangenspeicheldrüsen
- 2 Glandula parotidea, Ductus parotideus
  Ohrspeicheldrüse, Ausführungsgang der Ohrspeicheldrüse
- 7 Gingiva
  Zahnfleisch
- 1 Fascia temporalis, Lamina superficialis
  Faszie des Schläfenmuskels, oberflächliches Blatt
- 8 Glandulae labiales superior
  Obere Lippenspeicheldrüsen
- 9 M. orbicularis oris
  Ringmuskel des Mundes
- 10 Margo linguae
  Zungenrand
- 11 Caruncula sublingualis, Ductus sublingualis major
  Warzenförmige Erhebung unter der Zunge, großer Unterzungengang
- 12 Ductus sublinguales minores
  Kleine Unterzungengänge
- 13 Glandula sublingualis
  Unterzungenspeicheldrüse
- 26 M. masseter
  Kaumuskel
- 14 M. geniohyoideus
  Kinn-Zungenbeinmuskel
- 25 M. digastricus, Venter posterior
  Zweibäuchiger Muskel, hinterer Muskelbauch
- 15 M. mylohyoideus
  Unterkiefer-Zungenbeinmuskel
- 16 M. hyoglossus
  Zungenbein-Zungenmuskel
- 24 M. sternocleidomastoideus
  Kopfwender
- 23 Glandula submandibularis
  Unterkieferspeicheldrüse
- 17 M. digastricus, Venter anterior
  Zweibäuchiger Muskel, vorderer Muskelbauch
- 22 Ductus submandibularis
  Unterkiefergang
- 18 M. sternohyoideus
  Brustbein-Zungenbeinmuskel
- 21 M. constrictor pharyngis inferior
  Unterer Schlundschnürer
- 19 M. omohyoideus
  Schulterblatt-Zungenbeinmuskel
- 20 M. thyrohyoideus
  Schildknorpel-Zungenbeinmuskel

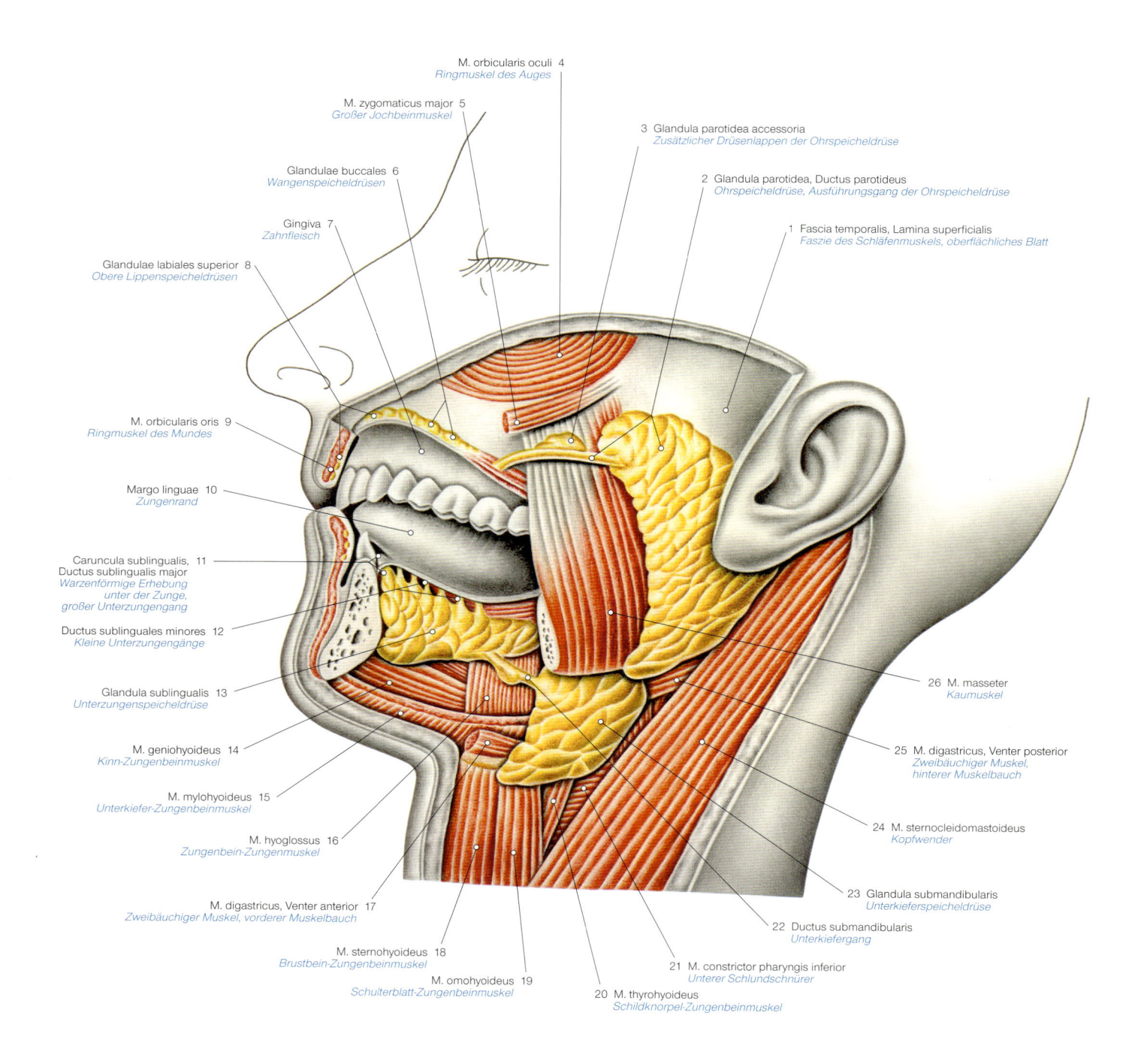

Abb. 291 Speicheldrüsen, Glandulae salivariae; linke Seite von lateral nach Entfernung der linken Unterkieferhälfte

Drüsen des Mundes, Glandulae oris

Abb. 291

1. Fascia temporalis, Lamina superficialis
2. Glandula parotidea, Ductus parotideus
3. Glandula parotidea accessoria
4. M. orbicularis oculi
5. M. zygomaticus major
6. Glandulae buccales
7. Gingiva
8. Glandulae labiales superior
9. M. orbicularis oris
10. Margo linguae
11. Caruncula sublingualis, Ductus sublingualis major
12. Ductus sublinguales minores
13. Glandula sublingualis
14. M. geniohyoideus
15. M. mylohyoideus
16. M. hyoglossus
17. M. digastricus, Venter anterior
18. M. sternohyoideus
19. M. omohyoideus
20. M. thyrohyoideus
21. M. constrictor pharyngis inferior
22. Ductus submandibularis
23. Glandula submandibularis
24. M. sternocleidomastoideus
25. M. digastricus, Venter posterior
26. M. masseter

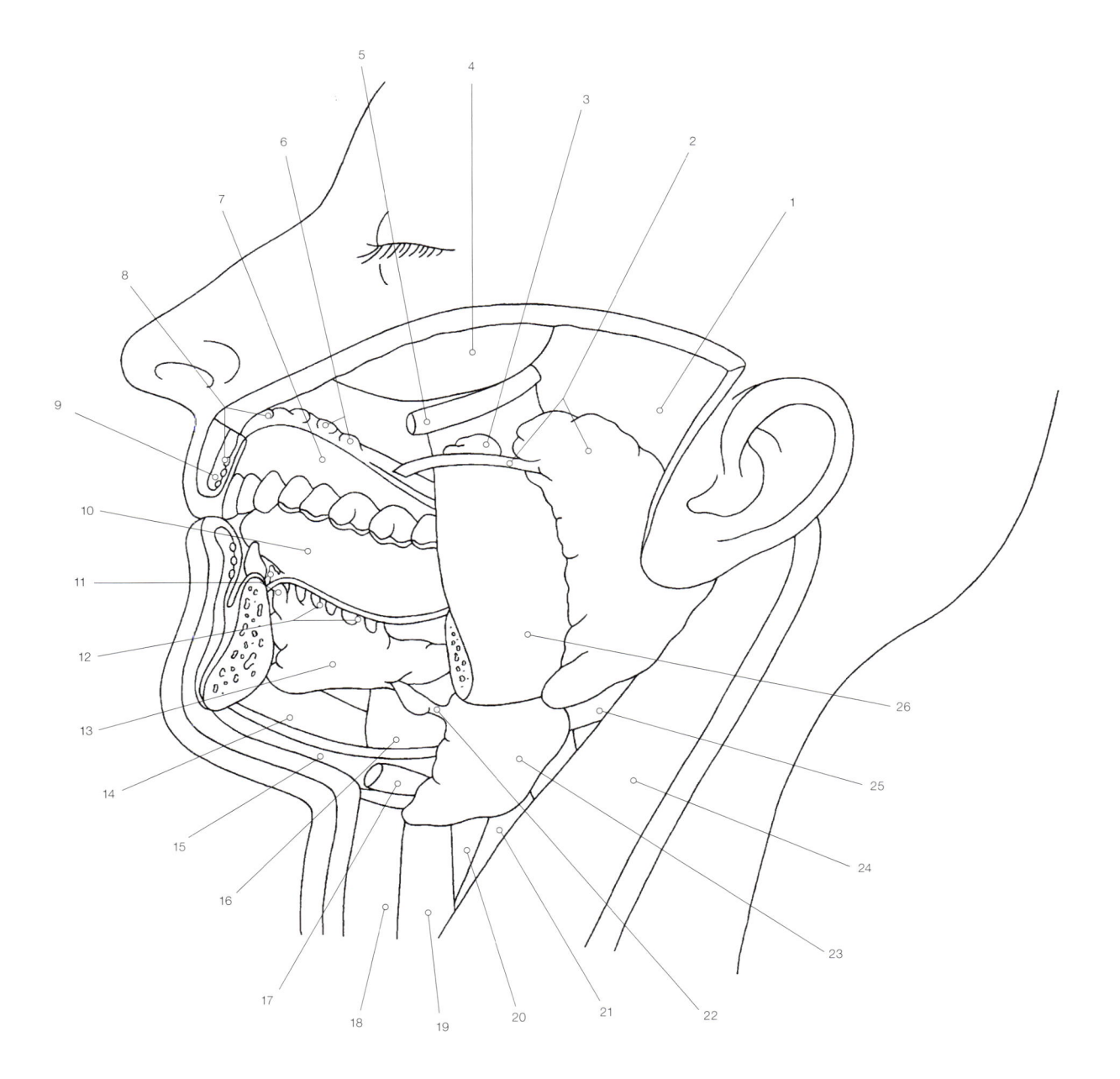

234 Muskeln, Gefäße, Nerven und Drüsen des Kopfes

21 Glandula parotidea
Ohrspeicheldrüse

Proc. pterygoideus, Lamina lateralis 22
Flügelfortsatz, seitliche Knochenplatte

20 Lig. pterygospinale
Band zwischen Proc. pterygoideus und Spina ossis sphenoidalis

Proc. pterygoideus, Lamina medialis 23
Flügelfortsatz, mittlere Knochenplatte

19 Lig. sphenomandibulare
Keilbein-Unterkieferband

Hamulus pterygoideus 24
Hakenfortsatz der Lamina medialis des Flügelfortsatzes

Ductus sublinguales minores 1
Kleine Unterzungengänge

18 Glandula parotidea
Ohrspeicheldrüse

Ductus submandibularis 2
Unterkiefergang

Caruncula sublingualis 3
Warzenförmige Erhebung unter der Zunge

Glandulae labiales inferior 4
Untere Lippenspeicheldrüsen

Ductus sublingualis major 5
Großer Unterzungengang

17 Proc. styloideus
Griffelfortsatz

M. genioglossus 6
Kinn-Zungenmuskel

16 Foramen mandibulae; Sulcus mylohyoideus
Öffnung am Eingang des Mandibularkanals; Furche für den Unterkiefer-Zungenbeinnerv

M. orbicularis oris 7
Ringmuskel des Mundes

15 M. pterygoideus medialis
Innerer Flügelmuskel

M. geniohyoideus 8
Kinn-Zungenbeinmuskel

M. digastricus, Venter anterior 9
Zweibäuchiger Muskel, vorderer Muskelbauch

14 Os hyoideum, Cornu majus
Großes Zungenbeinhorn

Glandula sublingualis 10
Unterzungenspeicheldrüse

13 Os hyoideum, Cornu minus
Kleines Zungenbeinhorn

M. mylohyoideus 11
Unterkiefer-Zungenbeinmuskel

12 Glandula submandibularis
Unterkieferspeicheldrüse

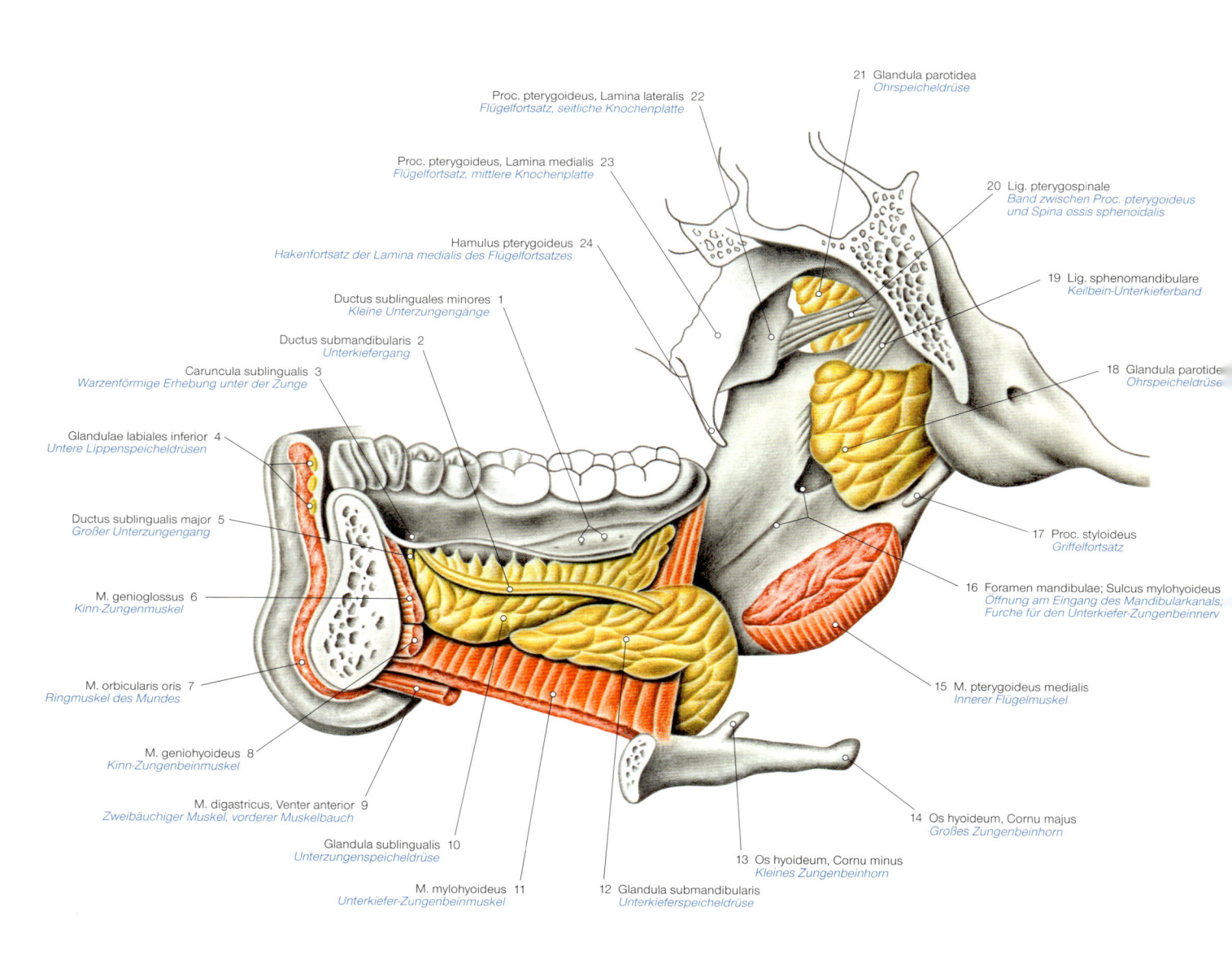

Abb. 292 Speicheldrüsen, Glandulae salivariae; rechte Unterkieferseite von medial

Drüsen des Mundes, Glandulae oris

Abb. 292

1 Ductus sublinguales minores
2 Ductus submandibularis
3 Caruncula sublingualis
4 Glandulae labiales inferior
5 Ductus sublingualis major
6 M. genioglossus
7 M. orbicularis oris
8 M. geniohyoideus
9 M. digastricus, Venter anterior
10 Glandula sublingualis
11 M. mylohyoideus
12 Glandula submandibularis
13 Os hyoideum Cornu minus
14 Os hyoideum Cornu majus
15 M. pterygoideus medialis
16 Foramen mandibulae; Sulcus mylohyoideus
17 Proc. styloideus
18 Glandula parotidea
19 Lig. sphenomandibulare
20 Lig. pterygospinale
21 Glandula parotidea
22 Proc. pterygoideus, Lamina lateralis
23 Proc. pterygoideus, Lamina medialis
24 Hamulus pterygoideus

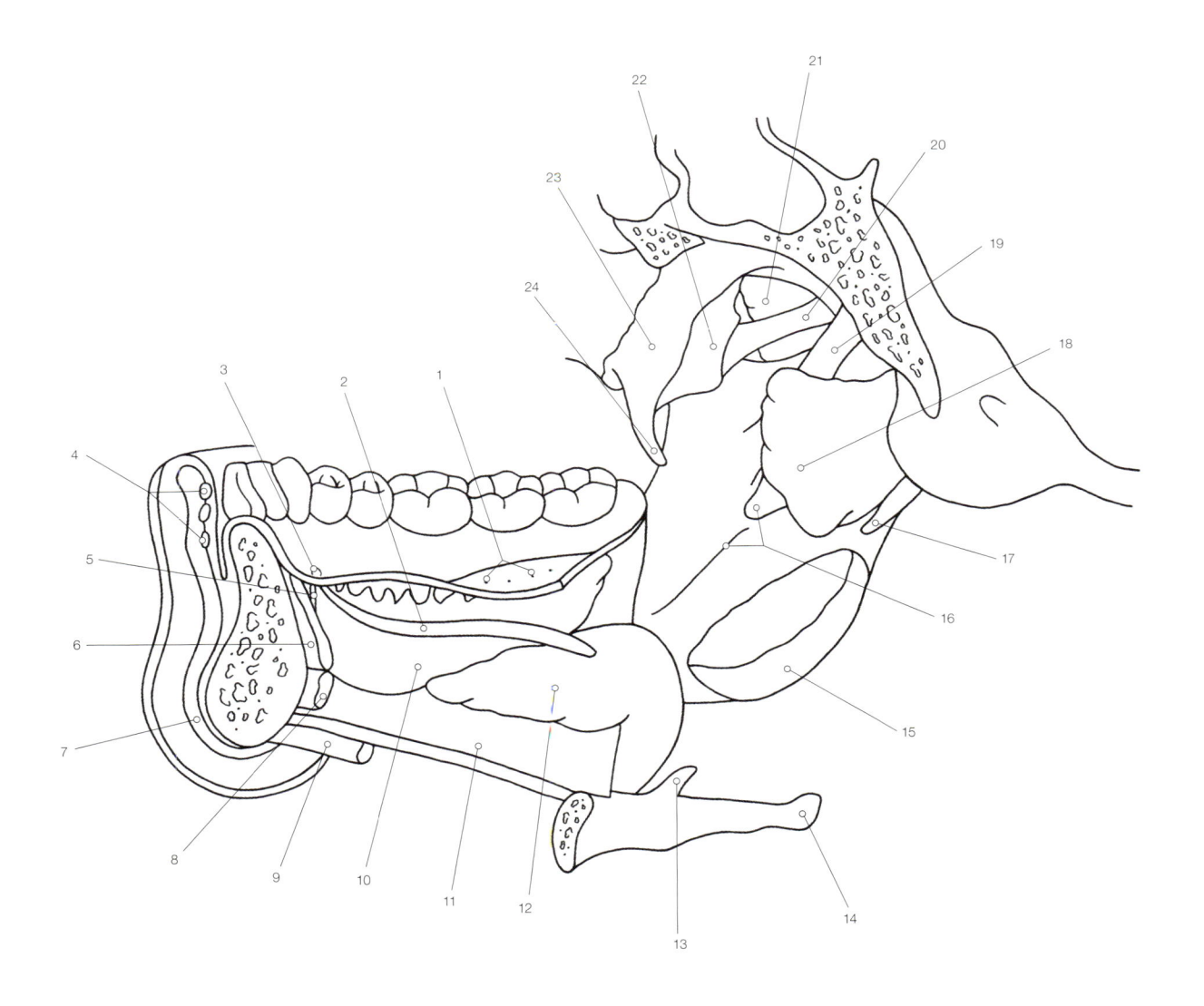

Muskeln, Gefäße, Nerven und Drüsen des Kopfes

1 Os frontale / Stirnbein
2 Sinus sphenoidalis / Keilbeinhöhle
3 Os nasale / Nasenbein
4 Vomer / Pflugscharbein
5 Cartilago nasi lateralis / Seitlicher Nasenknorpel der Nasenscheidewand
6 Cartilago alaris major, Crus mediale / Großer Flügelknorpel, medialer Schenkel
7 Vestibulum nasi / Nasenvorhof
8 Naris / Nasenloch
9 Maxilla / Oberkiefer
10 Palatum molle [Velum palatinum] / Weicher Gaumen [Gaumensegel]
11 Foramen caecum linguae / Blindes Loch der Zunge
12 Mandibula / Unterkiefer
13 M. genioglossus / Kinn-Zungenmuskel
14 M. geniohyoideus / Kinn-Zungenbeinmuskel
15 M. mylohyoideus / Unterkiefer-Zungenbeinmuskel
16 Os hyoideum / Zungenbein
17 Lig. thyrohyoideum medianum / Mittleres Schilddrüsen-Zungenbeinband
18 Lig. thyroepiglotticum / Schilddrüsen-Kehldeckelband
19 Cartilago thyroidea / Schildknorpel
20 R. cricothyroideus (A.; V. thyroidea superior) / Ringknorpel-Schildknorpelast (obere Schilddrüsenarterie; -vene)
21 Arcus cartilaginis cricoideae / Ringknorpelbogen
22 Fascia cervicalis, Lamina pretrachealis / Halsfaszie, mittleres Blatt
23 Fascia cervicalis, Lamina superficialis / Halsfaszie, oberflächliches Blatt
24 Isthmus glandulae thyroideae / Schilddrüsenverbindung
25 V. thyroidea inferior / Untere Schilddrüsenvene
26 Arcus venosus jugularis / Drosselvenenbogen
27 Lig. interclaviculare / Band zwischen den Schlüsselbeinen
28 Manubrium sterni / Kreuzbein
29 M. sternothyroideus / Brustbein-Schildknorpelmuskel
30 Thymus / Lymphoepitheliale Drüse („innere Brustdrüse"; „Bries")
31 V. brachiocephalica sinistra / Linke Oberarmkopfvene
32 Truncus brachiocephalicus / Oberarmkopfstamm
33 Nodus lymphoideus cervicalis anterior / Vorderer Halslymphknoten
34 Trachea / Luftröhre
35 Trachea, Paries membranaceus / Luftröhre, membranöser Teil
36 Oesophagus / Speiseröhre
37 Plica vestibularis; Ventriculus laryngis; Plica vocalis / Taschenfalte; Ausbuchtung des Kehlkopfraumes; Stimmfalte
38 M. arytenoideus transversus; Lamina cartilaginis cricoideae / Querer Stellknorpelmuskel; Ringknorpelplatte
39 Dura mater spinalis / Harte Rückenmarkshaut
40 Spatium epidurale / Epiduralraum, Raum zwischen harter Rückenmarkshaut und Periost
41 Lig. longitudinale posterius / Hinteres Längsband
42 Lig. longitudinale anterius / Vorderes Längsband
43 Fascia cervicalis, Lamina prevertebralis / Halsfaszie, tiefes Blatt
44 Corpus adiposum preepiglotticum / Kehldeckelfettkörper
45 Lig. hyoepiglotticum; Cartilago epiglottica / Kehldeckel-Zungenbeinband; Kehldeckelknorpel
46 Spatium retropharyngeum / Raum hinter dem Rachen
47 Pharynx / Rachen
48 Tonsilla palatina / Gaumenmandel
49 Lig. cruciforme atlantis / Kreuzband des Atlas
50 Os occipitale / Hinterhauptsbein
51 Articulatio atlantoaxialis mediana / Mittleres Gelenk des unteren Kopfgelenks
52 Lig. apicis dentis / Zahnspitzenband
53 Atlas, Arcus anterior / Atlas, vorderer Bogen
54 Membrana atlantooccipitalis anterior / Vordere Membran zwischen Atlas und Hinterhauptbein
55 Os occipitale / Hinterhauptsbein
56 Fascia pharyngobasilaris / Binde zwischen Rachen und Hinterhauptbein
57 Os sphenoidale / Keilbein
58 Tonsilla pharyngea / Rachenmandel

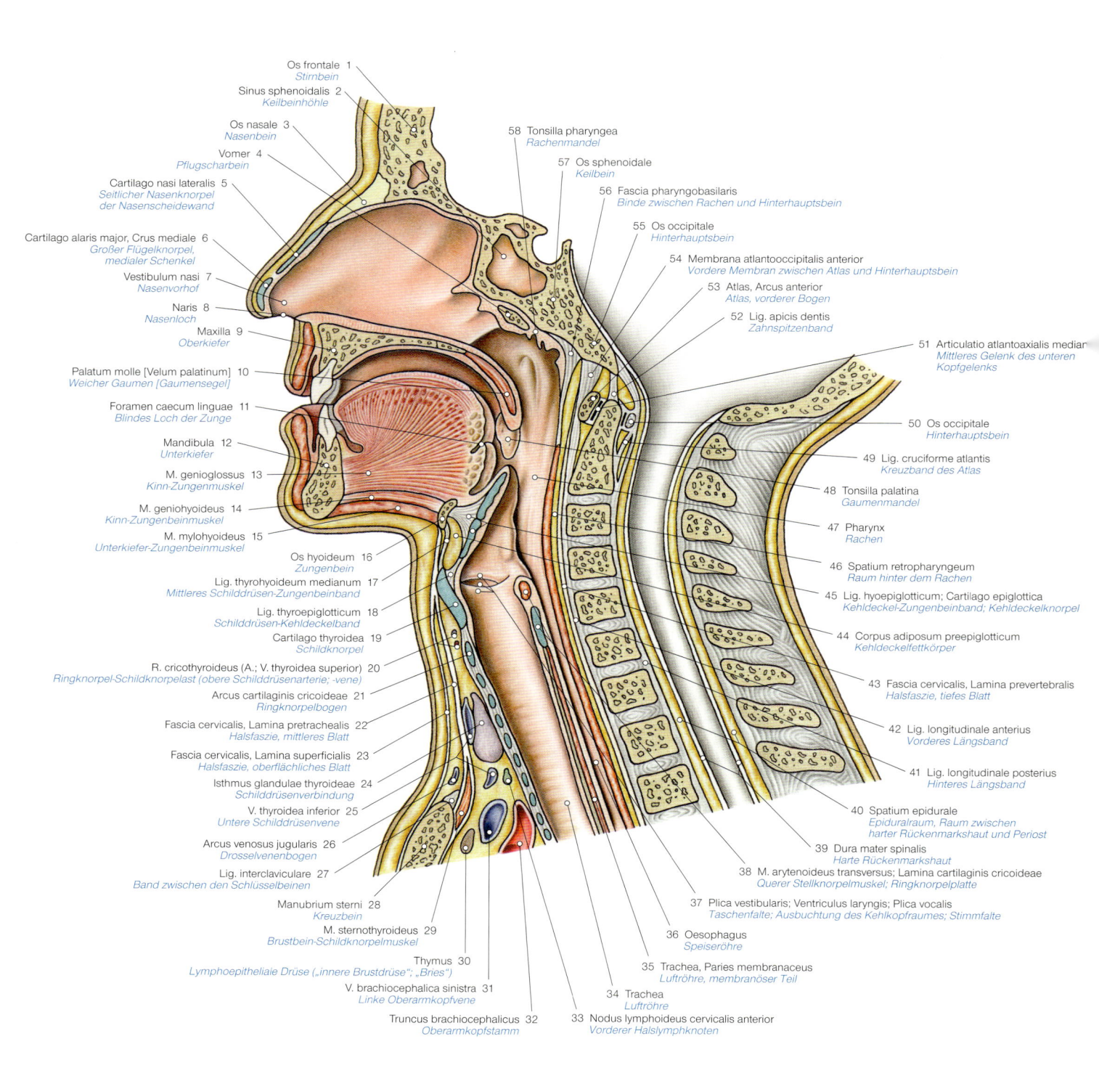

Abb. 293 Kopf- und Halsregion eines Erwachsenen, Regiones capitis et cervicalis; schematischer Paramedianschnitt; rechte Seite von medial

Sagittalschnitt der Kopf- und Halsregion, Regiones capitis et cervicalis

Abb. 293

1 Os frontale
2 Sinus sphenoidalis
3 Os nasale
4 Vomer
5 Cartilago nasi lateralis
6 Cartilago alaris major, Crus mediale
7 Vestibulum nasi
8 Naris
9 Maxilla
10 Palatum molle [Velum palatinum]
11 Foramen caecum linguae
12 Mandibula
13 M. genioglossus
14 M. geniohyoideus
15 M. mylohyoideus
16 Os hyoideum
17 Lig. thyrohyoideum medianum
18 Lig. thyroepiglotticum
19 Cartilago thyroidea
20 R. cricothyroideus
   (A.; V. thyroidea superior)
21 Arcus cartilaginis cricoideae
22 Fascia cervicalis, Lamina pretrachealis
23 Fascia cervicalis, Lamina superficialis
24 Isthmus glandulae thyroideae
25 V. thyroidea inferior
26 Arcus venosus jugularis
27 Lig. interclaviculare
28 Manubrium sterni
29 M. sternothyroideus
30 Thymus
31 V. brachiocephalica sinistra
32 Truncus brachiocephalicus
33 Nodus lymphoideus cervicalis anterior
34 Trachea
35 Trachea, Paries membranaceus
36 Oesophagus
37 Plica vestibularis; Ventriculus laryngis; Plica vocalis
38 M. arytenoideus transversus; Lamina cartilaginis cricoideae
39 Dura mater spinalis
40 Spatium epidurale
41 Lig. longitudinale posterius
42 Lig. longitudinale anterius
43 Fascia cervicalis, Lamina prevertebralis
44 Corpus adiposum preepiglotticum
45 Lig. hyoepiglotticum; Cartilago epiglottica
46 Spatium retropharyngeum
47 Pharynx
48 Tonsilla palatina
49 Lig. cruciforme atlantis
50 Os occipitale
51 Articulatio atlantoaxialis mediana
52 Lig. apicis dentis
53 Atlas, Arcus anterior
54 Membrana atlantooccipitalis anterior
55 Os occipitale
56 Fascia pharyngobasilaris
57 Os sphenoidale
58 Tonsilla pharyngea

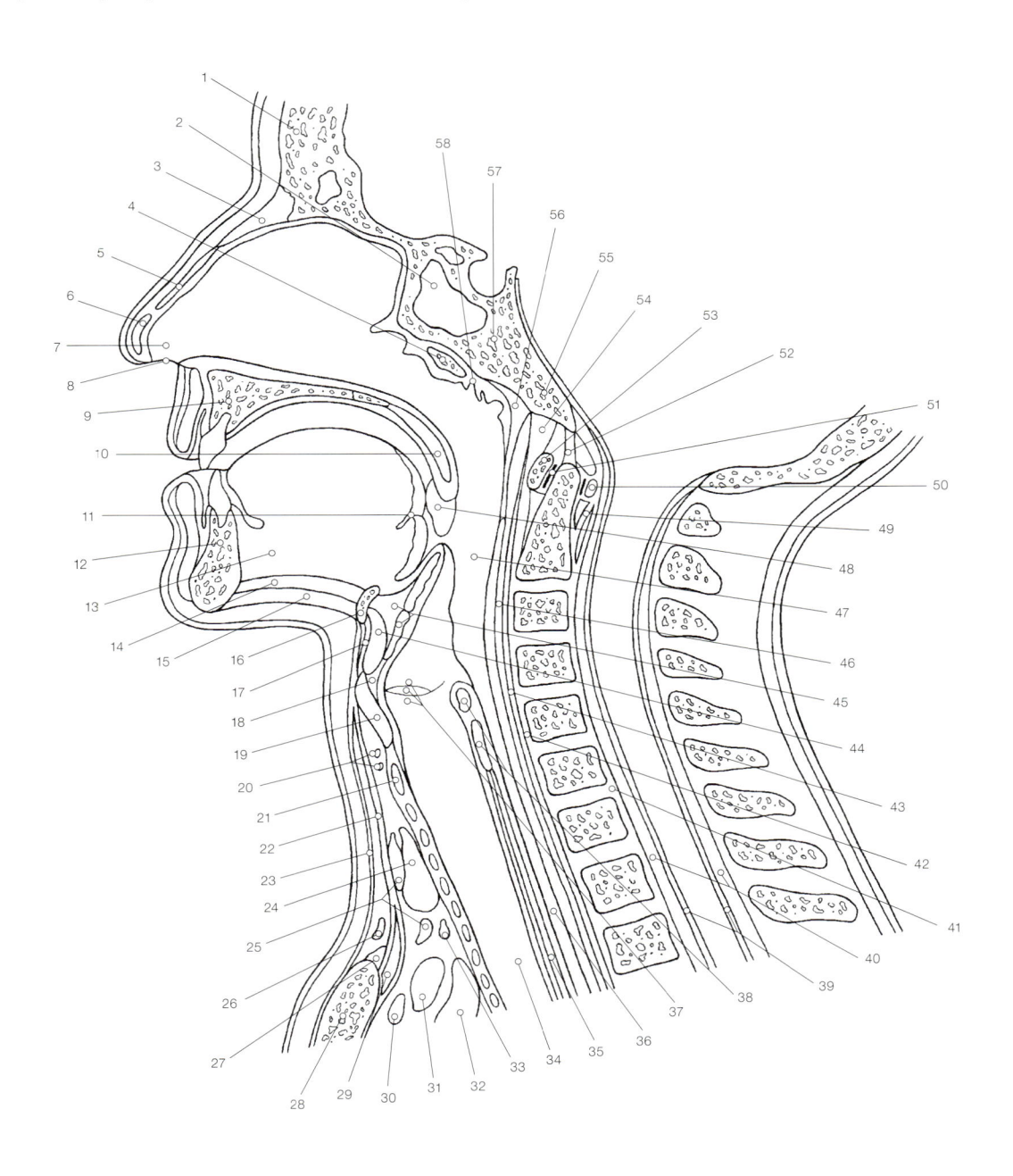

Muskeln, Gefäße, Nerven und Drüsen des Kopfes

- Os frontale 1 / *Stirnbein*
- Os sphenoidale 2 / *Keilbein*
- Tonsilla pharyngea 3 / *Rachenmandel*
- Os nasale 4 / *Nasenbein*
- Palatum molle [Velum palatinum] 5 / *Weicher Gaumen [Gaumensegel]*
- Maxilla 6 / *Oberkiefer*
- Dens incisivus deciduus I 7 / *1. (oberer) Milchschneidezahn*
- M. orbicularis oris, Pars labialis 8 / *Ringmuskel des Mundes, Lippenteil*
- M. genioglossus 9 / *Kinn-Zungenmuskel*
- M. geniohyoideus 10 / *Kinn-Zungenbeinmuskel*
- Mandibula 11 / *Unterkiefer*
- M. mylohyoideus 12 / *Unterkiefer-Zungenbeinmuskel*
- Os hyoideum 13 / *Zungenbein*
- Lig. thyrohyoideum medianum 14 / *Mittleres Schilddrüsen-Zungenbeinband*
- Glandula thyroidea 15 / *Schilddrüse*
- Fascia cervicalis, Lamina superficialis 16 / *Halsfaszie, oberflächliches Blatt*
- Cartilagines tracheales 17 / *Luftröhrenknorpel*
- Cartilago cricoidea 18 / *Ringknorpel des Kehlkopfes*
- Lig. cricothyroideum medianum 19 / *Mittleres Ringknorpel-Schildknorpelband*
- Dura mater spinalis 20 / *Harte Rückenmarkshaut*
- Spatium epidurale 21 / *Epiduralraum, Raum zwischen harter Rückenmarkshaut und Periost*
- M. constrictor pharyngis inferior 22 / *Unterer Schlundschnürer*
- Cartilago thyroidea 23 / *Schildknorpel*
- M. arytenoideus transversus 24 / *Querer Stellknorpelmuskel*
- M. constrictor pharyngis medius 25 / *Mittlerer Schlundschnürer*
- Lig. hyoepiglotticum 26 / *Kehlkopf-Zungenbeinband*
- Epiglottis 27 / *Kehldeckel*
- M. constrictor pharyngis superior 28 / *Oberer Schlundschnürer*
- Os occipitale 29 / *Hinterhauptsbein*

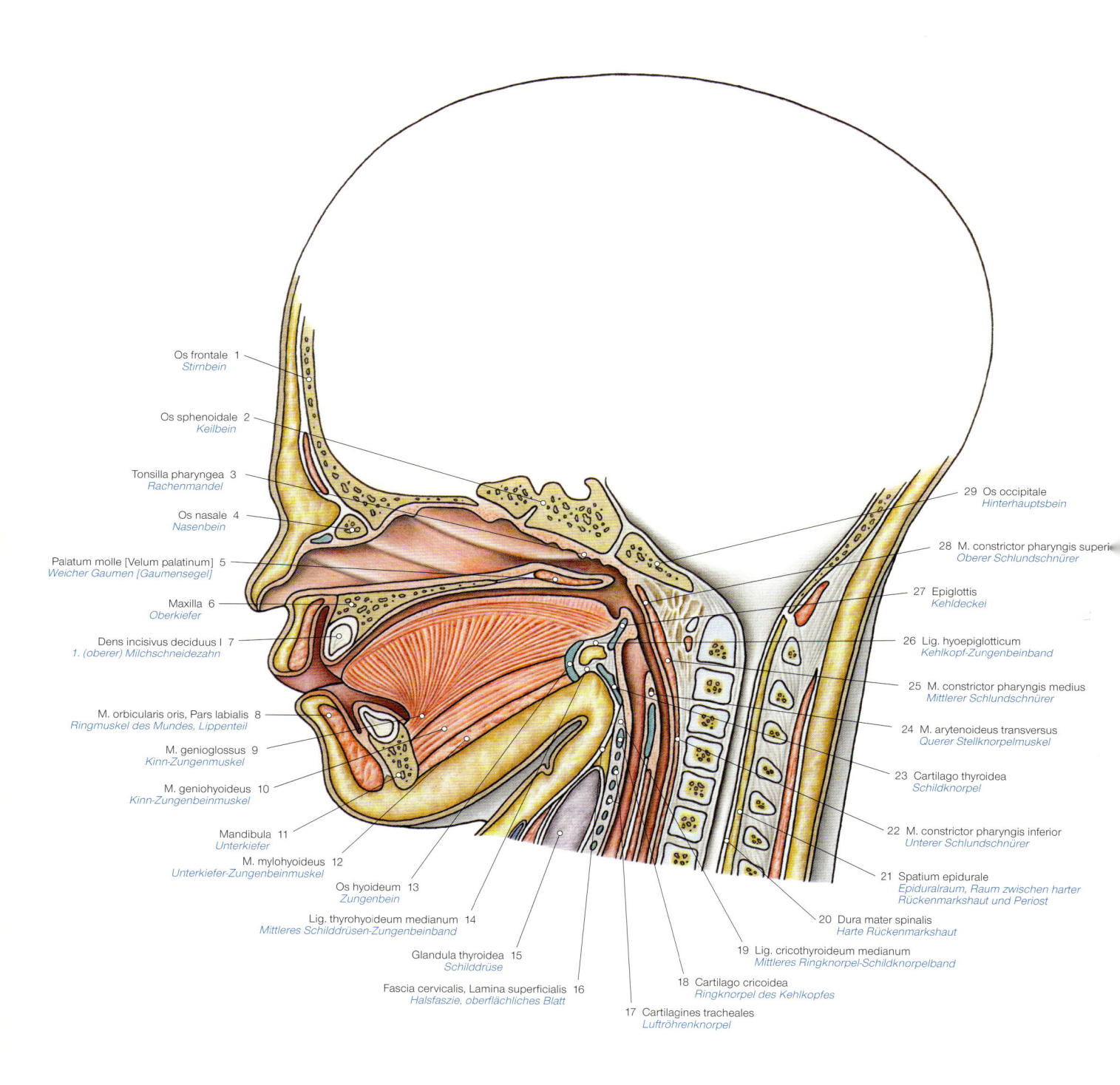

Abb. 294 Kopf- und Halsregion eines Neugeborenen, Regiones capitis et cervicalis; schematischer Paramedianschnitt; rechte Seite von medial

Sagittalschnitt der Kopf- und Halsregion eines Neugeborenen, Regiones capitis et cervicalis

Abb. 294

1 Os frontale
2 Os sphenoidale
3 Tonsilla pharyngea
4 Os nasale
5 Palatum molle [Velum palatinum]
6 Maxilla
7 Dens incisivus deciduus I
8 M. orbicularis oris, Pars labialis
9 M. genioglossus
10 M. geniohyoideus
11 Mandibula
12 M. mylohyoideus
13 Os hyoideum
14 Lig. thyrohyoideum medianum
15 Glandula thyroidea
16 Fascia cervicalis, Lamina superficialis
17 Cartilagines tracheales
18 Cartilago cricoidea
19 Lig. cricothyroideum medianum
20 Dura mater spinalis
21 Spatium epidurale
22 M. constrictor pharyngis inferior
23 Cartilago thyroidea
24 M. arytenoideus transversus
25 M. constrictor pharyngis medius
26 Lig. hyoepiglotticum
27 Epiglottis
28 M. constrictor pharyngis superior
29 Os occipitale

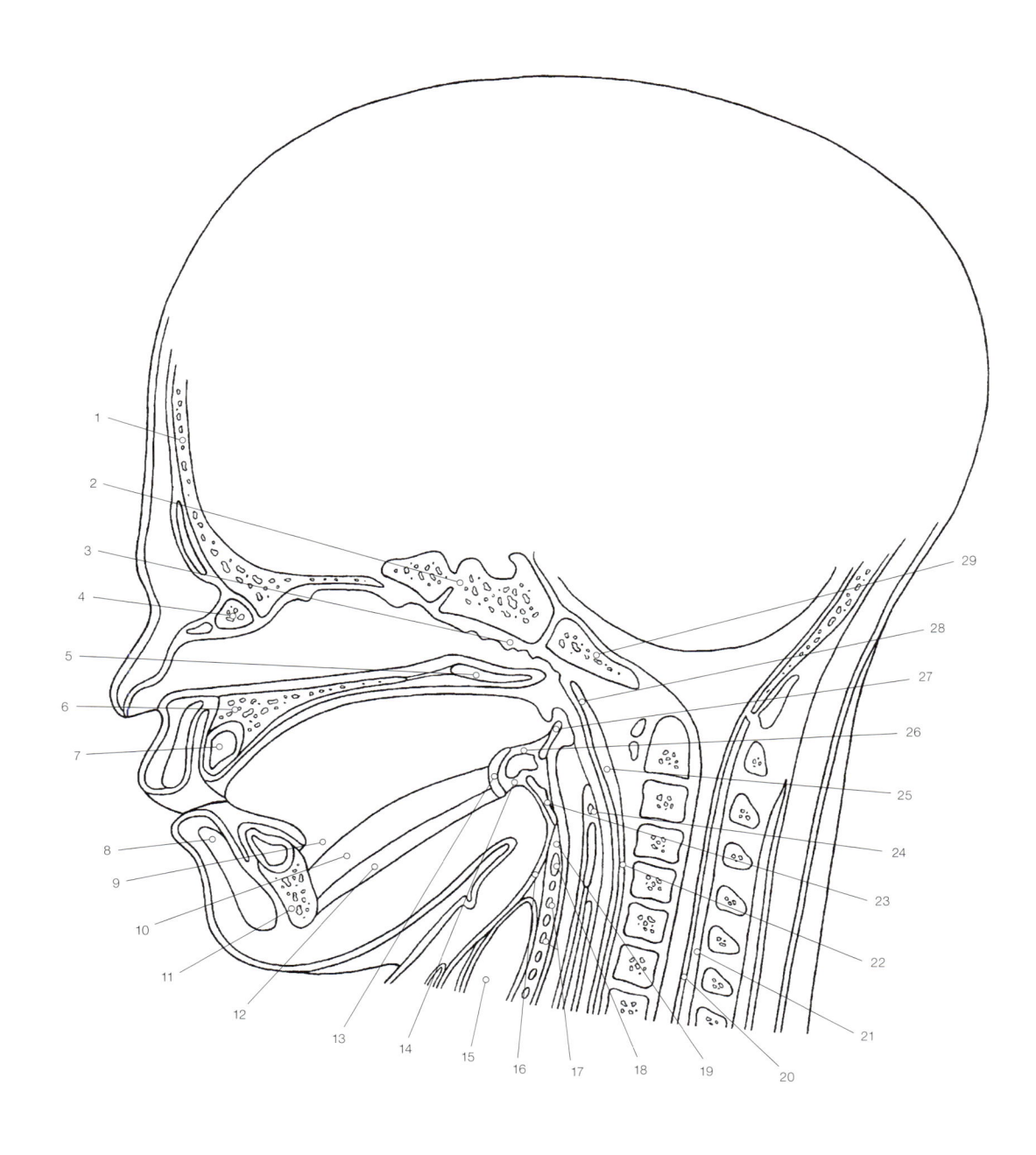

Bildnachweis

Prof. Dr. Buhmann:
　Kiefergelenk-Präparate (Abb. 250 bis 260)

Institut für Anatomie, Universität Greifswald:
　Präparate für fotografische Darstellungen
　(Abb. 172, 180 bis182, 194,196, 200, 207 bis 209,
　230, 245, 246, 273, 286 bis 288)

Prof. Dr. Heidemann:
　Aufhellungspräparate (Abb. 25 und 26)

Universitätsklinikum Charité, Zentrum für Zahnmedizin,
　Abteilung für Zahnerhaltung und Präventivmedizin,
　Prof. Dr. J.-F. Roulet, Zahnschliff-Darstellungen (Abb. 19 bis 24)

Dr. B. König-Toll: Röntgenaufnahmen (Abb. 130 bis 132)

Dr. J. Schmidt: Röntgenaufnahmen (Abb. 128 und 129)

Prof. Dr. Frans P.G.M. van der Linden, H. Landstichting, Niederlande:
　Fotografische Darstellungen der pränatalen Schädel, Kinderschädel und Milchzähne
　(Abb. 133 bis 136, 138 bis 141, 146 bis 159)

Anette Herbst/Christoph Just:
　Graphische Darstellungen (Abb. 1 bis 4),
　in Anlehnung an Prof. Dr. med. Jochen Fanghänel

Bilder- und 3D-Library Wolfgang Kohlbach:
　Sämtliche Zeichnungen und 3D-Darstellungen

Folgende Darstellungen wurden in Anlehnung an Sobotta,
　Atlas der Anatomie des Menschen, Urban & Fischer angefertigt:
　Abb. 125, Abb. 126, Abb. 137, Abb. 138, Abb. 139, Abb. 140,
　Abb. 141, Abb. 143, Abb. 151, Abb. 180

Die Zahnschliff-Darstellung (Abb. 16) wurde in Anlehnung an R. C. Melfi angefertigt

Weiterführende Literatur

Beer, R., Baumann, M. A. (1997): Farbatlanten der Zahnmedizin. Band 7: Endodontologie. 310 S., 795 Abb., Georg Thieme Verlag; Stuttgart.

Bumann, A., Lotzmann, U. (2000): Farbatlanten der Zahnmedizin. Band 12: Funktionsdiagnostik und Therapieprinzipien. 359 S., 858 Abb., Georg Thieme Verlag; Stuttgart.

Carlsen, O. (1990): Morphologie der Zähne. – deutsche Übersetzung von R. Friedrich, 196. S., 247 Abb., Deutscher Ärzte-Verlag; Köln.

Feneis, H., Dauber, W. (1998): Anatomisches Bildwörterbuch der internationalen Nomenklatur. 8. Aufl., 453 S., 800 Abb., Georg Thieme Verlag; Stuttgart.

Gühring, W., Barth, J. (1992): Anatomie: Spezielle Biologie des Kausystems. – Grundwissen für Zahntechniker Band III; 3. korrigierte Aufl., 371 S.; Verlag Neuer Merkur GmbH; München.

Guldener, P. H. A., Langeland, K. (1982): Endodontologie: Diagnostik und Therapie. 448 S., 275 Abb., 31 Tab., Georg Thieme Verlag; Stuttgart.

Jordan, R. E., Abrams, L. (1992): Kraus' Dental Anatomy and Occlusion. 2. Ed., 370 S., Mosby-Year Book; Chicago.

Linß, W., Fanghänel, J. (1999): Histologie (Zytologie, Allgemeine Histologie, Mikroskopische Anatomie). 345 S., 193 Abb., de Gruyter; Berlin.

Melfi, R. C. (1988): Permar's Oral Embryolcgy and Microscopic Anatomy; A Textbook for Students in Dental Hygiene. 8. Ed., 266 S., Lea & Febiger; Philadelphia.

Rohen, J. W., Yokochi, C. (1988): Anatomie des Menschen: Photographischer Atlas der systematischen und topographischen Anatomie. 2. Aufl., 468 S., 1014 Abb., Schattauer; Stuttgart.

Putz, R., & Pabst, R. (2000): Sobotta – Atlas der Anatomie des Menschen; Band I: Kopf, Hals, obere Extremitäten. 21. neubearbeitete Aufl., 413 S., 683 Abb., Urban & Fischer; München.

Tillmann, B. (1997): Farbatlas der Anatomie: Zahnmedizin – Humanmedizin; Kopf – Hals – Rumpf. 432 S., 1055 Abb., Georg Thieme Verlag; Stuttgart.

Van der Linden, F. P. G. M., Duterloo, H. S. (1980): Die Entwicklung des menschlichen Gebisses – ein Atlas. 306 S., 188 Abb., Quintessenz Verlags-GmbH; Berlin.

Glossar

Allgemeine Richtungs- und Lagebezeichnungen

anterior, -ius		*vorne (gelegen)*
apicalis, -e	apikal	*zur Spitze gewandt, an der Spitze gelegen*
approximalis, -e	approximal	*benachbart*
buccalis, -e	bukkal	*wangenwärts gelegen*
caudalis, -e	kaudal	*nach unten*
cervicalis, -e	zervikal	*im Bereich des (Zahn-)Halses gelegen*
coronalis, -e	koronal	*zur (Zahn-)Krone gewandt*
cranialis, -e	kranial	*kopfwärts gelegen*
dexter, -tra, -trum		*rechts*
distalis, -e	distal	*weiter entfernt liegend*
dorsalis, -e	dorsal	*rückenwärts gelegen*
externus, -a, -um	extern	*außen liegend*
incisalis, -e	inzisal	*zur Schneidekante gewandt*
inferior, -ius		*unten*
intermedius, -a, -um		*dazwischen liegend*
internus, -a, -um	intern	*innen liegend*
labialis, -e	labial	*lippenwärts gelegen*
lateralis, -e	lateral	*seitlich gelegen*
medialis, -e	medial	*zur Mitte gelegen*
medianus, -a, -um	median	*an der Mittellinie gelegen*
medius, -a, -um		*in der Mitte gelegen, dazwischen liegend*
mesialis, -e	mesial	*zur Mittellinie gewandt*
occlusalis, -e	okklusal	*kauflächenwärts gelegen*
palatinalis, -e	palatinal	*gaumenwärts gelegen*
posterior, -ius		*hinten (gelegen)*
profundus, -a, -um		*tief liegend*
proximalis, -e	proximal	*zum Rumpf hin*
radialis, -e	radial	*zum Radius hin*
sinister, -tra, -trum		*links*
superficialis, -e		*oberflächlich gelegen*
superior, -ius		*oben*
transversalis, -e	transversal	*in einer Transversalebene liegend*
transversus, -a, -um		*quer verlaufend*
ventralis, -e	ventral	*bauchwärts gelegen*
vestibularis, -e	vestibulär	*zum Mundvorhof gewandt*

Präfixe (Vorsilben) in der Anatomie

l = lateinisch, g = griechisch

a- (l, g): *(Verneinung)*
a-, ab-, abs- (l): *von, von ... her, ab-, weg-*
ad-, ac-, af-, ag- ap-, ar- (l): *nach, an, heran, bei, zu, zu ... hin*
amphi- (g): *ringsum, herum, zu beiden Seiten*
ana- (g): *hinauf, auf*
ante- (l): *vor, vorher*
anti- (l): *gegen*

apo- (g): *von ... weg, von ... her, gleich nach*
arthro- (g): *Gelenk-*
bi- (l): *zweifach*
chondro- (g): *Knorpel-*
circum- (l): *rundum, um ... herum*
co-, con-, col-, com- (l): *mit, zusammen*
contra- (l): *gegen(über)*
de- (l): *von ... weg, herab*

di- (g): *zwei, doppelt*
dia- (g): *durch, zwischen, hindurch*
dis- (l): *auseinander*
e-, ex-, eff-: *aus, heraus*
en-, am- (g): *innen, hinein*
endo- (g): *innerhalb, innen*
epi (g): *darauf, auf, über ... hin*
exo- (g): *außen, außerhalb*
extra- (l): *außen, außerhalb*
hemi- (g): *halb*
hyper- (g): *über, darüber, oberhalb*
hypo- (g): *darunter, unter, unterhalb*
in-, im- (l): *innen, hinein*
infra- (l): *unter, unterhalb*
inter- (l): *zwischen*
intra-, intro- (l): *innerhalb von, hinein*
juxta- (l): *nahe ... bei, neben*
meso- (g): *mitten, dazwischen*
meta- (g): *nach, danach, hinter*

ob-, oc-, of-, ok- (l): *gegen, entgegen, gegenüber, nach ... hin*
par-, para-, (g): *neben, bei, dabei, entlang*
per- (l): *durch, hindurch, über*
peri- (g): *herum, um, ringsum*
post- (l): *nach, danach, hinter, hinten, nachher*
prae- (l): *vor, vor ... her*
pro- (g, l): *vor, voran, für*
re- (l): *zurück, wieder, hinten*
retro- (l): *zurück, dahinter*
semi- (g): *halb*
sub- (l): *unter, unterhalb*
super- (l): *über, nach oben*
supra- (l): *oberhalb*
sym-, syn- (g): *mit, zusammen*
tetra- (g): *vier, vierfach*
trans- (l): *jenseits, hindurch, hinüber*
tri-, tris- (l): *drei, dreifach*
ultra- (l): *darüber hinaus*

Suffixe (Nachsilben) in der Anatomie

-aris, -alis, -eus (l): *-isch, -ig, ... betreffend, ... zugehörig (Herkunft oder Zugehörigkeit ausdrückend)*
-ideus (l): *-förmig, -artig (Ähnlichkeit ausdrückend)*
-icus, -ivus (l): *... betreffend*
-osus (l): *reich an ...*
-ulus (l): *(Verkleinerungsform)*

Ursprungsbedeutung anatomischer Begriffe

Bei den Substantiven ist die Genitivform, ggf. auch die Pluralform, sowie das Geschlecht (m = männlich, f = weiblich, n = sächlich) angegeben. Bei Adjektiven ist die weibliche und sächliche Geschlechtsform aufgeführt; sofern diese identisch mit der männlichen Form sind, ist die Genitivform angegeben.

abducens, -entis: *wegführend*
accessorius, -a, -um: *hinzukommend, zusätzlich*
acusticus, -a, -um: *das Hören betreffend*
adiposus, -a, -um: *fett, fettreich, fetthaltig*
Agger, -eris (m): *Wall, Damm*
Ala, -ae (f): *Flügel*
alveolaris, -e: *zur Alveole bzw. zum Alveolarfortsatz gehörend, die Alveole bzw. den Alveolarfortsatz betreffend*
Alveolus, -i (m): *kleine Mulde*
Angulus, -i (m): *Winkel, Ecke*
Ansa, -ae (f): *Öse, Schlinge*
anterior, -ius: *vorderer, vorne gelegen*
Anulus, -i (m): *Ring*
Apertura, -ae (f): *Öffnung, Loch*
Apex, -icis (f): *Spitze*

Aponeurosis, -is (f): *Bindegewebsplatte, flächenhafte Sehne*
Aquaeductus, -us (m): *Wasserleitung*
Arcus, -us (m): *Bogen*
Arteria, -ae, -ae (f): *Arterie, Schlagader*
articularis, -e: *das Gelenk betreffend*
Articulatio, -onis (f): *Gelenk*
ascendens, -entis: *aufsteigend*
auditivus, -a, -um: *das Hören betreffend*
auricularis, -e: *das Ohr betreffend*
Auris, -is (f): *Ohr*
basalis, -e: *zur Basis gehörig, an der Basis liegend*
Bifurcatio, -onis (f): *Gabelung*
brachialis, -e: *den Arm betreffend*
Brachium, -ii (n): *Arm*
Bregma, -atis (n): *Schnittpunkt von Kranz- und Pfeilnaht*
Bucca, -ae (f): *Wange, Backe*
buccalis, -e: *die Wange betreffend*

Buccinator, -oris (m): *Hornbläser*
caecus, -a, -um: *blind, dunkel*
Calcar, -aris (n): *Sporn*
Canaliculus, -i (m): *kleiner Kanal*
canalis, -e: *röhrenförmig*
Canalis, is (m): *Kanal, Röhre, Rinne*
caninus, -a, -um: *zum Hunde gehörig*
Capsula, -ae (f): *kleine Kapsel*
Caput, itis (n): *Kopf, Haupt*
Carotis, -idis (f): *Kopfschlagader*
Cartilago, -inis (f): *Knorpel*
Caruncula, -ae (f): *warzenförmige Erhebung*
Cavitas, -atis (f): *Höhlung, Höhle*
Cellula, -ae, -ae (f): *Zelle*
Cementum, -i (n): *Zement*
centralis, -e: *zentral, im Mittelpunkt liegend, in der Mitte befindlich*
Cerebellum, -i (n): *Kleinhirn*
cerebralis, -e: *das Gehirn betreffend*
Cerebrum, -i (n): *Gehirn, Großhirn*
cervicalis, -e: *den Hals betreffend*
Cervix, -icis (f): *Hals, Nacken*
Choana, -ae (f): *hintere Nasenöffnung*
Chorda, -ae (f): *Darmsaite, Strang*
ciliaris, -e: *zum Augenlid gehörend*
clinoideus, -a, -um: *lagerähnlich, bettlägerig*
Clivus, -i (m): *Hügel, Abhang*
Cochlea, -ae (f): *Schnecke, Wendeltreppe*
Collum, -i (n): *Hals dentis*
comitans, -antis: *begleitend*
communicans, -antis: *verbindend*
communis, -e: *gemeinsam*
compactus, -a, -um: *kompakt*
Concha, -ae (f): *Muschel, Höhle*
condylaris, -e: *höckerig*
Condylus, -i (m): *Gelenkkopf, Gelenkhöcker*
conicus, -a, -um: *kegelförmig, konisch*
Constrictor, -oris (m): *Zusammenzieher, Zusammenschnürer*
Conus, -i (m): *Kegel, Konus*
Cornu, -us (n): *Horn*
Corona, -ae (f): *Kranz, Krone, Haken*
coronalis, -e: *zur Krone gehörend*
Corpus, -oris, -ora (n): *Körper*
Corrugator, -oris (m): *Runzeler*
Costa, -ae, -ae (f): *Rippe*
cribrosus, -a, -um: *siebartig*
cricoideus, -a, -um: *ringförmig*
cricopharyngeus, -a, -um: *vom Ringknorpel zum Rachen verlaufend*
cricothyroidus, -a, -um: *vom Ringknorpel zum Schildknorpel verlaufend*
Crista, -ae, -ae (f): *Leiste, Kante, Kamm*
cruciformis, -e: *kreuzförmig, kreuzähnlich*
Crus, cruris (n): *Unterschenkel, Schenkel*
Curvatura, -ae (f): *Krümmung, Biegung*
Cuspis, -idis (f): *Spitze, Spieß, Zipfel*
Cutis, -is (f): *Haut, Hülle, Oberfläche*
cysticus, -a, -um: *zur Blase gehörend, die Blase betreffend*
deciduus, -a, -um: *ab-, wegfallend, hinfällig*
Dens, dentis, dentes (f): *Zahn, Zinke*
dentalis, -e: *zum Zahn gehörend*
Dentinum, -i (n): *Zahnbein*
Depressor, -oris (m): *Herabdrücker*
descendens, -entis: *herabsteigend*
dexter, -tra, -trum: *rechts, günstig*
digastricus, -a, -um: *zweibäuchig*
digitatus, -a, -um: *fingerförmig, mit fingerartigen Gebilden versehen*
Digitus, -e (m): *Finger, Zehe*
Discus, -i (m): *Scheibe*
distalis, -e: *weiter entfernt liegend, distal*
dorsalis, -e: *zum Rücken gehörend, rückenwärts*
Dorsum, -i (n): *Rücken*
Ductus, -us (m): *Führung, Leitung, Gang, Kanal*
durus, -a, -um: *hart, derb*
eburneus, -a, -um: *elfenbeinartig*
Eminentia, -ae (f): *Erhöhung*
Emissarium, -ii, ia (n): *Abflusskanal, Abzugsgraben*
Enamelum, -i (n): *Zahnschmelz*
epiduralis, -e: *auf der Dura mater liegend*
Epiglottis, -idis (f): *Kehldeckel*
Erector, -oris (m): *Aufrichter*
externus, -a, -um: *äußerlich, äußerer*
Extremitas, -atis (f): *äußerer Punkt, Ende*
facialis, -e: *zum Gesicht gehörend*
Facies, -ei (f): *Gesicht, Gestalt*
Fascia, -ae, -ae (f): *Binde, Band, Bündel*
Fauces, -ium (f): *Schlund, Kehle*
filiformis, -e: *fadenförmig*
Fissura, -ae, -ae (f): *Spalte, Ritze, Fissur*
Flexor, -oris (m): *Beuger*
foliatus, -a, -um: *blattähnlich, mit Blättern versehen*
Fonticulus, -i (m): *kleine Quelle*
Foramen, -inis, -ina (n): *Loch, Öffnung*
Fossa, -ae (f): *Graben, Grube*
Fossula, -ae (f): *kleiner Graben, kleine Grube*
Fovea, -ae (f): *Grube*
Foveola, -ae (f): *Grübchen*
Frenulum, -i (n): *Zügel, Bändchen*
Frons, frontis (f): *Stirn, Vorderseite*
frontalis, -e: *zur Stirn gehörig, stirnwärts, frontal*
fungiformis, -e: *pilzförmig, pilzartig*
Furcatio, -onis (f): *Verzweigung*
Galea, -ae (f): *Helm, Haube*

Gallus, -i (m): *Hahn*
Ganglion, -ii (n): *Überbein, Nervenknoten*
Geniculum, -i (n): *kleines Knie, Knoten*
genioglossus, -a, -um: *vom Kinn zur Zunge verlaufend*
geniohyoideus, -a, -um: *vom Kinn zum Zungenbein verlaufend*
Genu, -us (n): *Knie*
Gingiva, -ae (f): *Zahnfleisch*
Glabella, -ae (f): *Stirnglatze*
Glandula, -ae, -ae (f): *Eichel, Drüse*
glossoepiglotticus, -a, -um: *von der Zunge zum Kehldeckel verlaufend*
glossopharyngeus, -a, -um: *von der Zunge zum Rachen verlaufend*
glossus, -a, -um: *zur Zunge gehörend, die Zunge betreffend*
granularis, -e: *körnchenartig, gekörnt*
Granulum, -i, -a (n): *Körnchen*
Hamulus, -i (m): *kleiner Haken, Häkchen*
Hiatus, -us (m): *klaffende Öffnung*
horizontalis, -e: *waagerecht, horizontal verlaufend*
hyoepiglotticus, -a, -um: *vom Zungenbein zum Kehldeckel verlaufend*
hyoglossus, -a, -um: *vom Zungenbein zur Zunge verlaufend*
hyoideus, -a, -um: *zum Zungenbein gehörig*
hyothyroideus, -a, -um: *vom Zungenbein zur Schilddrüse verlaufend*
hypoglossus, -a, -um: *unter der Zunge liegend*
Impressio, -onis (f): *Eindruck, Abdruck*
incisalis, -e: *die Schneidekante betreffend*
incisivus, -a, -um: *zum Schneiden geeignet, zum Schneidezahn gehörend*
Incisura, -ae (f): *Einschnitt*
inferior, -ius: *niedriger, tiefer, geringer*
Infundibulum, -i (n): *Trichter*
intermedius, -a, -um: *in der Mitte gelegen*
internus, -a, -um: *innerer, innen befindlich*
interradicularis, -e: *zwischen den Wurzeln liegend*
Isthmus, -i (m): *enge Stelle, Landende, schmale Verbindung*
jugularis, -e: *zum Schlüsselbein gehörend*
Jugulum, -i (n): *kleines Joch, Grube oberhalb des Schlüsselbeins, Schlüsselbein*
Jugum, -i, -a (n): *Joch*
labialis, -e: *die Lippe betreffend, zur Lippe gehörend, lippenwärts*
Labium, -i (n): *Lippe*
Labyrinthus, -i (m): *Labyrinth*
lacrimalis, -e: *zum Tränenapparat gehörend*
lambdoideus, -a, -um: *lambdaähnlich*
Lamina, -ae, -ae (f): *Platte, Schicht, Scheibe*

Larynx, -ngis (f): *Kehlkopf*
lateralis, -e: *seitlich, seitwärts*
Levator, -oris (m): *Heber*
Ligamentum, -i, -a (n): *Band, Binde*
Linea, -ae (f): *Linie, Strich, Knochenleiste*
Lingua, -ae (f): *Zunge, Sprache*
lingualis, -e: *zur Zunge gehörend, die Zunge betreffend*
Lingula, -ae (f): *Zünglein*
longitudinalis, -e: *längsgerichtet*
Lympha, ae (f): *Quellnymphe, klares Wasser, Lymphe*
lymphoideus, -a, -um: *lymphartig*
magnus, -a, -um: *groß, stark*
major, -oris: *größer, stärker*
Mandibula, -ae (f): *Unterkiefer, Kinnlade*
mandibularis, -e: *den Unterkiefer betreffend, zum Unterkiefer gehörend*
marginalis, -e: *am Rand liegend, randständig*
Margo, -inis (m): *Rand*
Masseter, -eris (m): *Kaumuskel*
masticatorius, -a, -um: *dem Kauen dienend*
mastoideus, -a, -um: *brustwarzenähnlich*
Mater, -tris (f): *Mutter*
Maxilla, -ae (f): *Oberkiefer*
maxillaris, -e: *den Oberkiefer betreffend, zum Oberkiefer gehörend*
Meatus, -us (m): *Gang, Durchgang*
medialis, -e: *in der Mitte befindlich, zur Mitte gehörend, zur Mitte hin*
medianus, -a, -um: *in der Mitte befindlich, zur Mitte gehörend*
medius, -a, -um: *in der Mitte befindlich, zur Mitte gehörend, dazwischen liegend*
Membrana, -ae (f): *Membran, zarte Haut, Häutchen*
mentalis, -e: *zum Kinn gehörend, das Kinn betreffend*
Mentum, -i (n): *Kinn*
mesialis, -e: *der Mittellinie zugewandt*
minor, -minus: *kleiner, geringer*
molaris, -e: *dem Mahlen dienend*
mollis, -e: *weich, sanft*
muscularis, -e: *zum Muskel gehörend, den Muskel betreffend*
Musculus, -i, -i (m): *kleine Maus, Mäuschen, Muskel*
mylohyoideus, -a, -um: *vom Unterkiefer zum Zungenbein verlaufend*
mylopharyngeus, -a, -um: *vom Unterkiefer zum Rachen verlaufend*
Naris, -is, -es (f): *Nasenloch*
nasalis, -e: *zur Nase gehörend, die Nase betreffend*

Nasus, -i (m): *äußere Nase*
Nervus, -i, -i (m): *Nerv, Sehne, Band*
Nodus, -i (m): *Knoten, Gelenk, Verbindung*
Nucha, -ae (f): *Nacken*
nuchalis, -e: *den Nacken betreffend, nackenwärts*
obliquus, -a, -um: *schräg, seitwärts gerichtet*
oblongatus, -a, -um: *verlängert*
occipitalis, -e: *zum Hinterhaupt gehörend*
Occiput, -itis (n): *Hinterhaupt*
oculomotorius, -a, -um: *die Augenbewegung betreffend*
Oculus, -i (m): *Auge*
Oesophagus, -i (m): *Speiseröhre*
omohyoideus, -a, -um: *von der Schulter zum Zungenbein verlaufend*
ophthalmicus, -a, -um: *zum Auge gehörend, das Auge betreffend*
opticus, -a, -um: *das Sehen betreffend*
orbicularis, -e: *kreisförmig*
Orbita, -ae (f): *Kreisbahn, Augenhöhle*
orbitalis, -e: *zur Augenhöhle gehörend*
Os, oris (n): *Mund, Eingang, Mündung, Öffnung*
Os, ossis, ossa (n): *Knochen*
osseus, -a, -um: *knöchern*
oticus, -a, -um: *zum Ohr gehörend, das Ohr betreffend*
ovalis, -e: *eiförmig, oval*
Ovum, -i (n): *Ei*
palatinalis, -e: *den Gaumen betreffend, gaumenwärts*
palatinus, -a, -um: *zum Gaumen gehörend, den Gaumen betreffend*
Palatum, -i (n): *Gaumen*
Panniculus, -i (m): *Haut, Schicht*
Papilla, -ae, -ae (f): *warzenförmige Erhebung, Papille*
Paries, -etis (f): *Wand*
parietalis, -e: *seitwärts*
parotideus, -a, -um: *zur Ohrspeicheldrüse gehörend*
Parotis, -idis (f): *Anschwellung neben dem Ohr, Ohrspeicheldrüse*
Pars, partis (f): *Teil, Anteil*
parvus, -a, -um: *klein*
permanens, -entis: *bleibend, anhaltend, fortbestehend*
perpendicularis, -e: *senkrecht, lotrecht*
petrosus, -a, -um: *felsig, steinig*
Pharynx, -ngis (f): *Rachen, Schlund, Kehle*
piriformis, -e: *birnenförmig*
pisiformis, -e: *erbsenförmig*
pituarius, , -a, -um: *schleimig*
Pituita, ae (f): *Schleim*

Planum, -i (n): *Ebene, Fläche*
planus, -a, -um: *flach, eben*
Platysma, -atis (n): *Platte*
Plexus, -us (m): *Geflecht*
Plica, -ae, -ae (f): *Falte*
Porus, -i (m): *Gang, Kanal, Röhre, Öffnung*
posterior, -ius: *hinterer, folgender*
praemolaris, -e: *die Zähne zwischen Eckzahn und Molar betreffend*
principalis, -e: *ursprünglich, erster*
Processus, -us (m): *Fortschritt, Fortgang, Fortsatz*
profundus, -a, -um: *tief*
Prominentia, -ae (f): *Vorsprung, Erhebung*
proprius, -a, -um: *beständig, dauernd, wesentlich*
Protuberantia, -ae (f): *Hervorhebung, Erhabenheit*
proximalis, -e: *näher liegend, proximal*
pterygoideus, -a, -um: *flügelförmig*
Pulpa, -ae (f): *Weichheit, weiche Substanz, Mark*
pyramidalis, -e: *pyramidenförmig*
radicularis, -e: *zur Wurzel gehörend, die Wurzel betreffend*
Radix, -icis (f): *Wurzel*
Ramus, -i, -i (m): *Zweig, Ast*
Raphe, -es (f): *Naht*
rectus, -a, -um: *gerade*
risorius, -a, -um: *dem Lachen dienend*
Rostrum, -i, -a (n): *Schnabel, Rüssel*
rotundus, -a, -um: *rund*
Sacchus, -i (m): *Sack, Tasche*
sagittalis, -e: *in Pfeilrichtung, sagittal*
scalenus, -a, -um: *schief, ungleichseitig, ungerade*
Scapha, -ae (f): *Nachen, Kahn*
scaphoideus, -a, -um: *kahnförmig*
Scapula, -ae (f): *Schulterblatt, Schulter*
Sella, -ae (f): *Sattel, Stuhl, Sessel, Sitz*
Septum, -i (n): *Umzäunung, Scheidewand*
sinister, -tra, -trum: *links, ungünstig*
Sinus, -i (m): *Busen, Vertiefung, Bucht, Krümmung, Biegung*
Spatium, -i (n): *Zwischenraum, Raum*
sphenoidalis, -e: *keilförmig*
Spina, -ae, -ae (f): *Dorn, Wirbelsäule*
spinalis, -e: *dornartig, dornförmig*
spinosus, -a, -um: *dornartig, dornförmig*
splenius, -a, -um: *pflasterförmig*
spongiosus, -a, -um: *schwammig, porös*
Squama, -ae (f): *Schuppe*
squamosus, -a, -um: *schuppenförmig, schuppenartig*
sternocleidomastoideus, -a, -um: *Brustbein und Schlüsselbein mit dem Warzenfortsatz verbindend*

sternohyoideus, -a, -um: *vom Brustbein zum Zungenbein verlaufend*
sternothyroideus, -a, -um: *vom Brustbein zur Schilddrüse verlaufend*
Sternum, -i (n): *Brustbein*
styloglossus, -a, -um: *vom Griffelfortsatz zur Zunge verlaufend*
stylohyoideus, -a, -um: *vom Griffelfortsatz zum Zungenbein verlaufend*
styloideus, -a, -um: *griffelförmig*
stylomandibularis, -e: *vom Griffelfortsatz zum Unterkiefer verlaufend*
stylomastoideus, -a, -um: *vom Griffelfortsatz zum Warzenfortsatz verlaufend*
stylopharyngeus, -a, -um: *vom Griffelfortsatz zum Rachen verlaufend*
sublingualis, -e: *unter der Zunge liegend*
submandibularis, -e: *unter dem Unterkiefer liegend*
submentalis, -e: *unter dem Kinn liegend*
submucosus, -a, -um: *unter der Schleimhaut liegend*
Substantia, -ae (f): *Wesen, Beschaffenheit, Substanz*
Sulcus, -i (m): *Furche, Einschnitt*
Supercilium, -i (n): *Augenbraue*
superficialis, -e: *oberflächlich, an der Oberfläche liegend*
superior, -oris: *oberer, weiter oben gelegen*
Sutura, -ae (f): *Naht*
Symphysis, -is (f): *Knochenverbindung*
Synchondrosis, -is (f): *knorpelige Knochenverbindung*
temporalis, -e: *zur Schläfe gehörend, schläfenwärts*
temporomandibularis, -e: *von der Schläfe zum Unterkiefer verlaufend*
Tempus, -oris (n): *Schläfe, Zeit*
Tendo, -inis (m): *Sehne*
Tensor, -oris (m): *Spanner, Strecker*
terminalis, -e: *zur Grenze gehörend, die Grenze bezeichnend*
Thymus, -i (m): *Thymusdrüse*
thyroepiglotticus, -a, -um: *von der Schilddrüse zum Kehldeckel verlaufend*
thyrohyoideus, -a, -um: *von der Schilddrüse zum Zungenbein verlaufend*
thyroideus, -a, -um: *schildförmig*
thyropharyngeus, -a, -um: *von der Schilddrüse zum Rachen verlaufend*
Tonsilla, -ae (f): *Mandel*
tonsillaris, -e: *mandelförmig*
Torus, -i (m): *Wulst, Polster*
Trabecula, -ae (f): *Bälkchen*
Trachea, -ae (f): *Luftröhre*
transversus, -a, -um: *querverlaufend, querliegend*
trapezius, -a, -um: *trapezförmig*
trigeminus, -a, -um: *dreifach, aus drei Teilen bestehend*
Trochlea, -ae (f): *Rolle, Winde, Walze*
trochlearis, -e: *eine Trochlea betreffend*
Truncus, -i (m): *Stamm, Stock*
Tuba, -ae (f): *Trompete, Tuba*
Tuber, -eris, -era (n): *Höcker, Beule*
Tuberculum, -i, -i(n): *kleiner Höcker*
turcicus, -a, -um: *türkisch*
tympanicus, -a, -um: *zum Trommelfell gehörend, das Trommelfell betreffend*
Tympanum, -i (n): *Trommel, Handpauke*
Uvula, -ae (f): *Zäpfchen*
Vagina, -ae (f): *Schwertscheide, Hülle, Scheide*
vaginalis, -e: *die Scheide betreffend, zur Scheide gehörend*
vagus, -a, -um: *umherschweifend, ungenau*
vallatus, -a, -um: *von einem Wall umgeben*
Vallecula, -ae (f): *kleines Tal, Einsenkung*
Velum, -i (n): *Segel, Tuch, Hülle*
Vena, -ae, -ae (f): *Vene, Blutgefäß*
Venter, -tris (m): *Bauch, Magen*
ventralis, -e: *den Bauch betreffend, bauchwärts*
Ventriculus, -i (m): *kleiner Magen*
vermiformis, -e: *wurmförmig*
Vertebra, ae (f): *Gelenk, Wirbel*
verticalis, -e: *senkrecht, vertikal*
vestibularis, -e: *zum Vorhof gehörend*
Vestibulum, -i (n): *Vorhof, Vorplatz, Eingang*
villosus, -a, -um: *zottenreich, zottig*
vocalis, -e: *zur Stimme gehörend, die Stimme betreffend*
Vomer, -eris (n): *Pflugscharbein*
zygomaticus, -a, -um: *zum Jochbogen gehörend, den Jochbogen betreffend*

Register

A

Abhang 116, 128
Abschnitt vor dem großen Hinterhauptsbeinloch 100, 140, 142
Absteigende Gaumenarterie 214
Akzessorische Leiste 34–38, 44–48, 52, 54, 66
Akzessorische Wurzel 50, 52
Akzessorischer Höcker 50, 52
Akzessorischer Kanal 30, 32
Akzessorischer Kanalausgang 30
Ala cristae galli 128, 136
Ala major, Facies cerebralis 146
Ala major, Facies orbitalis 146
Ala major, Facies temporalis 146
Alae vomeris 160
Alveolarfortsatz 164
Alveoli dens molaris II 176
Angulus distoincisalis 34, 36, 44, 46
Angulus distolabialis 38, 48, 54, 66
Angulus frontalis 138
Angulus mandibulae 110, 112, 130, 168–172, 178
Angulus mastoideus 138
Angulus mesioincisalis 34, 36, 44, 46
Angulus mesiolabialis 38, 48, 54, 66
Angulus occipitalis 138
Angulus sphenoidalis 138
Anheftung der Gelenkkapsel am Kondylus 182
Anheftung des Diskus am Kondylus 182
Ansa cervicalis profunda 218
Ansa cervicalis superficialis 218
Ansatz des M. pterygoideus lateralis 182
Anulus tympanicus 100, 102
Apertura externa aquaeductus vestibuli 148
Apertura externa canaliculi cochleae 150
Apertura piriformis 166
Apertura sinus frontalis 134, 136
Apertura sinus sphenoidalis 136, 146
Apex linguae 188, 230
Apex margo incisalis 36, 46, 66
Apex partis petrosae 116, 148, 150, 156
Apex radicis dentis 34–52
apikal 22
Apikale Krümmung 36–50
Aponeurosis palatina 208
Arcus alveolaris 168, 172
Arcus cartilaginis cricoideae 236
Arcus palatoglossus 186, 188
Arcus palatopharyngeus 186, 188
Arcus superciliaris 134, 136
Arcus venosus jugularis 236
Arcus zygomaticus 100, 124, 204, 206
Armgeflecht 206
Arteria alveolaris inferior 214
A. alveolaris superior posterior 214
A. angularis 214
A. auricularis posterior 214
A. auricularis posterior, R. occipitalis 214
A. buccalis 214
A. carotis communis 206, 214
A. carotis externa 214
A. carotis interna 214, 222, 223
A. facialis 214

A. labialis inferior 214
A. labialis superior 214
A. infraorbitalis 214
A. lingualis 214
A. maxillaris 214
A. meningea media 214, 223
A. occipitalis 214
A. occipitalis, Rr. occipitales 214
A. palatina ascendens 214
A. palatina descendens 214
A. pharyngea ascendens 214
A. sphenopalatina 214
A. stylomastoidea 214
A. submentalis 214
A. supratrochlearis 222, 223
A. temporalis media 214
A. temporalis superficialis 202, 206, 214
A. temporalis superficialis, R. frontalis 214
A. temporalis superficialis, R. parietalis 214
A. thyroidea superior 214
A. transversa faciei 214
A. zygomaticoorbitalis 214
Aa. temporales profundae ant. et post. 214
Arterienrinne 116, 128, 148, 150, 156
Articulatio atlantoaxialis mediana 236
Articulatio temporomandibularis 178–185
Articulatio temporomandibularis, Lig. laterale 178, 182, 206, 208
Ast zum Kopfwender 214
Atlas, Arcus anterior 130, 236
Atlas, vorderer Bogen 130, 236
Aufsteigende Gaumenarterie 214
Aufsteigende Schlundarterie 214
Augenabziehnerv (6. Hirnnerv) 218, 222
Augenbewegungsnerv (3. Hirnnerv) 218, 222, 223
Augenbraue 202
Augenbrauenbogen 134, 136
Augenbrauenrunzler 200, 204, 206
Augenbrauensenker 200–206
Augenhöhle 130, 152, 154
Augenhöhlenfläche 134, 158, 164
Augenhöhlenfortsatz 162
Augenhöhlennerv des Drillingsnervs 218, 221–224
Augenhöhlenteil 134, 136
Augenrollnerv (4. Hirnnerv) 218, 222, 223
(Augen)winkelarterie 214
(Augen)winkelvene 216
Ausführungsgang der Ohrspeicheldrüse 200, 204, 206, 230, 232
Außenfläche des Scheitelbeins 138
Äußere Drosselvene 216
Äußere Kopfarterie 214
Äußere Nasenäste des Unteraugenhöhlennervs 218, 220
Äußere Oberfläche der Schläfenbeinschuppe 148
Äußere Öffnung des äußeren Gehörganges 110, 112, 178
Äußere Öffnung des Fazialiskanals am Schläfenbein 124, 150
Äußere Öffnungen der Vv. emissaria 118, 122
Äußere Platte 130
Äußere Schädelbasis 100, 101, 124, 126

Äußerer Ast des Beinervs 218
Äußerer Gehörgang 96, 124, 130, 148, 150, 180–184, 208
Äußerer Gehörgangsnerv 218
Äußerer Knochenvorsprung am Hinterhauptsbein 98, 116, 118, 124, 140, 142, 156, 208
Äußerer Nasenast 218, 221
Äußeres Periost des Schädeldaches 204, 206

B

Band zwischen den Schlüsselbeinen 236
Band zwischen Proc. pterygoideus und Spina ossis sphenoidalis 208, 234
Basales Cingulum 34, 36, 44, 46, 54, 66
Basion 88
Basis cranii externa 100, 101, 124, 126
Basis cranii interna 127, 128
Basis mandibulae 110, 112, 168, 170, 208
Begleitvene des Zungenfleischnervs 216
Beinerv (11. Hirnnerv) 223
Bichat-Fettpropf 200, 204, 230
Bifurcatio carotidis 214
Bifurcatio radicis dentis 38, 42, 50, 52
Bilaminäre Zone 184
Binde zwischen Rachen und Hinterhauptsbein 236
Bindegewebsplatte des Weichen Gaumens 208
Blattförmige Zungenpapillen 188
Bleibende (obere) Schneidezähne 30, 34, 35, 54, 78–83, 90, 92, 130, 164
Bleibende (untere) Schneidezähne 32, 44, 45, 66, 78–83, 90, 92, 130, 174
Bleibende (obere) Molaren 30, 31, 40–42, 60, 62, 78–83, 90, 92, 130, 154, 164
Bleibende (untere) Molaren 32, 33, 50–52, 72, 74, 78–83, 90, 92, 130, 174
Bleibender (oberer) 3. Molar (Weisheitszahn) 31, 43, 64, 78–83, 130, 164
Bleibender (unterer) 3. Molar (Weisheitszahn) 33, 53, 76, 78-83, 92, 130, 174
Bleibende (obere) Prämolaren 30, 31, 38, 39, 56, 58, 78–83, 90, 92, 130, 164
Bleibende (untere) Prämolaren 32, 33, 48, 49, 68, 70, 78–83, 90, 92, 130, 174
Bleibender (oberer) Eckzahn 30, 36, 54, 78–83, 90, 92, 130, 164
Bleibender (unterer) Eckzahn 32, 46, 78–83, 90, 92, 130, 174
Blind verschlossenes Emissarium 116, 128, 134
Blindes Loch der Zunge 188, 236
Bregma 122
Brustbein-Schildknorpelmuskel 206, 236
Brustbein-Zungenbeinmuskel 206, 230, 232
bukkal 20, 22
Bu vorgelagertes Element des Randleistentuberkulum 60–64
Bukkale Querfissur 60–64
Bukkale Wurzel 24
Bukkaler Höcker 24, 38, 48

Register

C

Calcar enamelum 38, 40
Calvaria 121, 122
Campersche Ebene 88
Canaliculi alveolares superiores anteriores 112
Canaliculus mastoideus 124
Canalis accessorium 30, 32
Canalis caroticus 124, 150, 180, 208
Canalis condylaris 124, 128, 140, 142, 208
Canalis hypoglossalis 116, 128, 140, 142, 156
Canalis incisivus 116, 156, 164
Canalis infraorbitalis 154, 164
Canalis intraradicularis 32
Canalis mandibulae 112, 176
Canalis musculotubarius 150
Canalis nasolacrimalis 166
Canalis opticus 112, 128, 144, 152, 223
Canalis pterygoideus 146
Canalis pulpae 30, 32
Canalis radicis dentis 24, 30, 32
Capsula articularis 178, 182, 184, 206, 208
Caput mandibulae 168–174, 184, 190, 208
Carabellifurche 40, 42, 60
Carabelli-Höcker 40, 42
Cartilagines tracheales 238
Cartilago alaris major, Crus mediale 236
Cartilago articularis 182, 184
Cartilago cricoidea 238
Cartilago epiglottica 236
Cartilago nasi lateralis 236
Cartilago thyroidea 236, 238
Cartilago tubae auditivae 208
Caruncula sublingualis 232, 234
Cavitas dentis 24
Cavitas nasi, Meatus nasalis inferior 154
Cavitas oris 186
Cellulae ethmoidales 130, 136, 154
Cellulae ethmoidales anteriores et medii 112, 152
Cellulae ethmoidales posteriores 112, 152
Cementum (Substantia ossea) 24
Choana 100
Chorda tympani 218, 220, 224
Cingulum-Derivat 46, 66
Cingulum-Furche 34, 36, 54
Clivus 116, 128
Collum dentis 24, 34–52
Collum mandibulae 170, 172, 174
Concha nasalis inferior 106, 154, 156, 160, 166
Concha nasalis media 106, 136, 154, 156
Concha nasalis superior 156
Concha sphenoidalis 136, 146
Condylion (Cond) 88
Condylus 182
Condylus occipitalis 110, 112, 124, 140, 142, 178, 208
Conus radicis dentis 34–52
Cornu pulpae 30, 32
Corpus adiposum buccae 200, 204, 230
Corpus adiposum praeepiglotticum 236
Corpus linguae 188
Corpus mandibulae 100, 106, 110, 116, 130, 168, 170, 172
Cranium 96–133
Crista accessoria 34-38, 44–48, 52, 54, 66
Crista buccinatoria 170, 174
Crista choanalis 162, 164
Crista choanalis vomeris 160
Crista distolabialis 34–38, 44–48, 54, 66
Crista ethmoidalis 162
Crista frontalis 134
Crista galli 116, 128, 136, 154
Crista infratemporalis 124, 146, 180
Crista lacrimalis anterior 152, 164
Crista lacrimalis posterior 152
Crista marginalis distalis 34–38, 42–54, 66
Crista marginalis distolabialis 34–40, 44–50
Crista marginalis distolingualis 44–50, 66
Crista marginalis distopalatinalis 34–40, 54
Crista marginalis mesialis 34-38, 42–48, 52, 54, 66
Crista marginalis mesiolabialis 34–40, 44–50
Crista marginalis mesiolingualis 44–50, 66
Crista marginalis mesiopalatinalis 34–40, 54
Crista medialis 34–38, 44–48, 54, 66
Crista mesiolabialis 34–38, 44–48, 54, 66
Crista nasalis 162, 164
Crista obliqua 42, 60-64
Crista occipitalis externa 118, 140, 142
Crista occipitalis interna 128, 140, 144
Crista principalis 34–54, 66
Crista sphenoidalis 146
Crista supramastoidea 148
Crista transversa 48
Crus longum incudis 100
Curvatura apicale 36–50
Cuspis buccalis [Paraconus] 24, 38
Cuspis buccalis [Protoconid] 48
Cuspis buccalis, Facies distobuccalis 38, 48
Cuspis buccalis, Facies mesiobuccalis 38, 48
Cuspis centrobuccalis [Hypoconid] 50, 52
Cuspis centrobuccalis, Facies distobuccalis 50, 52
Cuspis centrobuccalis, Facies mesiobuccalis 50
Cuspis distobuccalis [Hypoconulid] 50, 52
Cuspis distobuccalis [Metaconus] 40, 42
Cuspis distobuccalis, Facies distobuccalis 40, 42, 50, 52
Cuspis distobuccalis, Facies mesiobuccalis 40, 50
Cuspis distolingualis [Entoconid] 50, 52
Cuspis distolingualis, Facies distolingualis 50, 52
Cuspis distopalatinalis [Hypoconus] 40, 42
Cuspis distopalatinalis, Facies distopalatinalis 40, 42
Cuspis distopalatinalis, Facies mesiopalatinalis 40
Cuspis lingualis [Paraconid] 48
Cuspis lingualis, Facies distolingualis 48
Cuspis lingualis, Facies mesiolingualis 48
Cuspis mesiobuccalis [Paraconus] 40, 42
Cuspis mesiobuccalis [Protoconid] 50, 52
Cuspis mesiobuccalis, Facies distobuccalis 40, 50
Cuspis mesiobuccalis, Facies mesiobuccalis 40, 42, 50, 52
Cuspis mesiolingualis [Metaconid] 50, 52
Cuspis mesiolingualis, Facies distolingualis 50
Cuspis mesiolingualis, Facies mesiolingualis 50, 52
Cuspis mesiopalatinalis [Protoconus] 40, 42
Cuspis mesiopalatinalis, Facies distopalatinalis 40
Cuspis mesiopalatinalis, Facies mesiopalatinalis 40, 42
Cuspis palatinalis [Protoconus] 24, 38
Cuspis palatinalis, Facies distopalatinalis 38
Cuspis palatinalis, Facies mesiopalatinalis 38
Cuspis principalis 36, 38, 46, 48, 54, 66

D

Dem Schläfenbein zugewandte Fläche 134, 158
Dens caninus (deciduus) 90-95, 130
Dens caninus (permanens) 30, 32, 36, 46, 54, 78–83, 90, 92, 130, 164, 174
Dens serotinus 31, 33, 43, 53, 64, 76-83, 92, 130, 164, 174
Dentes incisivi (decidui) 90–95, 102, 238
Dentes incisivi (permanentes) 30–35, 44, 45, 54, 66, 78–83, 90, 92, 130, 164, 174
Dentes molares (decidui) 90–95, 130
Dentes molares (permanentes) 30–33, 40–42, 50–52, 60, 62, 72, 74, 78–83, 90, 92, 130, 154, 164, 174
Dentes premolares (permanentes) 30–33, 38, 39, 48, 49, 56, 58, 68, 70, 78–83, 90, 92, 130, 164, 174
Dentin (Zahnbein) 24, 30, 32
Dentinum (Substantia eburnea) 24, 30, 32
Dentinum 24
Dentin-Schmelz-Grenze 24
Discus articularis 182
Discus articularis, Pars anterior 182, 184
Discus articularis, Pars intermedia 182, 184
Discus articularis, Pars posterior 182, 184
distal 18, 20
Di vorgelagertes Element des Metaconid 72
Distale Fossa 56–64, 70–76
Distale Hilfswulst des Entoconid 70–76
Di Hilfswulst des Hypoconid 72–76
Di Hilfswulst des Hypoconulid 72
Di Hilfswulst des Hypoconus 60, 62
Di Hilfswulst des Metaconid 72–76
Di Hilfswulst des Metaconus 60
Di Hilfswulst des Paraconus 56–64
Di Hilfswulst des Protoconid 68, 70, 74, 76
Di Hilfswulst des Protoconus 56–64
Distale Inzisalkante 36, 44, 46, 54, 66
Distale Kontaktfläche 34–52
Distale Randleiste 34–38, 42–76
Distaler Höckergrad des zentrolingualen Höckers 72
Distobukkale Fläche des bukkalen Höckers (des Paraconus) 38, 56, 58
Di-bu Fläche des bukkalen Höckers (des Protoconid) 48, 68, 70
Di-bu Fläche des Carabelli-Höckers 40

Di-bu Fläche des distobukkalen Höckers (des Metaconus) 40, 42, 60–64
Di-bu Fläche des distobukkalen Höckers (des Hypoconulid) 50, 52, 72–76
Di-bu Fläche des mesiobukkalen Höckers (des Paraconus) 40, 60–64
Di-bu Fläche des mesiobukkalen Höckers (des Protoconid) 50, 72–76
Di-bu Fläche des zentrobukkalen Höckers (des Hypoconid) 50, 52, 72–76
Di-bu Querfissur 72–76
Distobukkale Wurzel 38–42, 50, 52
Distobukkaler Höcker 40, 42, 50, 52
Di-bu Höckerabhang des Entoconid 70–76
Di-bu Höckerabhang des Hypoconus 60–64
Di-bu Höckerabhang des Metaconid 70–76
Di-bu Höckerabhang des Paraconid 68
Di-bu Höckerabhang des Protoconus 56–64
Di-bu Höckerabhang des zentrolingualen Höckers 72
Distoinzisaler Winkel(-merkmal) 34, 36, 44, 46
Distolabiale Randleiste 34–40, 44–50
Distolabiale Schmelzleiste 34–38, 44–48, 54, 66
Distolabialer Winkel(-merkmal) 38, 48, 54, 66
Distolinguale Fläche des distolingualen Höckers (des Entoconid) 50, 52, 70–76
Di-li Fläche des lingualen Höckers (des Paraconid) 48, 68, 69
Di-li Fläche des mesiolingualen Höckers (des Metaconid) 50, 70–76
Di-li Fläche des zentrolingualen Höckers 72
Distolinguale Querfissur 70, 72
Distolinguale Randleiste 44–50, 66
Distolingualer Höcker 50, 52
Di-li Höckerabhang des Hypoconid 72–76
Di-li Höckerabhang des Hypoconulid 72–76
Di-li Höckerabhang des Protoconid 68–76
Distopalatinale Fläche des distopalatinalen Höckers (des Hypoconus) 40, 42, 60–64
Di-pa Fläche des mesiopalatinalen Höckers (des Protoconus) 40, 60–64
Di-pa Fläche des palatinalen Höckers (des Protoconus) 38, 56, 58
Distopalatinale Randleiste 34–40, 54
Distopalatinaler Höcker 40, 42
Di-pa Höckerabhang des Metaconus 60–64
Di-pa Höckerabhang des Paraconus 56–64
Divertikel 30, 32
Dorsum linguae 186
Dorsum linguae, Pars anterior 188
Dorsum linguae, Pars posterior 188
Dorsum sellae 116, 128, 146, 156
Dreieckige Schleimhautfalte vor der Gaumenmandel 188
Drillingsnerv (5. Hirnnerv) 218, 224
3. Halsnerv, ventraler Ast 218
Drosselgrube 124, 150
Drosselloch 124, 128, 178, 208
Drosselvenenbogen 236
Ductus parotideus 200, 204, 206, 230, 232
Ductus sublinguales minores 232, 234
Ductus sublingualis major 232, 234
Ductus submandibularis 230, 232, 234
Dura mater spinalis 236, 238

E

Ectoentocristid (li-bu Schmelzleiste) des Entoconid 70-76
Ectohypocrista (pa-bu Schmelzleiste) des Hypoconus 60–64
Ectometacristid (li-bu Schmelzleiste) des Metaconid 70–76
Ectoparacristid (li-bu Schmelzleiste) des Paraconid 68
Ectoprotocrista (pa-bu Schmelzleiste) des Protoconus 56–64
Eingang der Nasenhöhle 166
Eingeweidenerv (10. Hirnnerv) 206, 223
Eingeweidenerv (10. Hirnnerv), unterer Nervenknoten 218
Einkerbung am oberen Augenhöhlenrand 112, 134, 136, 152
Einkerbung für die Lamina cribrosa 136
Einkerbung lateral des Proc. intrajugularis 142, 144
Einkerbung medial der Incisura supraorbitalis 134
Einkerbung zwischen Augenhöhlen- und Keilbeinfortsatz 162
Einschnitt am Rand zum Scheitelbein hin 148, 150
Einschnitt hinter dem vorderen Nasendorn 164
Einschnitt hinter dem Warzenfortsatz 118, 124, 148, 150
Einschnitt unterhalb der Flügelgrube 146
Einschnitt zwischen Kronen(Muskel)fortsatz und Gelenkfortsatz 168–174
Einschnitt zwischen Oberkiefer und Tränenbein 152, 164
Eminentia arcuata 116, 148, 150, 156
Eminentia cruciformis 140
Emissarium am Kondylarkanal 216
Emissarium am Scheitelbein 216
Emissarium am Warzenfortsatz des Schläfenbeins 216
Enamelum (Substantia adamantina) 24, 30, 32
Entoconid (distolingualer Höcker) 70–76
Entohypoconolidcristid (bu-li Schmelzleiste) des Hypoconulid 72–76
Entohypocristid (bu-li Schmelzleiste) des Hypoconid 72–76
Entometacrista (bu-pa Schmelzleiste) des Metaconus (Crista obliqua) 60–64
Entoparacrista (bu-pa Schmelzleiste) des Paraconus 56–64
Entoprotocristid (bu-li Schmelzleiste) des Protoconid 68–76
Epiduralraum, Raum zwischen harter Rückenmarkshaut und Periost 236, 238
Epiglottis 188, 238
1. Halsnerv, ventraler Ast 218
Essenzielle Leiste 34–54, 66
Essenzieller Höcker 36, 38, 46, 48, 54, 66

F

Facies anterior (Maxilla) 164
Facies anterior partis petrosae 128, 150
Facies contactus distalis 34–52
Facies contactus mesialis 34–52
Facies externa (Os temporale) 138
Facies infratemporalis 164
Facies interna (Os parietale) 138
Facies interna squamae frontalis 134
Facies lateralis (Os zygomaticum) 158
Facies maxillaris 146
Facies nasalis 162, 164
Facies orbitalis 134, 158, 164
Facies palatina 162
Facies temporalis 134, 158
Fadenförmige Zungenpapillen 188
Fascia cervicalis, Lamina pretrachealis 236
Fascia cervicalis, Lamina prevertebralis 236
Fascia cervicalis, Lamina superficialis 202, 236, 238
Fascia parotidea 202
Fascia pharyngobasilaris 236
Fascia temporalis, Lamina profunda 204
Fascia temporalis, Lamina superficialis 204, 232
Faszie der Ohrspeicheldrüse 202
Faszie des Schläfenmuskels, oberflächliches Blatt 204, 232
Faszie des Schläfenmuskels, tiefes Blatt 204
Fissura longitudinalis (centralis) 24, 42
Fissura orbitalis inferior 106, 124, 152, 154, 180
Fissura orbitalis superior 106, 112, 128, 144, 146, 152, 154
Fissura petrooccipitalis 128
Fissura petrosquamosa 128, 150, 180
Fissura petrotympanica 148, 150, 180
Fissura pterygomaxillaris 180
Fissura tympanomastoidea 148, 180
Fissura tympanosquamosa 180
Flache Grube an der äußeren Schädelbasis 124, 150
Fläche unterhalb der Linea nuchalis inferior 142
Flügelfortsatz, seitliche Knochenplatte 146, 234
Flügelfortsatz, mittlere Knochenplatte 146, 234
Flügelfortsatzkanal 146
Flügelfortsatz-Unterkieferfalte 186
Flügelgrube 146
Fonticulus anterior 96, 98, 102
Fonticulus mastoideus 96–102
Fonticulus posterior 98
Fonticulus sphenoidalis 96, 102
Foramen accessorium 30
Foramen apicis dentis (Foramen apicale) 24, 30, 32
Foramen caecum 116, 128, 134
Foramen caecum linguae 188, 236
Foramen canalis pulparis 30, 32
Foramen ethmoidale anterius 136, 152
Foramen ethmoidale posterius 136, 152
Foramen incisivum 124, 166
Foramen infraorbitale 96, 102, 106, 112, 152, 164
Foramen jugulare 124, 128, 178, 208
Foramen lacerum 124, 128, 180
Foramen magnum 100, 124, 128, 140–144, 178, 208
Foramen mandibulae 100-172, 190, 234
Foramen mastoideum 116, 118, 124, 128, 148, 150, 156

Register

Foramen mentale 96, 100, 102, 106, 110, 112, 168, 170, 174, 190, 200, 222
Foramen nasale 160
Foramen ovale 124, 128, 144, 178, 180, 222
Foramen palatinum majus 124, 162, 166
Foramen parietale 138
Foramen rotundum 128, 144, 146, 222
Foramen sphenopalatinum 156
Foramen spinosum 124, 128, 144, 180
Foramen stylomastoideum 124, 150
Foramen supraorbitale 96, 102, 106, 134, 152
Foramen zygomaticofaciale 158
Foramina alveolaria 164
Foramina palatini minores 166
Foramina parietalia 118, 122
Foramina zygomaticoorbitalia 158
Fortsatz an der Wurzel der Lamina medialis 146
Fortsatz seitlich des Drossellochs 140–144
Fortsetzung der Fissura petrosquamosa und Fissura tympanica 180
Fossa cerebellaris 140, 144
Fossa cerebralis 140
Fossa condylaris 140, 142
Fossa digastrica 172, 190
Fossa glandulae lacrimalis 136, 152
Fossa hypophysialis 128, 130, 144
Fossa jugularis 124, 150
Fossa mandibularis 124, 150, 180, 182, 184
Fossa mandibularis, Facies articularis 148
Fossa pterygoidea 146
Fossa sacci lacrimalis 152, 154
Fossa scaphoidea 146
Fossa subarcuata 128, 148, 150
Fossula petrosa 124, 150
Fossulae tonsillares et Cryptae tonsillares 188
Fovea carabelli 40, 42
Fovea pterygoidea 168, 170, 174
Fovea sublingualis 172, 190
Fovea submandibularis 170, 172
Fovea trochlearis 136, 152
Foveola granularis 134
Foveola suprameatica 148
Frankfurter Horizontale 88
Freier Randbogen des Alveolarfortsatzes 168, 172
Frenulum labii inferioris 186
Frenulum labii superioris 186
Furche für den großen Gaumennerv 162, 164
Furche für den oberen Felsenbein-Blutleiter 128, 156
Furche für den oberen sagittalen Venenblutleiter 128, 134, 140
Furche für den queren Blutleiter 128, 140, 144
Furche für den s-förmigen Blutleiter 128, 138, 140, 144, 148, 150, 156
Furche für den Tränen-Nasengang 152, 164

Furche für den Unteraugenhöhlennerv 152, 154, 164
Furche für den unteren Felsenbein-Blutleiter 128
Furche für den Unterkiefer-Zungenbeinnerv 170, 172, 178, 234
Furche für die Hinterhauptsarterie 150
Furche für die innere Kopfarterie 128, 144, 146
Furche für die mittlere Hirnhautarterie 138
Furche für die mittlere Schläfenarterie 148
Furche für die Ohrtrompete 146
Furche für einen Ast des vorderen Siebbeinnervs 160
Furche vor dem Proc. clinoideus medius 144
Furche, hervorgerufen durch Hirnwindungen 112, 128, 134
Furchen für den großen Gaumennerv 166
Furkationswand 30, 32

G

Galea aponeurotica 198–206
Ganglion ciliare 218, 221
Ganglion geniculi 220, 224
Ganglion oticum 218, 220, 224
Ganglion pterygopalatinum 218, 221, 224
Ganglion submandibulare 218, 220, 224
Ganglion superius n. glossopharyngei 218, 224
Ganglion superius n. vagi 218
Ganglion trigeminale 220–223
Gaumenbein 162
Gaumenbein, Augenhöhlenfortsatz 152, 154
Gaumenbein, horizontale Knochenplatte 100, 124, 156, 166, 208
Gaumenbein, pyramidenförmiger Fortsatz 124, 166
Gaumenbein, senkrechte Knochenplatte 156
Gaumenfortsatz 164
Gaumenmandel 186, 188, 236
Gaumennaht 186
Gaumennerven 218
Gaumen-Schlundmuskel 188
Gaumensegel 130, 236, 238
Gaumensegelheber 208
Gaumensegelspanner 208
Gaumenzäpfchen 186
Gaumen-Zungenmuskel 188
Gehörgangsknochen, Ring, in dem das Trommelfell eingespannt ist 100
Gelenkfläche der Kiefergelenkgrube 148
Gelenkfortsatz 100, 168–174
Gelenkgrube für das Kiefergelenk 124, 150, 180–184
Gelenkhöckerchen 124, 130, 148, 150, 180–184
Gelenkkapsel des Kiefergelenks 178, 182, 184, 206, 208
Gelenkknorpel 182, 184
Gelenkkopf 182
Gelenkkopf für das obere Kopfgelenk 110, 112, 124, 140, 142, 178, 208
Gelenkscheibe 182
Gelenkscheibe, hinterer Teil 182, 184
Gelenkscheibe, mittlerer Teil 182, 184
Gelenkscheibe, vorderer Teil 182, 184

Gemeinsame Kopfarterie 206, 214
Gesichtsarterie 214
Gesichtsnerv (7. Hirnnerv) 198, 218, 220, 222–224
Gesichtsnerv, Nervenknoten (Knieganglion) 218, 222, 223
Gesichtsschädel 152-155
Gesichtsvene 216
Gingiva 186, 232
Glabella 134, 136
Glandula lingualis anterior 230
Glandula parotidea 200, 204, 230–234
Glandula parotidea accessoria 204, 230, 232
Glandula sublingualis 230, 232, 234
Glandula submandibularis 204, 230–234
Glandula thyroidea 238
Glandulae buccales 232
Glandulae labiales inferior 234
Glandulae labiales superior 232
Gonion (Go) 88
Griffelfortsatz 148, 150, 234
Griffelfortsatz-Rachenmuskel 208
Griffelfortsatz-Unterkieferband 178, 208
Griffelfortsatz-Zungenbeinmuskel 190, 192, 206, 208
Griffelfortsatz-Zungenmuskel 206, 208
Griffel-Warzenfortsatzarterie 214
Großer Felsenbeinnerv 218, 220, 224
Großer Flügelknorpel, medialer Schenkel 236
Großer Gaumennerv 221, 224
Großer hinterer gerader Kopfmuskel 208
Großer Hinterhauptsnerv 198, 218
Großer Jochbeinmuskel 198–204, 232
Großer Keilbeinflügel 96, 100, 102, 106, 110, 124, 144, 146, 154, 180, 222
Großer Keilbeinflügel, Augenhöhlenfläche 106, 152, 154
Großer Keilbeinflügel, dem Gehirn zugewandte Fläche 146
Großer Keilbeinflügel, dem Schläfenbein zugewandte Fläche 146
Großer Keilbeinflügel, der Augenhöhle zugewandte Fläche 146
Großer Keilbeinflügel, Rand zum Scheitelbein hin 144
Großer Keilbeinflügel, Rand zum Stirnbein hin 144
Großer Keilbeinflügel, Rand zur Schläfenbeinschuppe hin 144
Großer Ohrmuschelnerv 198
Großer Unterzungengang 232, 234
Großes Gaumenloch 124, 162, 166
Großes Hinterhauptsbeinloch 100, 124, 128, 140–144, 178, 208
Großes Zungenbeinhorn 190, 234
Grübchen auf der Innenfläche des Schädeldaches 134
Grübchen über dem äußeren Gehörgang 148
Grube am vorderen Fach der Augenhöhle 136, 152
Grube für das Gehirn 140
Grube für den Ansatz des M. digastricus, Venter anterior 172, 190
Grube für den Ansatz des seitlichen Flügelmuskels 168, 170, 174

Grube für die Kleinhirnhemisphäre 140, 144
Grube für die Tränendrüse 136, 152
Grube für die Unterkieferspeicheldrüse 170, 172
Grube für die Unterzungendrüse 172, 190
Grube hinter den Hinterhauptskondylen 140, 142
Grube oberhalb der Flügelgrube 146
Grube zwischen Plica glossoepiglottica mediana und lateralis 188

H

Hahnenkamm 116, 128, 136, 154
Hakenfortsatz 136
Hakenfortsatz der Lamina medialis des Flügelfortsatzes 116, 124, 146, 156, 178, 180, 234
Halbdornmuskel, Kopfteil 202, 206, 208
Halsast des Gesichtsnervs 218, 220
Halsfaszie, mittleres Blatt 236
Halsfaszie, oberflächliches Blatt 202, 236, 238
Halsfaszie, tiefes Blatt 236
Hammer 100
Hamulus pterygoideus 116, 124, 146, 156, 178, 180, 234
Harte Rückenmarkshaut 236, 238
Harter Gaumen 130, 166, 186
Hautmuskel des Halses 198, 200, 202
Hiatus canalis nervi petrosi majoris 150
Hiatus canalis nervi petrosi minoris 150
Hiatus maxillaris 156, 164
Hintere Diplöevene 216
Hintere Fontanelle 98
Hintere Knochenleiste des Sulcus lacrimalis 152
Hintere Knorpelfuge im Hinterhauptsbein 100
Hintere obere Kieferfortsatzäste 218, 221, 224
Hintere obere Nasenäste 218
Hintere Öffnung an der Naht zum Siebbein hin 136, 152
Hintere Ohrmuschelarterie 214
Hintere Ohrmuschelarterie, Hinterhauptsast 214
Hintere Seitenfontanelle 96–102
Hintere Siebbeinzellen 112, 152
Hintere temporale Diplöevene 216
Hintere Unterkiefervene 216
Hinterer Fortsatz des Türkensattels 144, 146
Hinterer Gaumenbogen 186, 188
Hinterer Knochenrand zwischen den Choanen 160
Hinterer Nasendorn 124, 162, 166
Hinterer Ohrmuschelnerv 218, 220
Hinterer Ohrmuskel 202, 204
Hinterer Treppenmuskel 206
Hinteres Längsband 236
Hinterhaupt 122
Hinterhauptsarterie 214
Hinterhauptsarterie, Hinterhauptsäste 214
Hinterhauptsbein 110, 116, 118, 124, 128, 133, 140, 142–144, 156, 208, 222, 236, 238

Hinterhauptsbein, Fortsatz seitlich des Drossellochs 128
Hinterhauptsbein, Hinterhauptsschuppe 96–100, 102, 122, 140, 142
Hinterhauptsbein, seitlicher Teil 98–102, 144
Hinterhauptsvene 216
Höcker an der Außenfläche der Pars basilaris des Hinterhauptsbeins 124, 142
Höcker oberhalb des Canalis hypoglossalis 128, 140, 144
Höckerspitze des Entoconid 70–76
Höckerspitze des Hypoconid 72–76
Höckerspitze des Hypoconulid 72–76
Höckerspitze des Hypoconus 60–64
Höckerspitze des Metaconid 70–76
Höckerspitze des Metaconus 60–64
Höckerspitze des Paraconid 68
Höckerspitze des Paraconus 56–64
Höckerspitze des Protoconid 68–76
Höckerspitze des Protoconus 56–64
Höckerspitze des zentrolingualen Höckers 72
Horizontale Außenfläche des großen Keilbeinflügels 164
Horizontale durchlöcherte Platte des Siebbeins 136
Horizontale Lamelle 162
Hypoconid (di[zentro]bukkaler Höcker) 72–76
Hypoconulid (distobukkaler Höcker) 72–76
Hypoconus (distopalatinaler Höcker) 60–64
Hypophysengrube 128, 130, 144

I

Impressio digita 112, 128, 134
Incisura ethmoidalis 136
Incisura frontalis 134
Incisura interlobularis 50
Incisura intersegmentalis 38, 44, 48, 54, 66
Incisura jugularis 142, 144
Incisura lacrimalis 152, 164
Incisura mandibulae 168–174
Incisura marginalis 42, 52
Incisura mastoidea 118, 124, 148, 150
Incisura nasalis 164
Incisura parietalis 148, 150
Incisura pterygoidea 146
Incisura sphenopalatina 162
Incisura supraorbitalis 112, 134, 136, 152
Infraorbitalebene 88
Inlay 50
Innenfläche des Scheitelbeins 138
Innenseite der Stirnbeinschuppe 134
Innere Drosselvene 206, 216
Innere Kopfarterie 214, 222, 223
Innere Nasenäste 224
Innere Platte 130
Innere Schädelbasis 127, 128
Innerer Flügelmuskel 191, 195, 208, 222, 234
Innerer Knochenvorsprung am Hinterhauptsbein 128, 140, 144
Inneres Augenlidband 200, 204
Interglobularräume (geringer mineralisierte Bezirke im Globulardentin) 24
Interlobuläre Einziehung 50

Interlobularfurche 40, 50, 52
Intersegmentale Einziehung 38, 44, 48, 54, 66
Intersegmentale Furche 34–50, 54–76
Intraradikulärer Verbindungskanal 32
inzisal 20
Inzisalkante („Schneidekante") 34, 36, 44, 46, 54
Inzisalkantenspitze 36, 46, 66
Isthmus faucium 186
Isthmus glandulae thyroideae 236

J

Jochbein 96, 100, 102, 106, 110, 124, 154, 158, 178, 180, 222
Jochbein, Fläche für die Augenhöhle 152
Jochbein, Jochbeinschläfenloch 102
Jochbein, Schläfenbeinfortsatz 180
Jochbein, Stirnbeinfortsatz 152
Jochbeinäste des Gesichtsnervs 218, 220, 223
Jochbein-Augenarterie 214
Jochbeinfortsatz 134, 136, 148, 150, 164
Jochbein-Gesichtsast der Jochbeinnerven 218, 221
Jochbeinnerv 218, 221, 224
Jochbein-Oberkiefernaht 106, 110, 112, 154
Jochbein-Schläfenast der Jochbeinnerven 218, 221
Jochbogen 100, 124, 204, 206
Juga alveolaria 112, 164, 168, 170

K

Kanal für den Nasen-Gaumennerv 116, 156, 164
Kanal für den Unteraugenhöhlennerv 154, 164
Kanal für den Zungenfleischnerv 116, 128, 140, 142, 156
Kanal für die innere Kopfarterie 124, 150, 180, 208
Kanal zwischen vorderer Paukenhöhle und Rachen 150
Kanälchen für die vorderen oberen Alveolararterien 112
Karotisgabel 214
Kaumuskel 198, 208, 222, 230, 232
Kaumuskel, oberflächliche Schicht 196, 200, 204–208
Kaumuskel, tiefe Schicht 196, 204–208
Kehldeckel 188, 238
Kehldeckelfettkörper 236
Kehldeckelknorpel 236
Kehlkopf-Zungenbeinband 236, 238
Keilbein 124, 144, 146, 147, 156, 236, 238
Keilbein, Flügelfortsatz 100, 166
Keilbein, Hakenfortsatz der Lamina medialis 208
Keilbein, hinterer Fortsatz des Türkensattels 128
Keilbein, mittlere Knochenlamelle des Flügelfortsatzes 124, 156, 166, 180, 208
Keilbein, seitliche Knochenplatte des Flügelfortsatzes 124, 156, 166, 178, 180
Keilbein, vorderer Fortsatz der kleinen Flügel 128

Keilbeindorn 124, 128, 146
Keilbeinfortsatz 162
Keilbein-Gaumenarterie 214
Keilbeinhöhle 116, 130, 156, 236
Keilbein-Jochbeinnaht 106, 110, 112
Keilbeinkörper 128, 146
Keilbeinmuschel 136, 146
Keilbein-Scheitelbeinnaht 106, 112
Keilbein-Schläfenbeinnaht 112
Keilbeinschnabel 146
Keilbein-Stirnbeinnaht 106, 110, 112, 128
Keilbein-Unterkieferband 178, 234
Kiefergelenk 178–185
Kiefergelenk, seitliches Band 178, 182, 206, 208
Kinnast 214
Kinndorn 170–174, 190
Kinnhöcker 168, 170, 190
Kinnloch am Ausgang des Mandibularkanals 96, 100, 102, 106, 110, 112, 168, 170, 174, 190, 200, 222
Kinnmuskel 200, 204, 206
Kinnnerv 198, 222, 224
Kinnnerv, untere Lippenäste 218, 220, 223
Kinnvorsprung 110, 112, 130, 168, 170, 190
Kinn-Zungenbeinmuskel 190, 191, 230–238
Kinn-Zungenmuskel 190, 191, 208, 230, 234–238
Kleine Gaumenlöcher 166
Kleine Grube oberhalb des Porus acusticus internus 128, 148, 150
Kleine Knochenzunge oberhalb des Foramen mandibulae 170–174
Kleine Unterzungengänge 232, 234
Kleiner Dorn am großen Keilbeinflügel 128, 144
Kleiner Felsenbeinnerv 224
Kleiner Gaumennerv 221, 224
Kleiner hinterer gerader Kopfmuskel 208
Kleiner Hinterhauptsnerv 198
Kleiner Jochbeinmuskel 198–204
Kleiner Kanal im Warzenfortsatz 124
Kleiner Keilbeinflügel 106, 128, 144, 146, 152
Kleines Zungenbeinhorn 190
Knochenbälkchen, Knochen-Schwammwerk 112, 176
Knochenleiste an der Außenfläche der Hinterhauptsschuppe 118, 140, 142
Knochenleiste an der Innenfläche der Hinterhauptsschuppe 128, 140, 144
Knochenleiste auf der Innenseite des Unterkieferkörpers 170, 172, 178
Knochenleiste für die mittlere Nasenmuschel 162
Knochenleiste für die untere Nasenmuschel 162, 164
Knochenleiste seitlich der Lamina cribrosa 128, 136
Knochenleiste über dem äußeren Gehörgang 148
Knochenmanschette am basalen Teil des Griffelfortsatzes 148, 150, 180
Knochenscheidewand (-septum) zwischen den Zahnwurzeln eines Zahnes 112, 176
Knochenscheidewand (-septum) zwischen den Zahnfächern 112, 176

Knochenspalten zwischen den Sulci palatini 166
Knochensporn am vorderen medialen Rand des Augenhöhlendaches 136
Knochensporn, der das Drosselloch unterteilt 142, 144, 148
Knochenvorsprung über dem äußeren Gehörgang 148
Knochenwulst auf der Innenseite des Unterkieferkörpers 172
Knöcherne Erhebungen, bedingt durch die Zahnwurzeln 112, 164, 168, 170
Knöcherne Fortsetzung des Hahnenkamms 134
Knöcherne Nasenscheidewand 96, 102
Knorpel des rachennahen Teils der Ohrtrompete 208
Knorpelfuge zwischen Keilbeinkörper und Hinterhauptsbein 100, 144
Knorpeliger Teil des äußeren Gehörgangs 206
Kondylarkanal 124, 128, 140, 142, 208
Konische Papillen (Sonderform der fadenförmigen Zungenpapillen) 188
Kopfwender 198–208, 230, 232
Kortikalis (Substantia compacta) 176
Kranznaht 96, 98, 102, 106, 110, 112, 116, 122, 130, 132, 156
Kreuzband des Atlas 236
Kreuzbein 236
Kreuzförmiges Relief auf der Innenfläche der Hinterhauptsschuppe 140
Kronen(Muskel)fortsatz 100, 168–174, 190
Kronenpulpa 30, 32

L
labial 18
Labium inferius 186
Labium superius 186
Labrale inferius 88
Labrale superius (Ls) 88
Lachmuskel 200, 202, 204
Lambdanaht 96–102, 110, 116, 118, 122, 128, 132, 156
Lamina cartilaginis cricoideae 236
Lamina cribriformis (sog. Lamina dura) 176
Lamina et Foramina cribrosa 136
Lamina externa 130
Lamina horizontalis 162
Lamina interna 130
Lamina orbitalis (Lamina papyracea) 136
Lamina perpendicularis 136, 162
Lamina perpendicularis, Facies maxillaris 162
Lamina perpendicularis, Facies nasalis 162
Langer Kopfmuskel 208, 230
Langer Schenkel des Amboss 100
Längster Kopfmuskel 208
Laterale Labyrinthwand, der Augenhöhle zugewandt 136
Leiste an der Unterfläche des großen Keilbeinflügels 124, 146, 180
Leiste, hervorgerufen durch den Wangenmuskel 170, 174
Ligamentum apicis dentis 236
Lig. cricothyroideum medianum 238
Lig. cruciforme atlantis 236

Lig. hyoepiglotticum 236, 238
Lig. interclaviculare 236
Lig. longitudinale anterius 236
Lig. longitudinale posterius 236
Lig. palpebrale mediale 200, 204
Lig. pterygospinale 208, 234
Lig. sphenomandibulare 178, 234
Lig. stylomandibulare 178, 208
Lig. thyroepiglotticum 236
Lig. thyrohyoideum medianum 230, 236, 238
Linea mylohyoidea 170, 172, 178
Linea nuchalis inferior 118, 124, 140, 142
Linea nuchalis superior 118, 124, 140, 142, 208
Linea nuchalis suprema 140
Linea obliqua 168, 170, 174
Linea temporalis 110, 112, 134
Linea temporalis inferior 110, 112, 122, 138
Linea temporalis superior 110, 122, 138
Li-bu (lingobukkale) Schmelzleiste des zentrolingualen Höckers 72
Lingua 188
lingual (oral) 18, 20
Linguale Furche 44, 66
Linguale Querfissur 74, 76
Lingualer Höcker 48
Lingula mandibulae 170, 172, 174
Lingula sphenoidalis 128, 144
Linke Oberarmkopfvene 236
Loch am oberen Augenhöhlenrand 96, 102, 106, 134, 152
Loch am Oberrand des Scheitelbeins 138
Loch für die äußeren Nasenäste des vorderen Siebbeinnervs 160
Loch im großen Keilbeinflügel 124, 128, 144, 180
Loch unter dem unteren Augenhöhlenrand 96, 102, 106, 112, 152, 164
Loch zwischen Flügelgaumengrube und Nasenhöhle 156
Luftröhre 236
Luftröhre, membranöser Teil 236
Luftröhrenknorpel 238
Lymphoepitheliale Drüse („innere Brustdrüse"; „Bries") 236

M
Malleus 100
Mandibula 92, 96, 100, 102, 110, 133, 168–177, 190, 191, 236, 238
Mandibula, Proc. condylaris 110, 112, 178
Mandibula, Proc. coronoideus 110, 112, 130, 178
Mandibularkanal 112, 176
Manubrium sterni 236
Marginale Einziehung 42, 52
Margino-segmentale Furche 34–38, 44, 46, 54, 66
Margo frontalis 138
Margo incisalis 34, 36, 44, 46, 54
Margo incisalis distalis 36, 44, 46, 54, 66
Margo incisalis medialis (centralis) 44, 66
Margo incisalis mesialis 36, 44, 46, 54, 66
Margo infraorbitalis 106, 152, 158, 164
Margo lacrimalis 164
Margo lambdoideus 140–144

Margo lateralis 152
Margo linguae 188, 232
Margo mastoideus 140-144
Margo medialis 152
Margo occipitalis 138, 148, 150
Margo parietalis 134, 146, 148
Margo sagittalis 138
Margo sphenoidalis 134, 148, 150
Margo squamosus 138, 146
Margo superior partis petrosae 128, 148
Margo supraorbitalis 106, 112, 134, 136, 152
Margo zygomaticus 146
Markkanal 30, 32
Markkanalausgang 30, 32
Maxilla 92, 96, 102, 133, 164, 166, 167, 176, 177, 236
Maxilla, Facies orbitalis 152
Maxilla, Proc. alveolaris 106, 110, 154
Maxilla, Proc. frontalis 96, 98, 102, 106, 154
Maxilla, Proc. palatinus 100, 124, 154, 156, 166, 208, 238
Maxilla, Proc. palatinus, Crista nasalis 116
Maxilla, Proc. zygomaticus 124, 152, 166
Maxilla, Tuber maxillae 164, 180
Meatus acusticus externus 96, 124, 130, 148, 150, 180-184, 208
Meatus acusticus externus cartilagineus 206
Meatus nasalis inferior 154, 156
Mediale (zentrale) Inzisalkante 44, 66
Mediale Schmelzleiste 34-38, 44-48, 54, 66
Medialer Rand der Augenhöhle 152
Mediane Knochenleiste am Keilbeinkörper 146
Mediane Platte des Siebbeins 136
Mediane Schleimhautfalte zwischen Zungengrund und Kehldeckel 188
Mediane Zungenfurche 186, 188
Membrana atlantooccipitalis anterior 236
Menton (Me) 88
mesial 18, 20
Me vorgelagertes Element des Metaconid 72
Mesiale Fossa 56-62, 68-76
Mesiale Hilfswulst des Entoconid 74, 76
Me Hilfswulst des Hypoconid 74, 76
Me Hilfswulst des Hypoconulid 76
Me Hilfswulst des Hypoconus 60
Me Hilfswulst des Metaconid 70-76
Me Hilfswulst des Metaconus 60-64
Me Hilfswulst des Paraconus 58, 60
Me Hilfswulst des Protoconid 70-76
Me Hilfswulst des Protoconus 58
Mesiale Inzisalkante 36, 44, 54, 66
Mesiale Kontaktfläche 34-52
Mesiale Randleiste 34-38, 42-48, 52-76
Mesiale Schmelzleiste 46
Mesialer Höckergrad des zentrolingualen Höckers 72
Mesiobukkale Fläche des bukkalen Höckers (des Paraconus) 38, 56, 58
Me-bu Fläche des bukkalen Höckers (des Protoconid) 48, 68, 70
Me-bu Fläche des Carabelli-Höckers 40
Me-bu Fläche des distobukkalen Höckers (des Metaconus) 40, 60-64

Me-bu Fläche des distobukkalen Höckers (des Hypoconulid) 50, 72-76
Me-bu Fläche des mesiobukkalen Höckers (des Paraconus) 40, 42, 60-64
Me-bu Fläche des mesiobukkalen Höckers (des Protoconid) 50, 52, 72, 74, 76
Me-bu Fläche des zentrobukkalen Höckers (des Hypoconid) 50, 72-76
Mesiobukkale Wurzel 38, 40, 42, 50, 52
Mesiobukkaler Höcker 40, 42, 50, 52
Me-bu Höckerabhang des Entoconid 70-76
Me-bu Höckerabhang des Hypoconus 60-64
Me-bu Höckerabhang des Metaconid 70-76
Me-bu Höckerabhang des Paraconid 68
Me-bu Höckerabhang des Protoconus 56-64
Me-bu Höckerabhang des zentrolingualen Höckers 72
Me-bu Querfissur (Ectoflexid) 72-76
Mesioinzisaler Winkel(-merkmal) 34, 36, 44, 46
Mesiolabiale Randleiste 34-40, 44-50
Mesiolabiale Schmelzleiste 34-38, 44-48, 54, 66
Mesiolabialer Winkel(-merkmal) 38, 48, 54, 66
Mesiolinguale Fläche des distolingualen Höckers (des Entoconid) 70-76
Me-li Fläche des lingualen Höckers (des Paraconid) 48, 68
Me-li Fläche des mesiolingualen Höckers (des Metaconid) 50, 52, 70-76
Me-li Fläche des zentrolingualen Höckers 72
Me-li Querfissur 72
Mesiolinguale Randleiste 44-50, 66
Mesiolingualer Höcker 50, 52
Me-li Höckerabhang des Hypoconid 72-76
Me-li Höckerabhang des Hypoconulid 72-76
Me-li Höckerabhang des Protoconid 68-76
Mesiopalatinale Fläche des distopalatinalen Höckers (des Hypoconus) 40, 60-64
Me-pa Fläche des mesiopalatinalen Höckers (des Protoconus) 40, 42, 60-64
Me-pa Fläche des palatinalen Höckers (des Protoconus) 38, 56, 58
Mesiopalatinale Randleiste 34-40, 54
Mesiopalatinaler Höcker 40, 42
Me-pa Höckerabhang des Metaconus 60-64
Me-pa Höckerabhang des Paraconus 56-64
Metaconid (mesiolingualer Höcker) 70-76
Metaconus (distobukkaler Höcker) 60-64
Milcheckzahn 90-95, 130
Milchmolaren 90-95, 130
Milchschneidezähne 90-95, 102, 238
Mittlere Gaumennaht 124, 166
Mittlere Hirnhautarterie 214, 223
Mittlere Nasenmuschel 106, 136, 154, 156
Mittlere Schläfenarterie 214
Mittlerer Ast des Oberaugenhöhlennervs 218, 221
Mittlerer Fortsatz an der Vorderwand der Hypophysengrube 144
Mittlerer Knochendorn der Pars nasalis des Stirnbeins 134
Mittlerer oberer Kieferfortsatzast 224

Mittlerer Schlundschnürer 238
Mittlerer Treppenmuskel 206, 230
Mittleres Ringknorpel-Schildknorpelband 238
Mittleres Gelenk des unteren Kopfgelenks 236
Mittleres Schilddrüsen-Zungenbeinband 230, 236, 238
Motorische Wurzel des Drillingsnervs 218, 220
Mundhöhle 186
Mundhöhlenvorhof 186
Mundwinkelheber 200, 204, 206
Mundwinkelsenker („Trauermuskel") 200-206
Musculuc arytenoideus transversus 236, 238
M. auricularis anterior 202
M. auricularis posterior 202, 204
M. auricularis superior 202
M. buccinator 191, 200, 204, 206, 230
M. constrictor pharyngis inferior 206, 232, 238
M. constrictor pharyngis medius 238
M. constrictor pharyngis superior 238
M. corrugator supercilii 200, 204, 206
M. depressor anguli oris 200-206
M. depressor labii inferioris 200-206
M. depressor septi nasi 200
M. depressor supercilii 200-206
M. digastricus, Ansa tendinis 190, 192, 230
M. digastricus, Tendo intermedius 190
M. digastricus, Venter anterior 190-192, 204-208, 230-234
M. digastricus, Venter posterior 190, 192, 206, 208, 232
M. epicranius, M. occipitofrontalis, Venter frontalis 198-206, 222, 223
M. epicranius, M. occipitofrontalis, Venter occipitalis 198, 202-206, 222, 223
M. epicranius, M. temporoparietalis 202, 204
M. genioglossus 190, 191, 208, 230, 234-238
M. geniohyoideus 190, 191, 230-238
M. hyoglossus 230, 232
M. levator anguli oris 200, 204, 206
M. levator labii superioris 200-206
M. levator labii superioris alaeque nasi 200-206
M. levator scapulae 206
M. levator veli palatini 208
M. longissimus capitis 208
M. longus capitis 208, 230
M. masseter 198, 208, 222, 230, 232
M. masseter, Pars profunda 196, 204-208
M. masseter, Pars superficialis 196, 200, 204-208
M. mentalis 200, 204, 206
M. mylohyoideus 190-192, 208, 230-238
M. nasalis 198-206
M. obliquus capitis superior 208
M. obliquus inferior 222, 223
M. omohyoideus 206, 230, 232
M. orbicularis oculi 206, 232
M. orbicularis oculi, Pars orbitalis 198-204
M. orbicularis oculi, Pars palpebralis 198-204

M. orbicularis oris 232, 234
M. orbicularis oris, Pars labialis 198–206, 238
M. orbicularis oris, Pars marginalis 198–206
M. palatoglossus 188
M. palatopharyngeus 188
M. procerus 198–204
M. pterygoideus lateralis 208
M. pterygoideus lateralis, Caput inferius 184, 191–194
M. pterygoideus lateralis, Caput superius 182, 184, 191–194
M. pterygoideus medialis 191, 195, 208, 222, 234
M. rectus capitis anterior 208
M. rectus capitis lateralis 208
M. rectus capitis posterior major 208
M. rectus capitis posterior minor 208
M. rectus inferior 222, 223
M. rectus lateralis 222, 223
M. rectus superior 222, 223
M. risorius 200–204
M. scalenus anterior 206
M. scalenus medius 206, 230
M. scalenus posterior 206
M. semispinalis capitis 202, 206, 208
M. splenius capitis 198, 202–208
M. sternocleidomastoideus 198-208, 230, 232
M. sternohyoideus 206, 230, 232
M. sternothyroideus 206, 236
M. styloglossus 206, 208
M. stylohyoideus 190, 192, 206, 208
M. stylopharyngeus 208
M. temporalis 182, 184, 191, 197, 198, 206, 208
M. temporoparietalis 200
M. tensor veli palatini 208
M. thyrohyoideus 206, 230, 232
M. trapezius 202, 206, 208
M. zygomaticus major 198–204, 232
M. zygomaticus minor 198–204
Muskeläste 224
[mx 6 distal] 88

N

Naht für den Ansatz des Unterkiefer-Zungenbeinmuskels 190
Naht zwischen den Nasenbeinen 106
Naht zwischen den Oberkieferknochen 106
Naht zwischen Hinterhauptsbein und Warzenfortsatz 110, 116, 118, 128
Naht zwischen Keilbein und Schläfenbeinschuppe 110, 112, 128
Naht zwischen Scheitelbein und Warzenfortsatz 110, 112, 118
Naht zwischen Schläfenbeinschuppe und Warzenfortsatz 110, 112
Naris 236
Nasenäste 224
Nasenäste der vorderen Siebbeinnerven 218
Nasenbein 96–102, 106, 110, 116, 156, 160, 200, 204, 236, 238
Nasenbein-Oberkiefernaht 106, 110, 112
Nasendorn 134, 136
Nasenfläche 162, 164
Nasen-Gaumennerv 218
Nasenhöhle, unterer Nasengang 154
Nasen-Lidnerv 218, 221, 223, 224
Nasenloch 236
Nasenmuskel 198–206
Nasenscheidewand 130
Nasenscheidewandsenker 200
Nasen-Stirnvene 216
Nasenteil 134
Nasen-Tränengang 166
Nasenvorhof 236
Nasenwärts gerichtete Knochenleiste 162
Nasenwurzelrunzler 198–204
Nasion (N) 88
Nerv des Flügelfortsatzkanals 218, 220, 221, 224
Nervenknoten am Nasen-Lidnerv des Augenhöhlennervs 218, 221
Nervenknoten am Oberkiefernerv 218, 224
Nervenknoten am Unterkiefernerv 218, 220, 224
Nervenknoten an der Paukensaite des Unterkiefernervs 218, 220, 224
Nervenknoten des Drillingsnervs 220–223
Nervenknoten des Gesichtsnervs (Knieganglion) 220, 224
Nervenknoten in der Fossa pterygopalatina 221
Nervus abducens [VI] 218, 222
N. accessorius [IX] 223
N. alveolaris inferior 218, 220, 222, 223, 224
N. alveolaris superior 223
N. auricularis magnus 198
N. auricularis posterior 218, 220
N. auriculotemporalis 198, 218, 220, 223, 224
N. canalis pterygoidei 218, 220, 221, 224
N. cervicalis I, R. ventralis 218
N. cervicalis II, R. ventralis 218
N. cervicalis III, R. ventralis 218
N. ethmoidalis anterior 218
N. facialis [VII] 198, 218, 220, 222–224
N. facialis, Ganglion geniculi 218, 222, 223
N. frontalis 218, 221, 222, 223
N. glossopharyngeus [IX] 223, 224
N. glossopharyngeus [IX], Ganglion inferius 218
N. hypoglossus [XII] 206, 218, 223
N. infraorbitalis 198, 218, 221, 223, 224
N. infratrochlearis 198, 218, 221
N. lacrimalis 221, 223, 224
N. lacrimalis, R. communicans cum nervo zygomatico 218, 221
N. lingualis 218, 220, 223, 224
N. mandibularis [V/3] 218, 220, 222–224
N. maxillaris [V/2] 218, 221–224
N. meatus acustici externi 218
N. mentalis 198, 222, 224
N. mentalis, Rr. labiales inferior 218, 220, 223
N. mylohyoideus 218, 220, 224
N. nasociliaris 218, 221, 223, 224
N. nasopalatinus 218
N. occipitalis major 198, 218
N. occipitalis minor 198
N. oculomotorius [III] 218, 222, 223
N. ophthalmicus [V/1] 218, 221–224
N. opticus [II] 222, 223
N. palatinus major 221, 224
N. palatinus minor 221, 224
N. petrosus major 218, 220, 224
N. petrosus minor 224
N. petrosus profundus 224
N. sublingualis 218, 220, 224
N. supraorbitalis 198, 224
N. supraorbitalis, R. lateralis 224
N. supraorbitalis, R. medialis 224
N. supratrochlearis 218, 221, 224
N. transversus colli 198
N. trigeminus [V] 218, 224
N. trochlearis [IV] 218, 222, 223
N. tympanicus 218, 224
N. vagus [X] 206, 223
N. vagus [X], Ganglion inferius 218
N. zygomaticus 218, 221, 224
Nn. palatini 218
Nn. supraclaviculares 198
Nodus lymphoideus cervicalis anterior 236

O

Oberarmkopfstamm 236
Oberaugenhöhlenast des Stirnnervs 223
Oberaugenhöhlennerv 198, 224
Oberaugenhöhlennerv, mittlerer Ast 224
Oberaugenhöhlennerv, seitlicher Ast 224
Obere Augenhöhlenspalte 106, 112, 128, 144, 146, 152, 154
Obere hintere Alveolararterie 214
Obere Lippenäste des Unteraugenhöhlennervs 218, 220
Obere Lippenspeicheldrüsen 232
Obere Nasenmuschel 156
Obere quere Knochenleiste am Hinterhauptsbein 118, 124, 140, 142, 208
Obere Schilddrüsenarterie 214
Obere Schilddrüsenvene 216
Obere Schläfenlinie 110, 122, 138
Obere Wurzel der tiefen Halsnervenschlinge 218
Oberer Anteil des Unterkieferkörpers mit Juga alveolaria 168
Oberer Augenhöhlenrand 106, 112, 134, 136, 152
Oberer gerader Augenmuskel 222, 223
Oberer Kieferfortsatznerv 223
Oberer Nervenknoten des Eingeweidenervs 218
Oberer Nervenknoten des Zungenschlundnervs 218, 224
Oberer Ohrmuskel 202
Oberer Rand des Felsenbeins 128, 148
Oberer sagittaler Blutleiter 98
Oberer Schlundschnürer 238
Oberer schräger Kopfmuskel 208
Oberes Zahngeflecht 218, 220, 223
Oberflächliche Halsnervenschlinge 218
Oberflächliche Schläfenarterie 202, 206, 214
Oberflächliche Schläfenarterie, Scheitelast 214
Oberflächliche Schläfenarterie, Stirnast 214
Oberflächliche Schläfenvene 202, 216
Oberkiefer 92, 96, 102, 164, 166, 167, 176, 177, 236
Oberkiefer, Alveolarfortsatz 106, 110, 154

Oberkiefer, Boden der Augenhöhle 152
Oberkiefer, Gaumenfortsatz 100, 124, 154, 156, 166, 208, 238
Oberkiefer, Gaumenfortsatz, nasale Knochenleiste 116
Oberkiefer, Jochbeinfortsatz 124, 152, 166
Oberkiefer, Oberkieferhöcker 164, 180
Oberkiefer, Stirnbeinfortsatz 96, 98, 102, 106, 154
Oberkieferarterie 214
Oberkieferfläche 146
Oberkieferfortsatz 160
Oberkieferhöhle 130, 154, 164, 166
Oberkieferhöhle, Hinterwand 130
Oberkiefernerv des Drillingsnervs 218, 221–224
Oberkiefervene 216
Oberlippe 186
Oberlippenarterie 214
Oberlippenbändchen 186
Oberlippenheber 200–206
Oberlippen-Nasenflügelheber 200–206
Oberlippenvene 216
Oberrollenarterie 222, 223
Oberrollennerv 218, 221, 224
Oberrollenvene 216
Oberschlüsselbeinnerven 198
Occiput 122
Oesophagus 236
Öffnung am Eingang des Mandibularkanals 100, 170, 172, 190, 234
Öffnung der Keilbeinhöhle in den oberen Nasengang 136, 146
Öffnung der Kieferhöhle 156, 164
Öffnung des Schneckenkanals an der äußeren Schädelbasis 150
Öffnung für den Aquaeductus vestibuli 148
Öffnung für den großen Felsenbeinnerv 150
Öffnung für den kleinen Felsenbeinnerv 150
Öffnung für den unteren Ast des Jochbeinnervs 158
Öffnung und innerer Gehörgang 116, 156
Öffnung zum inneren Gehörgang 128, 148
Öffnung zur Stirnhöhle 134, 136
Öffnung zwischen Nasenhöhle und Nasenrachenraum 100
Öffnungen für die oberen Äste des Jochbeinnervs 158
Öffnungen im Oberkieferhöcker 164
Öffnungen und Krypten der Gaumenmandeln 188
Ohrmuschelast des Eingeweidenervs 218
Ohrmuschel-Schläfennerv 198, 218, 220, 223, 224
Ohrspeicheldrüse 200, 204, 230–234
okklusal 20
Okklusionsebene 88
Oral gelegene Fläche 162
Orbita 130, 152, 154
Orbitale (Or) 88
Os ethmoidale 106, 133, 136
Os ethmoidale, Lamina et Foramina cribrosa 116, 128, 156
Os ethmoidale, Lamina orbitalis 110, 152, 154
Os ethmoidale, Lamina perpendicularis 106, 116, 154

Os frontale 96, 100, 102, 110, 116, 122, 124, 128, 133–136, 156, 180, 222, 236, 238
Os frontale, Pars orbitalis 106, 130, 152, 154
Os frontale, Proc. zygomaticus 106, 152
Os frontale, Squama frontalis 98, 106, 110
Os frontale, Tuber frontale 96, 98, 102, 134
Os hyoideum 190, 192, 206, 230, 236, 238
Os hyoideum, Cornu majus 190, 234
Os hyoideum, Cornu minus 190, 234
Os hyoideum, Corpus 190
Os lacrimale 96, 102, 106, 110, 133, 152, 154
Os nasale 96–102, 106, 110, 116, 133, 156, 160, 200, 204, 236, 238
Os occipitale 110, 116, 118, 124, 128, 133, 140, 142–144, 156, 208, 222, 236, 238
Os occipitale, Pars lateralis 98, 100, 102, 144
Os occipitale, Proc. jugularis 128
Os occipitale, Squama occipitalis 96–102, 122, 140, 142
Os palatinum 162
Os palatinum, Lamina horizontalis 100, 124, 156, 166, 208
Os palatinum, Lamina perpendicularis 156
Os palatinum, Proc. orbitalis 152, 154
Os palatinum, Proc. pyramidalis 124, 166
Os parietale 96–102, 106, 110, 116, 118, 122, 124, 128, 133, 138, 156, 180, 208, 222
Os parietale, Tuber parietale 96, 98, 102, 122, 138
Os sphenoidale 124, 133, 144, 146, 147, 156, 236, 238
Os sphenoidale, Ala major 96, 100, 102, 106, 110, 124, 144, 146, 154, 180, 222
Os sphenoidale, Ala major, Facies orbitalis 106, 152, 154
Os sphenoidale, Ala major, Margo frontalis 144
Os sphenoidale, Ala major, Margo parietalis 144
Os sphenoidale, Ala major, Margo squamosus 144
Os sphenoidale, Ala minor 106, 128, 144, 146, 152
Os sphenoidale, Corpus 128, 146
Os sphenoidale, Hamulus pterygoideus 208
Os sphenoidale, Proc. clinoideus anterior 128
Os sphenoidale, Proc. clinoideus posterior 128
Os sphenoidale, Proc. pterygoideus 100, 166
Os sphenoidale, Proc. pterygoideus, Lamina lateralis 124, 156, 166, 178, 180
Os sphenoidale, Proc. pterygoideus, Lamina medialis 124, 156, 166, 180, 208
Os suturale 132
Os temporale 96, 102, 106, 110, 118, 133, 148, 150, 222
Os temporale, Pars mastoidea 96, 98, 102
Os temporale, Pars petrosa 100, 128
Os temporale, Pars squamosa 96, 100, 102, 116, 128, 154, 156, 180
Os temporale, Proc. mastoideus 118, 124, 178, 180, 208, 222

Os temporale, Proc. styloideus 110, 124, 178, 180, 184, 206, 208
Os temporale, Proc. zygomaticus 124, 178, 180
Os zygomaticum 96, 100, 102, 106, 110, 124, 133, 154, 158, 178, 180, 222
Os zygomaticum, Facies orbitalis 152
Os zygomaticum, Foramen zygomaticotemporale 102
Os zygomaticum, Proc. frontalis 152
Os zygomaticum, Proc. temporalis 180
Ovales Loch im großen Keilbeinflügel 124, 128, 144, 178, 180, 222

P

palatinal (oral) 18
Pa vorgelagertes Element des Randleistentuberkulum 60–64
Palatinale Furche 54
Palatinale Querfissur 60–64
Palatinale Wurzel 24, 38, 40, 42
Palatinaler Höcker 24, 38
Palatum durum 130, 166, 186
Palatum molle 130, 186, 236, 238
Panniculus adiposus 202
Papillae conicae 188
Papillae filiformes 188
Papillae foliatae 188
Papillae fungiformes 188
Papillae vallatae 188
Paraconid (lingualer Höcker) 68
Paraconus (bukkaler Höcker) 56, 58
Paraconus (mesiobukkaler Höcker) 60–64
Paries furcatio 30, 32
Pars alveolaris 168
Pars basilaris 100, 140, 142
Pars lateralis 140, 142
Pars mastoidea 150
Pars nasalis 134
Pars orbitalis 134, 136
Pars squamosa, Facies cerebralis 148, 150
Pars squamosa, Facies temporalis 148
Pars tympanica 100, 148, 150
Paukenhöhlengeflecht 218
Paukenhöhlennerv 218, 224
Paukensaite 218, 220, 224
Paukenteil des Schläfenbeins mit dem äußeren Gehörkanal 148, 150
Pericranium 204, 206
Pfeilnaht 98, 106, 118, 122, 132
Pflugscharbein 100, 116, 124, 154, 160, 180, 208, 236
Pflugscharbein, knöcherne Nasenscheidewand 106
Pflugscharbeinflügel 160
Pharynx 236
Pilzförmige Zungenpapillen 188
Planum nuchale 142
Platysma 198-202
Plexus brachialis 206
Plexus dentalis inferior 218, 220, 223
Plexus dentalis superior 218, 221, 223
Plexus pterygoideus 216
Plexus tympanicus 218
Plica glossoepiglottica lateralis 188
Plica glossoepiglottica mediana 188
Plica pterygomandibularis 186

Register

Plica sublingualis 230
Plica triangularis 188
Plica vestibularis; Ventriculus laryngis; Plica vocalis 236
Pogonium (Pog) 88
Porion (P) 88
Porus acusticus externus 110, 112, 178
Porus acusticus internus 128, 148
Porus et Meatus acusticus internus 116, 156
Postentocristid (di Höckergrad) des Entoconid 70–76
Posthypoconolidcristid (di Höckergrad) des Hypoconulid 72–76
Posthypocrista (di Höckergrad) des Hypoconus 60–64
Posthypocristid (di Höckergrad) des Hypoconid 72–76
Postmetacrista (di Höckergrad) des Metaconus 60–64
Postmetacristid (di Höckergrad) des Metaconid 70–76
Postparacrista (di Höckergrad) des Paraconus 56–64
Postparacristid (di Höckergrad) des Paraconid 68
Postprotocrista (di Höckergrad) des Protoconus 56–64
Postprotocristid (di Höckergrad) des Protoconid 68–76
Praeentocristid (me Höckergrad) des Entoconid 70–76
Praehypoconolidcristid (me Höckergrad) des Hypoconulid 72–76
Praehypocrista (me Höckergrad) des Hypoconus 60–64
Praehypocristid (me Höckergrad) des Hypoconid 72–76
Praemetacrista (me Höckergrad) des Metaconus 60–64
Praemetacristid (me Höckergrad) des Metaconid 70–76
Praeparacrista (me Höckergrad) des Paraconus 56–64
Praeparacristid (me Höckergrad) des Paraconid 68
Praeprotocrista (me Höckergrad) des Protoconus 56–64
Praeprotocristid (me Höckergrad) des Protoconid 68–76
Processus alveolaris 164
Proc. clinoideus anterior 144, 146
Proc. clinoideus medius 144
Proc. clinoideus posterior 144, 146
Proc. condylaris 100, 168–174
Proc. coronoideus 100, 168–174, 190
Proc. ethmoidalis 160
Proc. frontalis 158, 164
Proc. intrajugularis 142, 144, 148
Proc. jugularis 140–144
Proc. lacrimalis 160
Proc. mastoideus 148, 150
Proc. maxillaris 160
Proc. orbitalis 162
Proc. palatinus 164
Proc. pterygoideus, Lamina lateralis 146, 234
Proc. pterygoideus, Lamina medialis 146, 234

Proc. pyramidalis 162
Proc. sphenoidalis 162
Proc. styloideus 148, 150, 234
Proc. temporalis 158
Proc. uncinatus 136
Proc. vaginalis 146
Proc. zygomaticus 134, 136, 148, 150, 164
Proc. tuberculum 34, 36, 54
Pronasale (Pn) 88
Protoconid (bukkaler Höcker) 68, 70
Protoconid (mesiobukkaler Höcker) 72–76
Protoconus (mesiopalatinaler Höcker) 60–64
Protoconus (palatinaler Höcker) 56, 58
Protuberantia mentalis 110, 112, 130, 168, 170, 190
Protuberantia occipitalis externa 98, 116, 118, 124, 140, 142, 156, 208
Protuberantia occipitalis interna 128, 140, 144
Pterygoid (Pt) 88
Pulpa coronalis 30, 32
Pulpa radicularis 30, 32
Pulpahöhle 24
Pyramidenförmiger Fortsatz 162

Q

Quere Gaumennaht 124, 166
Quere Gesichtsarterie 214
Quere Knochenleiste über der Linea nuchalis superior 140
Quere Zungenfurche 188
Querer Halsnerv 198
Querer Stellknorpelmuskel 236, 238

R

Rachen 236
Rachenmandel 236, 238
Rachenvene 216
Radix dentis accessorium 50, 52
Radix dentis buccalis (vestibularis) 24
Radix dentis distobuccalis 38–42, 50, 52
Radix dentis mesiobuccalis 38–42, 50, 52
Radix dentis palatinalis 24, 38–42
Radix inf. ansae cervicalis profunda 218
Radix linguae 188
Radix motoria n. trigemini 218, 220
Radix sup. ansae cervicalis profunda 218
Ramus alveolaris superior medius 224
R. auricularis n. vagi 218
R. buccalis n. facialis 218, 220, 222, 223
R. colli n. facialis 218, 220
R. communicans cum n. faciali 218
R. communicans cum n. glossopharyngeo 218, 220
R. cricothyroideus (A.; V. thyroidea superior) 236
R. externus n. accessorii 218
R. frontalis n. trochlearis 223
R. lateralis n. supraorbitalis 218, 221
Ramus mandibulae 100, 106, 112, 116, 130, 168–172, 190, 206, 222
R. marginalis mandibulae n. facialis 218, 220, 223
R. mastoideus 214
R. medialis n. supraorbitalis 218, 221

R. mentalis 214
R. nasalis externus 218, 221
R. sternocleidomastoideus 214
R. supraorbitalis n. frontalis 223
R. temporalis n. facialis 198, 218, 220
R. zygomaticofacialis n. zygomatici 218, 221
R. zygomaticotemporalis n. zygomatici 218, 221
Rr. alveolares superiores anteriores 218, 221, 224
Rr. alveolares superiores posteriores 218, 221, 224
Rr. labiales superiores n. infraorbitalis 218, 221
Rr. musculares 224
Rr. nasales 224
Rr. nasales externi n. infraorbitalis 218, 221
Rr. nasales interni 224
Rr. nasales n. ethmoidalis anterioris 218
Rr. nasales posteriores superiores 218
Rr. zygomatici n. facialis 218, 220, 223
Rand zum Hinterhauptsbein hin 138, 148, 150
Rand zum Jochbein hin 146
Rand zum Keilbein hin 134, 148, 150
Rand zum Scheitelbein hin 134, 146, 148
Rand zum Stirnbein hin 138
Rand zum Tränenbein hin 164
Rand zum Warzenfortsatz hin 140–144
Rand zur Lambdanaht hin 140–144
Rand zur Pfeilnaht hin 138
Rand zur Schläfenbeinschuppe hin 138, 146
Randfurche 38–42, 48, 52, 56–64, 68–76
Randleistentuberkulum 38–44, 52, 54, 66
Randleistentuberkulum des Entoconid 70–76
Randleistentuberkulum des Hypoconulid 72–76
Randleistentuberkulum des Hypoconus 60, 64
Randleistentuberkulum des Metaconid 70
Randleistentuberkulum des Metaconus 60–64
Randleistentuberkulum des Paraconus 56–64
Randleistentuberkulum des Protoconid 68–76
Randleistentuberkulum des Protoconus 56–64
Raphe mylohyoidea 190
Raphe palati 186
Rauigkeit auf der Außenseite des Unterkieferwinkels 168, 170
Rauigkeit auf der Innenseite des Unterkieferwinkels 170, 172
Raum hinter dem Rachen 236
Retzius(Wachstums-)Linien (rhythmische Kalkablagerungen) 24
Riemenmuskel des Kopfes 198, 202–208
Rinde (dichte äußere Knochensubstanz) 176
Ring, in dem das Trommelfell eingespannt ist 100, 102
Ringknorpel des Kehlkopfes 238
Ringknorpelbogen 236
Ringknorpelplatte 236
Ringknorpel-Schildknorpelast, (obere Schilddrüsenarterie; -vene) 236

Ringmuskel des Auges 206, 232
Ringmuskel des Auges, Augenhöhlenteil 198–204
Ringmuskel des Auges, Lidteil 198–204
Ringmuskel des Mundes 232, 234
Ringmuskel des Mundes, Lippenteil 198–206, 238
Ringmuskel des Mundes, Randteil 198–206
Rostrum sphenoidale 146
Rundes Loch im großen Keilbeinflügel 128, 144, 146, 222

S

Sattelrücken des Türkensattels 116, 128, 146, 156
Schädel 96–133
Schädeldach 121, 122
Schädelnahtknochen 132
Scheitelbein 96–102, 106, 110, 116, 118, 122, 124, 128, 138, 156, 180, 208, 222
Scheitelbein, Scheitelhöcker 96, 98, 102, 122, 138
Schilddrüse 238
Schilddrüsen-Kehldeckelband 236
Schilddrüsenverbindung 236
Schildknorpel 236, 238
Schildknorpel-Zungenbeinmuskel 206, 230, 232
Schläfenast des Gesichtsnervs 198, 218, 220
Schläfenbein 96, 102, 106, 110, 118, 148, 150, 222
Schläfenbein, Felsenbeinpyramide 100, 128
Schläfenbein, Griffelfortsatz 110, 124, 178, 180, 184, 206, 208
Schläfenbein, Jochbeinfortsatz 124, 178, 180
Schläfenbein, Schläfenbeinschuppe 96, 100, 102, 116, 128, 154, 156, 180
Schläfenbein, Warzenfortsatz 118, 124, 178, 180, 208, 222
Schläfenbein, Warzenfortsatzteil 96, 98, 102
Schläfenbeinfortsatz 158
Schläfenbein-Jochbeinnaht 110, 112
Schläfenbeinschuppe, dem Gehirn zugewandte Innenfläche 148, 150
Schläfenlinie 110, 112, 134
Schläfenmuskel 182, 184, 191, 197, 198, 206, 208
Schläfenscheitelmuskel des Sehnenhaubenmuskels 200
Schlundenge 186
Schmelzsporn 38, 40
Schnittpunkt von Kranz- und Pfeilnaht 122
Schräge Linie 168, 170, 174
Schreger-Hunter-Streifung (Hell-Dunkel-Streifung; Interferenz) 24
Schulterblattheber 206
Schulterblatt-Zungenbeinmuskel 206, 230, 232
Schuppennaht 102, 106, 110, 112, 116, 118, 128, 156
Sehnenhaube 198–206
Sehnenhaubenmuskel, Hinterhaupts-Stirnmuskel, Hinterhauptsbauch 198, 202–206, 222
Sehnenhaubenmuskel, Hinterhaupts-Stirnmuskel, Stirnbeinbauch 198–206, 222, 223
Sehnenhaubenmuskel, Schläfenscheitelmuskel 202, 204
Sehnerv (2. Hirnnerv) 222, 223
Sehnervkanal 112, 128, 144, 152, 223
Seitliche Fläche 158
Seitliche Schleimhautfalte zwischen Zungengrund und Kehldeckel 188
Seitlicher Ast des Oberaugenhöhlennervs 218, 221
Seitlicher Flügelmuskel 208
Seitlicher Flügelmuskel, oberer Muskelkopf 182, 184, 191–194
Seitlicher Flügelmuskel, unterer Muskelkopf 184, 191–194
Seitlicher gerader Augenmuskel 222, 223
Seitlicher gerader Kopfmuskel 208
Seitlicher Nasenknorpel der Nasenscheidewand 236
Seitlicher Rand der Augenhöhle 152
Seitlicher Teil des Hinterhauptsbeins 140, 142
Sella (S) 88
Sella turcica 116, 144, 156
Septum interalveolare 112, 176
Septum interradiculare 112, 176
Septum nasi 130
Septum nasi osseum 96, 102
Siebbein 106, 136
Siebbein, dünne Knochenwand zur Augenhöhle 110, 152, 154
Siebbein, horizontale durchlöcherte Platte 116, 128, 156
Siebbein, mediane Platte 106, 116, 154
Siebbeinfortsatz 160
Siebbeinzellen 130, 136, 154
Siebförmige Platte (Alveolenkortikalis) 176
Simonsche Orbitale 88
Sinus frontalis 112, 116, 130, 152–156
Sinus maxillaris 130, 154, 164, 166
Sinus maxillaris, Facies posterior 130
Sinus sagittalis superior 98
Sinus sphenoidalis 116, 130, 156, 236
Spalte zwischen Felsenbein und Hinterhauptsbein 128
Spalte zwischen Felsenbeinpyramide und Schläfenbeinschuppe 128, 150, 180
Spalte zwischen Pars tympanica und Warzenfortsatz 148, 180
Spalte zwischen Schläfenbeinschuppe und Pars tympanica 148, 150, 180
Spalte zwischen Tuber maxillae und Lamina lateralis des Flügelfortsatzes 180
Spatium epidurale 236, 238
Spatium retropharyngeum 236
Speesche Kurve 88
Speiseröhre 236
Spina mentalis 170–174, 190
Spina nasalis 134, 136
Spina nasalis anterior 88, 106, 110, 156, 164, 166
Spina nasalis ossis frontalis 134
Spina nasalis posterior 124, 162, 166
Spina ossis sphenoidalis 124, 128, 146
Spina suprameatica 148
Spina trochlearis 136
Spinae palatinae 166
Spitze des Felsenbeins 116, 148, 150, 156
Spongiosabälkchen 176
Squama frontalis, Facies externa 134
Stirnast des Augenrollnervs 223
Stirnbein 96, 100, 102, 110, 116, 122, 124, 128, 134, 136, 156, 180, 222, 236, 238
Stirnbein, Dach der Augenhöhle 106, 130, 152, 154
Stirnbein, Jochbeinfortsatz 106, 152
Stirnbein, Stirnbeinschuppe 98, 106, 110
Stirnbein, Stirnhöcker 96, 98, 102, 134
Stirnbeinfortsatz 158, 164
Stirnbein-Jochbeinnaht 106, 110, 112
Stirnbein-Nasenbeinnaht 106, 112
Stirnbein-Oberkiefernaht 106
Stirnbeinschuppe, Außenfläche 134
Stirnbein-Siebbeinnaht 128
Stirnbein-Tränenbeinnaht 106, 110, 112
Stirnglatze 134, 136
Stirnhöhle 112, 116, 130, 154, 156
Stirnnaht 96, 98, 102
Stirnnerv 218, 221–223
Subspinale 88
Substantia spongiosa 112, 176
Sulci palatini 166
Sulcus arteriae meningeae mediae 138
Sulcus arteriae occipitalis 150
Sulcus arteriae temporalis mediae 148
Sulcus arteriosus 116, 128, 148, 150, 156
Sulcus caroticus 128, 144, 146
Sulcus ethmoidalis 160
Sulcus infraorbitalis 152, 154, 164
Sulcus interlobularis 40, 50, 52
Sulcus intersegmentalis 34–54, 66
Sulcus lacrimalis 152, 164
Sulcus lingualis 44, 66
Sulcus marginalis 38-42, 48, 52
Sulcus margino-segmentalis 34–38, 44, 46, 54, 66
Sulcus medianus linguae 186, 188
Sulcus mylohyoideus 170, 172, 178, 234
Sulcus palatinalis 54
Sulcus palatinus major 162, 164
Sulcus prechiasmaticus 144
Sulcus radicis dentis 36, 38, 42–52
Sulcus sinus petrosi inferioris 128
Sulcus sinus petrosi superioris 128, 156
Sulcus sinus sagittalis superioris 128, 134, 140
Sulcus sinus sigmoidei 128, 138, 140, 144, 148, 150, 156
Sulcus sinus transversi 128, 140, 144
Sulcus terminalis 188
Sulcus tubae auditoriae (auditivae) 146
Supercilium 202
Supra Pogonium (Pm) 88
Supramentale 88
Sutura coronalis 96, 98, 102, 106, 110, 112, 116, 122, 130, 132, 156
Sutura frontalis 96, 98, 102
Sutura frontoethmoidalis 128
Sutura frontolacrimalis 106, 110, 112
Sutura frontomaxillaris 106
Sutura frontonasalis 106, 112
Sutura frontozygomatica 106, 110, 112
Sutura incisiva 166
Sutura intermaxillaris 106

Sutura internasalis 106
Sutura lacrimomaxillaris 110, 112
Sutura lambdoidea 96–102, 110, 116, 118, 122, 128, 132, 156
Sutura nasomaxillaris 106, 110, 112
Sutura occipitomastoidea 110, 116, 118, 128
Sutura palatina mediana 124, 166
Sutura palatina transversa 124, 166
Sutura parietomastoidea 110, 112, 118
Sutura sagittalis 98, 106, 118, 122, 132
Sutura sphenofrontalis 106, 110, 112, 128
Sutura sphenoparietalis 106, 112
Sutura sphenosquamosa 110, 112, 128
Sutura sphenotemporalis 112
Sutura sphenozygomatica 106, 110, 112
Sutura squamomastoidea 110, 112
Sutura squamosa 102, 106, 110, 112, 116, 118, 128, 156
Sutura temporozygomatica 110, 112
Sutura zygomaticomaxillaris 106, 110, 112, 154
Symphysis mandibulae 96, 100, 172
Synchondrosis intraoccipitalis anterior 100
Synchondrosis intraoccipitalis posterior 100
Synchondrosis sphenooccipitalis 100, 144

T

Taschenfalte, Ausbuchtung des Kehlkopfraumes, Stimmfalte 236
Thymus 236
Tiefe Halsnervenschlinge 218
Tiefe Halsvene 216
Tiefer Felsenbeinnerv 224
Tomes-Fasern (Odontoblastenfortsätze in die Dentinkanälchen) 24
Tomes-Körnerschicht (Interglobularräume) 24
Tonsilla lingualis, Folliculi linguales 188
Tonsilla palatina 186, 188, 236
Tonsilla pharyngea 236, 238
Torus mandibularis 172
Trabekel 176
Trachea 236
Trachea, Paries membranaceus 236
Tragus-Augenwinkel-Ebene 88
Tränenbein 96, 102, 106, 110, 152, 154
Tränenbeinfortsatz 160
Tränenbein-Oberkiefernaht 110, 112
Tränennerv 221, 223, 224
Tränennerv, Verbindungsast zum Jochbeinnerv 218, 221
Tränensackgrube 152, 154
Transversale Leiste 48, 68
Trapezmuskel 202, 206, 208
Trifurcatio radicis dentis 38, 40
Truncus brachiocephalicus 236
Truncus radicis dentis 38, 40, 42, 50, 52
Tuberculum accessorium 50, 52
Tuberculum articulare 124, 130, 148, 150, 180, 182, 184
Tuberculum carabelli [Entocingulum] 40, 42, 60
Tuberculum carabelli, Facies distobuccalis 40
Tuberculum carabelli, Facies mesiobuccalis 40
Tuberculum dentis 34, 36, 44, 46, 54, 66

Tuberculum jugulare 128, 140, 144
Tuberculum marginalis 38–44, 52, 54, 66
Tuberculum mentale 168, 170, 190
Tuberculum pharyngeum 124, 142
Tuberculum sellae 128, 144
Tuberkulumausläufer 34, 36, 54
Tuberositas masseterica 168, 170
Tuberositas pterygoidea 170, 172
Türkensattel 116, 144, 156

U

Unteraugenhöhlenarterie 214
Unteraugenhöhlennerv 198, 218, 221–224
Untere Alveolararterie 214
Untere Augenhöhlenspalte 106, 124, 152, 154, 180
Untere Lippenspeicheldrüsen 234
Untere Nasenmuschel 106, 154, 156, 160, 166
Untere quere Knochenleiste am Hinterhauptsbein 118, 124, 140, 142
Untere Schilddrüsenvene 236
Untere Schläfenlinie 110, 112, 122, 138
Untere Wurzel der tiefen Halsnervenschlinge 218
Unterer Augenhöhlenrand 106, 152, 158, 164
Unterer gerader Augenmuskel 222, 223
Unterer Kieferfortsatznerv 218, 220, 222–224
Unterer Nasengang 154, 156
Unterer Schlundschnürer 206, 232, 238
Unterer schräger Augenmuskel 222, 223
Unteres Zahngeflecht 218, 220, 223
Unterfläche des Unterkieferkörpers 110, 112, 168, 170, 208
Unterhautfettgewebskörper 202
Unterkiefer 92, 96, 100, 102, 110, 168–177, 190, 191, 236, 238
Unterkiefer, Gelenkfortsatz 110, 112, 178
Unterkiefer, Kronen(Muskel)fortsatz 110, 112, 130, 178
Unterkieferast 100, 106, 112, 116, 130, 168–172, 190, 206, 222
Unterkieferfuge 96, 100, 172
Unterkiefergang 230–234
Unterkieferhals 170–174
Unterkieferkopf 168–174, 184, 190, 208
Unterkieferkörper 100, 106, 110, 116, 130, 168, 170, 172
Unterkiefernerv des Drillingsnervs 218, 220, 222–224
Unterkieferrandast des Gesichtsnervs 218, 220, 223
Unterkieferspeicheldrüse 204, 230–234
Unterkieferwinkel 110, 112, 130, 168–172, 178
Unterkiefer-Zungenbeinmuskel 190–192, 208, 230–234, 238
Unterkiefer-Zungenbeinnerv 218, 220, 224
Unterkinnarterie 214
Unterkinnvene 216
Unterlippe 186
Unterlippenarterie 214
Unterlippenbändchen 186
Unterlippensenker („Trinkmuskel") 200–206
Unterlippenvene 216

Unterrollennerv 198, 218, 221
Unterzungenfalte 230
Unterzungennerv 218, 220, 224
Unterzungenspeicheldrüse 230–234
Uvula palatina 186

V

Vagina proc. styloidei 148, 150, 180
Vallecula epiglottica 188
Velum palatinum 130, 236, 238
Vena angularis 216
V. brachiocephalica sinistra 236
V. cervicalis profunda 216
V. comitans nervi hypoglossi 216
V. diploica frontalis 216
V. diploica occipitalis 216
V. diploica temporalis anterior 216
V. diploica temporalis posterior 216
V. emissaria condylaris 216
V. emissaria mastoidea 216
V. emissaria parietalis 216
V. facialis 216
V. jugularis externa 216
V. jugularis interna 206, 216
V. labialis inferior 216
V. labialis superior 216
V. maxillaris 216
V. nasofrontalis 216
V. occipitalis 216
V. pharyngea 216
V. retromandibularis 216
V. submentalis 216
V. supratrochlearis 216
V. temporalis superficialis 202, 216
V. thyroidea inferior 236
V. thyroidea superior 216
Venengeflecht im Bereich des Flügelfortsatzes 216
Venöses Emissarium hinter dem Warzenfortsatz 116, 118, 124, 128, 148–152
Verbindungsast zum Gesichtsnerv 218
Verbindungsast zum Zungenschlundnerv 218, 220
Vertikal gestellte Knochenplatte 162
Vertikal gestellte Knochenplatte, Nasenfläche 162
Vertikal gestellte Lamelle, dem Oberkiefer zugewandte Fläche 162
vestibulär 18
Vestibulum nasi 236
Vestibulum oris 186
Viscerocranium 152–155
Vomer 100, 116, 124, 133, 154, 160, 180, 208, 236
Vomer, Septum nasi osseum 106
Vordere Diplöevene 216
Vordere Fontanelle 96, 98, 102
Vordere Gaumennaht 166
Vordere Knochenleiste der Nasenscheidewand 164
Vordere Knochenleiste des Sulcus lacrimalis 152, 164
Vordere Knorpelfuge im Hinterhauptsbein 100
Vordere Membran zwischen Atlas und Hinterhauptsbein 236

Vordere Mündung des Canalis incisivus 124, 166
Vordere obere Kieferfortsatzäste 218, 221, 224
Vordere Öffnung an der Naht zum Siebbein hin 136, 152
Vordere Seitenfontanelle 96, 102
Vordere temporale Diplöevene 216
Vordere und hintere tiefe Schläfenarterien 214
Vordere und mittlere Siebbeinzellen 112, 152
Vordere Zungendrüse 230
Vorderer Fortsatz der kleinen Keilbeinflügel 144, 146
Vorderer Gaumenbogen 186, 188
Vorderer gerader Kopfmuskel 208
Vorderer Halslymphknoten 236
Vorderer Höcker des Türkensattels 128, 144
Vorderer Nasendorn 106, 110, 156, 164, 166
Vorderer Ohrmuskel 202
Vorderer Siebbeinnerv 218
Vorderer Treppenmuskel 206
Vorderes Längsband 236
Vorderfläche des Felsenbeins 128, 150
Vorderfläche des Oberkiefers 164
Vorgelagertes Element des Entoconid 72–76
Vorgelagertes Element des Hypoconid 72–76
Vorgelagertes Element des Hypoconulid 72, 76
Vorgelagertes Element des Metaconid 70–76
Vorgelagertes Element des Metaconus 60–64
Vorgelagertes Element des Protoconid 72–76
Vorgelagertes Element des zentrolingualen Höckers 72
Vorwölbung an der Vorderseite der Felsenbeinpyramide 116, 148, 150, 156

W

Wallförmige Zungenpapillen 188
Wangenarterie 214
Wangenast des Gesichtsnervs 218, 220–223
Wangenmuskel ("Trompetermuskel") 191, 200, 204, 206, 230
Wangenspeicheldrüsen 232
Warzenförmige Erhebung unter der Zunge 232, 234
Warzenfortsatz 148, 150
Warzenfortsatzast 214
Warzenfortsatzteil 150
Weicher Gaumen 130, 186, 236, 238
Weichteilpogonium (WPg) 88
Winkel zum Hinterhauptsbein hin 138
Winkel zum Keilbein hin 138
Winkel zum Stirnbein hin 138
Winkel zum Warzenfortsatz hin 138
Wurzel(haupt)kanal 24, 30, 32
Wurzelbifurkation 38, 42, 50, 52
Wurzelfurche 36, 38, 42–52
Wurzelkanalausgang 24, 30, 32
Wurzelkegel 34–52
Wurzelpulpa 30, 32
Wurzelspitze 34–52
Wurzelstamm 38–42, 50, 52
Wurzeltrifurkation 38, 40

Z

Zahn- bzw. Alveolarfächer des 2. Molaren 176
Zahnfleisch 186, 232
Zahnfüllung 50
Zahnhals (Schmelz-Zementgrenze) 24, 34–52
Zahnschmelz 24, 30, 32
Zahnspitzenband 236
Zement 24
Ze (zentral) vorgelagertes Element des Randleistentuberkulum 64
Zentrale Fossa 60–64, 70
Zentrale Fossa (Talonid) 72–76
Zentralfissur 24, 42, 56–64, 70–76
Zentrobukkaler Höcker 50, 52
Zentrolingualer Höcker (akzessorischer Höcker) 72
Zerrissenes Loch 124, 128, 180
zervikal 20
zum Gaumen hin 18
zum Mundvorhof hin 18
zum Zahnbogenende hin 18, 20
zum Zahnhals hin 20
Zunge 188
Zungenarterie 214
Zungenbein 190, 192, 206, 230, 236, 238
Zungenbeinkörper 190
Zungenbein-Zungenmuskel 230, 232
Zungenfleischnerv (12. Hirnnerv) 206, 218, 223
Zungenkörper 188
Zungenmandel, Zungenbälge 188
Zungennerv 218, 220–224
Zungenrand 188, 232
Zungenrücken 186
Zungenrücken, hinterer Teil 188
Zungenrücken, vorderer Teil 188
Zungenschlundnerv (9. Hirnnerv) 223, 224
Zungenschlundnerv (9. Hirnnerv), unterer Nervenknoten 218
Zungenspitze 188, 230
Zungenwurzel 188
zur Kaufläche hin 20
zur Lippe hin 18
zur Mitte hin 18, 20
zur Schneidekante hin 20
zur Wange hin 18, 20
zur Wurzelspitze hin 20
zur Zunge hin 18, 20
Zusätzlicher Drüsenlappen der Ohrspeicheldrüse 204, 230, 232
Zweibäuchiger Muskel, hinterer Muskelbauch 190, 192, 206, 208, 232
Zweibäuchiger Muskel, Sehnenschlinge 190, 192, 230
Zweibäuchiger Muskel, vorderer Muskelbauch 191–192, 204–208, 230–234
Zweibäuchiger Muskel, Zwischensehne 190
2. Halsnerv, ventraler Ast 218

Notizen

Notizen

Notizen